U0260193

名老中医晏友君临证经验集

晏友君　著

云南出版集团公司
云南科技出版社
·昆明·

图书在版编目（CIP）数据

名老中医晏友君临证经验集 / 晏友君著. -- 昆明 ：
云南科技出版社，2017.9
ISBN 978-7-5587-0854-1

Ⅰ．①名… Ⅱ．①晏… Ⅲ．①中医临床－经验－中国
－现代 Ⅳ．①R249.7

中国版本图书馆CIP数据核字(2017)第244552号

名老中医晏友君临证经验集

晏友君　著

责任编辑：王建明　蒋朋美
责任校对：张舒园
责任印制：蒋丽芬
封面设计：张明亮

书　　号：978-7-5587-0854-1
印　　刷：长春市墨尊文化传媒有限公司
开　　本：787mm×1092mm　　1 / 16
印　　张：36.25
字　　数：580千字
版　　次：2020年9月第1版　2020年9月第1次印刷
定　　价：108.00元

出版发行：云南出版集团公司云南科技出版社
地址：昆明市环城西路609号
网址：http://www.ynkjph.com/
电话：0871-64190889

写在前面

　　人在大自然要生存，就需要一个适应的时间和空间，就会受到客观天地间环境的影响，若不能适应其变化就会生病，不管你是什么人都要去面对，轻则自愈，重则需要医者干预，这医患的时空之间，存在着对立统一关系，相互保持动态平衡，最为主导的是医者，他将根据天人相应的规律、疾病的轻重缓急的程度，仁心仁术以对证，顺着病势进行抽丝剥茧，去伪存真，由此及彼，由表及里，进行对照、鉴别、判断、分析、评估做出逆着病机的审视治疗方法，力争达到精准的针对主证而选用相对合符疾病康复的天然药物，再给予君臣佐使去丝丝入扣地对准痼疾的关键，使之病退达到痊愈，故而医者仁慈父母爱人之心，医德医技高超精湛方能取信于民，服务于百姓，传统之国医得以弘扬光大，这是我们后学者的责任和义务。

自序

　　余出生在一个农民家庭，20世纪50年代的困难时期，一家老幼人多口众，母亲身体羸瘦多病，由于贫穷全家常年被发烧咳嗽、胃痛腹泻食滞受凉生疮患病所困扰，特别是家母身患痨瘵、鼓胀、哮喘、心悸、肺胀、水肿等多种疑难重症。农村的贫穷、落后、凄凉和荒芜，在我的家乡病虫害横行，血吸虫病严重地影响了广大人民的健康，真是"千村霹雳人易矢，万户萧疏鬼唱歌"的境地，人畜共厕，水污染特别严重，加上流感、肝炎、钩体、流脑乙脑的传播，一个村两千多人一个赤脚医生和一个接生员，在农村存在着缺医少药的现状，人们的健康时常受到极大的威胁，时行病流行，贫困的农村成为了年轻人都要想尽千方百计离开的地方。就处在这样一个社会，在政治挂帅为主的年代，知识和技术就是一种奢望，恢复高考后，开始学习陌生的中医专业，短暂的几年学习，被分配到公社卫生院工作，基层的联合诊所很不专一，什么工作都做，药房、诊病、急诊、预防保健、注射都做。通过几年的实践，熟悉掌握了中药形态特征、类别鉴定、功效以及价格等，治好了一些病，逐步开始爱上了中医，每天不分时间只要有求就必应，就耐心地给他们服务，深刻体会中医辨证施治给自己带来的快乐，病人逐步地接受了我，得到了他们的信任，走上了中医的诊病历程，熟读了《药性赋》《医学三字经》《汤头歌诀》《素问》《灵枢》《难经》等四大经典，越来越多的病员纷至沓来求医问药，正式当上了中医生。起初碰上了诸如中药不能重复，疗效差，伤寒和温热派学术争鸣，疑难病的治疗，中西结合，古为今用洋为中用，中医的科学性，常见多发病的个体和群体治疗的问题，中医药对疾病的病案收集、整理科学研究，继承发掘提高，传统中医药经典等问题难以解决，就向古人学习，对病人进行随访，详细记录诊疗日志，把纷繁复杂的疾病进行归类整理比较总结，将季节、体质、时间生理病理进行系统的研究，在治疗上把古方今用和自己的方法进行对比研究，把常见多发病和疑难病、地方病和时行病，把天人相应和四季气候以及时间医学进行研究，理论临床学术知识渐渐增加，诊疗水平不断地提高，在当地有了名气，被调到了县上医院。经过长期的求师访友，恭敬地向老一辈专家学习，聆听他们的谆谆教诲和指点，使自己得到了充实，吸取古典医著古代医家营养，并系统地学习现代医学理论和临床，临证要令，学习思维方法都不断提高，在中医的创业道路上，积累了临床经验，受到了政府社会公众的认可。20世纪90年代的一个秋天，世界卫生组织传统医学联盟来函，要我到美国进行学术交流，并提供全部的经费支持，我的有关温通化散中医药治疗腹内肿瘤的科技成果获得传统医学金奖。去美国访问的两年里，在这个世界上有多种医学的存在，而祖国医学是世界众多医学中具有完整的理论体系，系统全面宏观说明人体生理和病理，尤为重要者是天人相应，整体观念阐明了人类生命存在和消亡过程，不仅对人体健康亚健康疾病诊断治疗预防保健起着重要医学作用，对人类健康繁衍起着天然活化作用。在出访美国的日子，我们代表团团长吴介平先生一天突然发烧，经在拉斯维加斯的一个医院治疗一周未见好转，有幸先生和我同住一个房间，先生主动要我给他把把脉，到超市去配中药看看，诊得发热汗出恶风而脉缓，因长途跋涉，触冒风邪，用桂枝汤一剂而热退汗止，风邪散，头身疼痛除，委员长连声称道，我和中医都受到夸奖，显示中医的强大生命力。短暂的留美生活，无疑给我的人生经历增添了新的内容，太多太多的生活点滴和诸多的刻骨铭心记忆。杨成武将军寒热往来三月未效，以小柴胡汤一剂而愈；学忠先生哮喘久治未愈以桂枝加厚朴杏子汤二剂而愈。都为我们中医增光添彩，提高了深研医学的信心。振兴中医文化多年，还存在着传承挖掘整理的问题、学术水平的研究提高、剂型改造、临床研究、管理机构、客观的疗效标准、医学教育等问题，给中医学的进步和发展带来了很多困难，由于中医传统文化的不可复制性，它和国画陶瓷等古董一样，中药的处方一剂而愈，有其偶然和必然性。社会还存在着否定中医的不正之风，是亵渎中国传统文化的歪风邪气，是孤陋寡闻的无知谬论。我们这一代人承担着发掘研究中国医学的历史使命，要与古代医家沟通，用传统的医学思想指导临床，把"医、易、意"结合起来，医则调身，易者调神，以人为本，回归人性医学，发扬大医精诚仁爱高尚美德，以临床证据多种信息的综合评估和分析，整体观念的诊疗模式，疾病在人的作用下、在医学的教诲下得到驯服和诊治。发扬传统中华民族的优良美德，恢复良好的医患关系，突出传统中医的文化的核心价值，以医化人，叫化传艺，道教医学，子午流注，运气学说，道家的修身养性之术，都值得我们世世代代去薪传。医学越是发达，不能解决的问题就愈多，社会经济医疗所造成的疾病就更多，中医在健康和疾病之间、疾病和康复的时段、老年医学、健康医学等方面就显得十分重要，做出的贡献是巨大的。四十余年行医生涯，悬壶济世，活人于无数，但亦应与时俱进，我们的学术继承人易琼、岳宗祥、周先华、黄志平、晏颖等学者其睿智聪颖好学，通晓中西，远求《内》《难》，近索新识，国学渊博，临证深得要令，寻余所集，博采众方，理论实际并重，为后学之佼佼者，他们必将成就大器，中医后继有人，为吾辈之欣幸。本书的付梓得到我们晓龙教授的大力支持，深表谢意！此花甲杏林的心得，诚以为祖国医学传承所用，后学者牢记"勤求岐黄之术，拯救生灵之瘼"的医训而生生不息，中医事业发扬光大，以此为序！

晏友君

丙申冬月，于三苏祠逸静苑

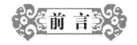

前言

　　医者读书明理，能懂得三世之书、三坟之学，方可解三圣之道，三世之医，《易经》《神农本草经》《黄帝内经·素女脉决》为自三典之学，而古之医者，必通三世之书，《脉经》之所以测证，《神农本草经》之所以辨药，《针经》之所以祛疾，非是三者，不可以言医，凡治病必先知之虚实，气之所结，然后为之方，而后一定之法，法者不定之方，古人之方，即古人之法，寓焉，立一方必有一方之精义，存就其中，不求全精义而徒执其方，是执方而昧其法也，方因法立，法就方施。古人谓：上医治国，中医治人，下医治病，中医学是以天地一体，天人合一、天地人和，和而不同的思想为基础，以人为本，体现了中华民族的认知方式和价值取向，天人合一的整体观，变理调平的中和观，养生防病的未病观，因地制宜治疗方案的治宜观，中医是中华民族原始的以天人合一，阴阳平衡的基本理论为指导，以望闻问切四诊为主要手段采集临床数据，通过四诊合参，应用辨证论治诊断疾病及其证候，采用天然药物组成和非药物疗法，实施预防治疗保健医学行为为主体，中医药学是历史上中华民族的主流医药学，是当代中医特色医药学重要组成部分，是世界传统医学的杰出代表，是中华民族认识自然、认识生命防止疾病与卫生保健活动中的原创、应用传承、发展的医药学体系，中医养生理念与历代养生家实践经验为基础，结合日常生活方式所形成的天人相应，顺应自然，神形合养，注重从心食性调养精气神的适用有效科学的养生防病延年的健康理念。中华文明，是以易学为基础，以推崇仁义礼智信为基本理念，由黄河文化、长江文化、北方草原文化为三种区域的文明交流，融汇升华的中华民族的整体文明，是世界上最古老的文明之一。以人为本效法自然，和谐平衡，济世活人，人文观念，体现天人合一，致中和，防治思想体现在治未病，防重于治，思辨模式体现在整体观，辨证论治，治学方式体现在勤求古训，博采众方，医德医风体现在本立道生，德业双修，行为准则，体现精诚专一，淡泊名利，大医精诚。内妇儿外杂病及疑难重证，皆在医者胸中，在临证时深入研究医药用药如用兵，不断地积累经验，勤求古训，博采众方，发扬传承阴阳五行中医之道，探索解惑疑难授业诊治重疾，在临床中不断地提高疗效，使中医药向精准医疗发展。

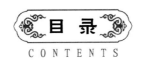

目 录
CONTENTS

第二篇　儿科疾病诊治

第三篇　妇科疾病诊治

第四篇　中医对肿瘤病证治

第五篇　老年病的证治

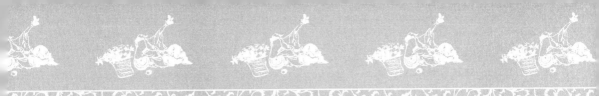

内科疾病诊治经验

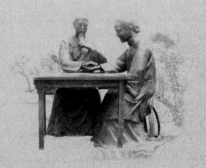

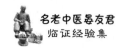

中医内科学是中医学临床中各学科的基础，是临床各科及中医全科的支柱学科。熟练掌握中医的基本理论，运用内科的辨证施治，进行诊断和治疗，是我们中医临床工作者从事中医临床工作的基本功。要把岐黄之术、内难之经融会贯通，入"上工"之列，以拯救生灵之疾，临症得心应手，非"庖丁解牛""卖油翁""核舟记"，扁鹊望齐侯之色，那种娴熟精湛的技术，方具"逆挽生死之狂澜、救命于垂危之际"的本领，才谓之有治病救命之术，正如内经所云"非才高识妙"所能及。

中医内科学是阐述疾病发生、发展和演变，并探讨各疾病病因病机及其规律的一门学科，当人体在外感六淫或和内伤七情等致病因素的作用下，可导致脏腑功能失调、气血失和、气机紊乱、三焦失司，津布失常，造成痰、火、食、湿、水饮、淤血等病理产物积聚。在正邪的激烈的斗争后，不管是邪盛正虚或邪去正虚均可导致疾病发生，病之性质和轻重浅深的程度，取决于正邪的盛衰变化。"正气存内，邪不可干"，机体正气之虚实是发病与否的重用条件，医者在错综复杂千变万化的疾病演变过程中，要从纷繁复杂的症状体征中进行辨识，根据不同季节、地点、年龄、男女性别、体质因素，运用八纲辨证、脏腑辨证、六经辨证、卫气营血辨证、气血津液辨证、奇经八脉辨证、子午流注辨证、三焦辨证，全息辨证等，抽丝剥茧，着其要点。

整体观念和辨证论治是中医学的精髓，望、闻、问、切四诊合参是中医的手段，中医通过司外揣内，整理、归纳、总结、分析各病理现象，得出对病位、病性的高度概括即为证，从而拟定相应的治法和方药。有的学者认为中医通过四诊把"黑箱理论"和人体内在"自动控制系统"联合起来，运用系统学原理可将人体分成输入、输出、监控、正反馈、负反馈系统。中医学是具有"天人相应"的时间空间医学，中医药是以植物药源为主分季节成熟采收，人工精湛优良炮制技术的纯天然中药，成为人类先进的自然疗法，结合运用两千多年所形成的中国传统的优秀文明文化遗产的唯物辩证法思想为指导，形成了世界上最古老的传统医学。

中医内科学是中医学的重要组成部分，就是通过"有诸内必行诸外"而达到辨别诊断疾病的，历代医家都从人体的经纬纵横去描述探求人体生理情况和病理变化，"千百载栉风沐雨杏林春满，数代人薪火相传弦歌不辍"，大医精诚服务苍生百姓，作为后世医者，从医术的角度对人体所产生各种疾病进行应用性诊治，积累几十年加以总结，薪火和经验一代一代地往下传承，不断地追求探索和研究，古老病名随着时间的流逝也被淡化和消失，有些理论在现代科学的融汇和磨合中发生矛盾被边缘化，把传统而精深微妙的中医学进行中西医病名对照，盲目进行中西结合，把一方一药一病的"量身定做"辨证施治，弄成群体化的治疗，造成中医药临床乱象。我们立足于继承和弘扬中医，将以传统的诊治方法对临床疾病进行经验性的论谈。

第一章　肺系疾病诊治

　　肺系病变较为繁杂，包含了呼吸系统、外感热病、热入气分的肺卫之病以及寒、热淫邪伤及人体太阳所属的脏腑经络而引起病证。在该系统疾病辨证过程中，紧紧抓着恶寒、发热、咳嗽、头身痛这条主证，其次辨别其发病时间、头痛的部位、咳痰的色量，再结合发病的季节，舌质淡或红，苔薄白或黄，脉浮紧或缓。伴随的症状仍不容忽视，如口渴与否以辨别寒热轻重，津液存亡、汗出与否辨伤于寒和热和体质的虚实，呕吐胸痛闷与否区别胃气和脾胃受伤以及邪气入于肺胃胸膈与否，审查二便的情况了解是否化热传里的寒热虚实的情况，了解饮食喜恶多少辨别胃气受伤与否，以及痰宿食停聚的情况。总之要全面了解机体的基本状况和感邪的轻重缓急，症状体征的发生、发展和转归及辨识病机演变的全过程，从主要方面切入进行诊治。

　　外感热病始于口鼻或皮毛，六淫之邪侵袭人体，即郁冒太阳之表形成感冒，天人合一，人体为适应环境会对自然界的变化产生一种应激性、适应性的反应，当机体免疫力强可不感冒或轻微感冒，而免疫力较差的人易感冒或重感冒，但在特殊情况下，身体素质好的人，不注意寒温冷暖，亦可发病，久之可使体质由实转虚，病情由表及里、由轻变重。而体质虚弱的人预防措施及时得当，重病亦可减轻，疾病也可由里出表，即使患感冒也是轻证。很多疾病都由于外感而触发，人体发不发病必须具备三个条件，一是机体抵抗力强弱、二是感受病邪的轻重、三是治疗当否，这就是"正气内存，邪不可干，邪之所奏，其气必虚"的道理。感冒后上呼吸道、眼、耳、鼻、喉、口心肺以及全身都可出现一系列症状和不适，机体要调动全身各个系统对身体

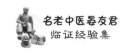

进行反射性保护，为驱邪外出，机体组织细胞都去进攻病区。由于身体素质的不同，感受的病邪有异，故而出现风热、风寒、阳虚、阴虚、气虚、血虚型等，治疗上当采用散寒解表、温阳、滋阴、补气、补血等法。

肺系疾病，依照出现概率主要有咳嗽、哮喘、肺痿、肺痈、肺胀、肺痨、感冒、咯血、衄血等病。当邪盛时，可出现寒闭、热壅、痰阻，由于起居无常，感受外邪，素体气血虚弱，正气不足，反复外感，日久不愈而转为内伤，肺胃受损，肺阴耗伤，金不生水而肺肾阴虚，肺精不布而脾失转输，土不生金，肺脾两虚，脾失健运而肝郁化火，木火刑金，肝火犯肺等一系列病证。肺属金，味为辛，故有"辛生肺，用辛泻之，肺欲收，急食酸以收之，用酸补之"之说，而肺位居高，清虚而为娇脏，古人谓"肺如钟，撞则鸣"，肺窍直接于大自然相通，在六淫相凑时，易于不耐寒热，喜湿恶燥，有润降清肃宣发之性，治肺有三种法则，一是"治上焦如羽，非轻不举"之清轻宣散，二是辛润甘咸，酸平，三是五脏生克治疗，培土生金法，滋肾润肺，清肝泻肺，清肺通便法等。而肺与大肠为表里关系，上下相应，经络相连，肺失宣肃而肠道腑气壅滞便秘、腹痛，由于土不生金而脾失健运，阳虚而便溏腹泻久利，阴虚而无水行舟，出现便秘，寒湿和湿热之邪直入肠道客于大肠，便垢溏泻等证。

常用的治肺之法有：宣、肃、清、泻、温、润、补、敛八法，包括了补泻两端，临床上以宣肃同用，清肃、清润、清宣、润肃、敛补同用之配伍。

实证有寒邪犯肺，其病机是肺气不宣，寒饮内阻，肺失宣降，表现出风寒在表的症状，有寒邪阻肺的舌脉，以宣肺散寒，温化痰饮，宜小青龙汤加减。邪热乘肺，可由风热上受，寒郁化热，热邪温肺，痰热内积，肺失清肃，症状为咳嗽痰黄白相间，鼻流脓涕，咽喉疼痛，甚至有腥臭味带脓血，烦渴引饮，便干溲赤，舌红苔黄燥，脉滑数，宜疏风清肺化痰，以麻杏仁石甘汤加银花、连翘、芦根、栀子、淡豆豉、菊花、牛蒡子等。痰热阻肺，感受外邪，咳喘日久，肺津不布，脾虚湿聚上渍于肺，主要表现在咳痰黏稠，气息急促，苔白厚腻，脉濡滑，水饮伏肺，喘而痰鸣，胸胁支满，倚息不得卧，以燥湿化痰，泻肺逐饮，可用葶苈大枣泻肺汤、胃苓汤、二陈汤等。虚证之阴虚肺燥，外感燥邪，耗伤肺津，温邪化燥，肺痨久咳，气血不足，肺阴亏虚，虚热内上，临证以呛咳痰少而黏，带虚丝，唇舌咽喉甘燥，五心烦热，潮热盗汗，消瘦，舌质红苔黄，脉细数，以清肺润燥，滋阴润肺，以百合固金汤为基础加桑园、杏仁、北沙参、玉竹、花粉等。肺气亏虚证，得病久病之后，劳伤过度，病后元气未复，久咳久喘耗伤肺气，以补益肺气，以四君子汤为主加味。而脾虚及肺者，以六君子汤，肺肾亏虚的麦味地黄丸，肝火犯肺以黛蛤散合泻白散，而大肠实热以清热导滞，用大承气汤；湿热者清化湿热，葛根芩连汤；大肠虚寒的仍以温阳散寒，附子理中汤；大肠亏虚的润肠通便，麻子仁丸增液汤。

第一节　咳嗽

咳嗽是临床上内科最常见疾病之一，古人有医生最怕医咳之说，《内经》认为是"五脏六腑皆令人咳，非独肺也""五气所主肺为咳"，说明了咳嗽病的缠绵复杂和广泛，刚出道的医学医者，雄心勃勃把所学知识拿出来一用，怎么呢，知母贝母款冬花，小儿咳嗽一把抓，或把老师介绍的一些方子一一试用，结果呢见效甚微，甚至导致变证，原因何在，机理不明，病因不清。所以，医者要认真分析，临症要详细地询问病史，了解疾病发生发展的整个过程，治疗的经过，加重和减轻的因素，季节、气候、环境、年龄、生活规律新感复感旧邪等都要全面地了解。

《内经》指出咳嗽不外外感内伤二端，五脏咳六腑咳，由于咳嗽是多种疾病的一个症状，又是一个独立的病种，而外感属邪实，由风寒化热，风热化燥，肺热蒸液成痰，内伤咳嗽邪实与正虚并见，主要是痰火互结，痰可以郁而化热，和可以炼而烁津成痰，如果由于他脏及肺者，由邪实导致正虚，表现为脾失健运，水谷不能化为精微上输以养肺，痰浊阻肺，肺气壅塞，炼液为痰，肝火犯肺，木火刑金，气火耗伤肺津而上逆，而脾肺两虚者，气不化津，滋生痰浊，土不上金，久病及肾，由咳致喘，痰湿壅肺，遇感引触，热化而为咳。肺本身之咳都由因虚致实，肺阴不足，阴虚火旺，烁津为痰，肺失濡润，肺气亏虚，肃降无权，气不化津，津聚为痰，气逆于上而引发咳嗽。外感和内伤可相互转化，久咳不愈由邪实转为正虚，外感久之迁延失治可伤及肺气，易于复发感邪，逐渐转为内伤咳嗽，肺病咳嗽，营弱卫强，由实转虚，肺虚而阴伤气耗而咳嗽频作。

辨证施治过程中，必须认识到咳嗽是多种疾病常见的症状，可由他脏病变及肺所致，要辨证和辨病相结合，进一步了解咳嗽的时间、节律、性质和声音以及加重的因素。俗话说，早咳三焦火，晚咳肺有寒。白天重，喉痒，声音沙哑或粗浊，咳而急剧，为风寒风热或温邪，夜间咳嗽都为肺燥阴虚火

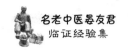

旺，夜半咳嗽多为虚寒，同时重视痰的色质量味，痰少为燥热，气火和阴虚，痰多的常属于湿虚寒，痰白而稀泡沫样属风虚寒，黄而稠腥臭味属实热，质黏血痰为阴虚燥热，脓血相间为痰热瘀结，痰甜咸味为湿和肾虚之证。

一、风寒咳嗽

风寒咳嗽的特点是恶寒发热，恶寒重于发热，无汗，伴见鼻塞喉痒，咯痰清稀而不爽，身软而乏力，头面眩晕头痛而闷胀，舌质淡苔薄白。辨证要点是六淫之邪从口鼻而入，绝大多数为季节变化，不避寒暑所致，而虚人四季均可受邪而致咳嗽，很少有单纯的风寒咳嗽，多半伴有化热或发热，甚则兼夹暑湿，其治疗原则是解表散寒，具体是疏风宣肺止咳。

临床经验 我们长期在临床上以麻杏仁石甘汤为基础进行加减化裁，风寒束表太阳受邪，头痛身痛者则加白芷以6—8克为宜，羌活、防风亦可选用，量也可控制在10克之内，中病即止，特别是阳气虚弱寒而汗出之体，重用黄芪30克以固表实卫，咳嗽根据具体病状选用紫菀利肺止咳之平和之品，百部入肺而化痰宣肺，款冬花以润肺利气道止咳，桔梗止咳祛痰载诸药上行肺经病所，用量可控在10—15克，密切观察咳嗽的动态变化，随其实而泻之，虚而补之，把咳嗽在肺分为轻中重。

《医宗必读》说："治表者，药不宜静，静则留恋不解，变生他病"，不断地调整治疗方案，若咳嗽失治误治经久不愈者，可适当选用远志、合欢皮、五味子、乌梅、矮地茶、冬凌草等味，严格控制剂量，煎煮服法，频率、忌口，饮食配合，注意工作环境以及运动量等都十分重要，因为肺与自然界相通，人体在生活工作休息对受邪而得咳嗽的影响很大的，避免反复感冒，辛辣刺激，怪物之气侵入，运动量过大而营卫受邪，呼吸动度加深加快，使气道不利而反复形成咳嗽。所以我们在临证中切不可轻视咳嗽为小病，要使患者引起高度重视，不要因为价格和煎药的麻烦而失去切断病情的最佳治疗机会。

典型病例1 李姓，男，31岁，两天前逐冒风寒受凉，自觉出现恶寒发热，咳嗽声哑，痰白清稀，头痛身痛，鼻塞流涕，舌质淡苔薄白，脉浮紧。辨证当为风寒犯肺，治以散寒解表，宣肺止咳，处方：麻黄12克、杏仁15克、甘草6克、黄芩10克、马兜铃10克、肺经草30克、白芷10克、鹅不食草20克、桂枝10克、细辛3克水煎服，去沫，一日三次，次150—200毫升，避反复感寒，辛辣油腻，被覆取微汗，一剂而愈。

二、风热犯肺

风热犯肺之咳嗽在临床是发热重恶寒轻，四季可见，与风寒咳嗽的不同点是，首先是具有发热恶寒恶风并见，发热重恶寒轻，咯痰不爽稠黄，口渴汗出，舌红苔白或黄，浮数，常见于春夏之季，发热犯肺肺失清肃。《证治汇补》说"肺居至高，主持诸气，体之至清至轻者，外感六淫，内伤七情，肺金受伤"，肺热内郁伤津，蒸液成痰，同时卫气不和，在治疗当以疏风清热，肃肺化痰止咳。

临证经验　风热为患，可用麻杏石甘汤加味，可加银花、连翘、薄荷、桔梗、鱼腥草、锦灯笼等清热解毒，疏散风热宣肺之品，夏令暑季加荷叶、紫苏、六一散以解暑化热而清宣上焦等。风热咳嗽在整个发病过程中，与风寒感冒相比咳嗽为多，亦可由风寒热三邪合而致病，经由短暂的过渡有些两三小时或半天多则一天迅速转变以风热为患，恶寒症状消失，都是因为失治误治化热，或由于治疗后恶寒发热症状消失而咳嗽喉痒痰黏存在，此时为风热外感后治咳嗽，以止咳平剂治疗，自拟止咳方，由矮地茶、桔梗、重楼、冬凌草、前胡、百部、射干等组成，专以宣肺止咳，治疗风热咳嗽其疗效最佳。

典型病例2　成氏，女性，38岁，夏至阳暑之日感邪，发热汗出，咳嗽声嘶，痰稠日重夜轻，身软乏力，舌质红苔薄黄，脉浮数，经用疏散风热止咳中药及中成药后都未见好转，正值月经来潮，一天后突然停止，一方面是风热之邪入于血室，另一方面风热之邪使肺卫闭阻。临症予以小柴胡汤加桔梗12克、杏仁10克、合欢皮20克、连翘15克、赤芍15克二剂而愈，而月经顺至次月四周来潮如期。故咳嗽兼外感伴热入血室，治其外感咳嗽而血室之热自除。

三、燥邪伤肺

燥邪伤肺之咳嗽初起有外感症状，干咳而连声作呛，有一派干燥的症状，舌质干红而少津，痰中带有血丝，脉浮数。由于燥邪伤肺火热病后期，以及大病久病之后，肺失清润，肺络受伤，或秋季风燥温邪兼而袭肺而外客，卫气不和，治疗则以疏风清肺，润燥止咳，方以自拟润肺止咳汤，由二冬、二地、栀子、淡豆豉、石斛、薄荷、牛蒡子、金荞麦、蜜炙桑白皮组成，以清宣凉润，化痰止咳，清热生津润燥，若燥邪与风寒并见，可适当配

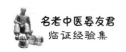

合紫苏、荆芥、防风等疏散风寒之品。

典型病例3 廖姓，女性，27岁，农历九月外感燥邪，干咳痰少，咯痰有血丝，咽喉干燥，口舌生疮，伴见恶寒发热，时有汗出，饮食欠佳，舌质红苔黄，脉浮数。以小柴胡为基础方加麦芽30克、建曲15克、绿豆衣30克、乌梅10克水煎服，一日三次，次150毫升，二剂而痊愈。

四、痰湿咳嗽

痰湿咳嗽是内伤咳嗽的一个类型，由于脾湿生痰，上渍于肺，使肺气壅遏，脾运不健，脾气虚弱，而痰湿内盛，出现咳嗽反复发作，痰多因痰而嗽，尤以食后加重，胸脘痞闷，身软乏力，便溏食少，舌淡苔白，脉濡滑，在治疗上采用健脾燥湿，化痰止咳，方以健脾化痰汤（经验方）由橘红、姜半夏、竹茹、白术、苍术、茯苓、白蔻、白芥子组成，以和中理气、健脾化痰、温肺除痰止咳为原则进行化裁。

典型病例4 兰姓，男，45岁，咳嗽形瘦，饮食不香，气短懒言，神疲乏力，长期咳嗽反复不愈，舌质淡苔白腻，脉虚缓，方以二陈汤为基础方加黄芪30克、拳参30克、炙甘草10克水煎三沸热服，日三次，次120—150毫升，二剂咳嗽痊愈，后以六君子汤健脾补气以资调理。故《活法机要》有"咳嗽有声有痰，因伤于肺气咳，动于脾湿因咳而为嗽也"之说。

五、痰热郁肺

痰热郁肺之咳嗽咳痰不爽，咳嗽气急粗促，痰多而黄，时有脓血痰，面赤身热，口干舌燥，胸胁疼痛，舌苔黄腻，舌质红，脉滑数，脾为生痰之源，肺为储痰之器，内伤咳嗽，痰热壅阻肺气，肺失清肃，咳嗽气息粗促，痰热郁蒸，热伤肺络而肺热内郁。

临床经验 治以清热痰肃肺，自拟清热化痰汤，由瓜蒌皮、法半夏、胆南星、川贝、栀子、黄芩、鱼腥草、穿心莲、冬瓜子、天冬等组成，共奏清热化痰清泄肺热、养阴清肺生津止咳之攻。

典型病例5 李某，男性，47岁，身热咳嗽一月，汗出痰稠，舌红苔黄，脉数，经中西医治疗后未见好转，伴见胸胁引痛，饮食欠佳。《内经》告诫"五脏六腑皆令人咳，非独肺也"，追寻病史，患者在病前有一次邻里纠纷，情绪不调，肝火旺盛，木火刑金，疏泄运化功能失调，湿聚生痰而郁久化火，此为痰热郁肺合肝火犯肺，故在临床上各种类型是相互交错千变万化的，方用自拟清热化痰汤加丹皮10克、佛手15克、虎耳草30克二剂而病愈。

六、肝火犯肺

肝火犯肺之咳嗽常见面赤，咽干，痰如絮条，咳时引痛胸胁，症状随情绪波动而变化，舌苔薄黄少津，脉弦数，肝气郁结化火，上逆侮肺，肺失肃降，肝火上炎，炼液成痰，伤及肝肺之络，从而出现上述一系列肝火肺热之证。《医约》上说："咳嗽无能内外寒热，凡邪气病气俱实者，宜散宜清，宜降痰，宜顺气，若形气病气俱虚，宜补宜调，或补中稍佐发散清火"，治疗以清肺平肝，顺气化痰降火。

临床经验 方用自拟清肝泄肺汤，由地骨皮、银柴胡、青蒿、化红、夏枯草、赤芍、橘络、鲜竹沥、昆布等组成，使肺气得以清肃，利肺化痰降气咳逆自平，还可酌加丹皮、山栀以泻肝火，苏子、竹茹化痰降气，胸闷加枳壳、旋覆花利肺降逆，胸痛配郁金、丝瓜络理气和络，火郁伤津者加沙参、麦冬、柯子养阴生津敛肺。

典型病例6 王某，女性，36岁，身热咳嗽，面部烘热，口苦咽干，心烦喜怒，月经淋漓40余天不尽，舌质红苔黄，脉洪数，以清肝泄肺祛痰，以小柴胡汤为基础方加青黛10克、海合粉30克二剂而咳止经调病愈。

七、肺阴亏虚

肺阴亏虚之咳嗽具有阴虚火旺的潮热盗汗，五心烦热，干咳痰少，或痰中带血，消瘦神疲，舌质红苔少，脉细数，有阴虚内热，肺阴亏虚，虚热内烁，肺失润降，炼津为痰，肺损络伤，阴虚肺燥火旺，阴精不能充养，显现阴虚内热。以滋阴润肺，止咳化痰，宜以甘寒养阴，润燥生津，清散肺热，甘缓补中，润肺化痰，清肺泻火，敛肺气清虚热，清络凉血等品进行配伍。

临床经验 我们长期在临床上对于肺阴虚之咳嗽总结自拟了滋阴润肺汤由二冬、二地、桑白皮、桔梗、炙甘草、马兜铃、杏仁、糯米、白屈菜、胡黄连等组成，其中潮热盛加功劳叶，咳嗽而心悸气促加五味子，盗汗加瘪桃干，热痰者加知母、黄芩，痰中带血则加藕节炭、荆芥炭以凉血止血。

典型病例7 詹某，男性，45岁，燥热咳嗽2月，日轻夜重，暮热早凉，经以消炎止咳门诊住院治疗未见好转，诊得舌红少苔，脉细数，久咳肺阴亏虚，素体羸瘦，精血不足，肾不纳气，肺失气主，六淫之邪，承虚从口鼻和皮毛而流连肺脏，以致久咳不愈，本证以基础方加绞股蓝20克、百合花15克

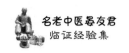

水煎服，日三次，次150毫升，二剂而咳嗽止，后秦艽鳖甲汤潜阳育阴以善其后。

咳嗽之病外感浅而易治，脾虚湿困和燥热伤肺的内伤咳嗽则治疗缠绵较难，《景岳全书》中指出："外感之邪多有余，若实中有虚，则宜兼补以散之，内伤之病多不足，若虚中夹实亦当兼清以润之"。这种慢性反复发作的病程，肺脾两伤，可发展成痰饮、哮喘，既可以热化伤津化燥，又可寒化，气不布津而成饮，阳虚而久延入肾，最终是治"咳嗽不止于肺，而亦不离于肺"，出现本虚标实，出现劳损，内伤咳嗽在缓解期间治其本，补虚固本，尔后加强锻炼，预防外感，防寒保暖，戒烟酒，饮食清淡，增强体质，提高免疫功能。

第二节　肺痿

肺痿为肺部慢性虚损性疾病，表现为咳吐浊唾涎沫，是肺叶痿弱不用的一种重病。本病首见于《金匮》肺痿之专篇，指出肺部的多种慢性疾患，日久肺体极虚量变而引起质变之疾，如肺痈溃脓实热熏烁，热毒结于上焦，正气虚弱，余邪不清，或肺痨久嗽，咳嗽哮喘反复发作，伤津耗气，虚弱劳损而致脏腑之肺痿证。归属于痿证的一个证型，又属于肺系疾病中一咳吐浊唾涎沫为主证的一种病变，是人体疑难重证的一个疾病，肺痿之发病是热在上焦，肺在津伤，肺气虚冷，气不化津，肺失濡养，以致精气亏损，日渐肺叶枯痿。中医表现在虚寒和虚热两个方面，以虚热为主，日久可转为虚寒，以补肺生津为原则，虚热以润肺清金降火，虚寒以温肺益气，保护津液，调理脾肾，配土有助于生金，而肾为气之根，温肾有助于纳气，上源下流兼顾，虚热者，一是由失治误治，他脏之病导致，二是本脏自病，热在上焦，消亡津液，阴虚生内热，津枯肺燥，清肃之令不行，脾胃上疏之津液热化，烁烙成涎沫，脾阴胃液损伤，肺失濡养，而肺叶枯痿。二是虚寒者，脾胃津液不能温化，肺治节无权，聚为涎沫，上虚不能治下，气化失司，膀胱失约，小便失禁，《金匮要略心典》指出："肺为娇脏，热则气灼，故不用而痿，冷则气沮，故亦不用而痿，遗尿小便数者，肺金不用而气化无权，斯膀胱无制而津液不藏也。"肺气虚冷，不能温化固摄津液，气虚津亏肺失所养，肺叶枯痿。治疗上虚热主张仲景的麦门冬汤，《外台》主张炙甘草汤，喻嘉言倡导以清燥救肺汤，虚寒用甘草干姜汤治疗。

一、临床症状

咳吐浊唾涎沫，气急喘促，唾白如雪，时有唾血，或细沫稠黏，恶寒发热，形体消瘦皮毛干枯，咯吐唾浊，清稀而量多，形寒小便清长，遗尿，舌质淡脉虚弱者为虚寒，而口干咽燥。潮热舌红而干，脉虚数者为虚热。《金匮要略·肺痿肺痈咳嗽上气篇》指出："热在上焦者，因咳为肺痿，肺痿之病，从何得之，或从汗出，或从消渴，或从呕吐，或从便难，又被快药下利，重亡津液，故得之，寸口脉数，其人咳口中反有浊唾涎沫者，为肺痿之病，若口中辟辟燥，咳即胸中隐隐痛，脉反滑数，此为肺痈，咳唾脓血，脉数虚者为肺痿，数实者为肺痈。""肺痿吐涎沫而不咳者，其人不渴，必遗尿，小便数，所以然者，以上虚不能治下故也，此为肺中冷必眩，多涎沫，甘草干姜汤以温之。"由于肺阴亏虚，虚火内炽，肺失肃降而气逆咳喘，热烁津液成痰，咯吐浊唾涎沫，其质黏稠，燥热伤津，津液不能滋养上承，故咳声不扬，音嘎咽燥，口渴，阴虚火旺伤肺络，午后潮热痰中带血，阴津枯竭，内不能洒陈六腑，外不能充身泽毛，故形体消瘦，皮毛干枯，呈现出舌红脉数阴枯热灼之象。而肺气虚寒，气不化津，津反为涎，故咯吐多量清稀涎沫，肺虚不能主气，则短气不足以息，肺脾气虚则神疲乏力食少，清阳不升，故头眩，阳不卫外则形寒，上虚不能制下，膀胱失约，故小便频数或遗尿，呈现舌质淡脉虚弱的气虚有寒之征。

二、辨证治疗

在临床上是虚热者多，虚寒少，以滋养清热，润肺生津治虚热，止逆下气，养阴润燥，清金降火，益气生津，甘缓补中，止咳化痰，清虚热退蒸之法治疗。虚寒者，温肺益气，甘辛滋液散寒，补脾助肺，益气生津，使甘守津回，气能化津，水谷归于正化，辛散以宣通，甘温以补脾以治之。肺痿之病，是多种慢性肺系疾病转归而成，内伤虚证，难治之疾，宜缓图取效，若见胀口抬肩，短气声嘶喉哑，咯血，皮肤干燥，脉沉涩而急，或细数无神者预后不良。治疗上不可妄投燥热之品，以免助火伤津，亦忌苦寒滋腻碍胃，切勿使用峻剂祛逐痰涎，犯虚虚实实之戒。《医门法律》认为："肺痿者，大要缓而图之，生津液，润肺燥，下逆气，开积痰，止浊唾，不真气以通肺之小管，散火热以浮肺之清肃。"

叶天士认为："肺痿一证，概属津枯液燥，多有汗下伤正所致。金匮

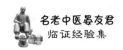
云，或从汗解，或从呕吐，或从消渴，小便利数，或从便难，又被快药下利，重亡津液，故令肺热干痿也，则清肃之令不行，水津四布失度，脾气虽散津液上归于肺，而肺不但不能自滋其干，不能内洒陈于六腑，外输精于皮毛，其津液留储胸中，得热煎熬，变为涎沫，侵肺作咳，唾之不已，故干者自干，唾者自唾，愈唾愈干，痿病成也。金匮治法，贵得其津液，大意生胃津，润肺燥，补真气，以通肺之小管，清火热，以通肺之清肃，故外台用炙甘草汤，在于益肺气之虚，润肺金之燥，千金用甘草汤及生姜甘草汤，用参甘以生津化热，姜枣以宣上焦之气，使胸中之阳不滞，而阴火自熄也，及观先生之治痿，每用甘缓理虚，或宗仲景甘药理胃，虚则补其母之义，可谓得仲景心法也。"肺痿是以咳吐浊唾涎沫为主证的一种证见咳嗽或咳白如雪，细沫黏稠，或有时咳血，气息短促，或时有寒热，形体消瘦，皮毛干枯，头晕神疲，面黄色青。

《医门法律》："肺痿者，其积渐已非一日，其寒热不止一端，总由肾中津液不输于肺，肺失所养，转枯转燥，然后成之"，所以在治疗时要注意本病的动态变化，可以有失治误治，正气的强弱，治疗的当否，感受外邪，或久之邪之所奏而邪实正虚，由实转虚和因虚致实相互转移。寒热亦可相互消长，因虚致实者，可以是虚实夹杂，虚中兼实的正邪相争，邪盛正衰，实邪进一步蚕食机体正气绝对虚弱的垂危之候，使正气无来复之势，在疾病变化的过程中可以有实致虚。本来就是机体处于素体虚衰的状态，可以失治误治，七情内伤，饮食不节，劳倦内伤，突受六淫之所侵，邪更实，正更虚的严重病机关键阶段，这种危急时刻，无论是虚实之错杂还是寒热表现为真假，扶正祛邪就显得非常重要，特别是整体虚而直接影响肺肾本脏的虚衰。

临床经验　我们长期在临床上补益肺肾汤治疗肺痿，以达到补偏救弊，平衡虚实，缓图治疗虚痿之证，其组成为蛤蚧一对、獭肝一副、西洋参30克、黄芪30克、山茱萸20克、熟地20克、白芨30克、百合花15克、炙甘草15克、九香虫10克等组成。其中参芪草补益元气滋阴润肺使宗气聚于胸中上焦心肺，缓慢渐进地加强和恢复肺功能的主呼吸、朝百脉、宣发肃降、通调水道、主持维护营卫宗脉之气促进机体的生命活动的正常代谢，逐渐不断地提高人体的生命活动质量，以补肺肾之气阳，加之山茱萸、熟地、白芨等润肺以养肺肾之阴，使肺肾之阴阳恢复平衡，补充肺肾之阴精，进一步贯通肺肾精气津液敷布，使金能生水，更为重要的是用獭肝、蛤蚧、九香虫为血肉有情之品，使药力得病所，修复以虚缺的肺体，填补肾精，使精气得旺，痿证可起。

70年代末期，巴蜀川西盆地，温病四起，疫证高热神昏病入营血之证特别多，门诊住院之疾病都是因发热不退而加重死亡，小儿大人妇女一生病则是高热，即所谓乙脑、流脑、钩体、流感、甲型肝炎、重证肺炎、肺脓肿、麻疹、水痘、血吸虫等病。医院是热闹非凡、门庭若市，医生真是劳累不堪，由于温邪上受，首先犯肺，逆传心包，热毒熏烁化腐从脓形成肺痈，整个外感热病在治疗的后期都有可能形成肺痿，在卫气解毒如果病切方药，解毒和卫透表使病邪外出，邪热留恋不去，或出现气营两燔，肺体难以承受过度的毒邪侵袭，造成肺功能严重受损。如咳嗽发热久不愈合，气管支气管及其周围乃至整个肺体受到严重熏烁久而成痿，当然还可因为外伤、肿瘤等肺不张阻塞坏死肺部分切除术后等均可引起肺痿发生，所以肺痿是由量变到质变的器质性病变，故在临床上从补益肺气为切入口，润肺祛痰、预防外感、饮食起居就显得肝更为重要，对本病的治疗是一个长期的过程。在各个阶段的治疗中，把好疾病发展转归的病机关键，辨别好疾病深重浅轻的程度，促使肺功能的逐渐恢复。

典型病例1 我们在临证中遇一李姓男性病人，年38岁，形体羸瘦，咳嗽咯血丝，吐浊唾涎沫5年，之前因肺痈发热神昏住院好转后一直咳嗽咯吐红白相间黏液涎沫。患者常年表现为心悸气短汗出，上腹部胀满，反复感冒，呼吸困难，不能平卧，发则服中西药缓解后间断治疗，并尤以冬春为盛，经西医被诊为肺痿缩，肺不张，陈旧性肺钙化灶，查体见舌质淡，苔少，脉细弱，并伴见失眠多梦，眩晕耳鸣，口渴引饮，此为肺痿的肺肾气阴两虚之证，既有阴虚的一面，又有寒凝阳虚气弱的一面，病情十分深重，大有阴尽阳厥之候，有一个较好的条件是英年有些生机，以基础方加隔山撬30克、绿豆衣30克、西瓜翠衣30克、白果30克五剂，水煎服，日三次，次150毫升，温服，二日一剂。二诊而咳吐涎白沫减少，呼吸通畅，在以原方加红景天12克十剂，日二次，次200毫升温服，半月后三诊，咳嗽减轻，饮食好转，睡眠基本正常，但心悸汗出仍存，在上方重用黄芪到100克十剂，日二次，早上7时饭前晚上7时饭后服用。一月后第四诊，全身症状明显好转，身软乏力汗出消失，但遇冷时有出现气紧，舌质变红，脉象有弱变为有力，再用前方进十剂，基本证情稳定，患者机体素质明显好转，感冒次数减少，抵抗力明显增强，继续用上方服用二年二痊愈，随访五年未发。

学术心得 本病是属由实转虚又由虚而兼实，后由虚而逐渐体质增强

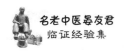
合理治疗而好转痊愈的长期漫长过程，而且可虚热变化为虚寒，又有虚而有实，转化为虚实兼夹，所以在治疗过程中，要把握病机，随其实而泻之，在转化关节点上斡旋，拿捏轻重缓急给予恰当的治疗。

典型病例2 在20世纪末，一场传染病在南方多地流行，有遇一所谓"非典"王姓病人，男，45岁，因在广州打工过程中，输入回川休假，因高热在火车站被接到医院流验观察，3日后确诊为"非典型肺炎"隔离住院治疗。经抗炎及皮质激素等月治疗后，发热症状消失，"非典"指标恢复正常出院，后一直出现气短，呼吸稍劳则急促表浅，太息而不能深度呼吸，气体交换受阻，身软乏力，口吐浊唾涎沫，咯而不爽，小便清长，大便稀溏，伴见心烦失眠多梦，时有潮热盗汗，舌质淡苔白腻，脉细弱。此为毒邪大伤肺脏，强大的西医消炎药杀灭了病原体后留下的后遗症，肺部弹性减弱，在激素的作用下逐渐变硬，形成所谓气肿、肺大泡，肺体痿弱失用，宣发肃降呼吸功能受到严重影响，生命质量下降，健康状况受到严重威胁。在之后两年的日子里，经不断中西治疗，后遗并发症状和体质始终没有得到有效的缓解和控制，我们经过会诊，对全身进行了全面检查，肾功能出现了不全，肝功能也酶学的变化，形体由以前的肥胖变成了瘦体，体质逐渐被病后消耗，机体处在阴尽阳弱的严重阶段。我们用基础方加白石英30克先煎20分钟，白屈菜30克、白芨30克二剂，水煎服，日三次，每次120毫升，于饭前口服。六日后二诊，证情稳定，未见明显改善，法不更方，以前方进五剂，服法同前，服药二周后，身软乏力减轻，呼吸困难气短有所改善，腹泻便溏症状减轻，饮食有所增进，再以前方加灵芝孢子粉5克十剂，滋补润肺，使土能生金（津），金（津）润能生水，水生木恢复正常的脏腑功能，使气机通畅，肺朝百脉，宣发肃降有常，上焦出现新的生发机能，新陈代谢吐故纳新，病树回春，老枝抽嫩芽之目的。一月后三诊，全身证情稳定，症状体征逐渐改善，机体素质得以提高，二便睡眠正常，脉象出现有力浮虚浮之象，以前方加浙贝母10克二十剂。服药后，咯吐浊唾稠厚脓痰数升，自觉呼吸更为通畅而舒服，再以本方法治疗近两年而痊愈，随访五年未发。我们凡是遇到肺痿病人，用此方法治疗，都取得很好的效果。实践证明，外感热病之邪进入人体，从皮毛口鼻温邪上受，首先犯肺，侵害人体肺脏，使之萎缩失用，再加上失治误治，药源医源的影响，体质虚弱，治不得法，治不及时，易于造成贻误不可逆转病机而致残的严重后果。

三、鉴别诊断

1. **肺痿和肺痈** 易于混淆，同属肺部疾病，肺痿是以咳吐浊唾涎沫为主证，肺痈是以咳则胸痛，吐痰腥臭，咯吐脓血为主证，都属肺中热毒壅盛。肺中上焦有热，肺痈属实，肺痿属虚，肺痈失治久延可转为肺痿，而肺痿和肺痨二者有轻重因果关系。肺痨主证为咳嗽咯血潮热盗汗，肺痨在后期可转为肺痿之重证，因此肺痿、肺痈、肺痨三者之互为因果。在临床上应注意动态变化和病机演变转归，使之达到正确有效的治疗。

2. **肺痿与肺痨** 两者都是一种慢性传染性虚弱性疾患，其劳损在肺，主要是以咳嗽、咯血、潮热、盗汗及身体逐渐消瘦为其特征。辨证是抓住主要症状，开始以咳嗽咯血丝，疲乏无力，逐渐消瘦，食欲不振，继而咳嗽加剧，咯痰少而黄白相兼午后潮热，面红如妆，形寒口干多饮，甚至大量吐血，盗汗失眠，心烦易怒。男子梦遗失精，女子月经不调，而停闭，最后大骨枯槁，大肉陷下，骨髓内消，发焦毛耸，肌肤甲错，便溏而肢体浮肿，出现危象，又形成肺痿重症。病机主要以阴虚为主，阳气虚极为少见，属中医之劳嗽、急痨、劳瘵、感染瘵虫。首先是内伤体虚，气血不足，阴精耗损，病变在肺，累及脾肾，甚则传遍五脏，除按照肺阴虚，滋阴润肺、降火之月华丸、百合固金汤、秦艽鳖甲汤治疗外亦可用。上方化裁进行治疗，适当加入羊乳、瘪桃干、凤凰衣、麻黄根等进行治疗，甘寒养阴为主，清肺火，化痰热宜中病即止，不可过量或久用苦寒，苦燥伤阴，寒凉败胃。本病的迁延可形成"百日劳"，发病急骤可表现为"急痨"，饮食调养十分重要，可以多食龟鳖鱼、雌鸡、老鸭、牛羊乳、蜜、百合、木耳、山药、梨、藕、枇杷等，加强锻炼，增强体质，预防感冒，益肺以祛邪。以一变应万变，而万变不离其宗，而肺痈在清热解毒排脓祛痰过程中，应循序渐进，不可过用苦寒，清之太过，可伐有余，损及气阴，保存一分阳气，求得一分生机，留得一分阴津便有一线希望，以免太过使之转化为肺痿。而肺胀之为病，也可介于肺痿、肺痨、肺痈之发展转归过程某一阶段和最后结果，是多种慢性肺系疾患反复发作，迁延不愈，所致肺气膨胀不能敛降的一种病症，表现为胸部膨满，胀闷如塞，喘咳上气，痰多烦躁，心慌等，其病程缠绵，时轻时重日久则见面色晦暗，唇甲紫绀，肢体浮肿，甚则喘脱的危重证候。本病若治不及时，失治误治，兼加外感及其他热最后亦可导致肺叶萎缩，使病情更加复杂和危重。

3. **肺痿与痰饮、哮喘、心悸在辨证治疗中的异同** 本病多好发于老年

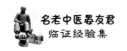

人，同时可伴随痰饮、咳喘、心悸、水肿、喘厥危象，病理演变复杂多端，不单纯是虚寒，可由久咳，支饮、哮喘、肺痨的久病肺虚，或感受外邪，痰饮水储溜，阳虚阴盛，气不化津，水汽凌心中上焦受阻，又可出现水肿、悬饮、水鼓，心脉不利，肝失疏泄，瘀结胁下，血郁于肝，则致症瘕，可表现为痰浊壅肺、痰热郁肺、痰蒙神窍、肺肾气虚、阳虚水泛等类型。其预后转归与体质、年龄、病程及治疗当否有关，老年患者若不及时控制疾病，极易发生变端，若气不摄血，咳吐泡沫血痰，吐血、便血，或痰迷心窍，肝风内动，谵妄昏迷，震颤抽搐，喘脱神昧汗出脉危欲绝，肢冷乃阴阳消亡的危重之候，治疗时根据邪气之虚实和正气之虚实分别给予扶正与祛邪或中西结合治疗，在这五种类型中，可以相互兼夹转化，给予灵活施治，但必须控制好痰蒙神窍，肺肾气虚，阳虚水泛三种，否则预后不良。老年久病体虚后期的患者，每以感邪后而病情加重和恶化，正气衰竭，无力抗邪，正邪交争不显著，但凡短期内咳喘加剧，痰色变黄，舌质变红，虽无发热无汗表证，也要详细地询问病史审查并找到表证的依据加以治疗，密切注意痰的色质量的变化，结合全身情况综合判断。《证治准绳》认为："肺胀者，动则喘满，气急息重，或左或右，不得眠者是也，如痰夹瘀血碍气，宜养血以流动乎气，降火以清利其痰，用四物汤加桃仁、枳壳、陈皮、瓜蒌、竹沥。又风寒郁于肺中，不得发越，喘嗽胀闷者，宜发汗以祛邪，利肺以顺气，用麻黄越婢加半夏汤，有停水不化，肺气不得下降，其证水入即吐，宜四苓散加葶苈子、桔梗、桑皮、石膏。有肾虚水枯。肺金不敢下降而胀者，其证干咳烦冤，益六味丸加麦冬五味。"

4. **肺痿与肺胀的辨证施治的异同**　肺胀之病除采用清肺化痰，降逆平喘，痰蒙神窍涤痰开窍息风之三宝，肺肾气虚补肺纳肾降气平喘，补肺汤、参附汤、黑锡丹补肾纳气回阳固脱，阳虚水泛温肾健脾，化饮利水，真武汤、五苓散等进行治疗。同时亦可根据治疗肺痿的基础方加万年青根、泽兰、五加皮、黑白丑、钟乳石、磁石、胡桃等品。总之肺痿、肺胀、肺痈、肺痨病机之间可以是相互消长联系密不可分的因果关系，是肺系疾病中的急危重险疑难之器质性疾病，除及时有效治疗的肺痈外，在临床上切不可忽视。

5. **肺痿与饮证、喘厥的病机演变**　痰饮、哮喘之证亦可影响肺脏质量，就痰饮而言，可由于外感热病及六淫之邪，侵袭肺卫，肺失宣降，脾胃运化受阻，水津停滞，积而成饮，寒湿不去，饮食失节，劳倦所伤，致肺脾肾三脏和三焦气化失司，肺之通调滞塞，脾之转输无权，肾之蒸化失职。病机实质是阳虚阴盛，输化失调，因虚致实，水液停蓄，素体阳虚，脏气不足，寒饮不化，由于痰、水、饮同出一源，津液不归正化，出现同出一源而异流。《证治汇补》认为："积饮不散，亦能变痰，停水则生湿，痰化为水，水泛为痰"，五气从化相兼为病，无处不到，变化多端，痰为热邪所煎，饮为阳虚寒湿，水为津液不循常道而泛溢，气水痰饮之间也可以相互克制和转化，津液水汽是人体正常的物质基础之一，脏腑功能失调，三焦气化失司，阳虚而病理产物聚集成为水饮痰，流溢于全身上下脏腑内外经络。饮溢于肌表则可汗出恶风为风水，支饮和伏饮与肺胀、哮喘等有一定的联系，肺胀在急性发病阶段，可以表现为支饮的证候，喘证的肺寒、痰浊两类又常具有支饮的特点，哮证与伏饮在病机上是一致的，又是肺胀、哮喘的一个证候，肺胀是多种慢性肺系疾病日久结渐而成的疾病，喘是多种慢性肺系疾病的重要主证，哮是反复发作的严重肺系疾病，在发生发展转归中有区别和联系。

6. **饮邪内伏是肺系疾病发展的重要环节** 中痰饮在辨证施治过程中，必须区别饮邪停结的部位，首先是饮停肠胃为痰饮，遵循仲景之"夫痰饮者，当以温药和之"，主要有脾阳虚弱，以温脾化饮，苓桂剂小半夏加茯苓汤，阳虚而湿滞。"治湿不利小便，非其治也"，配以椒目、紫荆皮、泽漆、金花茶给水邪以出路，而饮留肠间，以攻下逐饮，用甘遂半夏汤，己椒苈黄丸，攻守兼施，因势利导，苦辛宣泄，前后分消，以导水利尿，而水流胁下者为悬饮。此型较为复杂，邪犯胸肺，少阳经络不利，肺热内缊，心下痞硬，邪塞上焦，以和解宣利，汗出而喘以麻黄杏仁石膏甘草汤。悬饮也可以饮停胸胁，肺气郁滞，气不布津，脉络受阻而咳唾引痛，气机升降痹塞，水结于里，饮在胸腔，以逐水祛饮，十枣汤，控涎丹，以逐皮里膜外之痰水，宣肺理气化痰，通阳健脾化饮，使气行水行。悬饮亦可出现络气不和，饮邪久郁，气机不利，气郁化火，痛势如烁或刺痛，以理气和络，用香附旋覆花汤。悬饮也可出现阴虚火旺，因饮阻气郁，化热伤阴，加络脉不和，以滋阴清热，用沙参麦冬汤、泻白散之类。

7. **内外相引导致宣降失司水道通调饮邪横溢** 感受外邪，玄府痹塞肺脾输布失职，水饮流溢四肢肌肤，水寒相杂为患，既可出现表寒里热，也可表现为表里俱寒、表寒里饮的溢饮，可用大小青龙汤治疗。寒饮内温，久咳致喘，迁延反复伤肺，阳虚不运，肺不能布津，饮邪留伏，支撑胸膈，上逆迫肺，出现寒饮伏肺，仍以温肺化饮，以苓桂剂之苓甘五味姜辛汤，青龙和木防己汤。而久病及肾，肾不纳气，肺脾气虚，痰饮内缊，阳虚而形体不

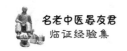

温，肾之气化无权，水饮停蓄下焦，小便不利，上逆冲动水汽凌心，阳虚饮聚，温补脾肾，散化水饮，亦可用苓桂剂和金匮肾气丸之类治疗。总之痰饮之病《景岳全书》认为："盖饮和水液之属，凡呕吐清水及胸腹膨满，吞酸嗳腐，喔喔有声等证，此皆水谷之余停结不行，是即所谓饮也，若痰有不同与饮者，饮清澈痰稠浊，惟饮停积肠胃而痰则无处不到，水谷不化而停为饮者，其病全由脾胃，无处不到而化为痰者，凡五脏之伤皆能致之，故治此者，当知所辨，而不可不测知其本也"。辨证分清四证，察病邪和机体的虚实主次，治疗当温化为主，痰饮以本虚标实，健脾温肾为正治，利水逐水为治标之法，待水饮渐去，仍当温补脾肾，扶正固本，以杜水饮生成之源。

临床经验　实践证明痰饮如治不及时，失治误治，形成坏病，肺体大伤，病情进一步加重而形成肺痿、肺胀、慢性之咳嗽、哮喘、胸痹、心悸和怔忡等证。我们在治疗痰饮过程中，也拟定一个适用于痰饮各种类型的群体治疗的基础方，由肉桂10克、桂枝12克、苍术12克、白术20克、生甘草5克、炙甘草10克、葶苈子30克、大枣30克、金花茶12克、黄芪100克、薏苡仁30克、通草10克、木通15克等组成，水煎服，日服三次，每次150毫升，低盐饮食，禁生冷黏滑油腻。本方由里达外，脏腑到经络，皮里膜外，四肢百骸，组织间隙等无处不到，横穿手太阴和足太阴，上下阳明腑，太阴肾等奇经八脉渗透，以达温化寒饮之功效，复原肺脾肾功能的基础构架，可根据症状体征的不同而进行加减化裁。

第三节　哮喘

哮喘之病发作性的痰鸣气喘，呼吸困难，张口抬肩，鼻翼扇动，不能平卧为特征的二种疾病，但两者又不能截然划分，可见于多种急慢性疾病的过程中。若各种外感温热病，传染病，发热性过敏性瘟疫性疠毒，恶性肿瘤后期，小儿妇人外科之感染性疾病，以及肺系各种慢性疾病的过渡阶段和手术后恢复期等。哮证的发生，由外邪侵袭，饮食不当，体虚病后，在发展期，由于感邪轻重和体质是虚实情况可表现为寒哮和热哮，在缓解期可表现为肺虚，脾虚和肾虚三种，主要是以痰为主，是因为肺不能布散津液，脾不能运输精微，肾不能蒸化水液，致津液凝集成痰，伏藏于肺，成为发病的夙根，而一遇外感，饮食不当，情志失调，房劳等多种原因而致复发，痰随气升，相互搏击，壅塞气道，肺失宣降，引动停积之痰，而痰鸣如吼，气息喘促。

《证治汇补》说："哮即痰喘之久而常发者，因而有壅塞之气，外有非时之感，膈有胶固之痰，三者相合，闭拒气道，搏击有声，发为哮病。"《医学实在易》有说："肺俞之寒气与肺膜之浊痰，狼狈相依，窒塞关狭，不容呼吸，而呼吸正气，转触其痰，鼻鼾有声。"证明了本病以邪实为主，部位在肺，痰阻气闭，阳虚而感于寒，痰从寒化，发为寒冷之哮，若因于热素体以盛，痰从热化，痰热为患，发为热哮，痰热内郁，风寒外束之寒包热证。若长期反复发作，寒痰伤及脾肾之阳，痰热灼耗肺肾之阴，而由实转虚，肺虚而不能主气，气不化津，痰浊内缊，肃降无权，卫外不固，脾虚不能化水谷精微，积痰生湿，上储于肺，肾虚而摄纳不及，阳虚水泛为痰，阴虚而灼津为痰，肺气出纳失司，肺脾肾三脏相互影响，大发作时，持续不解，正虚邪实错杂，肺肾两虚，痰浊壅盛，心血瘀阻，重则命门之火不能上济于心，心阳虚脱发生喘脱。

临床上是哮必兼喘，哮久后发展成痰喘，长期慢性的咳嗽经久反复发作成咳喘、痰饮亦可形成体虚哮喘，由于有反复发作，发无定时，尤以夜间发作多见，发作时以邪实为主，缓解时以正虚为主，邪实审寒热，正虚辨阴阳，区别脏腑之所属，了解肺脾肾虚实之主次，以发作时治标，祛痰利气，分别以温化宣肺，清化肃肺，缓解时治本的原则，阳虚阳温补，阴虚宜滋补，补肺健脾益肾，减少控制发作。《景岳全书》说："扶正者须辨阴阳，阴虚者补其阴，阳虚者补其阳，攻邪者，须分微甚，或散其风，温其寒，或清其痰火，然发久者，气无不虚，或攻之太过，未有不致日甚而危者。"为治疗之准则，当疾病处于发展期时，应分清寒热，若寒痰伏肺，痰升气阻，肺气闭郁，阴盛于内阳气不能宣达，外寒引动内饮，宜温肺化痰，散寒平喘，可选用射干麻黄汤、小青龙汤、苏子降气汤等。阳虚寒盛发作频繁者加附子、钟乳石、紫石英、沉香、人胞等温阳补气血肉有情之品。若痰热壅肺，肺失清肃而上逆，热蒸液聚生痰，痰热焦结，痰火郁蒸，清热宣肺，化痰定喘，常用定喘汤、三子养亲汤、皂荚丸等，可配伍地龙、全蝎、肺经草等。缓解期，当肺气虚时，卫外虚弱，气不化津，痰饮壅肺，以补肺固卫，生脉散或玉屏风散，而脾虚运化失调，中气不足，以健脾化痰，四君子之类，肾虚而摄纳失常，气不归元，精气虚弱，阳虚外寒，以肾气丸，参蛤散加鹿角片、淫羊藿、九香虫、冬虫夏草、紫河车、胡桃肉等。

临床经验1 根据哮证的临床治疗路径，可适当选用白芥子敷贴法、针灸、割治、埋线综合运用，以提高疗效。本病顽固复发性，儿童、青少年、

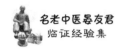

妇女、老年患者肾虚体弱，发作时易于出现脱证，必须积极预防发作时积极抢救，防寒保暖。防止外邪诱发，戒烟限酒，忌粉尘、气体、生冷、油腻辛辣海膻等以杜绝生痰之源，防过劳和情志刺激。《丹溪心法》指出："哮喘必用薄滋味，专主于痰"。说明了本病的辨证特点。喘证主要病机在肺肾，肺为气之主，肾为气之根，气虚而失其主，少气不足以息，肾元不固，摄纳失常，气不归元，阴阳不相接续，又可脾经痰浊上干中气虚弱，肝气逆承也与肺有关，而哮必兼喘，可由哮发展而来，在临床也表现为虚实两端，实则外邪、痰浊、肝郁气滞、邪壅肺气，宣降不利，错杂者可表现为下虚上实，叶天士认为"在肺为实，在肾为虚"，故解为肺肾出纳升降失常密切相关。在严重阶段，肺肾俱虚，在孤阳欲绝之时，心阳衰惫，心血瘀阻，喘汗致脱，亡阴亡阳之危局。

临床经验2 喘证首当辨虚实，《景岳全书》说："欲辨之者，亦谓二证而已，所谓二证，一曰实喘，一曰虚喘"。实则呼吸深长有余，呼出为快，气粗声高，伴有痰鸣咳嗽，脉数有力，一般多为表证，发病急病程短，因于内伤者，病程久而反复，而虚喘呼吸短促难续，深吸为快，气怯声低，少有痰鸣咳嗽，脉象微弱浮大中空，遇劳即发，虚则在肺动则加重，在心持续不已，在肾静息时也喘作。实则在肺，虚则在肾，实则祛邪利肺，宣肺清肃化痰，肺气郁痹，痰浊阻肺，以开肝胃肺之郁滞，虚则培补摄纳，补肺纳肾益气养阴，兼虚实寒热错杂，应当化痰降气，温肾纳气，阳虚饮停，水气凌心，不忘温阳化气行水，心肝血瘀的应活血化瘀，喘脱先兆则应扶阳固脱，镇摄肾气，或气阴两补。总之，哮喘在发病过程中可交替出现。《时方妙用》说："哮喘之病，寒邪伏于肺俞，痰窠结于肺膜，内外相引一遇风寒暑湿燥火六气之伤即发，伤酒伤湿亦发，动怒动气亦发，劳逸房劳亦发"。

典型病例 潘某，女性，38岁，咳喘气紧10年，每因遇受凉而加重，并反复发作，气短喘息，张口抬肩，呼吸困难，喉间哮鸣音盛，饮食差，便溏，不能平卧。经在各大医院中西治疗时有缓解，激素口服输液、喷雾等反复加重，舌质淡胖，苔白腻，脉浮大，此为哮喘。脾肾阳虚，宜定喘平哮，祛痰解痉，温补脾肾，化饮行气。处以自拟平喘汤，麻黄10克、杏仁15克、葶苈子30克、大枣30克、肉桂10克、二术各10克、细辛3克、锦灯笼30克、佛耳草30克、冬凌草30克、蚤休二剂水煎服，日服三次，每次150毫升，去沫，二沸服，按桂枝法禁忌。四日后二诊，症状减轻，但有汗出恶风，心悸，食少，以前方加黄芪50克、砂仁10克、白果30克五剂，煎服法同前。十日后三诊，症状体征好转。全身情况尚可，饮食增加，心悸哮喘减少十之八九，再以前方加紫河车20克、太子参30克十剂，预防感冒，注意防寒保暖，一月后四诊，症状体征消失，病情基本痊愈，以十全大补汤以善其后。本病前后治疗三个月，随访五年未发。

第四节 肺胀

肺胀是肺系疾病中非常严重的病变，《素问·大奇论》说："肺之壅，喘而两胁满"。可以是咳嗽、哮喘的结果，三者之间，肺胀可以隶属于喘证范畴，哮喘久而不愈又可发展成为肺胀，肺胀因外邪诱发成为痰饮中的支饮，也是肺痨、肺痈、痰饮、肺痿等病质变疑难危病，是多种慢性肺系疾患反复发作迁延不愈，导致肺气胀满，不能敛降的一种病症。临床表现为胸部膨满，胀闷如窒，咳喘上气，痰多烦躁心慌，病程缠绵，时轻时重，日久则见面色晦暗，唇甲紫绀，脘腹胀满，肢体浮肿，甚则喘脱的危重证候。本病多有外邪乘肺，久病肺虚，痰郁痰热、痰浊、痰蒙、肺肾气虚和阳虚水泛的几个方面，痰水饮同出一源，俱属津液停积而成，相互转化，阳虚阴盛气不化津，痰从阴化，饮流上焦，犯肺则上气咳逆，水气凌心而心悸气短，痰湿阻滞中焦，则干呕食差，便溏脘腹胀满，而饮溢肌肤则为水肿，停于胸胁腹部则为悬饮水鼓。《圣济总录》说："其证气胀满，膨膨而咳喘"，而痰浊壅肺，病久势深。《寿世保元》认为："肺胀喘满，膈高气急，两胁煽动，陷下作坑，两鼻窍张，闷乱嗽渴，声嘎不鸣，痰涎壅盛"，肺气郁滞，不能调节心血，心主营运过劳，心阳气虚衰，心悸而脉结代，唇舌爪甲紫绀，颈脉动甚，肺脾气虚气不摄血而出现血证，心脉不利肝疏泄失职，血瘀于肝则致症瘕积聚。

本病其发病轻重不一，每因外邪而加重，危重者可见心动悸，肢体浮肿，吐血便血，谵妄，嗜睡昏迷，抽搐厥脱等证，此病属本虚标实，发作时属实，缓解时偏虚，实则风寒风热、痰热、痰浊（饮），虚则阴阳虚的性质，肺心肾脾的主次，祛邪以辛凉温散以解表，降气化痰，通阳淡渗以利水，开窍息风止血。本虚者，补养心肺，健脾益肾，重则扶正固脱，救阴回阳。常以苏子降气汤，三子养亲汤，六君子汤，越婢加半夏汤，痰蒙神窍用三宝，参附、真武汤，平喘固本汤，补肺汤等均可加减化裁选用。和肺痿肺痨、哮喘一样病情深重，正确的扶正祛邪治疗，重视肺肾虚实盛衰变化，防

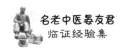

寒保暖，预防感冒，及时治疗，禁刺激厚味辛辣饮食，咸淡适宜，提高抗病能力，与咳嗽、心悸、水肿、胸痹的发生发展有密切的关系，本病亦是老年病居多，每因感邪则病情加重，正气衰弱，无力抗邪，正邪交争之象不显著。若出现近期咳嗽加剧，痰色变黄，虽无恶寒发热表证，亦是表证的存在，结合全身痰色质量的变化，综合判断。

临床经验　我们长期在临床实践中，对于肺胀的治疗采用，急则扶正温阳加平喘，自拟利肺平逆汤，红参20克、黄芪100克、桑螵蛸20克、炙甘草10克、益智仁15克、地龙10、苏子30克、九香虫10克、枇杷叶10克等组成，水煎服，将息禁忌热如桂枝法，在肺系疾病中，作为基础方进行协议的群体性治疗。

典型案例　刘某，女，56岁，反复咳嗽喘促20年，胸闷腹胀，心悸面部下肢浮肿，喉间痰涎壅盛，气喘呼吸哮鸣吼声，动则加重，每遇外感则反复剧烈发作，唇色青紫，舌尖边根瘀斑，苔水滑白腻，脉虚弱。有慢性支气管炎，肺心病，糖尿病，高血压等病史，一年四季都基本在医院度过，重衣厚被，形寒肢冷。此为心肾阳虚之肺胀，以温阳化气，固气定喘方以自拟温肺消胀汤，由红参30克、黄芪50克、灵芝孢子12克、天竺黄10克、胆南星10克、葶苈子30克、茯苓20克、附片12克（先煎）、肉桂10克、干姜5克四剂，水煎服，日三次，每次120毫升，饭前服。一周后二诊心悸症状减轻，咳嗽有所好转，效不更方，再以前方加远志10克以养心安神而加强敛肺止咳，十剂，服法煎法同前。三周后复诊，其症状体征明显好转，咳喘心悸汗出等主证等等控制，再以前方连续服用二月，全身情况基本痊愈，饮食面色精神等方面都正常，只是上下楼还有气喘，再以前方进二十剂，后以桂附八味丸以散其后，前后治疗近二年而痊愈随访五年未发。

经验总结1　总之，我们在实际工作中，要把握好肺系病机演变的规律，详细收集病例资料，认真总结经验，找到因地域的、季节的、机体属性的、疾病新旧的内在联系，制定出能适应于群体的治疗方案和协议的基础方，以一个处方为核心进行化裁，以一变应万变，方药以疾病之变化而变化，由于肺主气，司呼吸，当其在疾病时首先表现为，气之升降出入的气机变化，外邪侵袭人体，直人肺卫而咳嗽喘息，肺窍皮毛受邪，正邪相争而寒热外感，肺之朝百脉和主制节功能失常而肺气壅闭，宣降不利心血运行不利，胸阳不振胸闷痛心悸，肺不能通调水道，水液储溜而为水肿，肺气不降，大肠传导功能失调而便秘泄泻，肺之病变，有邪实之寒闭、热壅、痰阻多有外感六淫，起居不慎，寒温失调所致，但久之而正气内伤，肺气亏虚，肺阴耗伤，不能输津滋肾，组成肺肾阴亏，素体脾胃虚弱，不能散精而肺脾两虚。

经验总结2 再有肝郁气滞而化火而肝火犯肺，肺系的病变常可表现为感冒、咳嗽、哮喘、肺痿、肺胀、肺痨、肺痈、吐衄血等病，当出现实证时寒热痰，分别以散寒、清肺逐饮、化痰清热，寒之病机是寒饮内阻，肺失清肃，热之病机是热邪缊肺，痰热内结，单一痰浊阻肺之病机是外感郁久化热，咳喘日久，肺津不布，聚为痰湿，或脾胃素虚聚湿生痰，上渍于肺，分别针对病机予以定位治疗，可拟定协议基础方以加减进行群体性治疗，也可根据各个疾病的不同证型以个体化治疗。其肺系之虚证表现为阴虚肺燥，主要病机是温燥热邪耗伤肺津，久咳伤肺，气血亏损，肺阴不足，虚热内生，肺气亏虚是大病久病之后，元气受伤，劳伤太过，咳喘致肺气虚弱，由于肝肺脾肾功能相互联系和影响，进而可出现金水交亏，木火刑金，分别给予滋阴润肺、清肺润燥、补益肺脾之气和滋肾养肺、清肝泻肺等法，既可以自拟基础方以加减，又可采用分型证治，在临床中不断总结不断归纳出自己诊疗经验。肺系也包括了大肠的疾病，其主要病机是肺气逆大肠腑气壅滞而便秘、腹胀，脾阳虚而腹胀，便溏久泻久利，脾阴虚大肠津液的亏乏而便秘排便不畅，寒湿和湿热之邪入侵克于大肠溏泻而便垢，大肠的疾病任然有虚实二端，实则邪滞互结阳明之腑，腑气不通，以清热导滞，以荡涤实热，推陈致新，痞满燥实，热结旁流，里结后重等证中病即止，拿捏病机进退轻重以施治，湿热者外感暑湿邪气，饮食不及（洁），湿热蕴结大肠，以清化湿热，而虚寒者苦寒伤阳，寒邪直中肠间，以温阳散寒，大肠津亏的病机是燥热耗伤，脾阴不足，大肠津亏，以增水行舟，润肠通便为要。

经验总结3 总而言之，肺系之疾病以脏腑辨证为主，弄清疾病的深浅部位、性质、脏腑虚实和疾病虚实、阶段、时间界限、所处的空间环境状态，充分判断疾病进退，机体正气力量的对比，抓着要害，顷刻使机体战胜病邪而恢复健康的目的。

肺胀是多种慢性肺系疾病反复发作迁延不愈，导致肺气胀满，不能敛降的一种病证，由于本病常见于老年性疾病，病理演变复杂多端，常与咳喘、心悸、水肿、痰饮等慢性支气管炎相互并见。病因病机多由久病肺虚、感受外邪、痰浊壅肺、痰热郁肺、痰蒙神巧、肺肾气虚、阳虚水泛等所致。

治疗当根据感邪时偏于邪实，平时偏于正虚的不同，有偏重地分别选用扶正祛邪的不同治法。临证的五种证候互相兼夹转化，要掌握辨证常规，又要根据其错综表现灵活施治，其中以痰蒙神巧、肺肾气虚、阳虚水泛尤为危

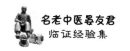

重，如不及时控制则预后不良。

经验总结4 老年久病后期患者，每因感邪使病情恶化，但因正气衰竭，无力抗邪，正邪交争不显著，凡近期内咳喘突然加剧，痰色变黄，舌质变红，虽无发热恶寒表证，也要考虑有外邪存在，应注意痰的量、色、质等的变化，结合全身情况，综合判断。

预防方面，应重视原发病的治疗，防止感冒，内伤咳嗽迁延成为慢性咳喘，是预防形成本病的关键，既病之后，更应注意防寒保暖，秋冬季节，气候变化之即，尤虽避免感受外邪，一经发病，立即治疗，以免加重，平时常服扶正固本方药增强正气，提高抗病能力，禁烟酒及恣食辛辣、生冷、咸甜之品，有水肿者应进低盐或无盐饮食。预后转归与体质、年龄、病程及治疗及时与否有关系，本病多属积渐而成，病程缠绵，经久反复发作，难以根治。

第五节　温热病辨治

外感温热之邪侵犯人体，根据季节气候的不同，可以出现在春节的风温、春温，夏季的暑温、秋季的秋燥、冬季的冬温等外感温热病，进入人体上焦首先受邪，同时出现呼吸道、皮毛、肌肉、经络、肺系的一系列临床症状，使上焦所属组织器官发生病理变化。

一、邪在上焦

《素问》指出："上焦开发，宣五谷味，熏肤、充身泽毛、如雾露之溉"。人体的上焦包括了心肺，胸廓、营气卫在内，从温病学的角度就是手太阴肺和手厥阴心包，上焦手太阴的病变是温病的初起阶段。吴鞠通先生说："太阴之为病，脉不缓不紧而动数或两寸独大，尺肤热，头痛微恶风寒，身热汗出，口渴或不渴而咳，午后热盛。"疾病的发生发展可以是从手太阴肺所属的部位如口鼻皮毛开始进入人体，肺与皮毛统合卫气，邪侵于肺，外则卫气闭郁，内则肺气不宣，表邪入里，邪热壅肺，肺气失宣则身热汗出，口渴开始，气喘苔黄，脉数，肺经之邪不解，内陷心包，机窍堵闭，舌质红绛神昏谵语，舌蹇肢厥。叶天士指出："温邪上受，首先犯肺，逆传心包"，说明温邪初起的病变重心在肺卫，继而向心包转变必然趋势，同时也包括了各种感冒在内。其中在夏秋季节和受乖物之疫疠之气而感受的温热之邪，从上中下传变的如湿温、暑温、伏暑、瘟疫、温毒、湿热之证都可在上焦短暂逗留，上焦成为温热、湿热之病的必经入口。

二、邪在肺卫

凡病在肺卫者，表现的外感症状和轻微的发热咳嗽头痛和乏力舌淡苔白，脉浮数的第一个层次，此时宜以轻清宣散，即所谓："治上焦如羽，非轻不举"。以清轻宣透清宣肺卫，辛凉平剂。在这一阶段的治疗非常关键，要抓着清轻二字上做文章，即达到疏散外邪和不引邪深入的两个目的，不碍邪不碍胃，不犯中下，不温燥滋腻，不传变不深入，达到轻快清灵舒适邪出之目的。如吴鞠通先生的桑菊饮、银翘散，有在肺在卫的不同，尽量选用叶、花、草、尖、蕾治疗轻症的药物。邪在肺卫稍重之争可适当选用根茎类、果实类药物以解除透达病邪在手太阴之经之邪，尽量不适用如熟地生地玄参之类药物。发热不重尽可能并用石膏矿物质类药物，以免引邪深入气分而变生他病，最重要之护理要求是，多喝水，可以是病邪出脏入腑而外出，玄府和小便而出，使病邪有出路的基本原则。

三、热入气分

当病邪深入气分时，是病情加重，正邪交争十分激烈的阶段，正气正在奋力抵抗，包围堵截病邪，逼邪外出，离开气分出肺卫邪却，表现出身热汗出，烦渴咳喘，舌红苔黄，脉数的邪热壅肺之证，病位仍在肺，但已化热入里，热壅肺经，卫分转入气分，就要使用辛凉重剂，以清热宣肺平喘，在轻剂基础上加入石膏、知母之类辛寒清热之品，达到提壶揭盖温热之邪得以从表而解，使肺气宣发而病邪可从口鼻而出，肺中之热邪得以宣泄，邪热壅盛的可重用如鱼腥草、冬凌草、穿心莲等清热解毒之品。

四、邪热壅肺

热入胸膈，热毒之邪及时快捷有效达到清除为要务，但要中病即止，不能久用，就是在一二剂即可。此时服用方法可频服、顿服，煎时去沫，微温服用，若不及时治疗或体虚而正不胜邪，或邪之所奏太甚而病情进一步深入加重，痰热结于胸中，烦渴引饮，胸痛便秘，身热面赤，得水则吐，舌红，苔黄滑，脉洪大。热与痰互结上焦胸脘，气机受阻，热盛于内，病邪内阻，似阳明气分热，脉证有非阳明经证，病变似阳明腑证，但无潮热腹硬满，脉

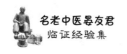

证亦不同于阳明腑实，当以清热化痰开结，常可选用竹茹、浙贝、黄连、栀子、黄芩、栝蒌仁、半夏等。

五、阳明热盛

温热之邪由表及里，肺移热郁肠道，无形之热，蕴结煎熬成阳明腑实，同时可见痰热阻肺，热结于肠，喘息便秘潮热，苔黄腻，脉实大，肺经痰热壅阻，肠腑热结太阴与阳明并病之证，阳明腑实热结，热郁于肺，炼液为痰，肺气不降，腑气不通，肺中之邪热移于大肠互为因果，病邪进一步深入阳明，以宣肺化痰，泄热攻下，恰如其分地应用宣肺之瓜蒌、杏仁，泄热之大黄、竹茹、枳实等，即宣肺金泻大肠，分消上下热邪，及时地扫荡结热，透邪热于口鼻，同时又出现肺热出疹，伴见咳嗽胸闷，舌红苔黄脉数，证明病情又在进一步深入到营分，肺热波及营络，热郁肺气不宣。

六、肺肠协热

古代医家认为是"太阴风热"，宣肺泄热，凉营透疹，在辛凉轻剂之基础上，加透疹之竹叶、牛蒡子、葛根、柳圣叶和凉血散热之玄参、生地等，还有一个层次是肺热移于肠的情况，于痰热阻肺，腑有结热不同，肺热致协热下利，辨证要点是身热咳嗽而下利，热臭，肛门灼热，腹不痛苔黄脉数。肺胃邪热不解，迫注大肠，似热结旁流，但不是燥屎内结，腹痛而稀水便。本病是腹不痛稀便，以清热燥湿止利，典型的葛根芩连汤证，煎服之法是葛根重用而先煎取汁再煎，肠中郁热一清而利自止。

七、热入胸膈

还有一个层次是一年四季中当春温来临时，侵袭人体，发病快以高热烦渴神昏惊厥为主要表现，本病在肺卫表现不明显，是邪热内郁，病发于里。"冬不藏精，春必病温"是伏寒化温的伏气感邪而发的温病，邪热直入气分，热郁胆腑，或失治误治。病邪深入出现热入胸膈，炎扰上焦之廓，郁而不宣，出现身热而心中懊恼，坐卧不安，舌苔微黄脉数，邪热在里而津液未伤，以清宣郁热之栀子豉汤为主治疗。此时一般都兼见外感卫分表证，可加以清轻解表之品，气逆呕吐夹湿者加生姜、竹茹等，不解而病情进一步加重出现热灼胸膈，除发热外，胸膈灼热如焚，唇焦咽燥，烦躁，便秘，舌红苔黄，脉滑数，里热亢盛与阳明热结迥然不同，无痞满燥实的体征。

临床经验　以清泄膈热，本病表现具备二组药物，一是硝黄泻下，二是清上焦瘀热之黄芩、栀子、薄荷、竹叶、连翘等，服法是日三夜二，达到泻下邪热，使腑通引热下行而烦除热退的目的。还有一个非常重要的证候是，热入心包，身热而神昏谵语，舌蹇肢厥，痰壅气粗，为营分失治热毒深陷，内闭心包之危证，津血耗伤，灼津成痰，痰热阻络，神志被蒙，痰热阻于心窍，热毒痹阻于内，出现热深厥也深，热微厥亦微的局面。

出现的昏谵语热入营阴的谵语不同，程度有轻重之别，本病是重而痰热堵闭心窍，危及神明，昏而不醒舌蹇肢厥，热入营阴是无痰热内堵，昏谵轻而无舌蹇肢厥，治疗首先是用三宝，好转恢复后，用黄连温胆汤善其后。病情进一步发展未到达有效的控制极易出现内闭外突的危象，热毒内闭，开闭不及时，闭厥不返，阳气外越而脱，神昏谵语，不语如尸，肢厥便秘，肤冷汗出，气息短促，躁扰不安，脉细疾，沉弱，舌质绛暗，干燥起刺，欲伸无力，都是热毒内闭，气阴亏虚之证，以开闭固脱，以生脉散、参附汤、送安宫牛黄丸至宝丹以益气敛津。上焦的病变指手太阴肺经和受厥阴心包经，是温热之邪侵犯人体必经的路径。吴鞠通先生指出："太阴之为病，脉不缓不紧动数或两寸独大，尺肤热，头痛，微恶风寒，身热自汗，口渴或不渴而咳，午后热甚。"

温邪由口鼻而入，鼻气通于肺，肺与皮毛相合而统卫气，邪侵于肺，外则卫气郁阻，内则肺气不宣，因而出现上述症状，表邪入里，邪热壅肺，肺气失宣，肺经之邪不解，内陷心包，机窍堵闭，出现神昏谵语，舌蹇肢厥，叶天士说："温邪上受，首先犯肺，逆传心包。"温邪犯肺病变重心在肺和心包，极易相互传变的病机关系。

上焦的病变还包括了心悸，本病的形成是由心胆虚怯，心血不足，水饮内停，瘀血阻络，阴虚火旺，心阳不振等几方面，病人的自觉心动悸，惊惕不安而不能自主。同时，伴见失眠健忘、眩晕耳鸣，惊悸怔忡病情轻重程度和病因不同，怔忡由内因而起，并无外因，自觉心中惕惕，遇劳即发，病情重，来势缓，惊悸则由外因所致，外来刺激和惊恐，恼怒而发病，病来急，病势轻浅而短暂，全身情况好。在辨证过程中，要看病人是否有心跳，心慌而不能自主的自觉症状，惊悸是因惊而悸，以实证居多，怔忡是以虚证居多，日久不愈可发展成怔忡，虚则养心安神定悸安忡，补养心气，温通心阳，实则活血化瘀，清热化痰，虚实夹杂，虚中兼实宜标本兼治。

临床经验　我们长期在临床中，根据心悸之病划分为轻、中、重三个

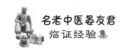

层次和虚实及错杂的纵横两个方面进行施治，自拟稳心定悸汤为基础，有人参、黄芪、炙甘草、伏神、熟地、远志、山茱萸、肉桂、黄连等组成，心胆虚怯者加琥珀，心血不足加阿胶，阴虚火旺加二冬，改人参为西洋参，心阳不振加附子，水饮凌心加葶苈子大枣，心血瘀阻加乳没等，水煎服，日服三次，次服120—150毫升，饭前为宜，待惊悸镇定后用桂枝加龙骨牡蛎汤善其后。

典型病例1 吕姓，年46岁，1月前因情绪波动而出现心悸不安，胸闷短气，面色苍白，形寒肢冷，舌质淡，脉虚弱而数。此为心阳不振，心气鼓动无力所致，伴见汗出，不寐梦多等证，方用基础方加干姜10克、薤白10克二剂，水煎服，日服三次，每次150毫升。4日后二诊，症状减轻，再以原方五剂而痊愈。后因感冒及胃肠等疾病就诊而未见反复，经心电图，心脏彩超查未见异常，随访二年未发。

属于痰饮者可随证加减，临证时，痰饮作祟者，较为多见。《医学衷中参西录》认为："有其惊悸恒发于夜间，每当交接于甫睡之时，其心中惊悸而醒。此多因心下停有痰饮，心脏属火，痰饮属水，火畏水迫，故作惊悸也，宜清痰之药与养心之药并用。方用二陈汤加菖蒲、当归、远志煎汤送服朱砂细末三分，有热者加玄参数钱，自能安枕稳睡而无惊悸也。"其他类型和兼夹者，亦可用基础加减进行治疗。《类证之裁》说："胸痹胸中阳微不运，久则阴盛阳位而为痹结也。其证胸满喘息，短气不利，痛引心背，由胸中阳气不疏，浊阴得以上逆，而阻其升降，甚则气结咳唾，胸痛彻背，夫诸阳受气于胸中，必胸次空旷。而后清气转运，布息展疏，胸痹之脉，阳微阴玄，阳微知在上焦，阴弦则为心痛，以金匮千金以通阳主治也。"

1.胸痹 邪在上焦胸郭，上焦心肺太阴和少阴之经络循行部位。《灵枢》指出："邪在心则病心痛。"《素问》认为："心病者，胸中痛，胁支满，胁下痛，膺背肩胛间痛，两臂内痛。"胸痹是心病一部分，也可以说是心病的进一步发展。《内经》明确指出："真心痛手足青至节，心痛甚，旦发夕死，夕发旦死。"更进一步地阐述了胸痹是心脉阻滞、梗塞心肺的重病，胸痹是胸部闷痛，甚则胸痛彻背，短气喘息不得卧为主证的一种疾病，轻则胸闷如窒，呼吸欠畅，重则心胸背彻痛。本病的发生于寒邪内侵，饮食不当，情志失调，年迈体虚，病机有虚实两端，实则寒凝气滞血瘀，痹遏胸阳，阻滞心脉，虚则心脾肝肾亏虚，在病机演变过程中是先实后虚，虚实兼加。素体阳虚，胸阳不足，阴寒之邪乘虚侵袭，寒凝气滞，痹阻胸阳，而饮食不当，过食肥甘生冷，嗜酒损伤脾胃，运化失调，聚湿成痰，痰阻脉络，气滞血瘀，忧思伤脾，脾虚气结，津液不布，遂聚成痰，郁怒伤肝，肝气不疏，气郁化火，烁津成痰，血行不畅，脉络不利，气血痰郁焦阻，胸阳不运，心脉痹阻，不通则痛。

临床经验 年老而肾阳气虚弱，五脏之阳不振，阴虚而五脏之阴内耗，心阴亏虚心阳不振，气血运行不畅，形成本虚标实。重则瘀血痹阻心脉，猝然大痛，发为真心痛，同时表现心动悸脉结代，心肾阳虚，水气凌心，水邪射肺，伴见咳喘支肿。在实际工作中，应当与悬饮、胃脘痛以予鉴别，真心痛是胸痹的重证和心脏的另一种厥危之证。我们在临床上以当归、川芎、乳香、没药、丝瓜络、甘草、赤芍为基础的"胸痹心痛方"进行化裁治疗本病。

典型病例2 早些年我们遇一胸痹女性35岁中年病人，因夏秋之交时起早务工而受凉加之饮冷后突然川芎心前区疼痛，并胸痛彻背，伴见短气喘息，形寒肢冷，不能平卧，面色苍白，脉沉细。此为饮食不节，脾失健运，素体阳虚而气痰饮瘀阻滞太阴少有之脉，气滞血瘀，胸阳失展而成胸痹。以基础方加丹参、檀香、枳实、桂枝等二剂水煎饭前服，日三次，每次120—150毫升。三日后复诊，胸痛有时减轻，但胃脘部胀满嗳气，以上方加白豆蔻10克、焦三仙20克三剂，服法同前。五日后三诊，疼痛症状基本消失，饮食少而乏力，以香砂六君子汤善其后。次年又因情志不快而反复，继续以基础方加佛手15克、麦芽30克二剂而痊愈。随访五年未发。故在治疗本病时，心血瘀阻加红花入心络，痰瘀者加薤白、胆南星，阴寒内盛加生姜，心肾阴虚加贝类潜阳之品，气阴两虚加西洋参、黄芪、阿胶，阳虚盛则加参附、冰片进行配伍。

2.汗证 头面、胸背腋部的出汗症状，有的汗出如珠如油，由于血汗同源，汗为心之也，在人体肺卫不固，营卫失调，津液外泄，宗气虚太少失约，阴阳失调，腠理开泄，汗为血液所化生。本证可单独出现，在除外气候外界环境正常情况，亦可在其他疾病过程中伴随出现。首先是以虚证居多，以肺气不足，营卫不和，阴虚火旺，邪热郁蒸等几个方面。临床上出现的脱汗、战汗、黄汗有性质的区别，当人体在各种致病因素作用下。大病久病疑难危重之证，正气欲脱，阳不敛阴，而汗液大泄，大汗淋漓，常伴有声低息短，精神疲惫，四肢厥冷，脉微欲绝，散大无力为脱汗。而战汗发生于急性热病过程中，证见发热烦渴，恶寒战栗汗出，热退身凉，正气拒邪，正胜邪退，为病势好转之象。黄汗汗出染衣，黄如柏汁，尤以腋下为盛，是湿热内蕴所致等均有性质的不同。在辨证治疗过程中，以调和营卫，固表敛汗为

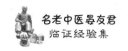
主，我们常以桂枝汤为基础进行加减，根据不同证型采用清肝泄热，化湿和营，酌加麻黄根、浮小麦、糯稻根、五味子、瘪桃干、牡蛎等。《医学正传》上说："其自汗者，无时而戢戢汗出，动则为甚，属阳性卫气之所司也，汗者寐中而通身如浴，觉来方知，属阴虚，营血之所主也，大抵自汗以补阳调卫，盗汗宜补阴降火。"

3.头痛中风　风中于太阳之经，头面水肿风水，耳聋耳鸣。内伤发热头面烘热等都可以上焦部位进行辨证，这些症状说是病变的标象，但在特殊情况下治疗显现的突出症状，有利于疾病本质充分显现，抓着有利时机进行治疗。如各种原因引起的头痛反复加外感，就必须及时准确解除头痛症状，以利于治疗原发疾病。水肿痰饮哮喘肺胀出现的头面部浮肿，也要同时和先去除太阳阳明之风邪。将六淫之邪闭拒于卫表之外，强壮太阳之藩篱，使营卫致密，不受邪干，头面水肿消除后有效地进行望诊，进一步透过现象找到疾病的本质，使药物和各种治疗手段和方法直达病所，得到正确治疗。耳鸣耳聋在人体的头面部，首为诸阳之会，是少阳三焦之经络循行所过之处，任督二脉奇经八脉会聚之地，适当有效地治疗祛风辟秽温通络脉，芳香通窍不仅可以提高生活质量，如睡眠听力等。防止六淫之邪通过经络内传入腑，加重原发疾病，内外相引，使病情缠绵难愈。而内伤发热更是要退热，解表清除外感，孤立病邪，缩小治疗范围，集中打歼灭战，直捣病巢，根据中医之治疗原则，必须急则治表，缓则治本，先表后里，先上后下，先阳后阴，先经后络，先腑后脏的治疗主张，都是在治疗过程中，必须中病即止。标病好转减轻不忘治疗本病，及时地辅助正气，支撑体质，抗邪于太阳之表，如中风或中经络，采用祛风通络，活血化瘀，祛痰等治标之法。口眼歪斜，偏身麻木不仁，瘲纵痉挛，半身不遂，头痛眩晕，必须先外后里，针灸理疗。局部与整体配合祛邪外出，拒邪入内，及时准确足量规范疗程的活血化瘀祛痰化饮去邪治疗，才能使机体逐渐恢复健康，阴阳平衡，气血畅通，脏腑安和，正能胜邪的目的。

4.内伤发热　一般是由于脏腑虚衰、阴阳两虚、气血不调所致，以低热持续而出现自觉发热或五心烦热为主，当正气来复和复加外感时亦可出现高热，虚劳之发热，不管有无外感，均宜在补益基础上进行治疗，切不可妄用解表之剂而伤耗气血和戕击于脏腑功能，我们在临床中以八珍汤为基础分部将肝郁发热、瘀血发热、气虚发热、血虚发热、阴虚发热、兼外感发热等都分别以疏肝解郁，清肝泄热，活血化瘀，益气健脾，甘温除热，益气养血，滋阴清热等进行治疗，尤为重要者，内伤发热病情复杂，兼夹证多而病程缠绵，病因难以确定，反复发作有的甚至数月至数年，及时治疗外感及其他疾病，避免劳累，注意饮食调节，保持乐观情绪，预防外感，积极治疗兼证，分清主次，不要一见发热就辛散苦寒，防止伤及阴阳气血，耗气伤津，使病情复杂化，《格致余论》："阴虚则发热，夫阳在外为阴之卫，阴在内为阳之守，精神外驰，嗜欲无节，阴气耗散，阳无所附，遂致浮散于肌表之间而恶热也，实非有热，当作阴虚治之，而用补养之法可也。"《医学心悟》指出："外火风寒暑湿燥火及伤热饮食贼火也，贼可祛而不可留，而七情色欲劳逸耗神，子火也，子可养而不可害。"

临床经验2 我们在治疗头痛伴外感时，自拟头痛眩晕汤，由川芎、石膏、白芷、蔓荆子、二活、甘草为基础，适当配合祛风养血补气，活血祛瘀，健脾和胃等分别给予治疗，水煎服，去沫，一沸服，日三次，每次150毫升，一周为一疗程，只待正气周期来复，病告痊愈。中经络和中风后遗症自拟中风通络汤，以麻黄、桂枝、二活、防风、蜂房、白芥子、赤芍等组成，水煎一沸服，去沫，日三次，每次50毫升，逐日加量，一日加10毫升至150毫升终止量，三周为一疗程。密切关注全身情况，随证治之。风水上泛之水肿治疗，宜以祛风宣上，将风邪避拒于太阳营卫之外，不使病邪兼夹而狼狈为奸，进一步孤立邪气，集中治疗原发病，即以符合急则治表、缓则治其本，先治表后治里的原则。

临床经验3 我们在临证以麻黄、杏仁、防风、薄荷、干姜、细辛、白芷、荆芥、浮萍、黄芪等为基础，可加益母草、泽兰、桃仁、红花加强利水消肿之效，水煎一沸服，日二次，饭前服，亦中病即止。由于风邪外邪，肺失通调，风水相搏，流溢头面肌肤，再加上肾气亏虚，不能化气行水，膀胱气化失施，开合不利，水液内停而形成水肿，若表证渐解，面目肿消后，按照阳水之湿毒侵淫、脾虚湿阻、湿热壅盛而以法治之，而阴水治疗按脾阳虚衰、肾气衰微，以运脾除湿，温肾助阳，化气行水之法进行治疗。

耳鸣耳聋之证原本是与内伤肝经实火和肾精亏虚有关，以虚证为多，在实际工作中所遇，真正影响日常生活时是实证居多，肝经风热在上，风寒之邪阻滞少阳，暑热之邪、湿热留恋太阳、伤暑中暑、温热之邪上扰三阳经络，邪气郁遏不泄，循经上绕，蒙蔽清窍，清窍不通，从而引起耳鸣耳聋，我们亦常用柴胡、菖蒲、远志、细辛、川芎、薄荷、白芷、羌活、桑叶、桂枝、赤芍等为基础方，先将六淫之邪消灭在萌芽状态，使邪气孤立，然后治

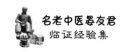
本,《绳脉》认为:"肾气充盛则耳聪,肾气败则耳聋,肾气不足则耳鸣,肾气结热则耳脓,耳者宗经之所附,宗脉虚而风邪乘之,使经气否而不宣,是为风聋。"病在经络,发病短而新,属实火虚中兼实,鸣声暴而聋痹,以疏风散热,开郁宣窍化痰,宣开蒙蔽,以短效而快捷,尔后以治其本。

第六节　温病在卫气的辨治

一、肺卫受邪

邪在肺卫,主要指温热病,外感温热之邪,侵犯人体,从口鼻皮毛而入,使卫气受邪,首先是春天的风温之病。吴鞠通说:"凡病温者,始于上焦,在手太阴。"邪在肺卫,以辛凉宣解以祛邪外出,邪已传入气分,以辛寒清热,苦寒攻下。内传心包则清心开窍,后期出现肺胃津伤,甘寒清养肺胃之阴。当邪袭肺卫时,出现的是发热,咳嗽,头痛恶风。初起的三微症状,即热咳渴和微恶风寒,宜以辛凉解表,清泄肺热,与之上焦之法有相似之处。吴鞠通形容"治上焦如羽,非轻不举",以银翘桑菊为首选,以清轻宣散,味薄透表,给邪有出路,汗而发之之意,单纯者可一剂而愈,兼夹其他邪气者,若伴寒湿暑等可适当加入羌活、葛根、白芷、石膏等以寒温并用,提高疗效,达到邪之目的,但应中病即止。

二、气分受邪

热入气分者,可出现七种情况,一是邪热壅肺,风温之邪化热入里,肺热郁蒸,肺失宣降,卫气转入气分,宜以清热宣肺平喘,以麻黄杏仁石膏甘草汤治疗,可以中用石膏泄肺中邪热,麻黄轻用以宣肺以透热,可四比一。咳嗽或咯血者可用川贝、鱼腥草、白茅根、栀子、侧柏叶、仙鹤草、蒲公英、花蕊石等,出现痰热结胸者邪热内传上焦胸脘,气机失于通降,热胜于里,痰热内阻,腑失通降,以清热化痰开结,常用小陷胸汤进行治疗。温病要求以长流水煎,日二次,可取井水即可,利用活性的水分子,天然的负离子以推陈致新,胸闷呕恶加枳实、竹茹等。第三是腑有结热,痰热阻肺,太阴与阳明并病,阳明腑实热结,热郁于肺,烁津炼液为痰,肃降无权,肠腑热结不通,主证为潮热便秘,喘促不宁,痰涎壅滞,苔黄腻,脉右寸实大,以宣肺化痰,泻热攻下,温病用宣白承气汤治疗。本方有白虎与承气二方之变制,上下合治。又肺热发疹、肺经气分热邪波及营络,邪热内郁于肺,太阴风热为患,宜以宣肺泄热,凉营透疹,可用白虎加生地、玄参、丹皮、大青叶治疗,加淡豆豉、荆芥、薄荷以透疹,温邪进一步发展可出现肺热移肠,身热咳嗽,下利热臭,肛门灼热,苔黄,脉数,肺胃邪热下移大肠,结热迫注大肠,苦寒清热止利,以葛根黄芩黄连汤,肺热盛加银花、鱼腥草,赤白下利加白头翁,呕恶加合香、竹茹,腹痛加白芍。出现阳明热胜以白虎汤清热保津,阳明热结,以软坚攻下泄热,调胃承气汤进行治疗。若热入心包以清心开窍,清宫汤送服安宫牛黄丸、至宝丹、紫雪丹。春温为病发病急骤,变化多,病情重,《内经》认为是"冬不藏精,春必病温",伏寒化温发生的伏气温病,热邪至内达外而致,叶天士说:"春温一证,由冬令收藏未固,昔人以冬寒内伏,藏于少阴,入春发于少阳。"《伤寒指掌》亦认为"冬受寒邪不即病,至春而伏气发热者,若春令太热外受时邪而病者,此即感而即发之春温也"的二种情况。

三、春温

春温之邪一发病初起就出现气分症状,而且是热郁胆腑,不可一定要求外感症状,诊断一旦明确就大胆地苦寒清热而宣郁透邪,方用黄芩、甘草、柴胡、栀子、淡豆豉、玄参、龙胆草、黄连、郁金等为基础进行化裁,同时亦可出现热郁胸膈,以清宣郁热为主,热灼胸膈的以清泄膈热,如凉膈散之流,服药特点是日三夜二,以热退为度,若治不及时又可出现阳明热胜之证,快捷地进行清热保津之白虎汤治疗,当热退时立即再服,不给病邪喘息之余,直至热退身凉,若津伤者加鲜竹叶、鲜芦根,谵语加犀角、连翘,引动肝风而四肢抽动加羚羊角、菊花,气血两亏加人参清热生津益气。进一步发展成阳明热结,可出现阴液亏损的用滋阴攻下,增液承气汤,气阴两虚攻下腑实而补益气阴,可用新加黄龙汤,小肠热盛者以在宣通大肠同时泄小肠之热可以用导赤承气汤治疗,增液通便之法服后不便再服,或便后时许再服,以便而三即可。出现气营两燔时,要快速地进行透营转气,气营两清,可根据证情不同以玉女煎、清瘟败毒饮、化斑汤以清气凉营,遵吴鞠通先生之"热淫于内,治以寒咸,佐以甘苦"的原则进行急治。

四、暑温

在人体感受暑热之邪出现暑温的急性热病时,与其他温热病相比有更加急骤,壮热口渴汗出脉大迅速而伤津耗气,闭窍动风在夏暑当令时发病,

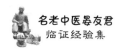

《素问》指出："先夏至为病温，后夏至温病暑。"说明了暑温的具体时限，在我国20世纪六七十年代，每当暑夏季节其所谓的流行性乙型脑炎、钩端螺旋体病等传染病就相当于中暑的温病，由于暑必兼湿，夏暑发自阳明，暑瘟之病，初起就进入气分，暑入阳明然后出现暑伤津气，易于导致津气欲脱，由于暑必夹湿而缠绵易于弥漫三焦，暑为阳邪，暑病首用辛凉，继用甘寒，再用酸泄酸敛，治暑之法，清心利小便，清心涤暑，导引心火下行，在清暑泄热基础上，益气生津，临床上常用白虎加人参汤，鲜梨、鲜藕、鲜西瓜等都可备用以生津解暑除烦。

临床经验1 暑为阳邪，到了暑伤津气时，以清热涤暑，益气生津，可采用《温热经纬》的清暑益气汤，暑热重则重用石膏和生津之品，苦寒之黄连可酌减，暑气重伤人体而致津气欲脱，以生脉固脱，益气敛津，大剂量的生脉散合清热涤暑之剂合用，防止恋邪为患，暑邪弥漫三焦出现身热面赤耳聋，胸脘痞闷，下利稀水，小便短赤，咳痰带血，舌红苔黄，清热利湿，宣通三焦，以鞠通三石汤，清三焦暑湿之邪，开上焦肺气，清中焦邪热，清利下焦湿热，宣三焦暑湿，若出现暑瘵、暑伤肺络，咯血吐血，亦可凉血解毒，清络宣肺，犀角地黄汤加白茅根、侧柏叶、黄芩、焦栀子、三七，气随血脱者，可用参附汤回阳固脱。当暑秽冒暑时，即可出现肌表和肺卫症状，暑湿内蕴而复感寒湿，三气交感，表里并困，宜以疏表散寒涤暑化湿，清热化湿宣肺，可按照《时病论》清凉涤暑法。

暑秽之邪，侵犯机体而出现头痛神昏胸闷，汗出，可用藿香正气散治之。温热疾病中湿温病尤为缠绵，表现为初起身热不扬，身重肢倦，胸闷脘痞，苔黄腻，脉缓为主要症状，《难经》谓："阳濡而弱，阴小而急"，王叔和指出"治在足太阴，不可发汗"。

临床经验2 本病有类似于暑季伤寒、副伤寒、钩端螺旋体、流行感冒之疾病，在湿重与热的时候，首先表现邪遏卫气，湿中蕴热，蒸熏为患，以芳香辛散，宣化表里湿邪以真气散为基础进行加减，使湿去气通，布津于外，自然汗解，苦温燥湿，淡渗利湿，配合三仁汤以开上、畅中、利下，宣化表里之湿，以清开上焦肺气，气化则湿亦化，由于本病初起有三禁，即汗下润，以芳香宣化，开启肺胃，暑热阻滞募原意疏利透达募源是浊，以雷氏宣透募原法，草果、槟榔、厚朴、半夏、合香、黄芩、甘草组成，湿浊郁痹，以开达湿邪，如果湿浊上蒙而别泌失职淡渗分利，五苓散或茯苓皮汤治疗，而湿热并重，蕴结于上焦者以甘露消毒丹以解毒化湿，热重于湿以白虎汤加苍术，辛寒清泄胃热，苦燥兼化脾湿，叶天士指出："湿阻上焦者，用开肺气，佐淡渗，通膀胱，是即启上闸，开支河，导水势下行之理也，其用药总以苦辛寒之身热，以苦辛温治寒湿，概以淡渗佐之，甘酸腻浊，在所不用。"

五、伏暑

暑季还有一种温病是伏暑，初起类似感冒，形似疟疾，但热不寒，入夜尤甚，便溏，时间上有伏暑秋发、冬月伏暑二种。《素问》认为："夏伤于暑，秋必该疟。"此阶段都处于各种传染病乙脑、钩体、流行性出血热季节，有夏月摄身不慎，感受暑邪，未即发病，至深秋霜降立冬前后，复感当令之邪，而诱发，夏暑之邪多兼湿的伏气温病，它阻滞气机，都具有时令之邪在肺卫之表的见证，吴鞠通总结说："伏暑、暑温、湿温证本一原，前后互参，不可偏执。"本病在辨证诊断方面与其他温病不同，发生在秋冬，一般气分兼表证，寒热不规则，形似如疟，邪留少阳，我们这里研究的是邪在肺卫，暑湿兼表是本病初起必见症状，湿邪内阻气分，湿热郁蒸，表里同病，宜以解表清暑化湿，可以黄连香茹饮加减进行治疗，而出现卫营同病者，加丹皮、生地、赤芍，麦冬等清营泄热。

临床经验 邪热入气分而邪在半表半里之少阳的，以清泄少阳，兼以化湿，常用《通俗《伤寒论》》的蒿芩清胆汤进行治疗，《医原》说："伏暑及伏暑晚发较春夏温病来势稍缓而病实重，初起微寒发热，午后较重，状似疟疾而不分明，继而但热不寒，热盛于夜，天明得汗，身热稍退而胸腹之热不除，日日如是，往往五七候始解，推此病之由，总缘阴分之质，夏月汗多伤液，内舍空虚，阳浮于外，暑湿合邪，深踞募原，初起邪在气分，必须分别湿多热多。"在卫在气，或卫气并病等邪热之深浅。

六、秋燥

温病还有秋燥为病，邪在肺卫津液干枯的见证，一般在秋分和小雪前为多见，根据《内经》"燥者濡之，燥胜则干"的理论，在秋阳近夏日之曝时，感受为病温燥，西风肃杀近初冬深秋之时感受者为凉燥，温燥在肺卫之治，法宜辛凉甘润，上燥之气，燥增液，下燥治血为治疗秋燥之大法，燥虽近于火又不同于火，喜柔润，忌苦燥，治燥必用甘寒，燥盛必用润和濡养，燥邪为病，最易伤肺，邪在肺卫，上焦受之，宜辛凉甘润，轻透肺卫，桑杏

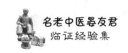

汤加减化裁，干清窍者，以清宣上焦燥热，《温病条辨》用翘薄汤加减，根据上焦如羽的特点，其药性清轻灵扬，其服药特点都是顿服，一日多次服，不宜久煎，当燥热伤肺时，肺经燥热化火，耗损阴液，肺为热灼而失于清肃，要清燥润肺养阴，按照《难经》"损其肺者，益其气"，在养阴润基础上加甘润补气生津之品，肺为储痰之器，治疗时不忘清热化痰而利肺，进一步发展可表现为肠热肺燥，络伤咳血，以清热止血，润肺清肠。

临床经验1 我们在临床经常采用以马齿苋、黄芩、白芍、杏仁、阿胶、芦根、竹茹等为基础进行加减治疗有咯血和便血，同时也用于燥热伤肺，肺燥肠热的证候，由于治不及时，而出现肺胃阴伤，以甘寒滋润，清养肺胃，吴鞠通认为"温病燥热，欲解燥者，先润其下，不可纯用苦寒，服之反燥也"，津液进一步耗伤，出现肺燥闭，以肃肺化痰，润肠通便，《通俗《伤寒论》》的五仁橘皮汤能体现本病的病机特点。

而近于深秋初冬的凉燥，类似于风寒，邪犯肺卫，以辛开温润，如杏苏散之类。四季的急性热病还有大头瘟毒，风热时毒引起头面掀赤肿大的外感热病，俗称大头风，蛴蟆瘟，颜面丹毒，腮腺炎等，以透卫清热，解毒消肿止痛，大剂量的普济消毒饮治疗，外敷三黄二香散，初起邪袭肺卫而恶寒发热，热势渐增，充斥肺卫，上攻头面，以内外合之疗效较好。在冬春二季出现发热咽喉肿痛糜烂，舌红绛状如杨梅，肌肤丹痧密布，并相互传染者为疫喉痧，为张仲景说的阳毒，他形容的面赤斑斑如锦纹，咽喉痛，吐脓血，类似现在的猩红热，通过察痧、视喉、观神、切脉来加以判断，以辨顺逆虚实吉凶。

临床经验2 本病的病变部位在上肺卫，重在清泄肺热，解热毒，及时地透表泄热，清咽解毒，使邪从汗解，丁甘仁认为"畅汗为第一要义"，方用清咽栀豉汤，重用银花、马勃、连翘、牛蒡子等，咽喉肿痛，未糜烂者，可用玉钥匙吹喉。

第七节　温热病在经的辨治

古代医家统称为外感热病，我国着名医家张仲景继承了《内经》的医学思想，结合自己的临床经验，总结了汉代以前的医学成就，著成《伤寒杂病论》，他根据《素问·热论》六经分证的基本理论，把外感疾病加以总结完善，提出完整的六经辨证体系，把脏腑经络病因、诊断治疗结合起来，对外感热病的产生发展和辨证论治提出辨证纲领，是诊治外感疾病的专书，后世的温病时病杂病以及各科疾病都在此基础上进行发展的。《素问·论》指出："今夫热病者，伤寒之类也。"它包含了一切热病的总称，同时也包括了外感风寒在内，以六淫为病因进行诊断治疗的。张仲景对伤寒的辨证方法是六经辨证，当然是以太阳病为重点，由于太阳统摄营卫，主一身之表，为诸经之藩篱，外感风寒之邪，自表而入，每先入犯太阳，是外感病的初起阶段，以脉浮头项强痛而恶寒为提纲，根据病人的体质不同，有中风和伤寒之别，而伤寒以头痛身痛，恶寒发热，无汗，项强，骨节烦疼，喘呕逆脉浮紧，中风以恶风寒发热头痛，汗出，鼻鸣干呕，脉浮缓的脉证，为营卫不和，营弱卫强，为表虚证，伤寒是卫阳被遏，营阴凝滞，为表实证。形成表证虚实对应，而太阳的里证，有蓄水和蓄血两种，由于表邪不解，内入于膀胱之腑，气化不利，水液不化，以发热汗出烦渴，渴欲饮水，水入即吐，小便不利少腹满，脉浮数，蓄血是邪热深入下焦，与血相搏，表现出少腹结节或硬满，如狂小便不利等证。

一、温热病初起的变证

太阳病失治误治，出现变证、阳虚证、火逆证、结胸证、痞证等，还有兼证项背强、喘咳、水饮等证。历代医家十分重视外感热病，对表证的治疗尤为讲究，同时发出关注人体阳气的变化，解表之法是医者非常重要进门的必修课基本功能，外感不失治误治，可以由浅入深，由轻到重，由经入脏，由表入里，由三阳入三阴，因此对治疗外感疾病重视扶助正气，无病先方，即病防变，治未病，提高人体防御功能，抗病能力，是张仲景的一个重要思想，重视三因，重视扶阳治未病的预防学术主张。张仲景对太阳病的分类，由简到繁，复杂多变，从传变、欲解、本证和兼证、变证和坏病都做了详细规范的论述，制定以桂枝汤为主的一些治疗太阳病的名方，为后世医者所惯用。

二、辨证方法

从寒热虚实阴阳表里的八纲和落实到脏腑的寒热虚实的脏腑辨证，太阳病虽然轻浅，但若不及时治疗每致表邪不解又兼其他证候，而表证岁罢而出现新的变证。太阳病复杂多变，太阳病本证的治疗原则是辛温解表，中风是解肌祛风，调和营卫，方用桂枝汤，太阳伤寒以辛温发汗，宣肺平喘，方用

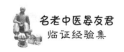
麻黄汤，表郁轻证以辛温小发其汗，方用桂麻各半汤，而兼证是在主治方中进行加减，变证是根据变化的情况进行重新辨证，然后依证选方定法，遵循仲景"观其脉证，知犯何逆，随证治之"。

三、以证测方

太阳病所涉疾病以证测方有中风、伤寒、表郁轻证、虚烦证、热郁胸膈证、心中结痛证、中寒下利证、邪热壅肺证、太阳经证、太阳腑证、气分热盛证、表邪下利证、虚寒证、心阳虚证、心阳虚烦躁证、心阳亡失惊狂证、欲发奔豚证、阳虚水气证、水气上冲证、水气内停证、脾虚证、气滞腹胀证、心悸烦躁证、协热利痞证、肾阳虚烦躁证、阴阳俱虚烦躁证、阳虚水泛证、阴阳两虚证、厥逆自汗证、经脉失养证、阳虚恶寒证、心悸动证、结代脉证、蓄水证、消渴证、水逆证、中下焦水气不化证、心下悸证、蓄血证、少腹急结如狂证、少腹硬满发狂证、如狂发黄证、少腹满下利证、结胸证、脏结证、陷胸证、大结胸、小结胸证、寒湿结胸证、痞证、热痞、热痞阳虚证、寒热痞、胃虚痞、气虚痞利、痞滑脱下利证、痞小便不利证、痰气痞证、上热下寒证、腹痛欲呕证、火逆证、类伤寒证、误火证、误火便血证、误灸咽燥吐血证、欲愈候证、阴阳自和、眩冒证、战汗证、汗下作解证、太阳病类似证、水停胸胁证、胸寒痰饮证，74证。

四、以方测证

而以方测证有麻黄汤证、桂枝汤证、桂枝麻黄各半汤、桂枝加葛根汤证、葛根汤证、桂枝加厚朴杏子汤证、小青龙汤证、大青龙汤证、葛根加半夏汤、桂枝去芍药汤证、桂枝去芍药加附子汤证、桂枝二越婢一汤、桂枝加芍药生姜各一两人参三两新加汤证、桂枝加附子汤证、栀子豉汤证、栀子生姜豉汤、栀子甘草豉汤、麻黄杏仁石膏甘草汤证、葛根黄芩黄连汤证、黄芩汤证、黄芩加半夏生姜汤证、大黄黄连泻心汤证、大陷胸汤（丸）证、小陷胸汤证、桂枝甘草汤证、桂枝甘草龙骨牡蛎汤证、桂枝去芍药加蜀漆龙骨牡蛎救逆汤证、桂枝加桂汤证、茯苓桂枝甘草大枣汤证、茯苓桂枝白术甘草汤证、桂枝去桂加茯苓白术汤证、厚朴生姜半夏甘草人参汤证、小建中汤证、桂枝人参汤证、干姜附子汤证、茯苓四逆汤证、真武汤证、炙甘草汤证、甘草干姜汤证、芍药甘草汤证、芍药甘草附子汤证、五苓散证、桃核承气汤证、抵挡汤证、抵挡丸证、半夏泻心汤证、生姜泻心汤证、甘草泻心汤证、旋复代赭汤证、黄连汤证、瓜蒂散证等。

临床经验1 在《伤寒论》治疗外感热病的113方中，太阳病约占近47%，可见太阳病证在外感热病及内科杂病中所占的重要地位。太阳病是风寒表证的组合体，临床上有太阳病的症状是外感病但不是太阳病，如十枣汤证有头痛汗出类似于表证的表现，实际是水饮之邪上攻而致，不是太阳中风证，瓜蒂散证有桂枝证的表现脉浮而头不痛项不强，为痰饮停聚于胸膈的病证，属于太阳病类似证要详加辨认，不可妄施以汗法。太阳病的兼证是因误治而致不同的变证，各种变证之间没有必然的内在联系，一种变证由多种原因引起，辨证过程中没有规律可循，只有循征立法施治。太阳病由于失治误治治不及时，成为寒热错杂、虚实兼夹，如热痞并见恶寒汗出，兼表阳虚以附子泻心汤，痞而呕吐的半夏泻心汤，痞而肠鸣下利以生姜泻心汤证，若日数十行，谷不化，攻下后症状不减为特点的甘草泻心汤证，而痞噫气不除的旋复代赭汤证，胸中有热，胃中有邪气的黄连汤证，治疗以寒热并用，扶正祛邪。如火逆伤阴内热证，可有津液内竭，肌肤失养，气血紊乱的多种不良后果，有证无治，只能给后世提高思维和线索，引导我们去深入地研究。

临床经验2 太阳病发生随经之变，引起蓄水蓄血证。蓄水证是小便不可、不利，微热消渴，烦渴水逆的特点，是膀胱气化不行，水蓄下焦，以通阳化气行水，以五苓散治疗。蓄血证，以小便不利，小腹结急或硬满，神志失常，脉象沉涩或沉结，邪热与血结于下焦，以攻逐瘀血，随蓄血之轻重缓急分别以桃核承气汤、抵挡汤、抵挡丸。两者都是有形之邪停于下焦，但必须结合本人的全身情况而加以施治。

五、外感温热病有关学术思想

太阳病就是外感病或感冒病，但是由于环境、时间、年龄、体质和治疗当否的不同原因，出现的结果是完全不一样的，这就是中医的"三因"学说和辨证施治的不可复制的核心价值所在。历代医家在张仲景的辨证体系的引导下，出现了温病学派、时病学派、温补派、疫病派、经方派等，推动了我国医学的发展，成了中国医学的鼻祖。

后世医者对于感冒的认识，仍然以六淫为病因，把外感分成伤风、冒风、冒寒、重伤风等，若有流行者为时性感冒，而老人、妇女、儿童、体弱患者可以发生变证。《素问》指出："风从外入，令人振寒，汗出头痛，身重恶寒。"《伤寒论》中的麻黄汤、桂枝汤证，包括了感冒的两个轻重证

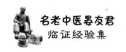
型，《诸病源候论》说："夫时气病者，此皆以岁时不和，文凉失节，热感乖物之气，病者多相染易，故预服药及为方法以防之，非其时而有其气，是以一岁之中，病无长少，率相近似者，此则时行之气也。"《仁斋直指方》说："感冒风邪，发热头痛，咳嗽声重，涕唾稠粘。"并明确指出了病位在肺，拟定了辛温解表和辛凉解表、扶正达邪的治疗原则，介定了时行感冒和普通感冒的分类，证明了病因是有六淫和时行病毒侵袭人体，以风邪为主因，在不同的季节与时气相合而伤人，表现为动风寒，春风热，夏兼暑湿，秋兼燥气，长夏加湿邪，一年四季以风寒发热者为多见，亦有四时六气失常，非时之气夹时行病毒伤人。

学术心得　《诸病源候论》说："春时应暖而反寒，夏时应热而反暖，秋时应凉而反热，冬时应寒而反温。"不限于季节性，相互传染流行，从发病学的原理出发，人体是否发病首先是取决于正气的盛衰，感邪的轻重，机体在卫外功能减弱，外邪乘虚而入，而气候的突变卫外不能调节应变。《证治汇补》说："肺家素有痰热，复受风邪束缚，内火不得疏泄，谓之寒暄，此表里两因之实证也，有平昔元气虚弱，表疏奏松，略有不慎，即显风证者，此表里两证之虚也。"由于风邪清扬，多犯上焦，"伤于风者上先受之"，外邪从口鼻而入，肺卫感邪，出现上焦的症状，致卫表不和，从表自上而下，寒邪致人肺失宣降，闭塞毛窍，暑热而致疏松，风热而肺失清肃，时行病毒症状很重，易于变生他病而预后不良。张景岳认为："伤寒之病，本由外感，但邪盛而深者，遍传经络，即为伤寒，邪轻而浅者，止犯皮毛，即为伤风，皮毛为肺之合，而上通于鼻，故其在外则为鼻塞身重，盛者并连少阳阳明之经，而或为头痛，或为憎寒发热，其在内则多为咳嗽，甚则邪实在肺而为痰为嗽，有寒甚而受风者，身必多汗，恶风而咳嗽，以阳邪开泄腠理也，有气强者，虽见咳嗽，或五六日、或十余日，肺气疏则顽痰利，风邪渐散而愈也，有气弱者，邪不易解，而痰嗽日盛，或延绵数月，风邪犹在，非用辛温必不散也，有以衰老受邪，而不慎起居，则旧邪未去，新邪继之，多致终身受其累，此治之尤不易也。"感冒的辨证容易，在治疗时，尤当注意禁口，遵张仲景的原则，生冷黏滑油面，以免碍邪，病深不解。

六、外感温热病治则

遵《内经》"在皮者，汗而发之，在上者，因而越之"的原则，解表发汗，要得到透汗邪解，不要闭门留寇，又不致汗出过度而伤耗正气而引邪深入，所以感冒是轻病，但有时检验医者理论实践水平非常重要基本技能，根据疾病发生发展的一般规律，正确把握外感的病程、期限、预后非常重要，可借鉴《伤寒论》的以阳数六，阴数七，发于阳者六日愈，发于阴者七日愈的特点，评估疾病的发病和好转痊愈的时间，正确有效地应用发汗法，因人治疗原发疾病和对老年、体弱、妇女、儿童等疾病进行因人施治，减少传变和深入，根据感受病邪性质的不同以辛温解表，辛凉解表，清暑祛湿解表，补气解表，滋阴解表，解表剂清轻宣散不宜久煎，要去沫，用井水或长流水，服药要顿服，少而多次服用，寒宜热服覆被以汗出，热宜凉服宣散透热结热，暑湿宜温服宣化湿邪分利湿热，孤立病邪，分消治之，要中病即止，不可过汗。

临床研究　对于有老弱病者，就更为重要，预防治疗的过程中，要加强身体的锻炼，增强体质，"正气内存，邪不可干"，把握疾病性质稳准狠地应用祛邪解表之剂，达到汗解、透热、解暑化湿，解毒。任何疾病出现外感，都必须先解表后治里，先治外感而再治他病，千万不要误治而引邪深入，损伤之气，加重旧病。感冒是不可避免的，但一定要避免急性的传染病，打破常规侵袭人体，发病急骤，变化快，病情重，既有乘虚而入，又有邪之所凑，人体再强实则易于受之，近年来的禽流感、病毒性肝炎、痢疾、地震后疫疠、洪水灾害的疫区、非典、艾滋病、埃博拉病毒等烈性的传染病，对人体无论大小虚实病状相似，相互传染，对此就要预防为主，采用大规模的预防措施，如中草药的清热解毒的大锅汤，消毒防护等群体性的防治办法，切止流行，隔离疫区，保证环境卫生洁净，维持一方的健康。

第八节　头痛病辨治

头痛是脏腑功能失调、气血失调、阴阳失调、气机逆乱、外内风引动，造成气滞血瘀、气虚血阻、三阳经络阻滞，清空失养所致。

一、主要病机

风中于脏腑经络，肝条条达，七情内伤，喜怒不节，肝郁化火，风气内动。《内经》："诸风掉眩，皆属于肝"，"头痛巅疾，下虚上实"外感内伤都可引起头痛眩晕，"伤与风者上先受之，高巅上，惟风可达"。《丹溪心法》认为"头痛多主于痰，痛甚者火多，可吐者，可下者"，头为诸阳

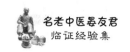
之会，清阳之腑，髓海所在，五脏六腑之精华解上注于头，六淫之邪入侵，上犯巅顶，邪气稽留，阻遏清阳，气血逆乱，瘀阻经络，脑失所养，外感头痛，多因起居不慎，感受外邪，以风邪为主夹时气而发病，兼寒凝血滞，络道被阻，风热上炎，侵扰清空，湿蒙清空清阳不展，而肝肾之精气由脾胃运化水谷之精微的濡养，疏布气血上充于脑，肝肾阴虚，水不涵木，肝阳上亢，有因禀赋不足，肾精脑髓亏虚，于损及阳，清阳不展，而脾虚生化不足，营血亏虚，不能上营于脑髓脉络，又饮食不节，痰湿内生，上蒙清空。

二、头痛的证治

《类证治裁》说："头为天象，诸阳会焉，若六淫外侵，精华内痹，郁于空窍，清阳不运，其痛乃作。"头痛之辨证并不难，在外感必须辨明头痛的性质、特点、部位、内伤和外感。而外感必须辨明其头痛的缓急，若实证的挚痛、跳痛、灼痛、胀痛、重痛、无休止，以祛风散邪止痛为主，内伤头痛以较缓慢，特点是隐痛、昏痛、空痛、痛势悠悠，遇劳即发，时痛时止，为虚证，以补虚为主，虚实夹杂，虚中夹实者，痰浊血瘀，可随证治之，由于头为诸阳之首会，一般头面部为阳明经分布，两侧为少阳，头顶为太阳和厥阴，任督二脉交会之处，后头为督脉太阳经所过之处，若瘀血头痛为刺痛、钝痛，部位固定，痰浊头痛伴见恶心呕吐等。头痛包括了现代医学的血管性神经性头痛，头部外伤、颅内肿瘤、偏头痛、颈椎病、精神分裂证等。根据风寒、风热、风湿、肝阳头痛、肾虚头痛、血虚头痛、痰浊头痛、瘀血头痛等不同的类型进行加减辨证，分别以散寒止痛、清热疏风祛湿止痛、平肝潜阳、补血祛痰、滋补肝肾等法治之。

三、临证经验

在分清内伤外感虚实的基础上，我们主张以川芎、防风、细辛、石膏、黄芩、槁本、白芷、薄荷、生姜、甘草等为基础方进行化裁。《景岳全书》说："烦诊头痛者，当先审久暂，次辨表里，盖暂痛者，必因邪气，久病者，必兼元气，以暂病言之，则有表邪者，此风寒外袭于经，治宜疏散，最忌清降，有里邪者，此三阳之火炽于内也，治宜清降，最忌升散，此治邪之法也，其有久病者，则或发或愈，或以表虚者，微感则发，所以暂病者，当重邪气，久病者，当重元气，此因其大纲也，然亦有暂病而虚者，久病而实者，又当因脉因证而详辨之，不可执也。"叶天士《临证指南》指出："头为诸阳之首会,与厥阴肝脉会与巅,诸阴寒邪不能上逆,为阳气窒塞,浊邪得以上据,厥阴风火乃能逆上作痛。头痛一证,皆由清阳不升,风火承虚上入所致。"在学术上,对于头痛的辨证论治还是见仁见智,百家争鸣,但是重要者无论哪一种治法,都离不开散寒止痛、祛风清热、活血平肝、祛痰除湿之法,尤当注意的是外感在表之头痛一定要清轻走表,稠厚重坠苦寒下趋之剂不可轻投,治上不犯下,而内伤头痛者在治疗本病的基础上适当加上清散之品以引邪外出。

典型病例 郭姓,女,年38岁,头痛10年,病初时由夏秋之季冒雨涉水,出现头痛如爆裂难忍,几经X光、CT、血液生化等检查为血管性神经性头痛,经用西医治疗好转,后月内3—4次复发,日久而在每以经期复发,继而出现不同程度的痛经,病人十分痛苦,其人形体肥胖,神疲乏力,失眠多梦,饮食欠佳,舌质淡,苔薄白,脉浮而弱,此为久痛入络,久必伤肾,气滞血瘀,以基础方加乳香、没药各10克,水煎服,日三次,次120毫升,三剂,五日后二诊,精神转佳,饮食增进,睡眠好转,再以前方加黄芪30克再进五剂,月经来潮时疼痛消失,时感小腹腰腿酸痛,再以前方再服五剂而痊愈,随访五年未发。

第九节 眩晕病辨治

眩晕是头晕眼花,天旋地转,如坐舟车,不能站立,伴见恶心呕吐,汗出,甚则昏倒的一种病证。

一、主要病机

《灵枢》上说"脑为髓之海,其输上在于其盖,下在风府,髓海有余,则轻劲多力,自过其度,髓海不足,则脑转耳鸣,胫酸眩冒,目无所见,懈怠安卧"。表现在风、火、痰、虚四个方面,相互并见相兼,常见于中老年妇女,以虚证和本虚标实者多,以熄风潜阳、清火化痰治其标,以补气血益肝肾,疏肝健脾治其本,急者肝阳亢逆,引动肝风,猝然晕倒,若不及时治疗有中风的可能,故防止眩晕对中老年的生命质量尤为重要。

二、辨证与治疗

《临证指南》治疗眩晕以"夹痰、夹火、中虚、下虚、治胆治胃治

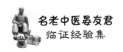
肝"，根据眩晕的病机特点，以肝阳上亢，气血亏虚，肾精不足，痰湿中阻几个方面，有素体阳盛，肝阳上亢，久病不愈，耗伤气血，或脾胃虚弱，清阳不展，脑失所养，先天不足，肾阴亏虚，久病伤肾，房劳过度，髓海不足，上下俱虚，或嗜酒肥甘，饥饱劳倦，脾失健运，聚湿生痰，浊邪上犯清空，病因不同，但相互影响和转化，当肾阴虚日久可损及阳气，阴阳俱虚。

在一般情况下，头痛和眩晕可单独出现，亦可互见，眩晕以内伤为主，头痛偏于实证，眩晕以虚证为多，头痛伴有眩晕，而眩晕不伴头痛。治疗常法为平肝潜阳，滋养肝肾，补养气血，健运脾胃，燥湿祛痰，健脾和胃。眩晕是内科杂病中较为疑难之证之一，叶天士认为："火盛者，用羚羊角、山栀、连翘、花粉、玄参、生地、丹皮、桑叶，以清泄上焦窍络之热，此先从胆治也，痰多者必理阳明，消痰如竹沥、姜汁、菖蒲、橘红，中虚则用人参，下虚必从肝治，补肾滋肝，育阴潜阳，镇摄之治也，而天麻、钩藤、菊花皆系熄风之品，可随证加入，可参以肝风、中风、头风以治之。"

三、临床经验

我们在临床上也拟定了以黄芪30克、当归10克、防风15克、蔓荆子15克、代赭石30克、珍珠母30克、羌活10克、豆蔻10克、半夏10克、干姜10克等为基础方治疗眩晕，较强的祛痰药和熄风药在眩晕盛者方可选用，在几法合用时，尤当分清风火痰瘀之孰轻孰重，给予治之，中年以上，肝阳亢逆，化为肝风，及时制止疾病的发展，防止中风的发生。

典型病例　我们在临床中遇一男性病员，年56岁，因眩晕10年，在各医院用中西药治疗暂缓而反复发作，时常胸闷恶心，食少多寐，每因感冒和情绪波动时发作，舌质淡，苔白腻，脉濡数，此为痰浊中阻，宜燥湿祛痰，健脾和胃，以基础方加蔓荆子15克、钩藤10克水煎一沸服，2剂，日三次，次120毫升温服，二日后二诊，呕吐止，眩晕减轻，再以前方加紫苏10克三剂，五日后复诊，全身症状缓解十之八九，再以前方服五剂而病告痊愈，随访五年未发。实践证明痰浊蒙蔽清阳，浊阴不降，气机不利，脾阳不振，以苦寒燥湿，化痰泄热。

第二章　心系疾病辨治

心系疾病包括了少阴的心悸和怔忡胸痹和上焦部分常见的病证外，将专篇论述。重点是对于容易被忽略而有较疑难的心与小肠互为表里的疾病出现泄泻、腹痛、尿血病证进行研究，其次是少阴寒化、热化、厥逆等涉及的心肾的疾病。由于小肠将受盛于胃中水谷之精微，主吸收转输分泌清浊，清之在三焦的气化下分布到全身，浊者渗入膀胱，下注大肠，分别清浊之功能直接主持和参与人体的消化吸收和敷布，小肠之病变，多因饮食不洁，损伤脾胃而成，表现在清浊不分，转枢障碍，心移热与小肠，表现为实热，有心烦失眠，口舌生疮，小便赤色刺痛，或见尿血，苔黄色红，脉滑数，以清心火，导热下行，以肠鸣泄泻，小腹隐痛喜按，舌淡苔薄白，脉细而缓，脾胃虚寒而形成虚寒，以温通小肠，而病证可有泻泄、腹痛、尿血、口舌生疮等。

第一节　泄泻

由各种致病因素导致小肠分泌清浊功能失调而引起大便溏薄或清稀如水，可表现为《内经》的濡、洞、飧、注的五泻，《素问》指出："清气在下则生飧泄，湿盛则濡泄"，"寒邪客于小肠，小肠不得成聚，故后泄腹痛也"，《灵枢》中说"胃中寒，腹胀肠中寒，则肠鸣飧泄，胃中寒，肠中热，则胀而且泄"，说明慢性的泄是心阳虚小肠寒邪和心移热于小肠两个方面，中焦的脾胃功能的正常与否关键在于小肠的清浊分别功能是否健全。

一、主要病机

泄泻病因虽有饮食、情志、脾虚、肾虚之多，终都落实到小肠的分泌清浊的功能失调，甚至各种肠道的传染病亦可在致病因素的作用下损伤脾胃肠道的运化、转输、吸收、排泄、敷布、上清下浊的功能活动所形成的痢疾、

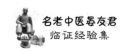

泄泻，涉及的脏腑功能的失调主要是脾肾三焦的功能，痢疾和泄泻的病变部位都在肠道，痢疾以腹痛里急后重，利下赤白黏液，泄泻以一排便次数增多，粪便稀溏，甚至如水样便，腹痛与肠鸣脘胀同时出现，便后即减，痢疾则相反。在辨证过程中，首先辨明寒热虚实。

二、临证经验

《医宗必读》提出"淡渗、升提、清凉、疏利、甘缓、酸收、燥脾、温肾、固涩"治泄九法，我们在临床中拟定升清降浊汤，以肉豆蔻、葛根、薤白、茯苓、泽泻、砂仁、白芍、白术、附片、肉桂、薏苡仁、炙甘草等为基础方，感受外邪者加合香、紫苏，暑湿者加苍术、黄连，食滞肠胃者加焦三仙、枳实、大黄，肝气乘脾的加防风、柴胡、乌药，脾胃虚弱加太子参、黄芪，肾阳虚衰加覆盆子、益智仁、菟丝子等。泄泻的病因可单独出现也可合并或相互传化，灵活加减治法活用，有误伤饮食和感受暑热，以分利消导和宣化十分重要，虚证以温补脾肾升举中气，在使用固涩时，不可骤用，以免闭固邪气，久泻虚弱之体的不宜分利太过，以免重伤阴液，同时特别注意饮食禁忌，在疾病过程中，尤当禁忌荤辛油腻和生冷等物。

《景岳全书》认为："泄泻之病，多见小水不利，水谷分则泻自止，故曰，治泻不利小水，非其治也。"叶天士也认为是湿邪为患，"湿多或五邪，曰飧、曰溏、曰鹜、曰濡、曰滑，飧濡之完谷不化，湿兼风也，溏泄之肠垢污积，湿兼热也，鹜溏之澄清溺白，湿兼寒也，濡泻之身重软弱，湿自胜也，滑泄之久不能禁锢，湿胜气脱也。"总之，治湿不利小便非其治也，治泻不治湿非其治也，溯本清源温肾健脾，交通心肾，温通三焦，恢复小肠的分配秘别功能，使清浊各行其道，泄泻止而运化如常，脏腑功能正常，气血生化源源不竭。《古今医统》："夫泄泻者，注下之证也，盖大肠为传导之官，脾胃为水谷之海，或为饮食生冷之所伤，或为暑湿风寒之所感，脾胃停滞，以致阑门清浊不分，发注于下，而为泄泻也。"

典型病例 余曾遇一泄泻患者，女，45岁，在患病十年中，长期不敢服有营养的食物，稍不合口味则泄，一天十余次，开初有夏季误服生冷而形成慢性腹泻，几经多家医院和无数中西医治疗未见好转，方法发作，形成坏病，亦当有失治误治之因在内，诊得舌质淡苔白滑，此为脾肾阳虚无疑，加上有形寒肢冷，五更泻，腰膝酸软冷重的特点，以基础方三剂而病减大半，再以前方再进五剂加萆薢30克、车前草30克水煎服，日三次，次120毫升，温服，再以煎药之渣熬水泡脚，在晚9点约10—15分钟，每日一次，第三诊病去十之八九，再以前方服十剂而病告痊愈，随访三年未发。

遵《伤寒论》"复利不止者，当利其小便"，治疗泄泻以治湿，健脾温肾为大法是必须遵循的。至于疫毒利者，以清热解毒止痢，尤当以"调气则后重自除，行血则便脓自愈"，仍应辨别寒热虚实，热利宜清，寒利宜温，初痢宜通，久痢宜补，寒热交错清温并用，虚实兼夹，通塞兼施，赤多重用血药，白多重用气药，顾护胃气为本。

第二节　腹痛

腹部是五脏六腑所在部位，手足三阴，足少阳，足阳明，冲任带等经脉循行之处，腹痛的病因虽有外感饮食，情志而外，《内经》中"寒气克于小肠，气血稽留，运行阻滞而腹痛"，《诸病源候论》指出"腹痛因脏腑虚寒冷之气，客于肠胃募原之间，结聚不散，正气与邪气交争相击故痛"。腹痛涉及范围较广，病种多，如痢疾、霍乱、积聚、肠痈、虫证、妇科症瘕及外科急腹症等证，我们这里的腹痛主要指中下腹部因小肠分别清浊功能失调而致的病证。

一、证治概要

在临床辨证关键病因部位和性质，喜按拒按，饥饱加重和减轻的程度，疼痛的移动度等，辨别其寒热虚实，在气血在脏腑的具体部位，少腹牵及两胁属肝胆，小腹连脐周为脾胃、小肠、肾膀胱部位所在，腹痛之因有外感寒邪，脉络闭阻，气机郁滞，素体阳虚。

叶天士指出："腹处乎中，痛因非一，须知其无形及有形，之为患，而主治之机宜，已先得其要也，所谓无形为患，寒凝火郁，气阻营虚，夏秋暑湿痧秽之类是也，所谓有形为患者，如蓄血食积，症瘕内疝，及平素偏好成积之类是也。"治疗腹痛，以通则不痛为原则，《医学真传》指出："夫通则不痛，理也，但通之之法，各有不同，调气以和血，调血以和气，通也，下逆者使之上行，重结者，使之旁达，亦通也，虚者助之使痛，寒者温之使通，无非通之之法也，若必以下泄为通，则妄也。"叶天士有久痛入络，缠绵不愈之腹痛，以辛润活血通络之法，尤为常用。

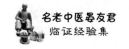
二、临床经验

我们在临床上采用了无形之痛以解郁止痛汤，由川芎、苍术、青皮、玄胡、乌药、红豆蔻、甘草、赶黄草为基础，适用于无形气滞或不明原因的疼痛，行气散聚止痛，根据不同情况进行加减，对有形之痛以化症止痛汤，由附片、干姜、肉桂、三七、没药、赤芍、血竭、炙甘草、沉香等，用于寒凝气滞血瘀之有形疼痛，如肿瘤腹内各种占位症瘕积聚等器质性病变，以温通化散四合用，两者如寒邪内阻的加高良姜、丁香温中散寒止痛，湿热壅滞加大黄、黄芩、黄连，泄热通腑止痛，中虚脏寒加黄芪、桂枝、饴糖，温中补虚，和里缓急止痛，饮食积滞加麦芽、稻芽、山楂、神曲以消食健脾止痛，气滞血瘀的加土鳖、地龙、全蝎、乳香等活血化瘀止痛。不仅心与小肠互为表里，小肠位于腹部的原因，而且心主神明，主血脉，痛觉在腹，传感疼痛在心，故而其痛在心，安神定志，活心血祛瘀治痛。我们在具体工作中遇不明原因的疼痛从心治疗，取得了较好的效果，自拟稳心定痛汤，由淡竹叶、茯神、生地、丹参、当归、桃仁、丹皮、珍珠母、磁石等组成，以镇定心神，清降心热，调节情志，祛除心之瘀血而止痛，痛从心治是一个快捷的方法，临床上除疼痛外还有失眠的症状，属于精神性，神经性腹痛，情志性的腹痛都有较好的治疗效果。

典型病例　我们曾遇一腹痛病人，因计划生育手术后自觉满腹疼痛，喜温喜按，一年中就有200天在医院看病，并申请多家医院鉴定诊治，会诊检查而未异常，强烈要求开腹检查，又经物理的、生化等检查均正常，大小会诊最后用中医治疗，病员腹软喜温喜按，二便正常，舌质淡，苔薄白，脉细弱，此为久痛入络，久病必虚，散寒镇心止痛，少阴虚寒，用基础方加肉桂10克、附片30克（先煎）二剂，水煎服，日三次，次120毫升，四日后二诊，证情稳定，病人愿意继续进行治疗，再以前方进五剂，加芍药30克、炙甘草30克，煎服法同前，一周后三诊，腹痛自觉减轻一半，再以前方进五剂，症状消失，再以基础方善其后，前后三月痊愈，随访三年未发。

第三节　尿血

尿中混有血液血块的病证，病位在小肠、膀胱，实热灼伤脉络，脾肾不固。《明医指掌》："尿血者，小便血也，盖心主血，通行经络，循环脏腑，若得寒则凝，得热则妄行，失其常道，则溢渗于孚，小便出血也。"

一、证治概要

尿血有心移热于小肠，下焦湿热，膀胱实热，阴虚火旺，脾不统血，肾气不固，热邪盛于下焦，脉络受损，血渗膀胱，热扰心神，火热上炎，热甚津伤，出现小便黄赤灼热，尿血鲜红，心烦口渴，面赤口疮，夜寐不安，舌红脉数，宜以清热凉血，泻火止血之法，而阴虚火旺，出现伴见头晕耳鸣，神疲乏力，颧红潮热，腰膝酸软，肾阴亏虚，虚火内灼，烁伤脉络，髓海空虚而失养，虚火上炎，以滋阴降火，凉血止血，即所谓"壮水之主，以制阳光"之意，脾不统血，常见于久病尿血，面色无华，体倦乏力，气短声低，伴见多部位出血，脾气虚而统血无力，血不循经，脾虚而运化失职，生化之源不足，而肾气不固者，出现头晕耳鸣，精神困惫，腰脊酸痛，劳倦或久病伤肾，肾气不固，封藏失职，血随尿出，肾精不足，失于濡养，以补益肾气，固涩止血。

二、临床经验

我们在临床中也拟定治疗血尿基础方，有黄芪、益母草、荆芥炭、生地、乌梅、地榆、知母、枣皮、小蓟等组成，兼顾着脾肾膀胱小肠，气阴血热等情况，黄芪益气固涩以止血，使血归常道，益母草为生炭各半活血止血，使血归经而不瘀滞，止血而不阻塞，血活而不妄行，益母者是益其心也，心为小肠之里，心为肝之子，为脾之母，相互滋生为用，生则活血，炭则止血，荆芥生则疏血中之风，炭则止下焦之血，生地是血药凉血止血，乌梅酸涩止血，炭则效更好，地榆药效下行，止血之要药，知母者知其病之母也，清下焦虚热，凉血中之烁热，使血行循经而血止，枣皮滋肾阴降虚火，使水生木，木生火的正常良性循环，小蓟专治尿血之要药，炭化更能愈合血流经遂之口，出血之源，九药合用而归一，共奏滋肾降火，益气止血。实践证明，病由心生的治病养生理念，治病先治心，养生先养心的治痛思想和生命由心开始的观念。

典型病例1 余遇一女性病员，51岁，肉眼血尿4年，经在各大小医院中西医治疗后未见好转，患者十分痛苦，并已失去治疗的信心，经泌尿系、妇科等检查尚未发现异常，诊得面色晦暗，精神萎靡，神疲乏力，难以言语，失眠多梦，汗出肢冷，饮食差，尿色淡红，镜检++，舌质淡苔薄白，脉细弱，此为心脾肾气阴两虚，以固气塞血，补益心气以基础方三剂，水煎三沸

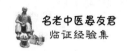

服，日三次，次120毫升，低盐饮食，禁生冷辛辣刺激之物，五日后复诊，证情稳定，继以前方再服五剂，一周后三诊，经镜检无血尿，再以前方加西洋参再服十剂痊愈，随访五年未发。

《灵枢》指出："阳络伤则血外溢，血外溢则衄血，阴络伤则血内溢，血内溢则后血。"《三因极一病证方论》："夫血尤水也，水由地中行，百川皆理，则无壅决之虑，血之，周流于人身荣经府输，外不为四气所伤，内不为七情所郁，自然顺适，万一微爽节宜，必至壅闭，故血不得循经流注，营养百脉，或泣或散，或下而亡返，或逆而上溢，乃有吐衄便利汗痰诸证生焉。"尿血是血证的一个方面，虽有外感内伤之别，遵循血证治火治气治血的基本原则，实火当清火，虚火当滋阴降火，实证当清气降气，虚证当补气益气，适当配合凉血止血，收敛止血和活血止血。

三、临证医话

我们的基础方就是根据这个原则来制定的，故在临床上有较好的效果。而心火上炎可出现口舌生疮，一方面可由脾胃运化功能失调中焦湿热蕴结，导致肝失疏泄，肝胃不和，气郁化火，肝横侮土，日久而肝肾受损，阴虚火旺，不尽木火刑金，而且肾水不能上滋心阴，心火不能下降暖肾火，水火失济，君火上炎，伴见肺热熏灼，肝火横扰，出现口舌生疮，甚则出现牙龈肿痛糜烂和出血，口腔在前半部为上焦心肺，中间脾胃中焦，根部为下焦肝肾，两边为肝胆，龈为胃，齿为肾，上部仍属心胃肝火上炎，舌下部为下焦所属，结合舌体、舌苔及其部位进行综合判断，分别其寒热虚实的情况进行证治，口舌是脏腑之精气人体功能活动的门户，疾病受邪敏感，用药要简单清灵，不可过于辛辣刺激偏薄，从而加重病情，我们在临床上治疗口舌生疮的疾病，一般都从心证治，用自拟清心降火汤，有生地、甘草、二冬、石膏、白芨、乌梅、五味子、白蔹、瓦楞子、蛇酶等组成，根据寒热虚实情况进行加减。顽固性的口舌生疮，恶性的病变，经久不愈的口舌糜烂亦可采用本方进行治疗。

典型病例2 我们遇一患口腔癌的病人，经全国各地医院中西医治疗未见好转，经我们用基础方加核桃树枝30克、冬凌草30克、灵芝孢子10克、枣皮15克水煎服，日二次，稍温服，每次100毫升，前后半年治疗，四周为一疗程，逐渐好转痊愈，随访五年未发。

第四节　少阴病

一、少阴病基本病机

张仲景所称的里虚寒证，是伤寒六经在病变过程中后期的危重阶段，有少阴多死证之说，可由表证转变而来，也可因体虚而外邪直侵而发病，具体表现为"脉微细但欲寐"的脉证，反映出心肾阳虚、阴虚火旺和阴阳两虚三端，少阴包括了手少阴心和足少阴肾，心火下移于肾，肾水上奉于心，下肾相交，水火既济，阴阳交通，彼此制约则心火不亢，肾水不寒，病因和体质较为复杂。

二、少阴病的两极

少阴病可从阴化寒，从阳化热，其寒化证是心肾阳虚，阴寒内盛，出现恶寒身倦呕吐下利清谷，四肢厥逆，小便清长，舌淡苔白，脉微细，但欲寐等脉证，而阴盛格阳于外，又可出现面赤反不恶寒的阴极似阳的真寒假热的证象。少阴热化证是肾阴虚于下，心火亢于上，出现心烦不得眠，舌红脉细数的脉证，失治误治久之，或由病情进一步发展可成为阴阳两虚和亡阴亡阳之证，由于阳虚生外寒，常常寒化证兼外寒，阴虚生内热，热化证兼里实热的证候，按照《伤寒论》的治疗原则，寒化宜温经回阳，为少阴的本证，仲景指出"少阴病，脉沉者，急温之，宜四逆汤"，阳气大虚，阴寒极盛，否则有亡阳之变，目的是抓住时机早期积极治疗，见微知著，消患于未形也。汪友苓指出："少阴病本脉微细但欲寐，今者轻取之微脉不见，重取之细脉几亡，伏匿而至于沉，此寒邪深中于里，怡将入脏，温之不容以不急也，少迟则恶寒蜷缩，吐利躁烦，不得卧寐，手足逆冷，脉不至等死证立至也，四逆汤之用，其可缓乎？"

三、四逆证

四逆汤中炙甘草、干姜、附子，身体壮实者可加重附子和干姜用量，成无己说："四逆者，四肢逆而不温，四肢者，诸阳之本，阳气不足，阴寒加之，阳气不顺逆，是致四肢不温成四逆，此汤升发阳气，祛散阴寒，温经暖肌，是以四逆名之，甘草味甘平，《内经》曰，寒淫于内，治以甘平，却阴扶阳，必以甘为主，是以甘草为君，干姜味热，内经曰，寒淫所胜，平以

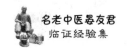
辛热，逐寒正气，必先辛热，是以干姜为臣，附子味辛大热，内经谓辛以润之，开发腠理，致津液通气也，暖肌温经，必凭大热，是以附子为使。"本方为甘草干姜汤和甘草附子汤合方，治阴盛阳虚的四肢厥逆，炙甘草甘温，温养阳气，干姜附子辛温助阳胜寒，甘草得附子鼓肾阳，温中寒，有水中暖土之攻，姜附得甘草通关节，走四肢，有逐阴回阳之功，肾阳鼓，寒阴消，则阳气外达，而脉升手足温，甘草能降低附子的毒性，更能加强姜附的温阳，它们相互形成，相得益彰。

学术心得　《伤寒论》124条说："少阴病，饮食入口则吐，心中温温欲吐，复不能吐，始得之，手足寒，脉弦迟者，此胸中实，不可下之，当吐之，若膈上有寒饮，干吐者，不可吐也，当温之，宜四逆汤。"少阴寒化证中膈上有寒胸中有实邪，"少阴病，欲吐不吐，心烦，但欲寐，五六日自利而渴者，虚故饮水自救，若小便色白者，少阴病证悉具，小便白者，以下焦虚寒，不能制水，故令色白也。"下焦阳气衰微，寒邪上逆，虚阳与实邪相争，阳虚不能胜邪，脾土不温，津液不能蒸化上承，火衰作渴，阳虚而不能制水之故，疾病初起而邪阻胸中的实证，痰湿之邪阻滞胸膈，正气向上，胸阳被食邪所阻，不得布于四末，邪结阳郁，实邪在上，不可攻下，"其高者引而越之"，宜因势利导。

四、阴盛格阳证

少阴阳虚，寒邪在膈，脾肾阳虚，不能化气布津而停聚，以温运脾肾之阳，阳复则饮去，315条指出："少阴病下利清谷，里寒外热，手足厥逆，脉微欲绝，身反不恶寒，其人面色赤，或腹痛，或干呕，或咽痛，或利止脉不出者，通脉四逆汤主之。"少阴病阳虚寒盛，阴盛格阳，阴盛于内，虚阳格于外上，里寒外热，真寒假热，脾肾阳虚而气滞血瘀，阴寒犯胃，胃气上逆，虚阳上浮，郁于咽嗌，阳气大虚，阴液内竭，不是四逆汤所能胜任。

通脉四逆是破阴回阳，通达内外，与四逆汤药不完全同，加大了附子、干姜用量，温阳祛寒的力量更强。《金鉴》指出："以其能大壮元阳，主持中外，共招外热返之于内。"在临证中并灵活加减，面色赤加葱白，以通格上之阳，腹中痛加芍药，以活血和络，干呕加生姜，取其和胃降逆，咽痛加桔梗，以利咽开结，利止脉不出者加人参，以益气生津，固脱复脉，而"病皆与方相应者，乃服之"，以示处方选药必须符合病机，兼证不同，有当随证加减。

典型病例1 余诊治一病人，发热畏寒一周，口渴而不欲饮，时有烦躁不安，舌质淡，苔薄白，脉洪而无力，曾一医以承气下之，病未减，寒热交作更甚，渴而喜热饮，汗出愈甚，此为阳虚欲脱，外显假象，疏真寒假热，方用通脉四逆汤加人参60克二剂，水煎冷服，二诊而症状减轻，但仍畏寒蜷缩怕冷，再以前方进三剂自觉微汗热退而病愈。此案真寒假热，内寒外热，阳虚阴甚无疑，以大剂量的回以救逆，以达治疗效果。

五、少阴病转归

少阴寒化之到了阴盛阳微时，进一步出现脾肾阳虚，"少阴病下利，脉微者"的见证，而"利不止，厥逆无脉，干呕烦者，白通加猪胆汁汤主之"，出现阴盛戴阳证，宜破阴回阳，宣通上下，重则兼寒苦反佐，下焦虚寒不得温煦，水谷不化。张路玉说："下利无阳证，纯阴之象，恐阴盛而膈绝其阳，最急之兆也，故宜四逆汤中去甘草之缓，而加葱白于姜附之中，以通其阳而消其阴，遂名其方为白通，取葱白通阳之义也。"通其被格于上之阳下交于肾，附子启下焦之阳，上承于心，干姜温中土之阳以通上下，量宜轻迅速发挥通阳的疗效，然而少阴阴盛戴阳服热药发生格拒，服白通汤不止者，显然是病重药轻，格拒更甚，而致厥逆无脉，阳药被阴邪所格拒，以白通汤佐以咸寒苦降之猪胆汁、人尿，以引阳入阴，以达破阴回阳的目的，如果此种情况不加以及时治疗，则易出现"脉暴出者死，微续者生"的转归，若阴液枯竭，孤阳无依，发露于外，故为死候，而脉微续说明阴液未绝，阳气渐复，预后好的表现，积极的辅助阳气，才会出现康复的生机。

六、阳虚水泛证

少阴阳虚继续发展，水气停蓄，膀胱气化不利，气机升降失调，出现阳虚水泛，"少阴病，二三日不已，至四五日腹痛，小便不利，四肢沉重疼痛，自下利者，此为有水气，其人咳，或小便不利，或下利，或呕者，真武汤主之"。应温肾阳利水气，张仲景对于较为复杂的病情，都要进行加减，咳加五味子，细辛，小便不利加茯苓，下利去芍药加干姜，呕去附子加生姜等。少阴病日久，邪气遂深，肾阳日衰，阳虚寒盛，水气不化，泛溢为患，浸淫肢体、肠胃，水气停蓄于内，膀胱气化不行，水饮内停，随气机升降，无处不到，上逆犯肺为咳，冲击于胃，水饮下趋大肠，下焦阳虚，则小便不利，是肾阳虚衰兼水气为患，以温肾阳利水气的真武汤，方中附子辛热壮肾

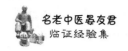

阳，使水有所主，白术燥湿健脾，使水有所制，生姜宣散佐附子以助阳，主水中有散水之意，茯苓淡渗，佐白术健脾，制水中利水之用，芍药敛阴和营，制附子刚燥之性。

七、真武汤证辨

真武汤应用范围较广，中气下陷胃脘痛、腹痛、泄泻、便秘、心悸眩晕、中风、头痛、水肿、低热、肺胀、咳喘、妇女带证属于心肾阳虚，水气泛溢者等都有较好的效果。有的医家认为："真武汤专治里寒停水，君主之药当是附子一味，为其能走肾温经而散寒也，水寒侮土，则腹痛下利，故用苓术芍药以渗停水，止腹痛，四肢沉重是湿，疼痛是寒，略带表邪，故用生姜以散邪，或疑芍药酸寒，当减之极是，然上证系里气虚寒，方中即有姜附之辛，不妨用芍药之酸以少敛中气，若咳者水寒射肺，肺叶张举，既加细辛、干姜以散水气，加五味子以敛肺，五味子酸涩太厚，不须半升之多也，小便利者，不得云无腹水，乃下焦虚寒，不能约束水液，其色必白，去茯苓者，恐其泄肾气也，其下利者，里寒盛，故去芍药加干姜，呕者水寒之气，上壅于胸中也，加生姜足前成半斤，以生姜为呕家圣药，若去附子，恐不成真武汤也。"

八、临床经验

每每遇年老哮喘病人，病因颇多，治法各异，久病正气必虚，虚极及肾，发作时以攻邪为主，当顾其正气，哮喘咳嗽之疾，逢感冒或过劳即发，汗出当风，而恶寒发热，心悸气短哮喘，小便不利，喉中有水鸡声，痰声漉漉，头目眩晕，舌质淡，脉沉微欲绝，有误汗伤阳水气上逆之征，似有外寒内热之假象，易于与小青龙汤证相混淆，用真武汤加五味子敛肾根之气益肺气，补骨脂纳肾气制肺气，可适量加入黄糖以助附子温通肺肾，若发汗太过败其脾肾之阳，水失所主，上凌心肺，心阳不振肺气上逆，以真武汤振奋心阳而行水气，故能病愈。

九、骨节寒湿证辨

人之阳气虚弱，寒湿易于侵袭。《伤寒论》指出："少阴病，身体痛，手足寒，骨节痛，脉沉者，附子汤主之。"里阳不足，阳气下陷而不举，阳气而气血不能达于四末，水寒不化，寒湿流注于经脉骨节之间，用附子汤温经祛寒除湿，本方重用附子，但经炮制，温经散寒镇痛，与人参温补壮元阳，与白术茯苓配伍健脾除寒湿，佐芍药和营血通血痹，加强温经治痛之效果，本方与真武汤都是肾阳虚兼水湿之邪为患，而附子汤阳虚更甚，兼寒湿之邪凝聚于骨节之间，两方都有附术苓芍，但本方重用附子增倍，配伍人参温补元气。而"少阴病得之一二日，口中和，其背恶寒者，当灸之，附子汤主之"。少阴寒化无里热，寒湿凝滞督脉，可以汤药与灸法并进，以增强疗效，对督脉的大椎、气海、关元等穴位都是强壮之穴，用以改善少阴寒化之程度，使机体阳气充养而病愈。

十、少阴吐利辨析

在少阴病阳虚寒甚当阳气逐渐有所来复时，正邪相争，《伤寒论》309条指出："少阴病吐利，手足逆冷，烦躁欲死者，吴茱萸汤主之。"阴邪很盛，阳气与阴邪剧争，以辛烈迅散温降肝胃，逐阴泄浊通阳，本证以吐下利为主，有阴尽阳微之意，少阴与厥阴合病证同，长期脾肾阳虚，下利便脓血，而滑脱不禁，运化失常统摄无权，出现大肠滑脱，"少阴病下利便脓血，桃花汤主之"，脓血杂下，腹痛而喜温按，具有口淡不渴，泻下无力急后重，无秽臭，可用本方温摄固脱，赤石脂性温益气调中涩肠固下，半入药中煎，半为末冲服，直辅以干姜温中阳，粳米补益脾胃。

十一、少阴总则为顾护阳气

在临床上可以用于少阴虚寒证愈候续发下利如鱼脑全无臭气，以参附汤、四逆汤等不效者，"少阴病，二三日至四五日，腹痛小便不利，下利不止，便脓血"，寒邪内入，阳虚寒滞，脾肾阳虚，津液损伤。仲景指出"少阴病，下利便脓血，可刺"，以泄邪固涩，补法留针，选用长强穴以强壮温补止泻，与此同时还可以采用灸法，"少阴病，吐利手足不逆冷，反发热者，不死，脉不止者，灸少阴七壮"，如太溪以补法，吐利暴作，阳虚脉不至，阳能胜阴，以温通阳气，阳通而脉自至，"下利脉微涩者，呕而汗出，必数更衣，反少者，当温其上，灸之"，少阴阳虚血少，下利，阴邪上逆，卫外不固，中气下陷，阴盛气逆，温阳伤血，降逆更利，升阳碍于呕逆，汤剂难施，以灸法温其上，使阳升利止为权宜之计，而且疗效亦可靠，少阴寒化证的预后，经过正确治疗后，使阳回自愈。

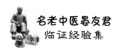

十二、少阴厥逆证辨治

"少阴病，脉紧至七八日，自下利，脉暴微，手足反温，脉紧反去者，为欲解也，虽烦下利必自愈，若利自止，恶寒而蜷卧，手足温者可治，使自烦，欲去衣被者，可治"，里虚寒盛，治疗后阳气逐渐来复，寒邪已去，正邪相争，阳烦暖气以回，得以自愈，手足温而利自止，病情向愈，预后好，可救治，自烦而欲去衣被，是阳气内争可治，阳气来复与寒邪相争的缘故。阳气不回为不治之证，"恶寒身蜷而利，手足逆冷，不治，吐利躁烦四逆者，死，下利止而眩晕，时时自冒者，死，四逆恶寒身蜷，脉不至，不烦而躁者，死，六七日息高者死，脉微细沉，但欲卧，汗出不烦，自欲吐，至五六日，自利，复烦躁，不得卧寐者，死。"少阴病预后好坏，决定于阳气的存亡，提示四肢阳气以败，脾肾阳气衰败，手足不温厥冷预后不良，及时地透以白通四逆以回阳救逆，若阳不盛阴而正能胜邪而四肢转温，正不盛邪，阳气已绝，为死候，吐利加厥逆，是中州之土先败，上下交征，中气当断为死候，或阴厥于下，阳脱于上，阳回利止则生，阴尽利止则死，阳绝神亡，真阳虚极，无力鼓动血脉，断为死候，吐泻交作，正气暴绝，气血一时不能续接，不烦而躁，阴气长，阳气消，招之不还，阴盛而阳无所附，是为死证，还有肾气厥于下，呼吸浅表，肺气厥于上，呼吸只能入肝与肺，不能入肝肾，生气以绝，阴阳离绝的危候，阳从外脱而无力与邪抗争，阳气不返，气根以绝，阳虚而阴邪上逆，一线残阳，达垂绝阶段，阴阳离绝，则为死候，急以回阳救逆都难以挽回，故当详加细辨。

十三、少阴肾虚证治

少阴热化证，肾阴虚于下，心火亢于上，"少阴病得之二三日，心中烦，不得卧，黄连阿胶汤主之"。阴虚阳亢，真阴亏虚，邪火复炽，心肾不得相交，以滋阴清火，心火炽盛，肾阴亏虚，苔黄，舌红绛，热邪煎熬，以清心火，滋肾阴。成无己说："阳有余以苦除之，阴不足以甘补之，鸡子阿胶之甘以补血，酸收也，泄也，芍药之酸，收阴气而泄邪热。"阿胶烊尽，鸡子黄搅令相得，温服，少阴之病，用阿胶以补肾阴，鸡子黄佐芩连于泻心中补心血，外泻壮火而内坚真阴，少阴佐阿胶于补阴中敛阴气，内扶真阴而逆亢阳，心肾交合，水升火降，滋阴以和阳，刚以御外侮，柔以扶内主，本方是《伤寒论》少阴病心肾不交的名方。

临证经验 用黄连阿胶汤治疗神经衰弱、顽固性失眠、焦虑证、不寐等证加减，3—6剂即可好转痊愈。少阴病心烦不得眠，阴虚有热，而水气不利，"少阴病，下利六七日，咳而呕渴，心烦不得眠者，猪苓汤主之"，水气偏盛于大肠，逆胃犯肺，水气内停津液不能上承，阴虚火旺，上扰神明，于阳明病之猪苓汤病机相同，症状有异，阳明病"脉浮发热，渴欲饮水，小便不利者"，辨证要点是咳呕渴小便不利，阴虚火旺兼水气不利，与真武汤的水气恰好相反，一寒一热，一阴虚一阳虚，本方用于慢性肾盂肾炎，长期反复发作，经久不愈，发热头痛，腰痛，食欲不振，尿少，口渴咽干，失眠多梦，舌质红苔少，脉细数之劳淋，消渴、水肿、不寐、心悸、癃闭属于阴虚有热，水气不利之证，而湿热留恋下焦，日久伤肾，本方既能清利湿热又能滋肾，临床上可大胆运用疗效卓著。

临证心得　少阴病大多数是虚寒证，但出现发热时可考虑为兼表证，"反发热脉沉者，以麻黄附子细辛汤主之。"它同普通的太阳表证不同，是本是少阴而反发热，当然是温少阴为主，兼发汗解表，是因少阴与太阳为表里，即太少两感，宜表里同治，温经发表，服法要点是先煎麻黄去沫再煎，解表邪，附子温肾阳，细辛气味辛温雄烈，佐附子以温经，佐麻黄以解表，温阳中促解表，解表而不伤阳。赵嗣真认为："熟附子配麻黄，发中有补，生附配干姜补中有发，仲景之旨也。"本方用于风寒入于少阴之咳嗽头痛，喉痒，声音嘶哑，寒邪犯肾，舌淡苔白，脉沉紧等证。少阴病里虚寒证，"少阴病得之二三日，麻黄附子甘草汤微发其汗，以二三日无证，故微发汗也"。没有下利清谷的虚寒证，由于虚不很甚，须微发汗，表里同治，温经解表，麻黄附子甘草汤是麻黄附子细辛汤，去细辛加炙甘草，病势缓而去辛散之细辛，加甘缓之甘草温经发汗。更有医家认为："少阴无里证，欲发汗者，当以熟附固肾，不使麻黄深入肾经劫液为汗，更妙甘草缓麻黄于中焦，取水谷之津液为汗，则内不伤阴，邪从表散，必无过汗亡阳之虑也。"

十四、少阴腑实证治

少阴急下证，燥实灼津，真阴将竭，急当下之，"少阴病，得之二三日，口燥咽干者急下之；自利清水，色纯青，心下必痛，口干燥者，可下之，六七日服胀，不大便者，急下之"，为少阴三急下证，是由于脏邪传腑，由虚转实，是证情向愈的表现，数真实真虚之证，肠腑燥实，灼伤真阴，必当急下，逆挽将竭之真阴，吐燥水竭，燥实内结，蒸灼津液，肾阴损伤，邪气复归阳明，少阴夹火，偶见阳明腑证，胃火素盛，肾水素亏，当泻胃火以救肾

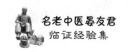
水，当热极旁流，火烁津枯，真阴耗损，燥实内结，下利而攻下，通因通用，通因塞用之意，实邪去热利止，阴能存，肝邪乘肾，加之胃土实热所致，去实热逐肾邪，少阴经热极肾燥，肠中燥屎更坚。而肠腑阻滞，土实水竭，阳明燥实灼伤肾阴，燥屎内结，急进攻下，故须与阳明三急下证加以鉴别。

十五、肝郁肾虚证治

在少阴证出现肝胃气滞，阳郁致厥，气机不畅，阳气内郁不能达于四肢，升降失常，为心悸、小便不利、腹痛、下利四逆，邪在少阳传入少阴，陷下阴阳不能交通而脾胃不和，阳气虚寒，不能达四末，少阴邪气夹木乘胃，三阳传厥阴合病也，宜以疏肝和胃，透达郁阳，"少阴病，四逆，其人或咳，或悸，或小便不利，或泄利下重者，四逆散主之"。本方有四大特点，一是炮制，枳实破水渍浸泡，炙炒干，增加横穿肝胃行气之功，二是散剂为末细而冲服，三是白饮米粉或米油和服，四是加减，咳加干姜五味子，温肺止咳，心悸加桂枝，小便不利加茯苓，腹痛加附子，泻利下重加薤白，亦可水煎汤服用，而且温服。方中，柴胡疏肝解郁透达阳气而外行，阳气通而四逆温，枳实主降制后横行舒解肝胃，破肝之结，胃家之宣品，具有宣通胃络，行气以散结，芍药甘草以制肝和胃益阴缓急，疏泄经络中血脉，以泻肝阴，甘草调中以缓肝气，和解水木。

临床经验 四逆之和法，共四味，三物得柴胡外走少阳，内走厥阴，肝胆疏泄而四厥则通，若咳者加五味子、干姜温敛肺气，以温散酸收治利，悸者加属心气虚加桂枝以益心气，小便不利加茯苓以行水，里寒腹中痛加附子，泻利下中阳郁于下，加薤白以通阳。本方应用范围甚广，腹痛、黄疸、胆胀、胃脘痛、协热利、郁证、噎膈、胁痛、瘰疬、瘿瘤、厥证、眩晕、失眠、鼻渊、月经病、症瘕、肠覃、具有肝脾气滞者，都有较好的疗效。

十六、少阴移热膀胱

少阴病热移膀胱，脏邪还腑，阴证转阳，"少阴病，八九日，一身手足尽热者，以热在膀胱，必便血也"，膀胱主一身之表，热伤血络，迫血妄行，少阴病一般不热，此为热，阴病出阳，里病出表，正气来复，阳气回升，肾移热于膀胱，出血为少阴之热所迫，寒邪郁久化热，自内达外，太阳经多血，血得热则行，可以在小柴胡汤基础上加竹叶、白茅根、熟地等加以治疗。少阴病伤津动血证，"咳而下利，谵语者，被火气劫故也，小便必难，以强责少阴汗也"。阴盛阳虚兼水气，属真武汤证，阴虚有热兼水气为猪苓汤证，两者都禁发汗，而火法强发汗，火热伤津胃中干燥，上扰心神，膀胱液耗，少阴之邪上逆下注，肾阴被耗，可用五苓散或六味地黄丸以救其阴。"但厥无汗而强发之，必动其血，未知从何道出，或从口鼻，或从目出者，是名下厥上竭，为难治。"由于肾阳衰微，宜温肾回阳，禁用发汗，厥而无汗，强发汗，阳气更虚激动营血而导致上溢，阳气虚于下，阴血竭于上，动其经遂之血，少阴阴阳气血俱伤，为逆中之逆，有其上热下寒，真寒假热，虚实错杂，阴阳格拒，浮阳于外，阴竭于内错综复杂的病情。在临证时，尤当辨别其寒热虚实的孰轻孰重，深重浅轻的程度、性质和部位进行施治选方用药，密切观察，中病即止，改弦更张，另立他法，切中病机，针对主证，抓着主要矛盾，方能使少阴之病逐渐地好转达到痊愈的目的。

十七、少阴咽痛证辨治

少阴咽痛之证，阴虚火旺，阴虚而液泄，虚火上炎，气滞胸满，热扰胸膈，不宜苦寒直折，宜滋阴润燥，"少阴病，下利咽痛，胸满心烦，猪肤汤主之"。肾水侮脾土，少阴热郁，久之而阴虚无疑，津液被伤，肾水不足，水中无火，上刑肺金，本方是甘润平补，润肺肾之燥，解虚烦之热，蜜粉缓其中，从肾上入肺中，解三焦之燥，滋肾润肺补脾，清热润燥，除上浮之虚火，滋化源，培母气，水升火降，上热自出下利自止。

临证心得 少阴病轻证四方，一是"少阴病二三日，咽痛者，可与甘草汤，不差者与桔梗汤"。少阴客热咽痛，肾阴虚轻而热不甚，以轻解客热。效果不明显者，再加桔梗汤，以开肺利咽，二方均以温服为宜，甘草清热解毒，治客热咽痛，桔梗辛开散结清音。三是苦酒汤，咽伤破溃的证治，波及会厌，痰火郁结，"咽中痛生疮，不能语音，声不出者，苦酒汤主之"。少阴热气随经上冲，邪入于里，心与火俱化而克金，清热涤痰，敛疮消肿，本方简便效廉，最大的特点是，半夏和苦酒纳于鸡子中，少而含咽之，是我国最早的含化剂，取其半夏涤痰散结，辛温滑利，开上焦痰热之结，鸡子白利咽润燥，清凉化窍，苦酒敛疮消肿，酸敛收之，使阴中热淫之气敛降，理窍通声，辛开苦降，药效直接作用于病所，阴火上攻。四是"少阴病咽中痛，半夏散及汤主之"，寒克咽痛，本方散寒通阳，涤痰开结，特点是辛温之剂，捣筛汤散合治，汤者水煎七沸，散者更煮三沸，冷咽服之，半夏涤痰散结，桂枝通阳散寒，甘草补中缓急，故在临床上须详细辨识寒热咽痛而施治

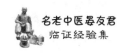

之。在欲愈者，为少阴中风，脉阳浮阴弱，缓图以调养，调和营卫，辅佐阳气，固护原真之气，阴阳之气归于下焦肾经。

第五节　血证神志精神等疾病辨治

心为君主之官，主持血液在脉管内的运行，主宰人的神志和思维的整体活动，他的经络直接循行于舌，和小肠互为表里的络属关系。在疾病状态下首先表现出神志和血液运行障碍方面，心包为心之外围，保护心脏免受外邪的侵袭，六淫之邪从口鼻进入人体，犯肺而逆传心包，特别是温热之邪，可以表现出外热和热扰神志的病变，心系本身的疾病是起于内伤，或由于禀赋不足，脏气虚弱，病后体虚，思虑过度，劳伤心脾，导致心之阴阳虚衰。心病有虚实之分，虚则为气血阴阳虚，实则痰火瘀热，虚实之间常兼夹互见，心主血，肺主气，气为血帅，血以载气，肺朝百脉，心肺在生理上互为联系，病理上相互影响，肺气虚，宗气生成不足，运血无力，心气不足，血行不畅，影响肺气的输布和宣降，可以表现为呼吸气血的异常和气息的障碍，而心主血脾化血，脾虚而气血生化无源，统摄无权，心血亏耗，思虑过度，伤及心脾，形成心脾两虚，心肾之间，心阳下降于肾，以温肾水，肾阴上济于心，以养心火，心肾相交，水火既济。

肾阴不足则心火独亢，心火亢于上，不能下交于肾，心肾阴阳水火失去协调，心肾不交，故心在五脏之间起着主导作用，生理和病理上密切相连，不可分割。心系的病变主要有心悸、胸痹、失眠、癫狂、郁证、梦遗等。首先是心阳气虚，心悸气短，胸闷，心痛，舌苔薄白，脉虚无力或结代，自觉心中空虚，惕惕而动，动则尤盛，心痛猝然而起，伴见肢冷脉急数散乱，鼻青紫绀，面色㿠白，形寒自汗，以温心阳，益心气，参附汤之类，心阴血虚，见于失血之后，热病伤阴，劳心过度，阴血暗耗，心悸心烦，不寐，舌红苔少，舌尖赤，脉细数，以滋阴养血安神，四物汤之流。

在实证方面，痰火内扰，由肝气不疏，气郁化火，煎熬津液成痰，甚则上蒙心包，心悸癫狂不寐，舌质红，苔少，脉数，胸中躁动烦热，神志痴呆，语无伦次，哭笑无常，噩梦纷纭，躁扰难寝，以清心豁痰泻火，如礞石滚痰丸，饮遏心阳，有停痰伏饮，积于胸中，阻遏心阳，出现心悸眩晕呕吐，舌苔白腻，脉象弦滑沉紧，化饮除痰，苓桂剂之类，心血瘀阻，由心血心阳亏虚，无力温运血脉，气滞血瘀，痹阻络道，心悸怔忡，胸心弊闷刺痛，痛引肩背内臂，舌质暗红有瘀斑瘀点脉细涩结代，甚则，心胸暴痛，肢厥神昏，脉微欲绝，宜活血通络行瘀，血府逐瘀汤之类，心系之疾病兼证还有心脾两虚，治宜补益心脾，如归脾汤之类，而心肾不交，以交通心神，黄连阿胶汤，心肺气虚补益心肺，四君汤等。在证治时，温阳不忘补气，气旺阳充，温阳不忘养阴，以阴中求阳，潜阳而不致生热，滋阴时不忘降火，阴虚而火旺，更莫忘升阳，善补阴者必以阴中求阳，阴得阳助而源泉不绝，阴阳俱虚者，宜以阴阳双补，如炙甘草汤等，当饮遏心阳者，不忘脾阳虚而失于健运，健脾而养心，心阴虚与痰火内扰，与肝肾二经的虚实有关，是因为精血亏而心阳亢，肝胆火旺则灼津成痰，血瘀是因虚致实，与气滞痰浊郁阻，分别给予祛瘀祛痰行气，心阴虚与痰火内扰，精血亏耗和心阳亢盛，肝胆火旺，灼津成痰，分清虚实加以治疗，心之虚证可常用酸枣仁、柏子仁、伏神，实证可用重镇安神之品，如龙骨、牡蛎等，达到心神有所藏，心血有所归的目的。

一、不寐

失眠之证，绝大多数的病因是心内因素，经常不能获得正常的睡眠，入寐困难，寐而易醒，醒后不能再寐，时寐时醒，而且整夜不能入寐，历代医家认为由"胃不和，卧不安，虚劳虚烦不得眠"所致。

（一）主要病机

思虑劳倦太过，伤及心脾，阳不交阴，心神不交，阴虚火旺，肝阳扰动，心胆虚祛心神不安，不脉的原因甚多，与心肝脾肾密切相关，表现出阳盛阴衰，阴阳失交，心主血脾生血，血养心，藏于肝，统于脾，精血互化，真精藏于肾，肾精又上奉于心，心气下交于肾，神志安宁。

七情内伤，暴怒、思虑、忧郁、劳倦伤及诸脏，精血内耗，彼此影响，形成顽固性不寐，故而虚证俱多，在辨证方面要分清虚实，虚者心脾肝肾，实则湿食痰火瘀血阻滞郁结。

（二）证治原则

以补虚泻实调整阴阳，在疾病发生发展过程中注意因实致虚和因虚致实的相互转化，把握和切断方药，调整盛衰变化，虚实夹杂，宜以补泻兼顾。《类证治裁》指出："阳气自动而静则寐，阴气自静而动则寤，不寐者，病在阳不交阴也。"

实证首先是肝郁化火，由于恼怒伤肝，肝气郁结，化火上扰心肾，肝气

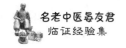
犯胃，郁久化火乘胃，宜疏肝泻热安神，以龙胆泻肝汤加朱伏神、龙骨、牡蛎重镇安神，加郁金、香附疏肝解郁，其次是痰热内扰，原因是宿食停滞，积食生痰，痰湿壅遏，气机不畅，胃失和降，痰热上扰，清阳被蒙，以化痰清热和中安神，温胆汤之类，加焦三仙、大黄以荡涤实热，火热降而安神。虚证以阴虚火旺，主要是肾阴不足，不能上交于心，心肝火旺，虚热扰神，肾精髓海空虚，心肾不交，精关不固，以滋阴降火，养心安神，如黄连阿胶汤合朱砂安神丸，可适当加入柏子仁、酸枣仁以加强养心安神之功。心脾两虚者，血不养心，神不守舍，气血亏虚，清阳不升，血虚不能上荣于面，脾失健运，以补养心脾，用归脾汤加减化裁。心胆气虚，益气镇惊，安神定志，用安神定志丸合酸枣仁汤，还有病后体虚者，心烦不眠，气血虚弱，仍可与八珍汤、归脾汤以补益气血，血虚肝热者在补血的基础上加入清肝之品，心神不交，虚阳上扰者，用交泰丸，以引火归元。

（三）嗜眠证辨治

与不寐相反的多寐的嗜眠证，《灵枢》认为："阳气盛则瞋目，阴气盛则冥目"，由阴寒盛而阳气虚所致，李东垣认为是"脾胃之虚怠惰嗜卧"，朱丹溪认为是"脾胃受湿，沉困无力"，以及病后高年阳气虚弱，营血不足，困倦无力而多寐，在温热病后期和慢性衰弱性疾病后期，是病情加重危险的信号，湿盛者为痰湿困脾，脾阳不振，以燥湿健脾之平胃散加合香、佩兰、菖蒲、豆蔻、南星等振奋脾阳，中气不足和阳气虚弱以附子理中汤。另外还有健忘证，除禀赋不足的先天生性迟钝、天资不足因素外，肾精不足，不能上奉于心，脾虚而心神不宁，思虑过度，阴血暗耗，房事不节，肾精亏虚，脑失所养，可选用归脾汤、六味地黄丸、枕中丹等，要区别于年老体衰和大病久病危急温热病后期的多寐之证。

二、郁证

七情致病绝大多数是心内因素所致，心病心药治是治本之法，心主神明而失主出现情志不舒，气机郁滞，心情抑郁，情绪不宁，胁肋胀痛，易怒善哭，咽中异物梗阻，失眠等证发生。

百病皆生于气，在现代的社会生活中，几乎百分之九十以上的人们心里存在着健康问题，抑郁、忧虑、焦虑之证在所难免，有的可以自我减压而缓解，有的服药治疗，有的是不可逆而终身为患，变生他病，癫狂躁精神性疾病，严重地影响了日常生活，同时造成社会问题。在整个内科疾病中，由于气郁所致的疾病症状和过程之中，随各种疾病的缓解而消失，亦有随各种慢性重证疾病加重而变化，甚则加重。

（一）基本病机

王安道在《医经溯源集》中说："凡病之起，多由乎郁。"《丹溪心法》也认为："一有佛郁诸病生焉，故人身诸病，多生于郁。"由情怀不畅，失其常度，气机郁滞，由气及血，变生多端，气血痰火湿食"六郁"。《景岳全书》明确指出："五气之郁，因病而郁，情志之郁因郁而病。"累及到肝脾心和五脏，郁证的辨证，根据《素问》："木郁达之"和"郁病虽多，皆因气不周流，法当顺气为先"，郁证是结果，不是原因，疏肝解郁是治标之法，防止病情发展，而治心调畅气机通心脉为治本之法。郁证须分虚实两端，从实证看，有肝气郁结，情志所伤，肝失条达，气机不畅，气滞血瘀，肝络失和，肝气犯胃，胃失和降，以疏肝理气解郁，用柴胡疏肝散之类，达到理气气和中，活血化瘀，气行血行之目的，适当加消食健脾之品，以促脾胃的运化，调畅升降，和解燥湿，清浊各有其路，妇女则加入活血化瘀之品，使冲任通畅，女子情怀舒畅，经水入常，气血各归其所，郁结解而病愈。

（二）辨证治则

气郁化火，肝火犯胃，清肝泻火，解郁和胃，可与丹栀逍遥散加减，泻肝和胃，加大黄以泻火通便，肝郁气滞痰郁时，乘脾而脾失健运，聚湿生痰，痰气郁结胸膈之上，形成梅核气，气失舒展，肝经郁滞夹痰，以降逆化痰理气解郁，利气以散结，根据寒热情况而加清热化痰和温化寒痰之品。虚证首先是忧郁伤神，心气耗伤，营血暗耗，不能奉养心神，在妇女可以出现脏燥之证，气郁血虚，以养心安神，缓急润燥，益心气而安心神，心脾两虚劳伤思虑，心失所养，脾不健运，生化之源不足，故以补益心脾，归脾汤之流，脾胃强健，气血自生，神安志定，使阳生而阴长，补气生血以养心，在治疗过程中可加入开郁安神之品，以加强治郁之功。

阴虚火旺者，是脏阴不足，营阴暗耗，虚阳上浮，心神失养，虚热扰神，肾阴虚而相火妄动，精关不固，肝肾失养，冲任不调，宜以滋阴清热，镇心安神，如滋水清肝饮，滋阴补肾，壮水制火，清泄肝火，益肾固精，加理气开郁调经之品，以防止月经不调、精关不固而进一步加重肾阴虚。《素问》指出："木郁达之，火郁发之，土郁夺之，金郁泄之，水郁折之。"《景岳全书》说："凡五气之郁，则诸病皆有，此因病而郁也，至情志之郁，则总由乎心，此因郁而病也。"

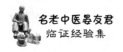

（三）临证经验

故在临床上，注意五脏之郁和因郁而病以及因病而郁的不同情况，审证求因进行重点的治疗，达到治本的目的。本病除药物治疗外，精神治疗极为重要。《临证指南》指出："郁证全在病者，能移情易性。"关爱病人的痛苦，调动病人治疗的主动积极性，正确对待客观事物，树立乐观主义精神和战胜疾病的信心，也可配合气功太极拳加强锻炼，提高机体的免疫功能，参加有益的社会集体活动，融入社会，与人群多加交流，排泄释放压力，消除忧虑，回到社会的群体当中。

三、遗精

有梦遗和滑精，都是不因性生活而遗泄，《诸病源候论》说："肾气虚损不能藏精"所致，还有情志失调，房事过度，饮食失节，湿热下注，手淫欣丧等，君相火动，心肾不交。《素问》说："肾者主蛰，封藏之本，精之处也。"肾虚是疾病本质。

（一）基本病机

凡情志失调，劳神太过，意淫于外，心阳独亢，心阴被灼，寐则神不守舍，心火久动，水不济火，君火动越于上，肝肾相火应之于下，致精室被扰，阴精失位，应梦而泄，少年阳气初盛，情动于中，心有所慕，所欲不遂，或鳏夫久旷，思慕色欲，皆令心动神摇，扰精妄泄，心肾阴虚火旺，久之而滑脱不禁，湿热扰动精室，醇酒厚味，损伤脾胃，脾不升清，胃不降浊，湿浊内生，流注于下，蕴而生热，热扰精室，湿热流注肝脉，疏泄失度，经气郁滞，影响精关不固。

劳伤心脾，气不摄精，心脾二经气虚下陷，肾虚滑脱，精关不固，肾中阴虚阳亢，火扰精宫，精气不固，肾不藏精，心肾不交，梦遗日久，先天本方不足，疏泄失度，与心肝脾胃，真元下渗，阴虚及阳，心阳暗耗，必然耗灼肾阴，相火妄动。

（二）辨证方药

有梦为心火，无梦为肾虚，遗精的主要症状为，少寐多梦，梦则遗精，伴有心中烦热，头晕目眩，精神不振，体倦乏力，心悸怔忡，善恐健忘，口干，小便短赤，舌红脉细数，《景岳全书》之"遗精之始，无不由乎心，尤当持心为先"理，以天王补心丹治其心为基础，心火独亢者加黄连，心肾不交，火灼心阴加菖蒲、莲子，湿热下注而扰动精室的，以清热利湿，加萆薜、车前子，脾虚下陷的加柴胡、升麻以升清降浊，湿热流注肝脉加龙胆草，湿热由脾虚日久化热而成，故不宜妄投苦寒，所谓"治中焦以睿其源，利湿热以分其流"之说，劳伤心脾气不涩精，黄芪、朱砂，肾虚滑脱，精关不固，补肾益精，固涩止遗，加龟胶、鹿胶等。

（三）临证经验

在治疗过程中，必须注意三点，一是加入固涩之品，二是虚证阴中求阳，阳中求阴，维持阴阳平衡，三是固护先后天脾肾的相互滋生，心火肾水的既济阴阳相交。切不可一味追求滋补。除外节制房事，调摄心志，加强营养，饮食平衡，防止发展成虚劳。

（四）阳痿证治

久泄可以成为阳事不举，与肝肾胃三经有关，《灵枢》称"阴痿"，采取温肾壮阳的桂附八味丸为基础进行治疗，精气虚寒，命门火衰，加淫羊藿、干姜思虑忧郁，伤及心脾，加太子参、黄芪、桂圆肉、恐惧伤肾加枣仁、远志，湿热下注加知母、黄柏。《景岳全书》说："凡惊恐不释者，亦致阳痿，恐伤肾，凡遇大惊悴恐，能令人遗失小便，即伤肾之验，又或于阳旺之时，忽有惊恐，则阳道立痿，亦其验也。"

四、血证

心主持血液在脉管内运行的功能，而凡是血液不循常道或溢于脉外，上则口鼻诸窍，五脏及皮肤二阴等，《景岳全书》归纳为"火盛、气伤"两个方面，清代医家唐容川着有《血证论》专著，提出了止血、消瘀、宁血、补血四法。

（一）基本病机

本病的主要病机脉络损伤和血液妄行，风热燥邪犯肺，湿热之邪侵及肠道，实热深入下焦，而咳便溲血，嗜酒辛辣厚胃味，湿热内生，熏灼血络，迫血妄行而衄吐便血，脾胃虚弱失其健运，统摄无权，情志过极，火动于内，肝气横逆犯胃，胃络损伤，迫血妄行，"怒则气上，甚则呕血"，肝气郁结，肝火犯肺，血随火升，劳倦过度，神劳伤心，体劳伤脾，房劳伤肾，心脾肾气阴损伤，气虚不摄。

（二）血证辨治

衄吐便紫（皮下）出血，久病及热病后期，阴津伤耗，阴虚火旺，正气亏损，气虚不摄，久病入络，血脉瘀阻，血不循经，血证之辨证，首先辨证

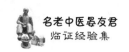

部位及脏腑，治疗以治火治气治血三法，清热泻火，滋阴降火，清气降气，补气益气，凉血止血，收敛止血，活血止血。首先是鼻衄，由火热迫血妄行四肢，以肺胃肝热为主，仍有一部分气虚失摄，正气亏虚，肺内积热，耗伤肺阴，血热妄行，风热上受，表卫受恶，热邪犯肺，肺气不宣，以清泄肺热，凉血止血。

1.**鼻衄** 火热迫血妄行，肺胃肝热为常见，肺内积热，耗伤肺阴，虚热妄行，风热上循表卫受遏，热邪犯肺，肺气不宣，以清泄肺热，凉血止血，在清轻宣散之银翘散加丹皮、白茅根、旱莲草、侧柏叶、黄芩、栀子、玄参、生地等。属于胃热灼盛的，热迫血行，消灼胃津，胃热扰心，以清胃泻火，凉血止血，以玉女煎加白茅根、小蓟、大蓟、藕节、大黄炭、阴伤加花粉、石斛、玉竹以养胃生津。肝火上炎，肝气郁结化火，火热迫血上溢肝火上乘，肝经实火，可用黛蛤散加蒲黄、藕节、大小蓟、女真子、旱莲草、玄参等。气血两虚，气虚不摄，失于温煦和濡养，血脉不充，以补血摄血，加仙鹤草、阿胶、茜草等。齿衄，由胃热炽盛，络损血溢，胃热上蒸，热结阳明，以泻心汤，清胃泻火，凉血止血。阴虚火旺，肝肾阴虚，相火上浮，热迫血行，以滋阴降火，凉血止血，以滋水清肝饮，随证加减。

2.**咳血** 血从肺来，由肺络受损，肺失清肃，血溢脉外，感受风热燥邪，燥热伤肺，以清热润肺，宁络止血，选用沙参、麦冬、梨皮、川贝、银翘、花粉等，肝火犯肺，清肝泻肺，凉血止血，选用地骨皮、海蛤壳、海浮石、三七、丹皮、栀子、犀角、生地等，阴虚火旺者，以滋阴润肺，宁络止血，选用二冬、二地、百合、白芨、白薇、青蒿、鳖甲、龟板、乌梅炭、五味子等。

3.**吐血** 吐血的血从胃来，由于胃中积热，胃热壅盛，胃失和降，热伤胃络，胃热伤津，胃气上逆，以清胃泻火，化瘀止血，可选用三黄，十灰散，加白芨、代赭石、竹茹、乌贼骨等，肝火犯胃，泻个清胃，凉血止血，龙胆泻肝汤加白茅根、藕节、旱莲草、茜草等。而气虚血溢，统摄无力，血液外溢，健脾益气摄血，可用参、术、芪加仙鹤草、白芨、乌贼骨、炮姜炭等，气随血脱者，急用独参汤，益气固脱，并积极抢救，注意饮食有节，禁烟酒辛辣生火之品。便血，血从肛门而来，由肠道湿热蕴结，脉络受损，传化失常，气机阻滞，清化湿热，凉血止血，选用地榆、槐花、荆芥炭、枳壳、当归、麻仁、茜草、三黄，脾胃虚寒，中气不足，统摄无力，血溢肠内，寒凝气滞，健运失司，温中健脾，养血止血，可用附子理中汤，加乌贼骨、三七、花蕊石、艾叶、鹿角霜等。

（三）临床经验

血证的治疗，外感新病易治，内伤久病难治，出血少者易治，量多者难治，气随血脱者属危重，主要病机是火热熏灼，气虚不摄，并有虚实之分，在治疗上主要遵循《先醒斋医学广笔记》："宜行血不宜止血，血不行经络者，气逆上壅也，行血则血循经络，不止自止，止之则血凝，血凝则发热遏食病日痼也，宜补肝不宜伐肝，经曰，五脏者脏精气而不泻也，肝为将军之官，主藏血，吐血者，肝失其职也，养肝则肝气平而血有所归，伐之则肝虚不能藏血，血愈不止也，宜降气不宜降火，气有余即是火，气降即火降，火降则气不上升，血随气行，无溢出上窍之患，降火必用寒凉之剂，反伤胃气，胃气伤则脾不能统血，血愈不能归经矣"。

学术心得 我们在临床中以西洋参、白芍、熟地、白术为基础，根据出血部位、时间、量质、外感内伤、虚实进行化裁，在治疗过程中，首先是静卧休息，待药效达病所血归经，动则血流加快而血溢，其次是合理搭配气血药物，在气虚时，血也血虚，血虚时气随血虚，补血必当补气，气旺则能生血，止血必当降气，气散而血流不止，固摄无权，止血而不阴凝，补血而不滞气，调节情志和饮食也是血证必不可少的治疗主张。

五、厥证

是以突然昏倒，不省人事，四肢厥冷为主证，轻则自然苏醒，重则一厥不醒而死亡。《素问》指出："厥，令人暴不知人，或至半日，远至一日知人者，暴厥者，不知与人言，阳气衰于上，则为寒厥。"张仲景认为是四肢厥冷为主，《儒门事亲》记载了尸痰酒气风血蛔暑厥。

（一）基本病机

病机是气机的突然逆乱，升降乖异，气血运行失常，实则气盛有余气逆上冲，血随气逆，夹痰夹湿壅滞于上，清窍暂闭，虚则清阳不升，气虚不足，中气下陷，血不上达，精明失养而发生。厥证的发生常有诱因，素体虚弱，过度疲劳，睡眠不足，饥饿寒冷失血过多，妇女月经过多，分娩之后，恣食肥甘，体丰湿盛之人，或暴饮暴食，首先分别虚实，进行急救。

（二）辨证施治

实证的气壅息粗，四肢僵直牙关紧闭，以开窍醒神，用苏合香丸，玉枢丹，虚证气息微弱，张口自汗，肤冷肢凉，脉沉微细，急用独参汤、参附汤

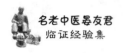

灌服，以回阳固脱，益气救阴，觉醒后以分辨气血痰食之厥给予施治。

厥属于急危重证，与心肝关系密切，心理情志因素对本病的影响是直接作用，尤其是精神敏感、性情急躁的病人为突出，气厥，由于肝气郁结，气机逆乱，上壅心胸，阻塞清窍，肺气不宣，阳气被遏，不能外达，气闭于内，而出现突然昏倒，不省人事，口噤拳握，呼吸气粗，四肢厥冷，苔薄白，脉伏沉弦，以顺气开郁，选用乌药、沉香、槟榔、枳实、木香、豆蔻、檀香芳香理气宽胸之品，以钩藤、石决明、磁石以平肝潜阳，加伏神、远志、酸枣仁安神宁志，加胆南星、贝母、竹茹以涤痰清热。属于虚证者，阳气虚弱，悲恐疲劳过度，气机不相顺逆，中气下陷，清阳不升，卫外不固，正气不足，以补气回阳，如四逆汤，加益气固表黄芪、白术，固摄止汗的龙骨、牡蛎，反复发作加宜常服香砂六君子汤甘麦大枣汤，以健脾益气和中，养心安神，甘润缓急以心脾同调，使神伤气厥之证回复。

临证心得 血厥之证，出现实证时，暴怒伤肝，肝气上逆，血随气升，上蔽神明，清窍闭塞，气逆血菀于上，以活血顺气之当归、红花、山楂活血散瘀，乌药青皮、木香、香附顺气开郁，用钩藤、石决明、龙胆草、丹皮、菖蒲平肝潜阳，清肝宁神，以菊花、珍珠母、枸杞子育阴潜阳，虚证时，失血过多，血虚不能上承，达于四肢，筋失所养，营阴内衰，正气不固，以补养气血，人参养荣汤，痰厥者，恼怒气逆，痰随气升，上闭清窍，痰阻气道，痰气相击，痰浊阻滞，气机不利，以行气豁痰，礞石滚痰丸加减，而食厥，由暴饮暴食，食填中脘，复因恼怒，胃气上逆，清窍闭塞，胃腑浊气，壅塞胸中，肺气不利，和中消导，可用承气汤之类。《张氏医通》指出："今人多不知厥证，而皆指为中风，夫中风者，病多经络之受伤，逆者，直因精气之内夺，表里虚实，病情当辨，名义不正，无怪其以风治厥也。"

（三）临床经验

在临床上与中风进行严格的区别。《灵枢》认为："乱于臂胫，则为四厥，乱于头，则为厥逆，头重眩仆。"辨证是须区分气血痰实四厥，气血更要辨虚实，二者之实证有相似的地方，形体壮实，情志促发，骤然昏厥，牙关紧闭脉沉弦，气厥多因肝气上逆，情绪改变，反复发作，醒后出现苦笑无常，以顺气开郁，血厥肝气上逆，血随气升，以活血顺气，虚证是元气素虚，惊恐、疲劳、失眠、饥饿使气机不相顺逆，清阳不升，以益气回阳，血厥虚证，多见于失血之人，以补气养血。痰厥是痰气交阻，上蒙清窍，以行气豁痰。食厥是乃食气相并，气机闭膈，以消导荡涤泻下，使厥回病愈。

第三章 脾系疾病的辨治

脾胃中焦阳明和所涉太阴脾病、中焦阳明气分之疾患，脾胃属于中焦阳明气分，太阴脾于胃互为表里，燥湿升降阴阳出入相济，以完成受气取汁，受纳腐熟消化吸收，对水谷水湿运化输布，成为人体气血生化之源，后天之本，得以维持人体的生命活动，脾胃功能失调，就会出现呕吐、泄泻、呃逆、腹胀、水肿、胃脘痛等证，脾胃生病，可影响他脏，尤以肝肾关系密切，因为肾为先天之本，脾为后天之本，相互滋生为用，脾虚化源不足，五脏之精少而肾失藏精，肾阳虚而脾失温煦，肝随脾升，胆随胃降，肝木疏土，助其运化之功，脾土营木，疏泄之用，肝郁气滞，乘侮脾胃，在临床上常见的脾阳虚衰，中气不足，寒湿困脾，兼见脾胃不和，脾肾阳虚，脾湿犯肺，心脾两虚之证，脾病的虚证多本虚标实，虚是本湿是标，形成因果联系，在一定条件下相互转化，脾虚而生湿，因久湿而脾更虚，脾胃之间是虚实相见，所谓实则阳明，虚则太阴，是因为脾多虚寒，胃多实热，当然胃也有虚实，阳虚而胃寒，湿邪蕴久化热而为胃热，火热耗伤而胃阴虚，饮食结滞而为胃实。

第一节 太阴病

《伤寒论》指出："腹满而吐，食不下，自利益甚，时腹自痛，若下之，必心下结硬。"脾属太阴，阳气虚弱则邪从湿而寒化，形成里虚寒证，在疾病发展过程中，脾与胃为表里，胃主燥，邪从燥化，易于形成里实热证，胃为阳明，而阳明中气不足易于转为太阴，太阴病而中阳渐复者，亦可转为阳明，而三阳病中，中气虚者，每易转为脾胃虚寒，为"传经"，而脾胃素虚三阳病可以"直中"，无论传经直中凡见里虚寒证都按太阴之病进行

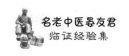

治疗。

一、太阴主证

《内经》认为："诸湿肿满，皆属于脾"，而脾胃虚寒，气机不行，寒邪阻滞中焦虚寒，邪从寒化，治疗以补脾土温中阳，温里为主。张仲景说，宜服四逆辈、理中之类，太阴病之虚寒仅限于肠胃，未能使全身虚寒的程度，但误治失治会造成心肾阳虚，寒湿久滞不化，可发生阴黄的见证，若阳气逐渐恢复，也可转属阳明，阴病转阳是疾病向愈好转的征兆，脾阳振奋，忽然暴烦下利，肠中腐秽当去而利止，阳复利止，手足必温，正复邪退的表现，太阴病兼变证的里虚寒证，兼太阳表证，以先温里，待里证以愈，然后再治其表。

二、太阴兼中风

"太阴病，脉浮者，可发汗，宜桂枝汤"，太阳病误下，表邪内陷，大腹满时痛，以桂枝加芍药汤解表和脾治疗，夹宿食者里实而满痛，以桂枝加大黄汤治疗。太阴病所表现的腹中胀满而呕吐，饮食不下，腹泻而时时腹痛，若误用攻下，而导致痞结胀硬，太阴与阳明同主胃肠疾病，两者寒热虚实可以相互转化，太阳病的形成，首先是有三阳病失治误治，脾阳虚弱，邪气传入太阴，再是胃肠素虚，起病就出现太阴之证，脾土阳气不振邪从寒化，出现里虚寒证，脾失健运，寒湿不化而腹满，但按之柔软喜按喜温而不痛，虚寒之气上逆而吐饮食不下，中气脾阳下陷而下利，由于脾胃虚寒，腹痛时痛时止，阳气忽通忽闭，表现寒格寒胀，肠虚寒留，脾胃阳虚，升降失职，太阴之脉，入腹属脾络胃，上膈夹咽，易于出现传经和直中，肠胃外郁寒湿，阳邪传里，故"病发于阴而反下之，因作痞"。

《伤寒论》274条指出："太阴中风，四肢烦疼，阳微阴涩而长者，为欲愈。"脾主四肢，邪入太阴，脾气不能散精，肺气不得流经，营阴不行，无力祛邪外出，脉有微涩转为长脉，正气来复，阴病见阳脉者生，阴得阳解，为太阴中风欲愈的脉证。

三、太阴病的预后

"太阴病，欲解时，从亥至丑上"。本病向愈时间是，深夜10—2时.《内经》认为："合夜至鸡鸣，天之阴阴中之阴也。"脾胃为阴中之至阴，主旺于亥子丑三时，本经当旺之时就说太阴之病将愈之日。而"太阴不病，脉浮者可发汗，宜桂枝汤"。太阴兼表证之营卫不和，以解肌发汗，以汤测证，太阳之邪传入太阴，宜以调和营卫，畅达表里。"自利不渴，属太阴，以其脏有寒故也，当温之，宜服四逆辈"，太阴病邪从寒化，湿邪弥漫，以温补为主，四逆汤加减治疗，"伤寒脉浮而缓，手足自温者，系在太阴，太阴当发黄，若小便不利，不能发黄，至七八日，虽暴烦下利，日十余行，必自止，以辟家实，腐秽当去故也"。

太阴病，寒湿郁滞而发黄，数日而脾阳回复，祛邪外出，达十余日下利是阴寒内盛之证，太阴病欲愈有二种趋向，湿热发黄和脾阳回复，阴证转阳成阳明腑实，当须攻下，暴烦下利是不药自愈。

四、太阴病治则

阳道实，阴道虚，阴行阳道，邪不久留，脾家实则腐秽自去，邪在太阴，实脾为第一要务。"本太阳病，以反下之，因尔腹满时痛者，属太阴也，桂枝加芍药汤主之，大实痛者，桂枝加大黄汤主之。"太阳病误下邪陷太阴，出现桂枝加芍药汤和桂枝加大黄汤证，太阳表证未除，以解表和脾，脾气和则满痛自除，而内有实邪作痛，加大黄以通实结，实邪去而痛始除，使表里两解，各有去路，寒随实去，不温而自温。

大黄入于桂枝汤中，破脾实而不伤阴，太阴转属阳明而阳道实，故以姜桂入太阴，升阳分，杀太阴结滞，则大黄入脾，理阴之功，有调胃承气之意，燥屎去阳明之道通，太阴之经气出注运行而腹痛减，是为双解之法，表邪未解而阳邪陷入阳明，大黄还有润胃燥作用。

五、临床经验

在临床上可用于痢疾初起有表证者，腹痛而大便秘者，腹中寒热不调疼痛之证。桂枝加芍药，用阴和阳法，以太阳之方之太阴病，腹痛喜按为阴道虚，倍加芍药，与甘草酸甘相辅，合太阴之主药，且加芍药有能监桂枝深入阴分，升举其阳，则使太阳之邪不留于太阴，表证未解，芍药以和脾止痛同治。"太阴为病，脉弱其人续自便利，设当行大黄、芍药者，宜减之，以其人胃气弱，易动故也。"在治疗太阴病过程中，当顾护正气，寒性攻伐之品，应慎重使用，即是需用大黄芍药时，要减轻其用量，否则使脾更虚而下利。

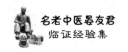

第二节　阳明病

是外感热病中，邪热最盛的里实热阶段，太阳少阳的进一步发展，两阳合病，外感之邪传入手足阳明二经，化热化燥，邪热亢盛的实热证，若脾胃阳气素虚，乘虚寒化，易于形成虚寒的三阴证。邪传入里，肠中无燥屎而出现无形之热为经证，而邪热肠中与糟粕互结形成燥屎，是为腑证，较之经证为严重，经证不解，邪热进一步亢盛，灼烁津液，也有在经证未罢而腑证已成。

一、病机演变

在阳明进程中的二中类型，燥屎之有无是重要标志。它形成有三个条件，一是感邪较重，未经发汗，仍传里化热，二是实热素盛，感邪最易化热，三是误治伤阴过于发汗，早用攻下，伤阴阳盛。

过用辛温发汗，或攻下伤阴，促阳邪转盛。三阳经病的发展传里，三阴正气恢复阳盛阴退亦可变为阳明病，是由于"本太阳，初得病时，发其汗，汗先出不彻，因转属阳明"，失表留邪，传里化热，少阳半表半里，失于和解，不能汤透达传里化热，在就疾病发展过程中亦有自然变为阳明病的，是素体以盛，内有宿食，蕴热伤津的太阳阳明、少阳阳明、正阳阳明的三种情况。而三阴经转为阳明的，是以太阴为先，脾胃阳虚，湿盛寒化成太阴，脾胃阳盛化燥化成阳明病，阳明和太阴虚实相互转化，"伤寒脉浮而缓，手足自温者，是为系在太阴，太阴者身当发黄，若小便自利者，不能发黄，至七八日大便硬者，为阳明病也。"少阴和厥阴阳气来复阴病回阳，脏邪还腑，亦可转为阳明病。

学术心得　《伤寒论》中阳明病提纲是"阳明之为病，胃家实是也"，无能是经腑之证，均可出现胃家实，热邪在经，发热自汗，不恶寒，但恶热，口渴心烦，未形成糟粕燥屎，属于无形之热，阳明腑实，腹满便秘，谵语潮热，手足汗出，有形之热燥屎形成，胃家实是正阳阳明的总纲，三阳之阳明之气独旺，糟粕相结燥屎形成邪正邪俱盛，由于"太阳病若发汗，若下，若下、若利小便，此亡津液，胃中干燥，因转属阳明，不更衣，内实大便难者，此名阳明也"。

二、阳明病分类

太阳病误治而转属阳明腑证，阳明本经热盛而化燥，太阳病发汗利小便，致伤津液，使胃中干燥，太阳之邪入腑，转属阳明而内实，邪入阳明不更衣、内实、大便难的太阳阳明、正阳阳明、少阳阳明三种情况，并分别以三承气汤、麻仁丸、土瓜根、蜜煎、猪胆汁等治疗。"阳明病，外证云何，答曰：身热汗自出，不恶寒，反恶热"，阳明病的表现为无形之热，从燥化热，液为热迫，胃为津液之腑，具有的从内而蒸蒸发热，大汗出恶热，脉洪大。"病有得之一日，不发热而恶寒者，虽得之一日，恶寒将自罢，即自汗出而恶寒也"，阳明经证自感外邪，一是阳明病初起有恶寒，二是阳明自经感受外邪，经气被遏，其特点不经过治疗恶寒就会停止，说明时间短暂而轻浅，迅即出现恶热，邪未全入腑，在阳明之表，两阳合明恶热，本经受寒，胃阳从热化，孔窍蒸泄，自汗出而恶热，阳邪郁极求伸。"问曰：恶寒何故自罢，答曰：阳明居中，主土也，万物所归，无所复传，始故恶寒，二日自止，此为阳明病也。"

学术心得 阳明病里热熏蒸，本经自感寒邪，短暂恶寒化燥化热，阳明以燥气为本，无能感受寒热必然化热化燥，为成温之数，胃为戊土，表里寒热之邪无所不归燥化，而成胃家实，"本太阳病初得病时，发其汗，汗先出不彻，因转属阳明，伤寒发热无汗，呕不能食，而反出戢戢然者，是转属阳明也"。太阳病发汗过多，津伤化燥，邪气内传，或发汗不及而表邪不得外解，内传而转属阳明，出现一系列的症状，知邪也尽传阳明，病已入胃，"伤寒三日，阳明脉大"，阳明病的主脉为洪大，多气多血表里俱热，脉从阳化气，内外俱阳，出现阳明专属的洪大有力的脉象。

三、阳明发黄辨证

"伤寒脉浮而缓，手足自温者，是为系在太阴，太阴者，身当发黄，若小便自利者，不能发黄，至七八日，大便硬者，为阳明病。"太阴不与阳明病相互转化，由于太阴为湿土，感邪而脉浮缓，但不发热，太阴健运失司，湿必停阻不化，湿邪郁蒸，邪有去路，故湿热从小便而去，太阴与阳明同属中焦，则功能相反，太阴寒湿，阳明实热燥，燥湿寒热相互演变和转化，寒湿除去而湿热独留呈现阳明燥热，三阳受邪可转属阳明，而三阴系在太阴，脾为孤脏，中央脾土以灌四旁，湿盛而发黄，黄邪随小便而自利而退，久之

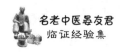

而化燥转属阳明，胃燥便硬，阳明内实而成可下之证。

学术心得 "伤寒转系阳明，其人濈然汗出也。"胃肠燥热和津枯形成便秘，利小便和发汗是主要原因，热蒸于内，汗出于外，燥屎成而转系阳明热盛，"阳明中风，口苦咽干，腹满微喘，发热恶寒，脉浮而紧，若下之，则腹满，小便难。"三阳之证合病现，病首重于阳明，邪热在经，禁用下法，阳明经热亢盛，气机壅滞，故不宜下，下之病深不解而深入，邪尽内陷，腹满尿难加重，本证未到腑实的程度，在经之邪，当从经治，经邪解而腑实成另法治之。"阳明病，若能食，名中风，不能食，名中寒。"阳明病仍表现出中风和伤寒，是以食与不能食为界限，风为阳邪，阳能杀谷，饮食无变化，阳明主燥，阳热灼盛，外感之邪，传入阳明，化燥化热，胃气素旺，寒邪入困，阻滞气机，故不能食。"阳明病，若中寒者，不能食，小便不利，手足濈然汗出，此欲作痼瘕，必大便初硬后溏，所以然者，以胃中冷，水谷不别，故也。"

四、阳明中寒

胃阳不足，阳明中寒，有累同与大承气汤证，而中虚寒盛，水湿不能从小便而泄，外溢四肢，胃中虚冷，膀胱气化不利，津液不化，寒不杀谷，寒气积结，中阳气衰，水谷不能腐熟蒸化，土气外虚，三焦阳气不化，假水成病，水气外溢，出现大便初硬后溏的痼瘕之证，与内经中的大瘕泄和飧泄病机类同。"阳明病，初欲食，小便反不利，大便自调，其人骨节疼，翕翕如有热壮，奄然发狂，濈然汗出而解者，此水不胜谷气，与汗共并，脉紧则愈。"水湿之邪郁滞，肌表及骨节，饮食正常，正能胜邪，胃气充沛，足能祛邪外出，水湿之邪可随汗而解，阳明客热，初传入胃，热气弥漫，热盛于表里。内经上说"阴不盛其阳者，则脉流薄疾，并乃狂，阳明之实当下之，无形之热者，必汗出而愈，汗出则阳气衰，脉紧则阴气生，阴阳气平，两无偏盛则愈，寒湿之邪留恋于经络和关节，胃中阳盛而生狂，胃气胜而祛邪外出，邪随汗解。"

五、阳明病预后

"阳明病，欲解时，从申至戌上"，午后四到八时，为阳明经气当旺之时，好转和加重也在此时，又为日晡，所谓日晡潮热，为阳明主时。"阳明病，不能食，攻其热必哕，所以然者，胃中虚冷故也，以其人本虚，攻其热必哕。"中焦虚寒，阳明误治，不能食见痞满燥实，当用下法，若无腑实见证，攻邪当慎用，而胃中虚冷，不仅不能攻热，当温胃降逆，寒药伤胃，虚寒相搏则哕，误热而下之则假热去寒起。"阳明病，脉迟，食难用饱，饱则微烦头眩，必小便难，此欲作谷疸，虽下之，腹满如故，所以然者，脉迟故也。"阳明虚寒，食物不化，郁阻中焦，阳虚不运，水谷郁蒸，清阳不升，浊阴不降，宜温中健脾，泄浊升清，若误用下法，脉迟汗出以调和营卫，腹满潮热者当攻下，此为寒不化谷，湿热郁蒸相搏，寒湿而黄疸。"阳明病，法多汗，反无汗，其身如虫行皮中者，此以久虚故也。"虚人患阳明病，正虚津液不足，欲汗不得，邪郁肌表，不能透达，微汗以祛邪，表虚则养津液以扶正，胃阳虚，气内蒸而津不从，胃腑经脉虚，久虚则寒盛，胃不食，邪气佛郁，虚则以补虚以祛邪。"阳明病，反无汗而小便不利，二三日呕而咳，手足厥者，必苦头痛，若不咳，不呕，手足不厥者，头不痛。"

学术心得 阳明中寒，饮邪上干，中寒阳虚，胃阳虚衰，水饮内聚，胃失和降，上逆射肺，阳气不能达于四末，水寒上逆，阳虚阴盛，邪中于膺，胃家虚寒，阴邪上逆，以温中化饮降逆之法治疗。

六、阳明中风

"阳明病，但头眩，不恶寒，故能食而咳，其人咽必痛，若不咳者，咽不痛。"阳明中风风热上扰犯肺，风邪攻胃，胃气上逆，咽为胃之系，胃中悍气上冲，郁热在里。"阳明病，无汗小便不利，心中懊憹者，身必发黄。"阳明发黄由湿热郁蒸，里热不得外泄，热不得越降，心液不支，余热留扰胸膈。"阳明病被火，额上微汗出，而小便不利者，必发黄。"阳明病误用火法而发黄，热邪愈炽，津液上奔，土遭火逼，气蒸而炎上，津液被束无复外布与下渗，心肾阴虚，湿热交蒸而发黄，当以清热利湿之法治疗。"阳明病，脉浮而紧，必潮热，发作有时，但浮者，必盗汗出。"热盛于外，邪盛于里，阳明热盛入腑，胃燥成实，阳明旺于申酉之时，经热炽盛，阴阳心肾不相顺逆，阴不内守，阳明见太阳脉，是病由太阳而来，太阳之邪未罢，治疗是必须内外兼顾，解表清里之法。"阳明病，口燥，但欲漱水，不欲咽者，此必衄。"阳明病，热在血分，血被热蒸，营气上潮。

七、太阴阳明温病

吴鞠通认为："太阴温病，是、舌绛而干，法当渴，今反不渴者，热

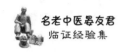

在营中也。"故宜清热凉血，阻止血热之沸腾，阳络伤而出现鼻衄。经中热盛，迫血妄行，邪入血分，尤当清泄阳明，凉血止血为要。"阳明病，本自汗出，医更重发汗，病已差，尚微烦不了了者，此必大便硬故也，以亡津液，胃中干燥，故令大便硬，当问其小便日几行，若本小便日三四行，今日再行，故知大便不久出，今为小便数少，以津液当还入胃中，故知不久必大便也。"以小便次数推断肠燥便秘的情况，阳明病化热，胃中津液被熏灼，小便少者，津液有还入大肠之机，肠内津液回复，胃气失调，求之津液，不可攻之，宜滋液润肠，热结咸软寒下。"伤寒呕多，虽有阳明证，不可攻之。"

八、阳明少阳

病势向上，禁用泻下之法，不可逆其所治，少阳之证为呕，以先表后里，阳明腑证兼见，邪气偏侵上脘，少阳阳明同病，呕是太阳则有恶寒发热，少阳则寒热往来，但恶热病恶寒为阳明。"阳明病，心下硬满者，不可攻之，攻之利遂不止者死，利止者愈。"阳明胃实病在胃脘，禁用攻下，病邪偏上，肠中燥屎未形成，误用下法而造成下利，久之，脾胃之气下陷，下焦无约束之权，故以复胃气而之利，利能自止，胃气尚存，腐秽去而邪不留，本证邪气浅而未全入腑，妄攻其热则移寒于脾，实反成虚，"阳明病，面合色赤，不可攻之，必发热，色黄者，小便不利也"，阳明经证，无形之热，误用攻下，脾胃为下药所伤，水湿不运，邪热乘虚而入，湿热相合不解，邪热拂郁，不能透达上蒸，二阳并病，禁用下法，肌表之热内承中土，湿热发黄，寒热相争，经热郁表，可汗而不可攻，攻之则阳败湿作，表寒湿热郁郁经络而发黄。

九、调胃承气汤证

"阳明病，不吐不下，心烦者，可与调胃承气汤。"阳明病胃实内结的心烦，胃络上通于心，胃热灼盛，心神被扰，燥结热蕴在胃，邪热在中土郁结，土郁则夺之，调胃承气汤以通土气，少阴火热于胃中之实邪，本方温顿服以调胃气，芒硝或冲服，以调胃气，水三升武火煮至一升，入芒硝后微火再一二沸，承气之名是亢则害，承乃制，以甘草以缓芒硝留而滞热，泻胃中之热，甘胜咸，芒硝制大黄，咸胜苦，之调胃气，胃调则诸气皆顺，故芒硝半斤分量多于大承气，用于燥实坚三证，治伤寒发狂烦躁，咽喉肿痛，口舌生疮，消渴等，治胃中邪热燥结，下法中的缓剂，且未燥坚者用之。"阳明病，脉迟，虽汗出不恶寒者，其身必重，短气腹满而喘，有潮热者，此外欲解，可攻里也，手足戢然汗出者，此大便已硬也，大承气汤主之，若汗出多微发热恶寒者，外未解也，其热不潮，未可与承气汤，若腹大满不通者，可与小承气汤，微和胃气，勿令至大泄下。"

学术心得 肠中燥屎阻结，气血瘀滞，经脉不利，申酉之时，阳明当旺，里实已成，可用攻下，肠胃燥热四肢应之，津液热迫外溢，以峻泻里实，燥屎去，腹满短气喘息潮热自除，以大承气汤攻下，厚朴倍大黄，以气药为君，服法煎法同调胃承气汤，方中大黄为血分药，热邪结于肠胃，中焦津液干枯，生姜失常，非苦寒力猛不足以攻滞行气，热盛膈痞，以大黄通下散结而厚朴去痞，枳实泄滞除满，芒硝润咸无坚不软，用于痞满燥实坚俱全，本方势猛力峻，视其虚实而用之，在正气未衰，邪气充实者，大满大实、癫狂热壅便秘、热邪攻睛便秘者。小承气汤，大黄倍厚朴，以泻药为君，气药为臣，其性小味缓，微和胃气，以三物同煎，求地道之通，大黄无硝则缓也，本方以痞满实腹中不转矢气，少阴厥便秘者，痢疾里急后重腹痛之证，中风邪盛二便不通。其三承气汤的应用，大承气汤为大热大实，小承气汤小热小实，热在胃中用调胃承气汤。

十、大承气汤证

"阳明病潮热，大便微溏者，可与大承气汤，不硬者，不可与之，若不大便六七日，恐有燥屎，欲知之法，少与小承气汤，汤入腹中，转失气者，此有燥屎也，乃可攻之，若不失气者，此但初头硬，后必溏，不可攻之，攻之必胀满，不能食也，欲饮水者，与水则哕，其后发热者，必大便复硬而少也，与小承气汤和之，不转失气者，慎不可攻之也。"阳明病燥屎形成者，是大承气汤的标志，燥屎形成与否可用小承气汤进行探查，若有燥气转动的是有燥屎再用大承气汤，若无者，不可用，误用则腹胀加重，伤胃碍食，造成胃失和降，形成阳明燥实大便复硬，此时才用小承汤和下，燥屎未形成的不可用大承气汤，阳明病潮热是胃腑热实的征象，出现燥屎而硬者，可以用大承气汤，疾病到了几天后，以小承气汤试探，一定是燥屎形成才可用大承气汤，下后又见发热，邪热复聚，再次化燥成实，反复复发者，未转矢气者，仍可以小承气汤治疗。"夫实则谵语，虚则郑声，郑声者重语也，直视谵语，喘满者死，下利者亦死。"阳热邪实而谵语，精气怯弱为郑声，喘息而两眼直视，谵语下利为死候。燥热内结，浊邪上干，心神被热邪熏烁，另

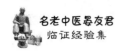
一方面元神虚而不能自主功能不足虚衰之证。就谵语亦有虚实，实则热犯神明，虚则心神将脱，阳热亢盛，阴精告竭，谵语直视下利属死候，在临床上要密切关注，切不可麻痹大意，而贻误病机。"发汗后，若重发汗，亡其阳，谵语脉短者死，脉自和者不死。"

临证心得 阳明病，经发汗后又反复再汗，引起亡阳的辨证，出现谵语，病初起在太阳发汗太多，津伤化燥，而传入阳明，医者再发其汗，津液更伤，阳气随汗外溢，阳气大伤，阳亡液竭，心神浮越，出现大虚之候，脉之搏动在关上，寸尺不及，气血津液消耗殆尽，行将阴阳离绝的死候，神魂无主，热邪扰心，阳神难返，而阴阳不附，中焦津液已亡，表阳外亡，其生死可从脉辨。"伤寒若吐若下后不解，不大便五六日，上至十余日，日晡所发潮热，不恶寒，独语如见鬼状，若剧者，发则不识人，循衣摸床，惕而不安，微喘直视，脉弦者生，涩者死，微者，但发热谵语者，大承气汤主之，若一服利，则止后服。"阳明腑证正虚邪实处于危重之时，微剧的两种局势，表证宜发汗，使邪从汗解，肺反治以吐下，津伤化燥，邪陷成实，胃腑燥实，肠中糟粕聚集，浊邪上干，阳明腑实波及厥阴肝和少阴肾经，证情危恶，弦脉为正气尚存，阴精未绝，脉涩则阳亢阴绝，营血衰竭为死证。而阳明病正虽虚而未盛，可用大承气汤荡涤其燥结，峻攻实邪，邪去则阴液自复，急下存阴，以中病即止，免过剂伤正，而阳明热盛旺于申酉戌，表证已罢，阳明内实，热气有余，伤寒阳盛而阴绝者死，阴盛而阳绝者亦死，脉弦而阴未绝，涩则阴绝而死，尤以循衣摸床，为恶危之候，阳热之极为阳明里热成结，以大承气汤攻下胃中热邪。

十一、小承气汤证

"阳明病，其人多汗，以津液外出，胃中燥，大便必硬，硬则谵语，小承气汤主之，若一服谵语止者，更莫复服。"阳明病之汗出，里热太盛，津液逼迫外溢，汗出疾而量多，肠道津液减少，腑气不通，秽浊之气上攻，心神被扰，以小承气汤调和胃气，以实处防虚，不可久服，谵语由便硬，便硬有胃燥，胃燥有津伤，津伤由发汗，故而腑气通而邪热下泄，谵语止，便硬而燥屎未成轻泄之法。"阳明病，谵语发潮热，脉滑而疾者，小承气汤主之，因与承气汤一升，腹中转气者，更服一升，若不转气者，勿更与之，明日又不大便，脉反微涩者，里虚也为难治，不可更与承气汤也。"服小承气汤后，有失气则燥屎内结，再服便才排出，谵语潮热自愈，而服小承气汤后无矢气转动，便未硬结，则停药，若仍不大便者，脉见涩者，为气血两虚，邪实正虚，攻邪则伤正，扶正则碍邪，是用承气汤的禁例，宜以攻补兼施，而胃和承心，邪盛而正气承旺，里气大虚，津液枯闭，故阳微不可下，血虚不可下。

临证心得　"阳明病谵语潮热，反不能食者，胃中必有燥屎五六枚，若能食者，但硬耳，宜大承气汤下之。"饮食的纳进来辨别腑实内结的轻重，谵语和潮热的阳明病腑实的见证，轻则能食而宜小承气汤，重则胃气滞塞而不能食，以大承气汤治之，若潮热谵语不能食是燥屎形成的证据，攻之则谵语潮热愈饮食能进。陈修园认为在病理状态下，肠实而胃虚，肠虚而胃实，胃满则肠虚，不能食则胃满，有燥屎形成，肠满则胃无燥屎，则以大承气汤下之。胃热能消谷，胃中津液被伤而不能食，燥屎逆攻于胃，无形之热扰心胃无实结而能食，宜以调胃承气汤。"阳明病，下血谵语者，此为热入血室，但头汗出者，刺期门，戢然汗出而愈。"阳明腑实，气分阻滞，血分失和，邪热炽盛血为热扰，内热蒸腾，血室隶于肝脉，肝魂被热所扰，泻其血中之实邪，以刺期门治之，冲为十二经脉之海，起于肾并于阳明，夹脐至胸，男则生精，女为上乳汁下经血，女则太阳随经，入冲并阳明，月事适断，邪得乘虚而入，男则阳明内热，冲热而血妄行，则下血谵语，热邪蓄于阳明，阳明多气多血，邻于冲任，热盛而侵入血室，不藏而溢出前阴，魂无所归，心无所主，刺肝之募，引血归经，使热泄而肝藏心主魂归神依。"汗出谵语者，以有燥屎在胃，此为风也，须下者过经乃可下之，下之若早，言语必乱，以表虚里实故也，下之愈，宜大承气汤。"

十二、三阳合病

阳明病兼太阳表证，必须是先解表方可攻下，表证未解腑实已成，不得妄施下法，否则表热内陷而胃热益盛，经邪入腑，下之则愈。"伤寒四五日，脉沉而喘满，沉为在里，而反发其汗，津液越出，大便为难，表虚里实，久则谵语。"阳明不误汗后喘满，表阳不足，津液大泄，热邪传里，过汗伤津，在治疗方面可与调胃承气汤和小承气汤以治之。"三阳合病，腹满身重，难以转侧口不仁，面垢谵语遗尿，发汗则谵语，下之则额上生汗，手足逆冷，若自汗出者，白虎汤主之。"阳明经证，热气内结，气滞不行，胃热炽盛，上蒸而扰及神明，膀胱不约，津为热迫，本证禁用汗下法，汗则津液更伤，邪热益炽，谵语更盛，下之则阴从下亡，阳无所附，更生变证，三

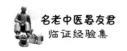

阳合病，体为三阳热邪所困，上攻蒸郁，结于里，迫膀胱蒸于肌肤，阳明病兼太少，胃气不通，津液不能上行，阳盛于经，热淫布胃，少阳风木煽动，太阳膀胱失约，阳盛者，必阴虚，热盛气伤，下之阳无所附而上越，阴被夺而热深厥深，内燥外热，阴脉将竭，血不内守，以化热生津，气清则液布，胃热去而肺金肃，阳气不荣于面，当独取阳明，以白虎汤清胃热救津液，以存其阴。

十三、白虎汤证

白虎汤中石膏辛寒，为金之性味，寒凉清肃为君，佐以知母苦辛寒走阳明太阴，泻肾火而滋化源，甘草缓性而调和味，粳米和中保胃气，《内经》"热淫所胜，佐以苦甘"，以白虎清三阳合病之阳明经热。"二阳并病，太阳证罢，但发潮热，手足漐漐汗出，大便难而谵语者，下之则愈，宜大承气汤。"阳明和太阳并病，表证已解除，以攻下实邪，当既有太阳表证又有阳明里证，应先小发其汗，待热聚于胃大便难而谵语，纯阳明实时而以大承气汤攻下，"阳明病，脉浮而紧，咽燥口苦，腹满而喘，发热汗出，不恶寒，反恶热，身重，若发汗则燥，心愦愦，反谵语，若加温针，必怵惕，烦躁不得眠，若下之，则胃中空虚，客气动膈，心中懊恼，舌上苔者，栀子豉汤主之。"阳明经证误治出现多变证，误用发汗和温针泻下，胃气受伤，邪热扰于胸膈，阳明经热炽盛，津伤发展至腑实，火邪内迫，损伤心神，无形之热扰胸膈，阳明中风，病在气分，不可妄下，邪客于上焦，邪热在里之半表之间，既不在胃也不在肠而在胸膈的二层皮之间，表里俱有邪，以和解之法，故用本方，祛邪以救误，上焦得通，津液得下，胃气因和而解之，"若渴欲饮水，口干舌燥者，白虎加人参汤主之。"

临证心得 阳明病热盛津伤，下后，余热未尽，留滞胸膈，邪热炽盛，热邪至浅入深，以补气生津，散热润燥，泻胃火而扶元气，白虎加人参汤之煎法是煮米熟汤成去渣温服，石膏能清三焦火热，退肺中之火，知母泻心火，滋肾水，人参生津益气，粳米和甘草补土以滋金。"若脉浮发热，渴欲饮水，小便不利，猪苓汤主之。"阴虚有热水气不利，阳明热灼伤阴，热邪客于下焦，津液不得下通，本方泻下焦之热，白虎汤所不及，阳明之栀子豉汤，白虎汤，猪苓汤三法，本方是将阿胶烊化兑温服，泽泻猪苓助脾土之水津上行，滑石茯苓导胃腑之阳热下降，阿胶解心肺之热气，以和于阴，使阳热下行，水津上行，心肺气和，水气不利自愈。本方可治疗淋证、带浊下焦阴虚而瘀热之证。"阳明病，汗出多而渴者，不可与猪苓汤，以汗多胃中燥，猪苓汤复利其小便故也。"

学术心得 阳明病而汗出过多，猪苓汤就不适应了，水气不化，津液不布，热邪传入阳明，必先耗其津液，汗之利小便内外相夺，当以白虎加人参汤便利而津回。"脉浮而迟表热里寒，下利清谷者，四逆汤主之。"阴寒内盛，阳气衰微，水谷不化，泄泻无度，里气虚寒，温阳逐寒，阳为阴迫，则表反热，本方复阳散寒。"若胃中虚冷，不能食者，饮水则哕。"胃中虚寒而不能进食，一喝水就会发生呃逆，胃为阳土，赖阳气得以运化，阳虚而寒邪必盛，饮水不化，水寒相搏，胃气不降，元气内虚，"脉浮而发热，口干鼻燥，能食者则衄。"阳明经热炽盛，迫血上行，胃气冲盛而胃中有热，邪实而正不虚，热在气分，邪热随经上扰，热盛于胃，邪热偏盛于上，内迫营血，热在经脉，循阳明经上行，病邪从营而邪当欲从营解也，"阳明病下之，其外有热，手足温，不结胸，心中懊恼，饥不能食，但头汗出，栀子豉汤主之。"

十四、小柴胡汤证

阳明病腑证内未实无燥屎而攻下后，邪热留扰胸膈，热自胸膈蒸腾于上，无形热邪散漫，心下有水气，阳明燥化，上焦余热不除，心和上炎，火郁不达，不可下不可发汗只能栀子豉汤以和之，"阳明病，法潮热，大便溏，小便自可，胸胁满不去者，与小柴胡汤。"阳明病和解的另一种方法，里实未盛，而有少阳主证，但邪热也传阳明之腑，燥屎未成，以先表后里的治疗原则，胃热未实而水谷不别，邪气在少阳阳明之半表半里之间，以随证施治，小柴胡汤以解之。"阳明病，胁下硬满，病大便而呕，舌上白苔者，可与小柴胡汤，上焦得通，津液得下，胃气因和，身戢然汗出而解。"少阳阳明合病的又一类型，胃腑实而不甚，不用下法，兼见少阳者，也不能下，从少阳施治，证势偏于少阳，小柴胡汤和解枢机，宣调上焦，使津液敷布，胃气调畅，痞满开，达土中之木而其性，气相旋转，大便行，汗出而病愈。

学术心得 "阳明中风，脉弦浮大而短气，服都满，胁下及心痛，久按之气不通，鼻干不得汗，嗜卧一身及目悉黄，小便难，有潮热，时时哕，耳前后肿，刺之小差，外不解，病过十日，脉续浮者，与小柴胡汤。"阳明病兼中风太阳少阳的辨证，邪热炽盛，经气闭郁，气机壅聚不通，三阳合病，以刺法泄经络闭郁，宣阳热之邪，再与小柴胡汤和解邪气，"脉但浮，无余

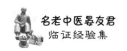

证者,与麻黄汤,若不尿,腹满加哕者不治。"太阳之表邪未散,以麻黄汤解外,阳明居中,二阳转属,病过十日,中气衰败,邪热弥漫,气机窒塞,正气不化而邪气独胜,胃气已绝,谷气垂危,神不为使,三焦不复流通,预后不良,正不胜邪的危重之证。

十五、蜜煎导方证

"阳明病自汗出,若发汗,小便自利者,此为津液内竭,虽硬不可攻之,当须自欲大便,宜蜜煎导而通之,若土瓜根及大猪胆汁,皆可为导。"阳明腑证的大便秘结,实热者当以大承气汤,但由于肠中津液不足,是发汗利小便和素体津亏所致,不宜攻下,以润导法,其特点是没有腹满痛和燥实的表现,肠燥津枯硬屎在直肠,以外导之法,而硬便不在直肠,不能用润导之法,相反会贻误病机。

临证心得 蜜在铜器中微煎,浓缩成栓,塞肛内,有猪胆汁合醋少许合和,以灌谷道,而土瓜根苦寒无毒,《本草纲目》认为是甜瓜,可治二便不通,捣汁入水以筒吹入肛内大便则通,蜜煎外导,胃无实邪,津液枯固,气道结塞,燥屎不下,外润魄门,导大肠之气下行,蜜为百花之英,所以助太阴之开,胆汁聚苦寒之津,润阳明之燥,甘苦各异,但滑可去着功效则一,通地道保脾胃,宜于老弱虚寒之体,津液内竭之人用之。"阳明病,脉迟汗出多,微恶寒者,表未解也,可发汗,宜桂枝汤。"阳明病兼表证,太阳中风为多,里热不甚者,可调和营卫,太阳病初传阳明,经中有风邪,邪将入里,阳明热而肌腠松,属于阳明中风之证,以解肌达表的桂枝汤。"阳明病,脉浮无汗而喘者,发汗则愈,宜麻黄汤。"阳明病兼太阳伤寒,表实之证,肺气郁而不宣,仍在里热未盛之时以开表逐邪,发汗定喘,使寒邪从营分而出,虽太阳阳明同病,而治疗则以先解表后治里,可加葛根以二阳兼顾治之。

十六、抵挡汤证

阳明湿热郁蒸发黄之证,湿郁而不能外泄,"阳明病,发热汗出者,此为热越,不能发黄也,但头汗出,身无汗,剂颈而还,小便不利,渴引水浆者,此为郁热在里,身必发黄,茵陈蒿汤主之。"邪热不得越,湿无出路,热不能外达,湿不能下泄,热蓄于内,湿热瘀结不解,胃为热蒸色夺于外,湿热交郁不能宣泄,蒸发溢于肌肤,以苦寒通下,湿热从小水而去,湿热清利而黄可自愈，以茵陈蒿汤治之，本方的大黄去皮而直入阳明，苦寒推除邪热，必以将军之力，茵陈苦寒以泄其热，栀子苦寒清南方之火，众药苦寒胜于湿热，尽从小便而出。"阳明病，其人喜忘者，必有蓄血，所以然者，本有久瘀血，故令喜忘，屎虽硬，大便反易，其色必黑者，宜抵挡汤下之。"

学术心得　阳明蓄血之证，是太阳随经入腑与血相结，本有邪热与宿有瘀血相结，阳明邪热和宿有瘀血搏击，心气失常，便硬而排出黑色粪块，离经之血与燥屎相混，蓄血在内非汗吐下所能，以攻瘀逐血，破其血结，泻其邪热，太阳与阳明蓄血都属邪热血结，来路不同，火极反见水化，而非用芒虫、水蛭不胜其任也，太阳蓄血轻证以桃核承气汤，故阳明蓄血之重证可峻攻用抵挡汤治疗。"阳明病下之，心中懊恼而烦，胃中有燥屎者，可攻，腹微满，初头硬，后必溏，不可攻之，若有燥屎者，宜大承气汤。"阳明病大便初硬后溏是因为燥屎未去结滞内阻之大承气汤证，而下后余邪未除，留于胸膈，当先以栀子豉汤后再行承气攻之。尤为重要者有燥屎必须予以攻之，燥屎去而诸证除。而腹微满，燥屎未成泻下当谨慎，本证见于实烦和虚烦之间，与栀子厚朴汤相近，是太阳病误下后出现胸中烦乱腹部胀满，坐卧不安栀子豉汤的变治之法，余邪留于胸腹胃肠之间，用大承气汤试下后心烦腹满，当加重其量热邪祛烦满自解。"病人不大便五六日，绕脐痛，烦躁发作有时者，此有燥屎，故使不大便也。"燥屎聚集肠间，壅塞不通，邪热内阻，浊气蒸扰，阳明火热之气化，发作随气旺之时而作，在治疗上仍可用大承气汤攻下。"病人烦热，汗出则解，又如疟状，日晡所发热者，属阳明也，脉实者宜下之，脉浮虚者，宜发汗，下之宜大承气汤，发汗宜桂枝汤。"

临证心得　汗下两法的应用，发热的时间在阳明气旺之时，脉充实有力，燥实已成，以承气汤下之，攻逐内实，脉浮而无力是表邪未尽，里实未盛，以发汗解未尽之邪，表现出太阳阳明并病的征象，处于表里传变之际，有可汗可下的两种治法，凑脉之虚实决定其邪之所在，权衡轻重缓急可以先解表后攻里，或表里双解，解表宜桂枝汤，治里宜大承气汤来治疗。"大下后，六七日不大便，烦不解，腹满痛者，此有燥屎也，所以然者，本有宿食故也，宜大承气汤。"阳明病泻下之后，燥屎未尽，邪复聚而成实，应在行攻下，而微烦满而不痛，攻下之法就要谨慎。

临床经验　胃弱不能消谷，六七日不大便，日久食结不消，宿食复归于胃，烦热腹满而燥屎形成仍以大承气汤治之。"病人小便不利，大便乍难乍易，时有微热，喘冒，不能卧者，有燥屎也，宜大承气汤。"阳明腑实，

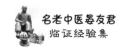
气化不行，津液干涸，燥屎内结，邪热结于内，腑气壅塞，浊邪上干，津液内亡，还入胃中，随阳明气旺而发热，胃不和卧不安，因为肠中有燥屎，津液干涸，小便不利，燥屎阻结，小便不利，腑气壅塞，邪浊上干，以大承气汤峻攻内实，阳明经证遂移于膀胱，津液渗入大肠，不能润而为利，热势有余，逆攻于肺，阴液尽怯，热结在里，肌表之热不甚，热随阳明气旺之时而发。"食谷欲呕，属阳明也，吴茱萸汤主之，得汤反剧者，属上焦。"阳明虚寒胃气上逆，因为太阳阳明合病，寒盛格阳，不能下达，太阴湿土得阳明之燥气，阳明与太阴为表里，上焦胃口有热，中焦有寒，吴茱萸汤，辛苦下泄，治呕为最，生姜是治呕圣药，治厥阴阳明之方，吴茱萸直入厥阴，救垂绝之阳，与人参震坤合德，以得生气，仍用姜枣调其营气，承宣中下二焦，吴茱萸有气燥入肝，以平肝降浊，配大枣十二枚，以助气和中，调和营卫，甘温固中，合于温降肝胃补中泄浊，在临床上治疗厥阴头痛，寒盛胸满痞硬呕吐之证，"太阳病，寸缓关浮尺若，其人发热汗出，复恶寒，不呕，但心下痞者，此以医下之者，如其不下者，病人不恶寒而渴者，此以医下之也，如其人下者，病人不恶寒而渴者，此转属阳明也，小便数者，大便必硬，不更衣十日，无所苦也，渴欲饮水，少少与之，但以法救之，渴者，宜五苓散。"

十七、阳明病误治

阳明病因太阳病误下致痞的变证，由于阳浮而阴弱的太阳中风，邪热内传，以先解表后攻痞，表邪入里化热，肠中津液减少下之太早，邪气留于心下，津液还入胃中，以润胃气，以五苓散消热回津，行其津液，复滋燥渴，化气利水，水去津承治疗。"脉阳微而汗出少者，为自和也，汗出多者，为太过，阳脉实，因发其汗，出多者，亦为太过，太过者，阳竭于里，亡津液，大便因硬也。"太阳病汗出伤津太过，形成便硬，加上阳明病热邪炽盛，燥屎内结，便秘之脾约之证，正气虽虚，邪气亦衰，邪去正安，过汗则津液大伤，阳无阴制，肠中乏液，汗多则阳绝，无阴液以和之，阳为津液之源，津液为阳气之根，阳绝津旺大便则硬形成脾约。"脉浮而芤，浮则为阳，芤则为阴，浮芤相搏，胃气生热，其阳则绝。"津液内伤，阳气独盛，阴虚阳亢，胃中阳热亢盛，脾阴不和，阳明津绝，阴阳不相为和，阻膈不通，阳亢则阴液消，阴虚而肠失润从而成脾约。

学术心得　在治疗时慎用承气以攻下。"趺阳脉浮而涩，浮则胃气强，涩则小便数，浮涩相搏，大便则硬，其脾为约，麻子仁丸主之。"脾约之证，津液枯竭，肠道失润而干燥，胃中有热，见于趺阳脉幅度，脾胃为阴阳之土，胃强脾约，脾失转输，不能四布，小便数而大便硬以麻仁丸润肠通便，不能以苦寒攻下，遵内经"饮入于胃，游溢津气，上输于脾，脾气散精，上归于肺，通调水道，下输膀胱，水精四布，五经并行，是脾主为胃行其津液者也"。脾阴外渗，无液以滋，脾燥而不能滋肠，胃火甚而肠枯，本方以宽肠润燥，以软其坚，脾阴从内而转，太阴阳明之脾约，太阳正传阳明，不能再传，以缓法治之。方中麻杏润脾燥，白芍安脾阴，枳、朴、大黄承气以胜之，下不亡阴，饥则气馁伤胃，饱则气滞伤脾，胃受邪气，脾受其制约，胃不能行其津液成燥，浊结不行，输化不能，下焦阴液不能上承，而以润燥缓泻，润肠肃肺，兼攻下破气，对于老年久病津枯血燥，内无邪热的便秘，"太阳病，发汗不解，蒸蒸发热者，属胃也，调胃承气汤主之。"

临证心得　太阳病化热传里，传为阳明腑实证，以和胃泻热，而"伤寒吐后，腹胀满者，与调胃承气汤"。误用吐下而，燥实内阻，中气受伤，邪热入胃，邪气因吐而内陷，正气因吐而虚，正虚而不得峻下，又有邪实而必下，故以调胃承气汤缓下胃热，"太阳病，若吐若下若发汗后，微烦小便数，大便因硬者，与小承气汤和之愈。"表证误下后，邪传胃腑成实，津液受伤，表邪入里，邪热内扰，燥实内结，津液下泄，气滞不通，便硬而脾约，胃家失润，燥气客之，胃小实，以小承气汤小攻而和之愈。"得病二三日，脉弱，无太阳柴胡证，烦躁心下硬，至四五日，虽能食，以小承气汤，少少与微和和之，令小安，至六日，与承气汤一升，若不大便六七日，小便少者，虽不受食，但初头硬，后必溏，未定成硬，攻之必溏，须小便利，屎定硬，乃可攻之，宜大承气汤。"

学术研究　伤寒在初起阶段，病情轻浅，出现烦躁心下硬是邪已入里成为阳明腑实，能食者以小承气汤，不能食者则以大承气汤，大便硬而初头硬后溏用之更加重溏泻，小便畅行便硬，则大承气汤的证据，条件是无太阳桂枝证，无少阳柴胡证，阳邪入阴，病在阳明，阳明之虚实，在于食与不能食，小便利燥屎形成否为依据，小便多则，津液内竭，大便必硬，燥屎形成，少则胃中水谷不别，燥屎未成，是攻下的主要依据，"伤寒六七日，目中不了了者，睛不和，无表里证，大便难，身微热者，此为实也，急下之，宜大承气汤。"阳明腑实，连及脑腑目系宜急以下之，腑热炽盛，烁灼真阴，脏腑精气消耗殆尽，不能上荣于目，燥屎内阻，热潜于里，病情在十分危急阶段，邪火燔灼，邪热伏于里，津液枯燥，脏腑之精不能上注，急下救

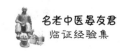

存阴于万一，以釜底抽薪之举。"阳明病，发热汗多者，急下之，宜大承气汤。"阳明发热汗出，津伤汗多便硬，必须当机立断以急下存阴，若失于攻下，造成津枯液绝的险证邪热入腑，热迫津液外溢，大承气汤为救阴夺实之下，为救阴夺实而设，"发汗不解，腹满痛者，急下之，宜大承气汤。"

十八、临床经验

阳明病在急下时出现太阳病发汗不解而腹满，邪入阳明复发汗津液被伤，汗后而病不解，邪热更盛，燥屎梗阻，气机滞涩，胃肠之实，津液外夺，阳盛弥漫，热毒里蒸，燥屎阻其胃火，伤及太阴，阳亢阴亡故必当大承气汤攻下。"腹满不减，减不足言，当下之，宜大承气汤。"本证有虚实，虚则腹满有缓解之时，实则有形实邪，腹满不减，用承气攻下，腹满减而不足，必须再行大承气汤攻下，在治疗过程中，攻下腹满不减，则属误治之太阴虚寒，愈下脾气愈虚，腹满更甚，最终可以由因虚致实的循环难治状态，阳明病的三条急下证，都是急下存阴，去其热结，救其阴液，邪去正安，津液自复。"阳明少阳合病，必下利，其脉不负者，为顺也，负者失也，互相克贼，名为负，脉滑而数，有宿食也，宜大承气汤。"三阳之不各自有不同脉证，而阳明少阳合病，邪迫大肠，阳明盛而不受木克，为顺证，阳明见少阳之脉，木克土为负，胃实之明证，宿食而热结旁流，攻下为通因通用之法。

阳明腑实的瘀血证，"病人五表里证，发热七八日，虽脉浮数者，可下之，假令以下，脉数不解，合热则消谷喜肌，至六七日不大便者，有瘀血，宜抵挡汤。"阳明腑实出现的瘀血证，胃肠燥实，胃和热，瘀血在里，热不在气而在血，热在血，则必有瘀血，用破血逐瘀的抵挡汤治疗。"若脉数不解，而下不止，必协热下脓血也。"阳明病下后出现变证，邪热未减，中气受伤，瘀血被邪热所蒸腐，热不得泄，迫血下行，血分热邪不除，必血热而便脓血，宜以清营撤邪，"伤寒发汗已，身目为黄，所以然者，以寒湿在里，不解故也，以为不可下也，于寒湿中求之。"素体脾胃虚寒，中阳不足，寒湿发黄，脾胃阳虚，湿瘀不化，郁而成黄，湿盛阳微，以温中化湿，阴黄寒湿，可用术附汤五苓散等进行治疗。

茵陈蒿汤证

"伤寒七八日，身黄如橘子色，小便不利，腹微满者，茵陈蒿汤主之。"湿热盛于内，热毒发泄于外，津液不得下行，汗在肌肉而不达，湿热在胃，独伤阳分，水湿内蓄，邪食壅滞，湿热实与胃，故发阳黄，以清热利湿，退黄泄热，"伤寒身黄发热，栀子柏皮汤主之。"湿热郁蒸，阳明发黄，湿热之邪没有去路，热不能外越，湿不能下泄，用栀子柏皮汤直清其热，热清而黄除，导湿下行，栀子苦寒泻三焦火，黄柏清热除湿，甘草和胃保脾，缓苦寒之性，使邪从小便而去，湿尽热去黄退，在临床上可以治疗温病发黄，小便不利发黄之证。"伤寒瘀热在里，身必发黄，麻黄连翘赤小豆汤主之。"外有寒里有湿热，寒瘀热互结而发黄，湿热郁蒸肌表，本方以发汗除湿以解表退黄，以麻黄、杏仁、甘草、生姜、大枣以发散表邪，赤小豆、连翘、生梓白皮清泄湿热，使湿热郁蒸之邪从表而散，以开鬼门而泄汗，煎服特点是用潦水雨水煎，清热而不助湿，要去沫，二沸，去渣，半天内服三次，根据临床经验，以上午服为以宜，利于汗解和邪从尿出，这里的连翘是指连翘根，根能走表皮，利小水，便于散热邪。

第三节　胃脘痛

胃脘部近心窝处的疼痛，可以由寒热虚实以及各种病因作用下，单一和合并出现临床表现，而肝与胃为生克气血关系，寒凝气滞血瘀食积火郁而不通则痛，在部位方面尤当与胁痛、腹痛、真心痛程度性质时间加重和减轻的因素等加以鉴别。

一、基本病机

有寒邪客胃，饮食伤胃，肝气犯胃，脾胃虚弱，由于胃为五脏六腑之大源，受纳腐熟水谷，胃失和降，寒克胃中，气机受阻，暴饮多食，受纳过量，腐熟不及，食谷停滞，饮酒过度，嗜食肥甘辛辣，寒凉药物耗伤中阳，久之而阴阳失调，寒热偏盛和错杂而出现胃脘痛。《医学正传》指出："胃脘当心而痛，未有不由清痰食积郁于中，七情九气触于内之所致焉。"脾胃同属于人体的中焦，气血生化之源，后天之本，脏腑互为表里，主升降燥湿。

二、辨证治则

在辨证方面，首先是分清标本虚实和兼夹，单纯和合并的疼痛，抓住主要症状和次要症状，治疗当然以理气和胃止痛，再以审证求因，辨证论治，散寒消食理气泄热化瘀温阳以止痛之法。胃脘痛之病，在临床上十分普

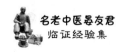

遍，人们的生活水平由贫穷低级向高级发展，在落后地区，易于出现食积、寒湿、脾胃虚寒，发达地区易于出现肝胃郁热、瘀血、胃阴虚等证，南北地区的胃痛的类型不同，在饮食的咸淡和三餐生活习惯都有所差异，在辨证方面因人、因地就显得更为重要。胃痛实证以祛邪为主，常表现出寒凝、气滞、食积、热郁、血瘀五种类型，虚证的脾胃虚寒和阴虚的以扶正为主，在临床上是虚实互见，邪正兼顾，寒热错杂宜寒热平调，脾胃之功能在升降燥湿同步协调，相依为用，运化腐熟水谷水液方面也是共同完成的，胃为水谷之海，仓廪之官，饮食不节，饥饱失常，冷热不适，皆能直接影响胃的功能活动而加重病情，胃为燥土，喜润恶燥，醇酒辛辣，肥甘厚味，均能生热化燥，故在饮食上应少食多餐，禁酒忌辣，注意饮食调摄，当寒邪客胃时，应选用散寒止痛的良姜、附片、吴茱萸、荜澄茄、荜拨、乌药、丁香、豆蔻、干姜、元胡、川楝，其中，附子、干姜、吴茱萸辛温大热之品要中病即止，用量宜轻，适当配伍甘草和黄芩调和或反佐之品，以解除辛辣之味服后胃部不适之感的副作用，理气之品如陈皮、胡椒、砂仁、草豆蔻等芳香挥发之品用量要轻不宜久煎，同时可适当加入消食的健曲、谷麦二芽、鸡内金等促进运化吸收之品，还要注意使用生姜、半夏温胃降逆之品，以协调配伍的升降功能，恢复脾胃在消化转输的正常功能。

三、临床经验

我们在临床上自拟健胃止痛汤由柴胡、青皮、草豆蔻、草果仁、黄芩、白术、干姜、半夏为基础等组成，实痛加金铃子散，虚痛加芍药甘草汤，寒甚加细辛附子，热甚加三黄，泛酸加乌贼骨、浙贝母、元胡，血瘀加乳香、没药，出血加三七、地榆炭、茜草炭或云南白药等，饮食停滞加焦三仙、枳实、大黄以通滞，肝气犯胃，加香附、川芎以疏肝理气，肝胃不和加左金丸、佛手以疏肝泄热和胃，胃阴虚加生地、熟地、天冬、麦冬以养阴益胃，脾胃虚寒者加饴糖、黄芪、大枣等温中健脾，又在临床上失治误治出现寒热错杂的，可用仲景之甘草泻心汤以辛开苦降，和胃消痞，特别是胃热肠寒，肠热胃寒等有较好的疗效。胃脘痛兼反酸为主证的，热证可加重瓦楞子以抑酸和胃，寒证加合香、砂仁、佩兰以化湿醒脾，如果以嘈杂为主的，属胃热的用栀子豉汤，胃虚加山药、扁豆，血虚加合当归补血汤。

第四节　呕吐

呕吐是由胃失和降气逆于上的病证，在疾病发展过程中，胃脘痛、呕吐呃逆、哕恶都可以在消化系统疾病中分别表现出来，在治疗上有轻重缓急的不同区别，有其寒热虚实湿食气血风等，引起呕吐的原因很多，但不外乎外感六淫内伤七情，饮食不洁，劳倦过度，胃气上逆而发生呕吐。

一、基本病机

《景岳全书》说："或暴食寒凉，暴伤饮食，或因胃火上冲，肝气内逆，痰饮水气聚于胸中，表邪传里，聚于少阳阳明之间，皆有呕证，此皆呕之实邪也，所谓虚者，或其本无内伤，有无外感而常为呕吐者，此即无邪，必胃虚也。"实则祛邪化浊，和胃降逆，虚则温中健胃，滋养胃阴，以扶正为主。

二、临床经验

我们在临床是以《金匮》小半夏汤为基础，外邪犯胃者，加佩兰、紫苏、香茹、合香、厚朴、薄荷、生姜等以疏邪解表，芳香化浊，水煎服，一沸服，去沫，次量50—100毫升为宜，在2—3小时一次频服，呕吐停则以健脾和胃善后。饮食停滞加山楂、神曲、鸡内金、枳实、大黄、槟榔、莱菔子、隔山撬等以消食化滞和胃降逆，水煎宜久煎二沸，分三次服，泻下后去大黄善后。痰饮内阻者，加苓桂术甘汤葶苈子、竹茹、砂仁、胆星以温化痰饮，和胃降逆，水煎服，宜浓煎，日二次，次200毫升，可服2周为一疗程，此种类型一般都有咳嗽痰饮肺胀等的慢性呼吸系疾患，呕吐止后，以苓桂剂以善其后，治疗原发疾病佐以调和胃气。肝气犯胃的可加厚朴、紫苏、柴胡、香附、枳壳、薄荷以疏肝和胃，降逆止呕，水煎服，宜饭前空腹服，中午多服在150毫升，早晚各50毫升的服用方法。

三、辨证治则

脾胃虚寒加附子、细辛、苍术以温中健脾，和胃降逆，胃阴不足者，加麦冬、石斛、花粉、知母、芦根等，养阴药宜久煎，适量淡盐为引，并引经入肾，滋阴而潜阳，以达阴阳平衡，服药时间在阳升阴长，阴升阳长之时服

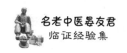

用，在早上七点和午后七时为宜。因此呕吐的原因虽多，其本质是脾胃功能失调，生活饮食不慎，起居无常，导致脾胃升降燥湿无度而浊阴不降，清阳不升，轻则实邪祛而病除，重则由实转虚，形成慢性而脾胃进一步受损，影响日常生活而健康质量受到严重威胁，损及五脏，穷必及肾，又反过来因实致虚，或虚中夹实，虚实夹杂，阴阳膈拒，形成疑难重症，难以治疗。

叶天士认为：治呕吐之法"以泄肝安胃为纲领，用药以苦辛为主，以酸佐之，如肝反胃而胃阳不衰有火者，泄肝则用芩、连、楝之苦寒，如胃阳衰者，稍减苦寒，用苦辛酸热，此大旨也，若肝阴胃汁皆虚，肝风扰胃呕吐者，则以柔剂滋胃养胃，息风镇逆，若胃阳虚，浊阴上逆者，用辛热通之，微佐苦降，若但中阳虚，而肝木不甚亢者，专理胃阳，或稍佐椒梅，若因呕伤，寒郁化热，祛伤胃液，则用温胆汤加减，若久呕延及肝肾，皆虚，冲气上逆者，用温通肉润之补下焦主治，若热邪内逆，则用泻心法，若肝火冲逆伤肺，则用养金制木，滋水制火"。

学术心得 中医认为，胃为水谷之海，凡饮食不节、饥饱失常、冷热不和，都能影响胃的消化吸收功能而发生疾病，饮食积滞、口渴便秘、恶心呕吐、胃痛嘈杂等是临床常见病证。治疗分虚实两端，虚者以脾阳虚衰，温运中阳，中气不足，补中益气，寒湿困脾，运脾化湿。实者湿入内蕴，清热利湿，兼见脾胃不和，以调和脾胃，脾肾阳虚以健脾温肾，脾湿犯肺，燥湿化痰，心脾两虚，补益心脾。肠分大小，大肠职司传送糟粕，主津液的进一步吸收，与肺互为表里关系，上下相应，出入有常，如肺气逆郁大肠腑气壅滞而便秘腹胀，同时受脾功能的统摄，脾阳虚而腹胀便溏、久泻久痢，脾阴虚大肠津液缺乏便秘排便不畅，寒湿湿热之邪可以直接入侵克于大肠，导致传导失常溏泻便垢。

临证心得 常见主证有便秘、腹泻、痢疾、腹痛等。治疗分虚实，以清热导滞，清化湿热，温阳散寒，润肠通便等法治疗。而小肠是受盛胃中水谷，主转输清浊，清者输于各部，浊者渗入膀胱，下注大肠，小肠之病，多因饮食失节，损伤脾胃下传而起，表现为清浊不分，转输障碍，它与心有经络相连，心热亦可移热于小肠，发生病变有虚寒和实热之分，仍然可以出现腹泻、腹痛、舌疮、尿血尿痛等，治疗上温通小肠，清心火导热下行，虚者病程较长，实者较短，愈后好。从脏腑整体出发，胃肠与肺、脾、肾等五脏生理病理相互关联，如脾病日久可牵及胃肠，肺病久之可影响大肠，心肾疾病可损及大小肠，总之脏腑经络之间相互关联不可分割的。

第五节　便秘

便秘是素体阳盛，气机失调，物质基础衰少、阳虚而阴寒内生，大便秘结不通，排便时间延长，大便坚塞不畅的急慢性疾病过程中的一个症状，在《伤寒论》中有"阳结""阴结"和"脾约"的麻子仁丸证。

一、基本病机

有风气热寒湿秘和热燥和风燥，本病是大肠传导功能失调，仍与肾脾胃关系密切，有素体阳盛肠胃积热，气机郁滞，气血不足下元亏损，阴寒内盛，临床上常表现为热秘、冷秘、气秘、虚秘，病理机制主要是恣食肥甘辛热，阳盛之体，热病之后，津液耗伤，肠道失润，不能为胃行其津液，形成脾约热秘，情志不舒气机郁滞，通降失常，糟粕内停，形成气秘，劳倦内伤，气血不足，津枯失润，传导无力，阳虚而不能蒸化津液温润肠道，阴寒内生，阳气不通津液不行，形成虚冷之秘，一般在3—5天一次，甚至更长的时间，其粪质干应，排出困难，或虽有便意而便不硬不能顺利排出，或伴见头痛眩晕失眠心烦易怒，同时便秘日久易于造成肛裂和痔疮，必要时进行转科治疗。

二、临床经验

我们在临床诊疗工作中总结了一帖便秘的基础方，有牛膝、芦荟、路路通、厚朴、枳实、生首乌、麻仁、松子仁、生大黄等组成，若热结便秘，加清热润肠的生地、玄参、黄柏、银花、槐花、芒硝等，重在泄热，行气除满。气滞所致便秘，以顺气行滞，加槟榔、沉香、枳实木香等以调肝理脾，辛通破滞，虚秘的如气虚便秘，以益气润肠，加黄芪、白蜜、党参、白术以益气升陷，使脾肺之气得以内充，传送有力而大便通畅。血虚便秘，养血润燥，加当归、桃仁、二地、肉苁蓉、首乌、知母、玄参以滋阴养血，润燥通便，虚证的便秘可单一出现，也可相兼而至，特别是老年肾虚的便秘，尤当注意滋润补气而缓下，定时蹲厕，养成排便的习惯和规律，不得伤正而助邪，而阳虚所致便秘，以温阳通便，可加入蜜煎导法，附片、黑芝麻、胡桃仁等润肠散寒。

学术心得　《伤寒论》指出："脉有阳结阴结者，何以别之，师曰：其

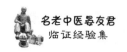
脉浮而数，能食不大便者，此为实，名曰阳结者，期十七日当剧，其脉沉而才、迟，不能食身体重，大便反硬，名曰阴结也，期十四日当剧。"便秘之治疗，在通润下的基础上，根据病因病机及临床表现，亦可采用仲景之猪胆汁导法和吴鞠通的增水行舟法，可随证配合应用。

第四章　肝胆系疾病辨治

　　肝胆的病变可表现出厥阴、少阳经受邪，风动血虚、眩晕痉瘛之证，积聚、胁痛、黄疸的病变，肝胆互为表里，经脉下至足趾，上止阴器，经少腹夹胃，过胁肋上咽喉目系巅顶，具有疏泄条达刚劲调节情志血液主筋而利关节，而肝气郁结，气滞血瘀而出现症瘕积聚，血瘀水停，水瘀互结形成鼓胀，血不养肝，肝脉阻滞而胁痛，疏泄失常胆汁外溢而出现黄疸，肝热内灼，肝阴暗耗，阳亢化风上扰清空，肝肾阴虚，肝失所养血不上荣，头痛眩晕，而肝阳暴张，血随气逆夹痰兼火，横穿经络，蒙蔽清窍，则为中风、寒邪侵袭肝脏，经脉不利形成疝气，筋脉失养而成痿躄，肝胃、肝脾、肝肾、心肝脾之间在功能和病理方面相互联系，有些是互为因果。

　　从脏腑辨证的角度，分虚实两端，实则肝气郁结疏肝理气，破积散聚，肝火上炎泻肝泄胆清热，肝风内动，平肝息风潜阳，虚证的肝阴不足，以柔肝滋肾，育阴潜阳，肝阳虚寒滞肝脉，得温补肝阳暖肝散寒，肝病可兼肝气犯胃，肝脾不调，肝胆不宁，分别以泄肝和胃，调理肝脾，养肝清胆宁神，肝肾阴虚的以滋阴降火，补益肝肾，在辨证过程中，抓着肝气郁结发展成肝火、肝风的，形成因果联系，相互影响，不可分割，上冲之肝阳以息风潜阳，横窜的和络而息风，在临床上采用疏清泻平镇肝之法于肝之实证，养柔温补用于肝之虚证，为常用的治肝八法，而胆藏中清之腑，性刚直而为奇恒之腑，病理上表现为胆火炽盛，常表现为惊恐、不寐、耳鸣、眩晕等证。由于胆热煎熬津液为痰，以泄胆化痰，和胃降逆，疏肝利胆。

第一节　厥阴病

《伤寒论》中的厥阴是寒热错杂，三阴尽而阳生之脏，病变极端，出现寒极似热，热极似寒，阳极生阴，阴极生阳，表现出上热下寒，阴阳趋其极，阳病于上而阴并于下，阴阳胜复是消长与邪气之弛张，而厥热胜复为主要病机，主证是四肢冷和发热的相互演变，阴盛则厥冷，阳复则厥回而发热，一方面是发热和四肢厥厥冷的时间交替，是病向愈的佳兆。二是发热时间多于厥冷的时间，是阳能胜阳，也是病退正复的表现。三是厥冷的时间多于发热的时间，是正气衰退，阳衰阴盛，疾病恶化。四是厥回而发热不止，为病邪进，是热伤上焦气分和下焦血分，厥阴病正治有乌梅丸证、干姜黄芩黄连人参汤证、麻黄升麻汤证、白头翁汤证、当归四逆汤证、加吴茱萸生姜汤证、吴茱萸汤证。变证治法有小柴胡汤证，小承气汤证，栀子豉汤证。

一、厥阴病的辨证

在辨治过程中，有寒热蛔藏水痰六厥，厥阴病的禁治有不可攻下，不可发汗，呕家有痈脓不可治呕，在厥阴病的预后方面，要细辨将愈不愈的脉证以及死候的脉证。"厥阴之为病，消渴气上撞心，心中疼热，饥而不欲食，食则吐蛔，下之利不止。"厥阴病的上热下寒的提纲，六经传变到最后阶段，三阴之尽，与少阳为表里，禀风木而内寄相火，下连寒水，乙癸同源于下焦，上接君火，子母相应，所以发病都表现寒热错杂，首先是厥热胜复，正能胜邪则厥变为热，正血而邪盛则转为厥，是阴阳消长、正邪进退的表现，第二是上热下寒，病邪深入，阴阳错乱，机体失去正常的调节机制，由于水亏不足以涵木，津液耗竭，肝失肉润而横逆侮土，气盛化火，误苦寒攻下，中气受伤，下焦虚寒更盛，邪热上逆，阳热在上，阴寒在胃，虫为风化的似厥阴证。"厥阴中风，脉微浮为欲愈，不浮为未愈"。从脉象来观察厥阴病的预后，"凡阴病见阳脉者生，阳病见阴脉者死"，脉微浮而和缓为阳，有厥阴中风之象，邪还于表，邪气向外，是阳气来复的佳兆，阴邪消退，病邪由深出浅，本来是三阴之脉是沉迟细弱，若是浮而无根，突然暴出为虚阳欲脱的危象。"厥阴病，欲解时，从丑至卯上。"凌晨2—6点之时是厥阴好转痊愈之时，即夜半至黎明，阴尽而阳生，少阳旺于寅卯，厥阴解于少阳之时，"厥阴病，渴欲饮水者，少少与之愈。"阳复口渴，上热下寒，

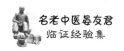

阳气来复，津液一时不能上承，以饮水使津液滋润其上，阴阳得以平衡，胃气得和，滋其燥渴，济阴以清热，其病即愈。"诸四逆厥者，不可下之，虚家亦然。"

二、厥阴病禁忌

虚寒性的厥逆的治疗禁忌，不能攻下，应温化以养之，扶阳以抑阴之法治疗。"伤寒先厥，后发热，而利者必自止，见厥复利。"阴阳胜复，厥热互见，阴盛多伴下利，厥回则利止，阳虚而清浊不分，阴受邪则厥，出阳则热，阳主升而利必止，阴主降而厥利变端。"伤寒始发热六日，厥反九日而利，凡厥利者，当不能食，今反能食者，恐为除中，食以索饼，不发热者，知胃气尚存，必愈，恐暴热来出而复去也，后日脉之，其热续在者，期之旦日夜半愈，所以然者，本发热六日，厥反九日，复发热三日，并前六日，亦为九日，与厥相应，故期之旦日夜半愈，后三日脉之，而脉数，其热不罢者，此为热气有余，必发痈脓也。"厥阴病寒热盛复当重视胃气，疾病在阳尽阴厥的阶段，中气消除的反常情况，试探给病人食些面条类的食物，不发热则顺，为胃气尚存，突然发热则阵作，数天后发热不退，发生痈疡的可能就会来临。在厥热盛复阴盛阳衰厥利之时，出现先热后厥，热少厥多，阴寒气盛而中气下陷，脾胃虚寒，若胃气来复则能食，暴热则真阳尽露，回光返照，阳气外脱，则死证，而阳微阴盛，复热以九日，热厥相等，而阴阳平衡，而阳复太过，数日而脉数发热者，阳热伤营，热而不厥为阳，厥而不热为阴，阴盛于内，孤阳外出，辨别厥多于热反而能食，胃阳垂危的除中则凶对于判断疾病预后的重用意义。"伤寒脉迟六七日，而反与黄芩汤彻其热，脉迟为寒，今与黄芩汤，复除其热，腹中应冷，当不能食，今反能食，此名除中。"误治而成为除中，伤寒厥阴受邪，阴寒内盛，正邪相争，厥热盛复，误用苦寒，雪上加霜，寒邪充斥，生阳欲绝，反常出现多饮而强食，真阳以薄，是胃气已绝，故为死证，两寒相搏，冷不消谷，误以太少合病，阴证而误用寒凉造成除中，"伤寒先厥后发热，下利必自止，而反汗出，咽中痛者，其喉不痹。"

三、厥阴病演变

先厥后热，阳复太过，阳虚阴寒内盛，阳复阴退厥回利止，津液蒸逼，熏灼咽喉，火炎于上，热伤上焦喉痹，阳复太过向下内，热伤下焦血分则便脓血。"伤寒一二日至四五日，厥者必发热，前热者后必厥，厥深者热亦深，厥微者，热亦微，厥应下之而反发汗者，必口伤烂赤。"厥在先前必有发热，热邪深伏，阳气内郁，真热而假寒，热邪郁伏之轻重厥冷之程度亦有区别，热重厥亦愈重，阳明实证，宜以清下，热微宜以四逆宣和，以邪内郁，不可误发其汗，否则祛夺津液，热邪更炽，邪热上干，厥者必从热得之，阴阳互为胜复，孤以胜势，菀阴于外，阴阳不相顺逆，阴盛而为厥，阳复而发热，阳盛则病退，阴盛则病进，热为吉则不可太过，阴盛而阳争，阳盛而阴格，阳陷于中而阴见于外，随热之浅深而为厥。"伤寒厥五日，热亦五日，设六日当复厥，不厥者，自愈，厥终不过五日，以热五日，故知自愈。"病入厥阴，阴盛则阳生，正盛病机向外，阳气外张，正气不足，病机向内，阳虚发热复厥，厥热当期五天，第六天当愈，为阴阳平复，伤寒邪传厥阴，阴阳错杂，阳交于阴，阴中有阳，则不厥，阴交于阳，则阳中有阴，则不发热，而阴盛不交于阳，则厥冷，阳亢不交于阴，则发热，厥逆相胜则逆，则病进，相平则顺，则病愈，阴阳偏亢则病作，阴阳平衡则病愈。

四、寒厥

"凡厥者，阴阳气不相顺逆，便为厥，厥者，手足厥冷者是也。"厥证不分寒热，寒甚而阳衰，阳气不充于四肢，形成阴证寒厥，热胜至极阳气被遏，四肢阳气不达，因成热厥，以为寒邪所陷，阴为热邪所阻，阳上而不下，阴下而不上，足三阳以下行为顺，足三阴以上行为顺，足三阳随阳明而下降，足三阴随太阴而上，胃不降、脾不升，胃逆脾陷，形成寒热厥，最后出现四肢逆冷，土旺于四季，阳受气于四末，温则顺，而水盛火负，阳虚土败，脾胃虚寒不能温养四肢，反顺为逆，"伤寒脉微而厥，至七八日肤冷，其人躁无暂安时，此为脏厥，非蛔厥也，蛔厥者，其人当吐蛔，令病者静，而复时烦者，此为脏寒，蛔上入其膈，故烦，须臾复止，得食而呕，又烦者，蛔闻食臭出，其人常自吐蛔，蛔厥者，乌梅丸主之，又主久利。"阳气衰阴寒盛而厥，病情危重，阴盛膈阳，但躁不烦，脉微肢厥，四肢皆冷无阳的死候，属于脏厥，而蛔虫所致四肢厥冷，静则烦止，动则心烦，性喜温暖，胃中有寒扰动不安，具有时烦时止，闻食味而上攻，烦而呕吐蛔，以乌梅丸寒酸苦辛热合用，是治疗蛔厥厥阴病的主方，本方特点是，五味并用，丸以缓图，有苦酒、蜜、米饭和药相杵为丸，在饭后服用，蛔得甘则动，得苦则安，酸则静，辛热则止，连柏之苦，姜辛归附桂之辛，安蛔温脏而治厥

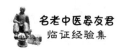

逆，人参以安中止呕，御诸药之弊，安蛔即以安胃，有可调和寒热止利，其重要者是，米饭和蜜诱蛔使药得病所，"伤寒热少微厥，指头寒，默默不欲食，烦躁数日小便利色白者，此热除也，欲得食其病为愈，若厥而呕，胸胁烦满者，其后必便血。"

五、热厥

热厥轻者，初起热不盛，初入传里，阳热郁遏而求伸，数日而阴液恢复，热邪尽除，胃气和，疾病转愈，若热邪未及时外解，热愈深而厥亦深，邪热不能透达，木邪干胃，久则阴络必伤，迫血下行，三阴不受邪，内寒亦微，热亦微，少阳受邪，以和解之，阴阳自和，而热深厥深，以泻其热，阳明热厥，血结蓄于下，以活血泻热化瘀，"病者手足厥冷，言为不结胸，小腹满，按之痛者，此冷结在关元也。"厥阴而冷结关元，造成手足厥冷，阴阳不相顺逆阳微阴盛和阴虚阳亢，寒邪结于关元膀胱，厥阴阳气衰微，阴邪独盛，膀胱蓄水，津液不布，上则邪结于阳位，阳气不通，下则阴邪结于阴位，以通阳化气，散寒行水。"伤寒发热四日，厥反三日，复热四日，厥少热多者，其病当愈，四日至七日，热不除者，必便脓血。"厥阴病热多厥少，阳复阴盛病退为顺，若阳复太过偏亢，热伤阴络，阴阳盛复，寒热错杂，厥热交替，阳盛阴退，其病则愈，而热仍不止，当愈未愈，热郁于阴，热不除而太过，必伤血络，伤于寒则为病热，热之太过不及都可以致病，热而厥是邪由表及里，热多于厥则邪复传于表，随正气之消长即邪由里出表，病当愈。"伤寒厥四日，热反三日，复厥五日，其病为进，寒多热少，阳气退，故为进也。"厥多于热病情趋于严重，疾病经治疗后，阳气恢复无能不及，热后而厥则阳旺的危象，厥阴与少阳，脏腑相连，少阳为三阳之尽，故寒热往来，厥阴为三阴之尽，阴尽阳生，出现厥热之胜复，此时应细测疾病之厥热之多少，判断正邪疾病的进退和吉凶。

六、厥阴的预后

厥阴病死候的辨别，阴盛阳衰，虚阳上扰，"伤寒六七日，脉微手足厥冷，烦躁灸厥阴，厥不还者死。"灸则扶阳抑阴而不愈者为不治，阴邪肆逆，阳气衰微，为藏厥之险证，"伤寒发热，下利厥逆，躁不得卧者，死。"阴极阳脱的死证，阴盛于内，阳格于外，阳气外散将厥，脏腑气绝，精神不治，微阳不留，属于阳亡之死证，"伤寒发热，下利至甚，厥不止者，死。"虚阳上浮，脏腑气绝的死候，本发热为阴证转阳，厥利自止，发热而厥利更盛，病势严重，为阳脱主死之证，"伤寒六七日不利，便发热而利，其人汗出不止者，死，有阴无阳故也。"厥阴病阳复不当，阴邪太盛，真阳外亡，卫外不固，阳气尽脱，里虚邪入，"伤寒五六日，不结胸腹濡，脉虚复厥者，不可下，此亡血，下之死。"邪热传里，与痰水结于胸膈，是由于血虚厥逆，肠燥津枯，血不足而不能荣四末，宜补而不宜，下之死。《金匮玉函经》："虚者重泻，其气乃绝。"血虚而肠闭血涩。"发热而厥，七日下利者，为难治。"阳气外越，阴寒内盛，则属于难治，阴阳极虚，非阴寒属内虚，不可辛温苦寒纯补，实属难治，厥热与利势不两立，阳随阴陷而不升，阴邪益盛，于死证不远。"伤寒脉促，手足厥逆，可灸之。"阳气陷下，虚阳上浮无根，脉阳盛则促，阴盛则结，"脉来缓，时一止复来者，名曰结，脉来数，时一止复来者，名曰促"，阴阳不和，促脉与厥同时并见，阳盛和阳虚至极阳郁等都可以造成脉促，阳虚以灸法用补，温经通阳。

七、当归四逆汤证

热厥，热邪深伏于里，阳气格拒不能达于四肢而厥冷，热深厥亦深，无形的热邪郁伏，里有热而未实，伤寒郁热之邪在里，阳极似阴，为厥阴之变证非厥阴之本证，故用白虎汤清热泻火以之热厥，"手足寒脉细欲绝者，当归四逆汤主之。"厥阴病血虚营寒之厥逆之证，与阳微阴盛和热深厥深之厥不同，此为血虚寒郁，四肢失于温养，外感寒邪，气血被寒邪所遏，阴血内弱脉行不利，伤寒邪传阴经，以当归四逆汤益营温通血脉，助阳生阴，营养阴血，散寒邪，调营卫通阳气，和厥阴温经复营，酸甘缓中，辛甘温表，桂枝温肝，当归补肝，甘枣缓肝，白芍酸以泻肝，通草利阴阳之气，开厥阴之络，细辛以散寒，在临床上以治疗手足寒脉细欲绝，寒入营络，腰腿疼痛，寒凝气滞的痛经剂冻疮等。"若其人内有寒者，宜当归四逆加吴茱萸生姜汤。"血虚营寒加寒饮之证，久寒滞在经络和脏腑，血虚停寒，方中以散寒涤饮降逆温中，以吴茱萸苦降、生姜治疗宣泄久寒，温通经气，走厥阴经散其陈寒，辅以清酒，散久伏之寒凝，散寒而不助火，养营而不滞邪，方中桂枝得归芍生血于营，细辛合通草行气于胃，草枣缓中调肝，淫气于经气血如故。"大汗出，热不去，内拘急，四肢疼，又下利厥逆而恶寒者，四逆汤主之。"阳气外泄，寒邪独盛，经脉失和，阳气大虚，真寒假热，阳被阴格，阴液亏损，筋骨失养，阴寒之象内外皆毕，阳气外亡，过汗伤阳，邪气不从

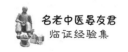
汗解而从汗亡，阳虚而四肢不温，以四逆汤回其阳。"病人手足厥冷，脉乍紧，邪结在胸中，心下满而烦，饥而不食者，病在胸中，当须吐之，宜瓜蒂散。"胸中邪实，痰湿食结之邪阻滞壅滞于里，阳气被邪气所遏，不能布散，病在上焦，是根据内经"其高者因而越之"的治疗原则，用瓜蒂散因势利导以吐之，本方可以治疗中风痰迷、癫狂昏闷之证。

八、厥阴病误治

饮停心下的厥证，水饮内停，阳气被遏，"伤寒厥而心下悸，宜先治水，当服茯苓甘草汤，却治其厥，不尔，水渍入胃，必作利也。"厥阴而邪陷水邪乘心，心阳失御，治厥必先治水也，阴寒在里，胃气不行，水液不布，阻遏气道，治水以治悸，水之寒气上乘于心，寒厥之邪在里，胃阳不守，先治水与茯苓甘草汤，水去则厥自除，以化三焦之气而行水，水从膀胱而泄。"伤寒六七日，大下后，寸脉沉而迟，手足逆冷，下部脉不至，喉咽不利，唾脓血，泄利不止者，为难治，麻黄升麻汤主之。"伤寒表邪未尽误下而使阴阳错杂，正气益虚阳气内陷，病入厥阴，形成上热下寒，虚实互见，阳郁而不升，阴阳之气不相顺逆，以滋养营血，清上温下调和营卫，补泻寒热，发越郁阳，阳邪入内，方上淫而下溢，气滞血凝，以麻黄升麻汤治疗，本方特点是麻黄先熬去沫，二沸服，麻黄升麻升举阳气，当归姜桂温润以达，芍药敛津，甘草和中，玉竹、门冬以润肺，黄芩知母以除热，白术燥土，茯苓渗湿，本方有越婢汤以发越内郁之阳，桂枝汤以调和营卫，有升清解毒黄芩、知母、天冬、升麻以清上热，白术、干姜、茯苓补脾利水，温下寒，当归、玉竹滋养营血，防发越之弊，石膏有撤热之功，斡旋佐使表里之间。"伤寒四五日，腹中痛，若转气下趣少腹者，此欲自利也。"腹泻前有先兆，病者阳气不足，阴寒太盛，直中之阴邪下注，邪气入里传阴寒邪盛而胃阳不守，水谷不别，阴寒在里，欲下利。

九、寒热错杂证

厥阴病寒热错杂，素体中阳不足，而感受寒邪，脾气下陷，误吐后下寒盛于下，阳气不得入，"伤寒本自寒下，医复吐下之，寒格更逆吐下，若食入口即吐，干姜黄芩黄连人参汤主之。"下焦有寒上焦有热，脾中之阴被抑而下注，故以黄芩黄连之苦以通寒格，参姜之温以复正气，而逐阴邪，止呕和中，可用作反胃，呕家兼热，膈中有热，噤口利。厥阴寒格吐逆，芩连苦以泄其热，泻三焦之相火，使阴阳自和，吐利自止，干姜为道以通阴寒，误吐亡阳，误下亡阴，必以人参补中，合干姜温中和气。"下利有微热而渴，脉弱者，今自愈。"

学术心得　阴盛而下利，阳气衰绝，当阳气来复，胃气尚存，不药自愈，"下利脉数，有微热汗出，今自愈，设复紧为未解。"阴盛下利将愈微热则阳气来复，阴邪退舍，阴证见阳脉，阳盛阴退脉证并重病则向愈的转归，寒从热化出表，热气外泄，故而数则愈，紧则加重深入。"下利手足厥冷，无脉者，灸之，不温，若脉不还，反微喘者死，少阴负趺阳者为顺也。"厥阴病出现危象，以脉来判断其吉凶，阳气衰微欲厥，阴寒充斥内外，病危则以灸法救之，肢温脉还的阳气还很微弱，否则兼喘的是阳绝气脱的死证，寸口无脉而太溪脉小于趺阳脉，脾胃谷气犹盛，正气可奋起有胃气为顺，否则趺阳脉小于少阴脉，则脾胃谷气以绝，则逆，所以下利无脉，不能上承于阳为死证，气不往来，灸之而四肢不温，其脉不还，反喘，是阳气脱于上，根气厥于下，阳气脱于上，阳气生而得温，阴气生而脉还，阳存则生，阴竭则死，"下利，寸脉反浮数，尺中自涩者，必清脓血。"厥阴病，阳复太过，阳气来复，本应疾病向愈好转，反而加重，出现变证，邪无出路，邪不得泄，内伤阴络，血为热蒸，化腐成脓，下焦血伤，阴虚阳盛，阳必下承，阴液被夺，血虚而气中有热，热盛于下，热逼营血，血分受伤，阳陷入阴中而圊脓血。"下利清谷，不可攻表，汗出必胀满。"

十、阴盛阳微证

阴盛阳微，禁用表药，肠胃虚寒，完谷不化，阳虚而水谷不得蒸腐，寒邪更盛，若误用汗法而汗出阳从外泄，浊阴内填，则必胀满也。"下利脉沉弦者，下重也，脉大者，为未止，脉微弱数者，为欲自止，虽发热，不死。"痢疾阴寒在下，里寒未解，邪结在里，大肠壅滞，气机不利，脉大邪气旺盛，脉弱是邪气渐退之象，滑数者是有胃气，正盛阳回之征兆。"下利而脉沉迟，其人面少赤，身有微热，下利清谷，必郁冒汗出而解，病人必微厥，所以然者，其面戴阳，下虚故也。"厥阴虚寒之证，阳气格拒于外出现微厥微热，阳气虚而真阳浮怒，正邪相争，正能胜邪汗出而解，下焦虚寒的戴阳之证，"下利脉数而渴，今自愈，设不差，必圊脓血，以有热故也。"阴寒内盛，阳气来复，病情有自愈的趋势，但阳复太过，阳亢而伤阴，酿成便脓血的变证。"下利后脉绝，手足厥冷，卒时脉还，手足温者生，脉不还

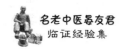
者死。"

学术心得 急性的暴泻后，津液骤然损伤，阳气一时脱厥，阳气来复则生，肢冷厥逆则死。"伤寒下利，日十余行，脉反实者死。"虚寒性的下利，虚证而得实脉，脉证不符，为胃气以竭，真脏脉独见，为死候，阴寒下利，真阳以败，中气以伤，元气下脱，出现不柔和之脉，虚证见实脉，则为死候。"下利清谷，里寒外热，汗出而厥，通脉四逆汤主之。"脾肾阳虚，真寒假热，里不通于外，阴寒内拒，孤阳外越，寒伤厥少二阴，阴病汗出，亡阳危候，以温经固表，通内外阳气，启升阳之气，通心主之脉，四逆汤中加葱为治，"热利下重者，白头翁汤主之"。厥阴病热邪下迫，内经之"暴注下迫，皆属于热。"湿热之秽气，壅滞于广肠，固魄门恶浊之物欲出重滞而难出，湿热下滞，而下重，故以白头翁汤以逐血止痛止毒利治疗厥阴热利，黄连清湿热厚肠胃，黄柏泻下焦之火，秦皮苦寒色青性涩，治下利肝胆之专药，亦可治疗热利肠风下血。"下利腹胀满，身体疼痛者，先温其里，乃攻其表，温里宜四逆汤，攻表宜桂枝汤。"伤寒虚寒下利兼表证，表里同病，宜先表后里，里虚兼表急当先温里而后解表，里虚气寒，所急在里，表邪愈陷，下利中虚，里实气强则表邪自解，温中以散寒，脾虚阳气微弱，胃中寒则胀满。"下利欲饮水者，以有热故也，白头翁汤主之。"当厥阴病寒热错杂，阴寒盛阳复厥回，利止，阳盛伤血，阳复太过，热反不除，热伤血分，利久未止，赤多白少，热蓄下焦，以白头翁汤进行治疗。

十一、厥阴下利谵语证

"下利谵语者，有燥屎也，宜小承气汤。"肠中有燥屎，燥湿内阻，热极旁流，里实有宿食，谵语则胃家实，燥屎不得下，邪热乘于心，胃中糟粕为邪所壅，阳复热过，传于土位，半利半结，缓以攻之，下其燥屎，以泄其热，厥阴阴极阳复，热过伤阴，病变源于厥阴，而属阳明。"下利后更烦，按之心下濡者，为虚烦也，宜栀子豉汤。"由于阳复太过，热扰胸膈，是太阳汗下和阳明下早，胃中空虚，利后余热，下焦阴津已泄，上焦火热更盛，土气内虚，无形之热上炎，以栀子豉汤清其虚烦，以肃余热，调和上下，焦济阴阳。"呕家有痈脓者，不可治呕，脓尽自愈。"热邪内壅，阻其出路，厥阴之邪上逆，热气有余结而为痈，以辛凉以开其结，苦泄以排其脓，甘寒以养其正，使脓尽而呕自止。"呕而脉弱，小便复利，身有微热，见厥者，难治，四逆汤主之。"

学术心得 阴盛阳虚，胃中无阳，阴寒之气上逆，阳气微弱而外越，正虚气逆，下焦虚寒，阳气不固，阴盛于内格阳于外，为难治之候，以救阳祛阴之四逆汤。"干呕吐涎沫，头痛者，吴茱萸汤主之。"肝胃虚寒，浊阴之邪上逆，吴茱萸汤可以治疗阳明病呕吐，少阴吐利，下焦浊阴之气，上乘于胸中清阳之位，厥阴受寒肝木横逆，侮及脾土，胃失和降，肝寒为本胃寒为标，阴邪协肝气上逆，阴寒之气随督脉经厥气上逆与头项巅顶，以吴茱萸汤温寒降逆，主要吴茱萸反复洗七遍，是洗去辛辣味，刺激胃觉，影响食欲，达到补中暖胃的目的。

十二、厥阴兼呕证

"呕而发热者，小柴胡汤主之。"阴病出阳，厥阴病衰转出少阳，太阳中风、伤寒等有外感症状而呕，本病是单纯的呕而发热的少阳证脏邪还腑，以和解半表半里之邪，转少阳之枢，邪可经表解，里邪出表，阳气来复，以小柴胡汤散少阳经邪。"伤寒大吐大下之，极虚，复极汗者，其人外气拂郁，复与之水，以发其汗，因得哕，所以然者，胃中寒冷故也。"六经各个阶段不断地误治，导致胃寒致哕，吐下过剂而正气受伤，中气极虚，或误诊水饮发汗，汗吐下后胃中阳气更虚，水停寒邪搏击，气逆失降，宜先固其里，而后疏其表，当冷虚相搏，阴虚而阳无所附，阳从外泄而胃虚，水从内搏而寒格，水冷难消，当用苓桂、理中、四逆之类治之。"伤寒哕而腹满，视其前后，知何补不利，利之即愈。"哕逆而腹满，省其二便的情况，而因势利导，胃气不和，阳明病而声高为实，胃气败绝而声低为虚，气上而不下，根据虚实采用补泻，以利其前后而病愈。

第二节 少阳病

少阳已离太阳之表，又未入阳明之里，表里之间的半表半里的阶段，少阳之病的总纲为"口苦咽干目眩，往来寒热，胸胁苦满，默默不欲饮食，心烦喜呕，或胸中烦而不呕，或渴、或腹中痛，心下痞硬，或心下悸，小便不利，或不渴，神有微热，或咳者"。为之，少阳受邪，邪热熏蒸，胆热上腾，津为热灼，少阳风热上蒸，寒热交替出现，正邪相争，正虚则恶寒，正盛则发热，少阳三焦经脉阻滞，热入少阳，无形热邪与有形痰水相结，胆热干犯胃腑，受纳腐熟运化受阻，木火上逆，胆气横逆等病理机制。

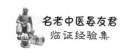

一、少阳病的正治

少阳病正治之法是以小柴胡汤和解少阳，在治疗过程中禁汗吐下，其小柴胡汤中柴胡黄芩和解少阳邪热，半夏降逆止呕，人参姜草枣补中和胃，助正达邪，使邪从外解，只要有其中一个证现而病机相符即可应用本方，出现兼证则必须随证加减，首先是胸中烦而不呕，去半夏人参，加栝蒌实，是指胸膈间烦热积聚没有影响胃气上逆，不须降逆甘补，第二是口渴去半夏加栝蒌根，是热邪内迫，津液受伤，去温燥参以生津清热之品，三是腹中痛去黄芩加芍药，木气横逆，中土受伤，去之苦寒，固土以泻木，四是胁下痞满去大枣加牡蛎，痰浊阻于少阳之络，去甘腻壅滞加软坚化痰之品，五是心下悸小便不利去黄芩加茯苓，水饮蓄而不行，上凌于心则悸而不得下输，去苦寒加淡渗利水之品，第六是不渴而外有微热，去参加桂，表邪未尽，第七是咳嗽去参枣生姜，加五味子干姜，肺气上逆，禁用甘腻辛散，祛肺寒，敛肺气，泻肺之痰饮，故内经之"肺欲收，急食酸以收之，用酸补之，辛泻之"。

二、少阳病的变治

少阳病兼变证，于太阳同病者，以柴胡桂枝汤治之双解二经，两方合用，其用量取其半，而兼阳明腑气壅实者，以大柴胡汤双解二经，以外解少阳，内通阳明合治之方，方中有大黄、枳实以攻下，芍药以增液，去留邪之甘，燥屎内结的以小柴胡加芒硝汤治疗，除阳明燥结而不伤正气，正气较虚，痞满不甚，芒硝以润燥入软坚，无大黄和枳实。三是兼里虚腹痛，以小建中汤温补里虚，少阳病兼里气不足，木气横逆，里虚当先救里，里虚复后再以小柴胡汤治疗，故"先与小建中汤，不差者，小柴胡汤主之"。四是兼水饮内停阳郁不宣，伤寒因汗下误治，邪热陷于少阳，水饮停聚不化，阳气不宣，以柴胡桂枝干姜汤治疗，以和解少阳之邪，宣化畅饮，透达郁阳，栝蒌牡蛎开结逐饮，桂甘草以宣化饮邪。本方服后有微烦是药力及而水气化好转之征。

学术心得　仲景说："初服微烦，复服汗出便愈。"第五是兼邪气弥漫虚实互见，由于伤寒误下，胸满烦惊，小便不利，谵语，一身尽痛，不可转折，是邪陷少阳，正虚神浮，热胜阳明，邪填膈上，三焦不利，决渎不行，表里俱病，以柴胡加龙骨牡蛎汤治疗，和解以镇固，扶正与驱邪兼施，方中有龙骨牡蛎铅丹镇心神而止烦惊，大黄攻肠中实邪，止谵语，茯苓利决渎而行小便，姜枣桂参补养正气。第六是上热下寒，太阳病邪热传里，胃气素寒，热为寒所拒，热不得入，扰胸上逆，胃寒阳气不宣，以黄连汤清上温中，黄连为君，清胸中之热，干姜温散胃中之寒。本方寒温甘苦并透，阴阳相格寒热并施。

临床心得　少阳为枢，表里之间，既不在表又不在里，既不在太阳，又不在阳明，属于半表半里，在疾病发展过程中常常表现出太阳于少阳并病，呈现出两组症状，偏重于半表的以柴胡桂枝汤治疗，偏重于半里邪热内迫，胆热移于大肠，逼液下趋，大便不利的以黄芩汤以清泄为主，为治热利之祖方，两方同是太少合病，同一和解之法，而功能则不同，若出现呕吐胃气上逆，可黄芩加半夏生姜汤，以降逆止呕。少阳与阳明合病，偏重于阳明则宿食内阻，腹满疼痛潮热，热极旁流，以大承气汤攻下，土虚木贼以少阳为主，未完全归并阳明，当禁用攻下。

三、太阳少阳并病

太阳与少阳并病，眩冒，时有结胸，心下痞硬，仲景使用针刺大椎，肺肝之俞，以泄二经之邪，病邪已经内传，误用发汗，伤津耗液，脉弦则以治少阳为主，仲景以刺之期门为主，以泄肝胆之邪，禁用汗下之法，易于邪气内陷，肠胃大虚，心下硬满下利不止，造成邪实正虚的后果。

四、热入血室证

热入血室，邪热侵入人体，热入血室有三个证型，如结胸状，在发病过程中月经轻巧来潮，邪热乘虚而内陷，阳热内郁而发热恶寒，胸胁下满闷，热入血室，心神被扰，热结深而病邪偏重，以刺期门之法以泄肝经邪热。其次是如疟壮是在发病过程中恰巧月经停止，致寒热发作有时，正邪相争，同样热邪陷入血室，以内服小柴胡汤，以透邪达表，和解枢机。第三是热入血室暮则谵语无犯胃气及上二焦，在疾病发生过程中经水来临，热入血室，热邪入阴，内扰心神，血为热扰，病不在表或胸膈，禁汗下，有瘀血阻滞者，加活血化瘀之品，亦可用小柴胡汤或刺期门治疗而愈。

五、临床经验

少阳病以自觉症状为提纲，由太阳转化而来，寒邪渐化燥，尚未入里化热，而胆为少阳之腑，胆热上蒸化燥伤津，风火上扰，但见出现口渴者，

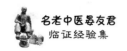
证明邪以入阳明，离开少阳，当尚未入里时的"口渴咽干目眩"的状态，表里之间的局势。首先提纲并不是主证，而往来寒热，胸胁苦满，心烦喜呕才是主证。而提纲症状在太阳病之苓桂术甘汤证和阳明病中风的三阳合病中也有出现，足少阳胆经。《甲乙经》说："中清之府，五脏取决于胆，咽为之使，少阳之脉起于目锐眦，少阳受邪，口苦咽干目眩也。"少阳相火表本皆热，风火相煽，口咽目非表非里，邪气出入之枢，开阖有时，相火上走空窍，寒热互拒，"少阳中风，两聋无闻，目赤，胸中满而烦者不可吐下，吐下则悸而惊。"少阳邪热，禁用吐下，若误之，耗伤津液，引起心悸惊惕，少阳中风，气壅而热，风热与痰饮搏击，仍可用小柴胡汤和解少阳，邪热退则烦满自除，"伤寒脉弦细，头痛发热者，属少阳，少阳不可发汗，发汗则谵语，此属胃，胃和则愈，胃不和则烦而悸。"少阳之头痛在侧，天地是发热头痛而脉弦，少阳病误汗，津液外越，转入阳明，胃中燥实而发生谵语，邪传阳明后，治疗得当，胃气和而自愈。

六、少阳病的禁证

少阳病之三禁汗吐下，误之易于液伤化燥，燥实结滞，胸中邪实，少阳病之伤寒禁发汗，少阳中风禁吐下，邪欲入里，胃之津液被耗，木中之火并入心脏，细渐入里，根据具体病情而施用重则承气轻则大柴胡治疗。"本太阳病不解，转入少阳者，胁下硬满，干呕不能食，尚未吐下，脉沉紧者，与小柴胡汤。"此为脉证不符，邪已入阴，不可用小柴胡汤，而未经吐下，里气未伤，上下气不和，开合不利，少阳主证俱，舍脉从证，可与小柴胡汤治疗。"若以吐下发汗温针，谵语柴胡汤证罢，此为坏病，知犯何逆，随证治之。"因为少阳病，禁汗吐下温针，否则就会引起变证，风寒从枢入少阳，误治后，半表半里症状不见了，出现谵语，将转属阳明，热伤津液，中气虚弱。"三阳合病，脉浮大，上关上，但欲睡眠，目合则汗。"阳热太盛，阴不内守，热迫液泄，卫气不行阳，而走于阴，腠理开而汗出，少阳独见，子盗母气，少阳相火与少阴邪火燔灼，三阳合病，胆热炽甚，少阴伏邪外达。

七、少阳病的预后

"伤寒六七日，无大热，其人躁烦者，此为阳去入阴故也。"邪热传里，阳证转阴，本证之重点是烦躁之有无来确定预后，阳邪从表入里，阳邪内陷，"伤寒二三日，三阳为尽，三阴当受邪，其人反能食而不呕，此为三以不受邪也。"邪自阴经入脏，实而不能容，则流于腑，胃阳有余，胃为三阴之外蔽，阳盛则寒邪自解，阳虚则寒邪入阴，能食而不呕，是邪气衰而不传，向愈之候。"伤寒三日，少阳脉小者，欲已也。"邪气不盛而病退，疾病欲愈之象，邪气微而欲已，少阳证不见为不传，"少阳病欲解时，从寅至辰上"。少阳属木，旺于春，一日则旺于寅辰，少阳病欲解的时间是早四至八时，是少阳本经当旺之时，阳微少阳之所主，阴中之初阳，承阳中之木气，寅卯辰通于春气故而病解。

第三节　黄疸

临床上以身黄、目黄、小便黄为特征的病变，本病名在内经中最早记载，在仲景进行了分类，为黄、谷、酒、女痨、黑疸，《诸病源候论》分成二十八候，《圣济总录》分成九疸三十六黄，从中发病重危急骤者为"急黄"，张景岳提出了胆热瘀阻痈滞胆汁外溢的"胆黄"，沈金鳌还指出具有传染性的"瘟黄"，所以有阴黄、阳黄、胆黄、急黄、瘟黄的不同类型和病名。

一、基本病机

从病因病机到分类有了飞跃的进步，由证型到病名是几种概念不同疾病，辨证施治亦有质的区别，概括从食、酒、虚、瘀、实湿、疫，感受外邪，饮食所伤，脾胃虚寒，积聚日久是发病的主要病因病机，基本发病路径是感受湿热疫毒，郁而不达，内阻中焦，湿热交蒸于肝胆，胆汁外溢，下流膀胱，夹时邪疫毒，热毒炽盛，伤及营血，瘟黄、急黄，饮食所伤，嗜酒过度，湿浊内生，化热熏蒸肝胆，不循常道，浸淫肌肤，形成酒疸和谷疸，饮食不及或不洁蛔虫感染形成蛔厥胆黄，或由于素体脾胃虚寒，寒湿阻滞中焦，胆汁被阻，溢于肌肤，发为阴黄，郁久化热又为阳黄，痰湿瘀血阻滞胆道，日久则瘀结而形成黑疸。

二、辨证施治

大多数是湿邪为患，有无湿不成黄之说，病机中心是脾胃，部位在肝胆，阳黄可有素体阳盛，湿从热化，阴黄可素体为寒湿内盛，湿从寒化，阳气虚弱，而阳黄日久，寒凉过度，脾阳受损，胆道阻滞而发黄。在辨证施治过程中，要以黄而鲜明如橘子色为阳黄，黄而晦暗如烟熏则为阴黄，以阴阳

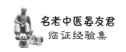

为纲，化湿利小便，退黄，通利腑气，淡渗温中利湿，急黄则清热解毒，凉营开窍。张仲景指出："黄疸之病，当以十八日为期，治之十日以上差，反剧者为难。"所以要早发现燥治疗，切断方药，将控制在三周之内，然后辅助正气，使正能胜邪，尽早恢复健康。

临证心得 阳黄，有热重于湿和湿重于热，具有三黄，色泽鲜明如橘子色，腹胀便秘口苦，呕恶，发热口渴，舌苔黄腻脉弦数，重点是舌脉和尿黄、目黄、身黄三黄，湿热熏蒸，胆汁外溢肌肤，热盛伤津，气化不利，阳明热胜，腑气不通，湿热蕴结，胃浊和胆汁上逆，以清热利湿，泄下退黄，可选用茵陈蒿汤，重用茵陈用至50—100克，猪苓、茯苓、金钱草、滑石、虎杖等，使湿热之邪从小便而去，胁腹胀满加柴胡、香附、郁金，疏肝理气之品，大黄可用至10—15可，泻下2—3次，痞满除、恶臭排、湿热利，然后减少大黄用量，加入健脾消食的鸡内金、神曲、二芽、山楂、豆蔻、苍白术等，恶心呕吐加橘皮、竹茹，烦躁加栀子豉汤，苦寒清热之剂不可久用，苦寒太过，转化成湿重于热，寒湿浸淫，甚则成阴黄，一旦湿热之邪渐退，逐步减量，随证进行加减，伴见蛔虫感染胆道阻滞者，加乌梅、川楝子、使君子、川椒、槟榔等以驱蛔止痛，安蛔止痛利胆，日久而出现胆道结石者，加琥珀、鸡内金、海金沙、沉香等以利胆排石，结石病员的大便灰白，时有胆绞痛，蛔虫为钻顶样疼痛为特点。而湿重于热，重点是呕吐大便溏垢，舌苔白厚腻，腹胀，胃脘胀满，头身困重，湿为阴邪，清阳被阻，湿遏热壅，胆汁不循常道，湿困脾阳，浊邪不化，脾失健运，以利湿化浊，佐以清热，可用五苓散加黄柏、栀子，化气利水，使湿从小便而去，可适当加入黄芩、木通苦寒清热化湿，加合香豆蔻芳香化湿，宣利气机，疏肝畅中，兼见表证者，用仲景麻黄连翘赤小豆汤，以解表清热利湿，热扰胸膈加栀子豉汤，出现阳明热盛者，浊伤津液，结滞成实，加大黄芒硝以荡涤实热，急下存阴，中病即止。《景岳全书》认为："阳黄证多以脾湿不流，郁热所致，必须清火邪，利小水，火清则溺自清，溺清则黄自退。"

阴黄，临床特点是黄而不明，神疲困倦大便不实，寒湿阻滞脾胃，阳气不宣，胆汁外溢，湿困中土，脾阳不振，运化失常，气血不足，阳虚湿浊不化，寒湿流于阴分，厥阳寒湿内盛，以四逆汤为基础，加茵陈、白术、茯苓、泽泻，以温化寒湿以退黄，阳黄而苦寒太过或失治，脾胃阳气损伤，木郁脾虚，肝脾两病，宜以疏肝扶脾，加当归、白芍、柴胡、薄荷、干姜，若胁下症瘕痞块疼痛者，气血痰浊郁阻肝脉，加芒硝、白矾寒咸以化浊祛瘀软坚，而黄疸日久，气滞血瘀，疼痛拒按者，加鳖甲、龟板、三菱、乳香、没药、路路通等，以活血化瘀，止痛消症。《临证指南》指出："阴黄之作，湿从寒水，脾阳不能化热，胆液为湿所阻，渍于脾，浸淫肌肉，溢于皮肤，色如熏黄，阴主晦，治在脾。"

急黄，高热而发病急速，黄疸迅速加深，色如金黄色，神昏谵语和血证，舌红绛，苔燥，脉弦数，由于湿热夹毒，郁而化火，热毒炽盛，气机失调，热毒内陷心营，迫血妄行，肝胆热胜，烁伤津液，宜清热解毒，凉营开窍，以犀角地黄汤为基础进行治疗，加黄连、升麻、栀子、生地清热凉血以退黄，亦可配合三宝进行治疗，瘀血瘀斑者加地榆炭、柏叶炭、藕节炭以凉血止血，尿少腹水者，加车前草、大腹皮、茯苓皮、白茅根等以清热利尿。《诸病源候论》说："脾胃有热，谷气郁蒸，因为热毒所加，故猝然法黄，心满气喘，命在顷刻，故云急黄也，有得病即身体面目发黄，有初不知是黄，死后乃身面黄者，其候得病但发热心战者，是急黄也。"

学术心得 气血阴阳俱虚出现萎黄无光泽，肌肤淡黄，倦怠乏力，眩晕心悸便溏脉虚，舌淡，属于黄疸中虚黄萎黄范围，这是由于脾胃虚弱，气血严重不足，脏腑不养，皮肤失其滋润，或失血和大病之后，肤色呈淡黄色，萎而无光泽，便溏，眩晕耳鸣，舌淡脉濡细。宜补益气血，调理脾胃，用人参、黄芪、当归、熟地、白芍、白术、肉桂、枣皮、砂仁可加入血肉有情之品，若由于寄生虫所致的可及时驱虫治疗，后再补益气血，补气健脾。

第四节　胁痛

肝在胁下，两胁是足厥阴肝和足少阳胆经所过之部位，一侧和两侧胁肋疼痛的一种自觉症状，内经中就有"邪在肝则两胁中痛，肝病者则两胁下痛引少腹，邪客于足少阳之络，令人胁痛不得息"的论述。

一、主要病机

由于肝气郁结，情志抑郁，或暴怒伤肝，肝失调达，气阻络痹，气滞则血瘀停滞于两胁，饮食所伤，脾失健运，痰湿中阻，肝胆湿热，失其疏泄条达，而肝阴不足，劳欲过度，精血亏虚，血不养肝，脉络失养，以实证为多，气滞血瘀湿热为主，三者以气滞为先，实证日久，亦可由实转虚，常出现肝肾阴虚。

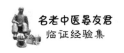

二、辨证治则

在辨证过程中，认清疾病疼痛的性质，胀痛并游走疼痛的属于气滞，刺痛固定者多属于血瘀，喜温按属虚寒，拒按喜冷属实热，不同的情况分别寒热虚实，肝气郁结，以疏肝理气止痛，以柴胡疏肝散为基础，胁痛重则加青皮、川楝子等气药，可加赤芍血药以增加疗效，出现肝郁化火者，去川芎加丹皮、山栀子、黄连等，伤阴者加当归、首乌、枸杞、菊花以滋阴清热，肝横侮土的加白术、茯苓、泽泻、薏苡仁以健脾止泻，胃失和降，恶心呕吐加砂仁、生姜以和胃降逆止呕。瘀血停着，肝郁日久，气滞血瘀，痹阻血络，积久不散，渐成症块，以祛瘀通络，可选用柴胡、旋覆花、赤芍、郁金、没药、红花等以理气活血理气止痛，症块者加穿山甲、大黄、桃仁、三棱、莪术、红花，以破瘀散结以消坚，肝胆湿热，湿热蕴结肝胆，肝络失和，升降失常，肝火上炎，湿热交蒸，胆汁不循常道而外溢，以清热利湿，以龙胆泻肝汤以治疗，以清利肝胆湿热，酌加疏肝和胃，理气止痛之品，发热黄疸加茵陈、黄柏以清热利湿退黄，胁腹疼痛以吐蛔者加乌梅、使君子、雷丸、南瓜子、槟榔、牵牛子、大黄等。

三、临床经验

而湿热煎熬，结石成沙者，加金钱草、海金沙、鸡内金、琥珀以利胆排石，热盛而便秘加大黄、芒硝泄热通便。肝阴不足者，是由于久病体虚，耗伤肝阴，肝络失养，精血亏虚，虚热内生，以养阴柔肝，选用以二冬、二地、枸杞子、沙参等滋养肝肾，加香附解郁理气止痛，眩晕加菊花、女真子、黄精等。《古今医统》说："胁痛者，若因暴怒伤触，悲哀气结，饮食过度，冷热失调，颠仆伤形，或痰积流注于血，与血相搏，皆能为痛，治之当以顺结散气，化痰和血为主，平其肝而导其气，则无有不愈也。"张景岳认为："胁痛有内外伤之辨，凡寒邪在少阳经，乃病为胁痛，耳聋而呕，然必有寒热表证者，方是外感，如无表证，悉属内伤，但内伤胁痛，十之八九，外感胁痛则间有之耳。"

第五节　肝胆疾病中西医辨证

肝脏是人体五脏中十分重要的脏腑，它禀性属木疏泄条达，可以生火，为心之母的相生关系，乙癸同源，又为肾之子，木克土的相互制约的关系，是"疏其气血，令其条达，而致和平"的生理平衡，特别重要的是疏泄其水谷之精微，水液代谢调节、消化、吸收、转输、敷布、气化、分泌功能，对气血、精津的分配运载、生化的重要调节功能，对人体情绪七情、思维、情感、五脏神的管理功能，对男精女血的生殖能力、天癸的秘至，决定性别等方面重要功能；在三焦气化功能中的作用生命力的决渎作用，是储藏和调节血液的脏器，位居于人体下焦，为厥阴风木之脏，将军之官，在生理上可以从局部到全身，从整体到本脏，体现了肝脏对人体正常的"将军和中正"之官，在先天生后天，后天养先天中的中枢作用，厥阴和少阳互为表里，胆腑分泌胆汁，促进脾胃的腐熟消化吸收，又为人体半表半里之募原的皮里膜外，半上半下气机升降燥湿既济的生命基本运动形式，所以在疾病状态下，会牵一发而动全身，发生一系列生命体征的重大变化。

现代医学认为，肝脏是人体重要的最大的代谢器官，从胃肠道吸收的物质都要经过肝脏，并在此进行合成、分解、转化、储存；在肝脏内定居最多巨噬细胞、枯否细胞的群体，各种致病因素进入人体，可直接导致肝细胞不同程度的损伤，通过自分泌和旁分泌引起细胞因子网络的激活，导致肝功能不全和衰竭。肝脏常见的致病因素和发病机理，有生物的病毒、细菌、寄生虫，有非靶细胞损伤和靶细胞损伤免疫系统激活机制，在理化方面有药物、工业毒物、酒精及遗传因素。肝组织中的自由基对肝的损伤，对脂质、蛋白、DNA、细胞内离子负荷增加，加之局部微循环障碍，出现炎症、激活储脂细胞、肠源性内毒素血证，氮自由基对肝脏的直接损伤，肝细胞的凋亡，肝细胞的再生、纤维化、硬化癌变，肝功能不全，胆汁分泌和排泄障碍，黄疸、凝血障碍对心血管神经系统的影响，物质代谢障碍，糖蛋白质电解质酸碱平衡失调，低钾钠肝性腹水，免疫功能障碍，肠道细菌异位，菌群失调，肠黏膜免疫屏障破坏，肠肠源性内毒素致肝损伤，出现肝功能衰竭，从而出现肝性脑病，血脑屏障通透性增加，血氨增加，清除障碍，肝性肾功能衰竭、再感染、黄疸、出血、水盐电解质酸碱平衡代谢紊乱，相互连锁，造成恶性循环。肝病"三部曲"即是肝炎、肝硬化和肝癌；对于肝病早期积极地进行中西医治疗，对于恢复肝功能，提高生活质量，延长生命，减少化学药物的毒副作用，增加免疫和提高治疗效果十分重要。

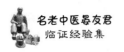

一、肝炎

肝炎就其症状而言可应对祖国医学中"黄疸、胁痛、痞满"等疾病，本病的主要病因是湿热，在辨证施治的原则指导下，治以清热利湿，通利小便，故治湿不利小便非其治也；该病病位在肝胆和脾胃，辨证需辨明湿重于热或热重于湿；湿热之邪，弥漫内外三焦，表里上下，蕴结于肝胆脾胃，阻滞中焦，运化失司，气机郁结，病毒湿热侵袭脏腑，邪无出路，在治疗是以开鬼门洁净腑，荡涤湿热之邪，利小水给湿热病邪出路，苦寒以清热，淡渗以利湿，攻下以泻实热，疏通大便，通腑导滞排垢逐秽解毒，在疏泄运化中，肝与大肠是相通，张仲景诸病黄家，但利其小便，所以分利湿热，使其湿热之邪势单力薄，饮热势导而下行。

（一）临床经验

我们在临床实践中以茵陈、金钱草、黄连、黄芩、小蓟、田基黄、大黄、厚朴、薏苡仁、茯苓、车前草、滑石、甘草等为基础，对湿热壅盛者，重用茵陈、金钱草60—100克，黄退后可减量，二药不仅有利湿快小便，还有轻微的泻下作用，有相乘作用，热重于湿以大黄、厚朴泄热导滞，每日大便1—2次为佳，3日后改泄；湿重于热以草果仁、苍术，用在10—25克，芳香化浊，燥湿剽悍，阴湿之邪最畏燥烈，但在应用时注意健脾补气助运化之消导之品，故清热利湿，芳化香燥用于湿热壅盛而邪实者，阴亏津少者慎用。第二方面是理气活血化瘀并用，根据气滞血瘀的部位、性质、深浅的不同，肝郁气滞者，当用柴胡、香附、郁金、川楝子、延胡索、青皮等，脾胃气滞者，紫苏、砂仁、枳壳、佛手、陈皮等，重则用大腹皮、厚朴、槟榔、牵牛、莱菔子、檀香、沉香等，轻则气机郁滞，重则气滞血瘀，阻滞脉络脏腑，应用理气活血之品，轻则用气中血药，橘核、肉桂、红豆蔻、枳实、三菱、莪术、羌活、丁香、吴茱萸、乌药等，重则气滞血瘀，用血中之气药，如川芎、当归、土鳖、桂枝、九香虫、干姜、延胡索、小茴香、五灵脂、蜈蚣等。

1.在肝炎的慢性阶段，易于出现气滞、气虚血瘀、水停食积湿困等证，由于多种病理作用，虚实错杂，尤当数法并施，常选用鳖甲、鸡内金、人参、砂仁、谷麦芽、附片、干姜、桂枝、苍术、茯苓、泽泻等防止疾病演化成鼓胀，从而形成气、血、湿、食、痰、火等相兼的复杂证候，而气滞可以导致血瘀食湿阻，痰凝水停食积，故在攻逐气血痰瘀湿食时，考虑到阴液的亏损而湿热未尽,理气不可过于香燥,慎用伤阴破气之品,在疏肝理气的同时配合应用健脾和胃益阴和中,以静制动,以约合开,宣畅气机而免耗散。慢性肝炎之血瘀证是逐渐形成的,是一个量变到质变的漫长过程,在虚之基础是产生,壮人无积、虚人有之,血瘀积滞不宜猛攻,只求缓图,治积以当先扶正积自除,攻补并行。

2.我们长期在临床实践中常选用以丹参、白芍、延胡索、郁金、当归、川楝子、八月扎、鸡内金、鳖甲、牡蛎、夏枯草、海藻等为基础,久病则易于入络生痰,以辛润通络,化痰泄浊,以白芍、川楝子、延胡索、牡蛎、夏枯草、海藻、丹参、鳖甲、鸡内金等为基础治疗肝脾肿大,血瘀胁肋疼痛,有出血者活血之品慎用,肝炎而肝脾肿大不宜急用活血之品,以清泄邪热为主。

3.在长期的临床实践中,我们对肝炎病毒热邪伤阴截液的治疗,采用养阴化湿之法,湿热熏蒸肝胆,疏泄失常,脾胃运化不及,久之而伤及肝肾之阴,病程迁延,邪热久羁,其湿热阴虚的治疗为最难,湿热之邪贯穿于整个肝炎病程的,常治之法是湿热未尽,不宜养阴,待湿热尽而方可养阴,而湿热盛之阴虚火旺,清利而阴虚愈重,阴虚不复而肝病难愈,以养阴化湿并举,方药由猪苓、茯苓、泽泻、滑石、阿胶、熟地、枣皮、山药、薏苡仁、玉竹、草豆蔻、化红等为基础,解决了温燥伤阴,甘寒助满的弊端,养阴化湿并举,温燥甘寒同用,相反相成,扬长避短,化湿以祛邪,养阴以扶正,严格掌握用药比例,权衡湿热与阴虚的轻重缓急,分别给予主次,或清热利湿养阴的主辅,而两者并重者,在配伍时利湿与养阳并举,化湿不宜于温燥,取微苦微辛以透气醒脾,养阴不过于滋腻,以酸甘化阴,甘寒濡润的白芍、枣仁、石斛、枸杞、女真子、首乌、生地、沙参等为代表,善于运用性味的偏性进行治疗,根据具体的症状,湿热以黄连之苦燥配石斛、苍术与生地、陈皮与沙参、砂仁和麦冬等药物同用,取其相互制约和佐使。

4.在治疗肝炎过程中,主要顾护胃气滋养胃阴,使后天生化有源,保证对水谷的充分腐熟、受纳、游溢精气,上输于脾,使肝肾得以滋养,以太子参、北沙参、芦根、扁豆、石斛等选用质清味薄,甘平凉润之品,能走能守,补而不滞,达到沃焦救焚,以养阴清热生津,非滋填味厚之补肝肾之品所能比。调理脾胃,在于动静结合,燥湿既济,升降相因,肝脾同调,谓"见肝之病,知肝传脾,当先实脾,四季脾旺不受邪,既勿补之",故脾升胃降,通运如常而肝病可愈,顺其脾胃之性而治之,应用化湿泄浊,理气通滞,消积导食,把辛开苦降,理气降逆,泄热开痞,以黄连、吴茱萸、黄

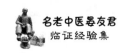

芩、半夏、厚朴为主；用燥湿运脾之法治疗湿重于热之胃脘痞满之证，以消食和胃的鸡内金、稻芽、麦芽、莱菔子、山楂等以消积开胃，理气除满，常用陈皮、枳壳、砂仁、佛手、木香为主，以和胃运滞，对于错综复杂的证情，善于清热化湿、活血化瘀、理气导滞、通腑消积四法合用。

5.同时根据具体的病证配合滋阴、温阳、补气益血，防止助湿碍邪，把太子参、黄芪、大枣与陈皮、半夏、茯苓、红豆蔻等有机地进行配合使用，补益肝肾是治疗慢性肝病的重要方面，湿邪兼命门火衰，湿重伤阳，穷必及肾，脾阳不振，脾肾阳虚，故温补脾肾以提高机体的免疫功能清除肝炎病毒，大胆地使用附片、干姜、肉桂温阳散寒，辛热剽悍，回阳救逆，用淫羊藿、巴戟天、肉苁蓉、菟丝子、锁阳等，以甘温补命门，补益肾精，补温结合，严格掌握温重于补和补重于温的治法，肾性刚燥，而肾有易虚恶刚燥，故益肾宜柔润，肝亦是刚脏，但仍柔润而甘淡，体阴而用阳，喜柔恶刚，不宜伐而宜和，用药察其喜恶，抓住甲乙肝炎湿盛而多数医者以燥湿过度的环节，易于伤阴动血，宜于加上滋润补肾除其弊端，不断地提高机体免疫功能状态，特别是脾胃消化系统，水谷之精微物质运化和敷布，以补土生火，治肝实脾的重要治法，命门火旺，则蒸糟粕而化精微，肾阳充旺，脾土健运，精血互化，以充实肝体，精气血的互生，亦常配合应用补气之人参、黄芪、白术、炙甘草、茯苓等。

临床心得 根据阴阳的互根原理配以制首乌、枸杞、熟地等滋补肾阴药，阴中求阳，以防温燥，有虚则补其母之意，肝肾同一治，递相维系，故而肾生骨髓，髓生肝之说，疾病在此起彼伏时又要在补肾的基础上，勿忘清热化湿的黄芩、黄连、虎杖、白花蛇舌草、金钱草、茵陈、栀子、小蓟等，若在病情的活动期，则是湿热之邪抬头，待湿热去而再行滋补肾阴，病情好转病邪渐退时，重点要益肾温肾，助正使邪去的目的。

学术心得 我们在从黄疸、积聚、胁痛在辨证施治过程中发现，急性肝炎的阳黄热重于湿的以茵陈、栀子、大黄、金钱草、合香、佩兰、滑石、连翘、薄荷等为基础，使湿热之邪得以分利，以虎杖、田基黄、茯苓、栀子、泽泻、白术、猪苓、桂枝、大蓟、瞿麦等，使湿热从小便而去，以茵陈、附片、干姜、肉桂、黄芪、人参、茯苓、大枣、砂仁等治疗湿重于热之阴黄证，以温化寒湿，扶助脾肾之阳，黄疸逐愈，慢性肝炎之谷丙转氨酶增高者，为湿热食邪有余之候，丹溪云"气有余，便是火"，肝炎热郁，以清热解毒，疏肝理气活血，以鹿含草、蒲公英、紫花地丁、蛇酶、冬凌草、土茯苓、败酱草、蒲黄、五灵脂、泽兰、柴胡、白芍等为基础，以解郁活血通经化瘀，清除热毒，降低转安酶。对于乙型肝炎，属于本虚标实，正不胜邪，抗病毒能力低下，体用皆不足，病邪乘虚而入，扶肝以败毒并施，以太子参、寄生、夏枯草、白芍、川芎、麦冬、熟地、当归、灵芝孢子粉、土茯苓、金花茶等为基础，以养肝散结，清热降酶，从而使肝炎病毒消除，转阴乙肝之携带。

6.慢性肝炎在治疗方面，邪热伏湿逗留血分，湿热滞留，气血失于畅行，肝脾失和，以透达余邪，疏通气血，清肝当以野菊花、夏枯草、银花、青蒿、蒲公英、紫花地丁、白茅根、连翘等，疏肝者柴胡、枳实、香附、瓜蒌、白芍、丹参、甘草，补肝当酸枣仁、白芍、当归、枣皮、白术、山药、熟地、川芎、木瓜、独活、五味子，以润肝和血，使其外动内静，防止肝病乘虚传脾，肝脾疏利，而肝病自愈。我们对黄疸病，病重而缠绵，久病必虚久病必瘀的特点，扶正祛邪并重，疏泄柔养结合，慢性肝炎中后期，或进入肝硬化阶段，出现气血郁滞，血瘀癖积，以益气活血，化瘀消积，方用人参、三七、土鳖、紫河车、穿山甲、郁金、鸡内金、姜黄、虎杖、石见穿共研末为丸如绿豆大，连服三月为一疗程，方中紫河车大补肝肾精血，人参益气通络，三七活血止血，散寒定痛，土鳖破血散积，和营通络，郁金、姜黄疏肝利胆，理气活血，鸡内金、穿山甲磨积消滞，健脾助运，软坚散结，化症消瘀，全方补不壅中，攻不伤正，促肝实质的改善和恢复，见肝之病，当先实脾的真正意义是在整体观念的基础上，疏肝解郁健脾，防止肝病的传变的治未病的思想。

7.慢性之乙肝乃肝脾同病，另一方面是补气基础上解郁，寓消于补，肝病日久，气虚而肝郁，气旺而郁滞散，注重黄芪配人参，再一个方面疏肝理气不忘活血，有针对性地应用活血祛瘀之品，以及保肝抗病毒降酶之药同用，促肝细胞的再生，抑制肝的纤维化等以巩固疗效。

黄疸型肝炎在《伤寒论》中是"瘀热在里"，"阳明证、太阴证"中热盛于湿，湿热并重，或热重于湿，分为阳黄和阴黄，初起而重要的技术指标是"黄"退得怎样，当迁延不愈时，必当兼顾疏肝和胃和消瘀，对于胁肋疼痛的肝脾肿大者，一方面可按张仲景之刺期门，化瘀治痛，解除血室之瘀热，疏其气血，令其条达，而致和平，可选用小柴胡汤、大柴胡汤合茵陈蒿汤加黄柏、金钱草、虎杖等，柴胡茵陈五苓、柴胡桂姜汤合当归芍药散加王不留行、石膏、丹参等，或柴胡当归芍药茯苓饮、柴胡丹参茵陈甘草汤、四逆散合当归芍药散、大柴胡汤合桂枝茯苓丸等。

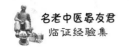
（二）中医辨证

肝炎的主要病因是湿热，困阻脾阳，湿热困遏脾胃，壅阻气机，侵犯肝脏，肝胆疏泄失常，加之饮食不洁，嗜酒无度，劳逸失节，感受湿热，脾失健运，内外合邪，疾病迁延不愈，首发于脾，继发于肝，以湿热为主者，以运脾清化，方用茵陈、苍术、蒲公英、夏枯草、茯苓、陈皮、虎杖、大枣、合香、厚朴、半夏、黄芩、川芎、草果仁等为基础；属于气滞的，以疏肝运脾，方用柴胡、白芍、枳壳、炙甘草、郁金、香附、砂仁、炮姜、九香虫、延胡索、丹皮、栀子等；若气虚者，健脾益气，以太子参、黄芪、陈皮、白术、炙甘草、当归、白芍、茯苓、山药、首乌、枸杞、仙灵脾、柴胡等；阴虚型者，滋胃润肝，方用沙参、麦冬、生地、白芍、枸杞、女贞子、旱莲草、石斛、乌梅、枣皮、楮实子、百合、龙胆草、黄精等为基础。

（三）加减施治

肝炎在基础治疗过程中都可以加入蒲公英、虎杖、土茯苓、紫草，降转氨酶加大黄、虎杖、田基黄、蒲公英、龙胆草等，低蛋白者，加苍术、厚朴、豆蔻、党参、黄芪、山药、白术等，肝脾肿大者，以赤芍、桃仁、红花、丹参、莪术、鸡血藤、鳖甲、牡蛎等养血和络，化瘀软坚，以茜草、藕节、花蕊石止血和血，腹胀加木瓜、麦芽以助生发之气，调肝脾之经，疏土中之木，舒肝以达木之用。湿热之邪，蕴结于脾胃，中焦壅滞，反侮肝胆，使郁热胆汁外溢，《伤寒论》茵陈蒿汤用于湿热偏盛的黄疸，便通而黄疸退，立即改用茵陈五苓散合平胃散，苦寒克伐太过，当黄疸消退后腹部胀而不消，易于造成肝硬化的严重后果，而胀满的脾虚肝旺，逐渐可形成满而鼓，木克土，土败木贼，疏肝抑肝行气破气，方用柴胡、枳壳、白芍、赤芍、沉香、佛手、乌药、莱菔子、牵牛、车前子、厚朴等缓图以治之，若因湿热和失治误治，过用寒凉而饮食不振者，寒湿阴邪阻遏脾胃之阳，方用合香、豆蔻、砂仁、鸡内金、生谷麦芽、黄连、焦栀仁、猪苓、泽泻、厚朴、玉竹、石斛、沙参等，对肝痛者，属肝气郁结，肝络受阻，瘀血停滞，肝阴不足，以柴胡、枳实、白芍、炙甘草、川楝子、延胡索、青皮、五灵脂、没药、蒲黄、鳖甲、沙参、麦冬、川芎、丹参、合欢皮等，新瘀急散，久瘀缓攻，肝炎转氨酶久而不降者，属于实证者，以龙胆草、茵陈、木通、泽泻、柴胡、郁金、黄芩、大黄、鸡内金等，属于虚证者，以柴胡、白芍、丹参、党参、白术、茯苓、炙甘草、五味子、厚朴、太子参、黄芪、天冬、石斛、枸杞、鳖甲、龟板等。

临证心得　在虚实夹杂时，注意详加辨别，灵活运用。肝炎疫毒较盛者，热盛血凝，气滞血瘀，以清热凉血活血，方用丹参、丹皮、生地、赤芍、白茅根、大黄、栀子、桃仁、红花、牛膝等，疫毒久留而伤阴者，可以用沙参、黄芪、玉竹、枸杞、女真、首乌、麦冬、五味子等补益气阴，肝胆郁热者可用小柴胡汤加白花蛇舌草、郁金、板蓝根、山楂、麦芽、大青叶等，以和解少阳，解郁泄热，肝郁脾虚者，以四逆散加板蓝根、郁金、山楂、党参、赤芍等，疏肝解郁，健脾和胃，热重于湿的以栀子柏皮汤加茵陈、板蓝根、车前草、二芽等，清热泻火、利湿退黄，湿重于热者，以茵陈五苓散加佩兰、豆蔻、厚朴、陈皮、山楂、二芽等以利湿清热，醒脾疏肝，湿热并重的茵陈蒿汤加车前草、天青地白、郁金、枳实、竹茹、滑石、甘草等以泄热解毒，利湿通便。

临床经验　在慢性肝炎活动期，郁热留滞，以清热解毒，凉血育阴，用黄连阿胶汤加板蓝根、大青叶、郁金、丹皮、赤芍等，肝肾阴虚的，滋水涵木，疏肝解郁，方用四逆汤合六味地黄丸，加女真子、旱莲草、胡黄连等，脾虚肝乘，温中健脾，培土抑木，以理中汤合四逆散加生三仙等，脾肾阳虚，扶阳抑郁，温肾健脾，以附子理中汤加茵陈、乌药、香橼、佛手、郁金等，寒热错杂者，以辛开苦降，温中清热，以半夏泻心汤加丹参、郁金、陈皮、厚朴等，吐利以干姜黄芩黄连人参汤，加柴胡、丹参、郁金、枳壳，泻利用连理汤，加柴胡、枳壳、丹皮、焦三仙、苦参等，气血瘀阻的以活血祛瘀运行气血，以四逆汤合桃红四物汤加三七、郁金、山楂等，气虚血停者用旋覆花汤当归补血汤加茜草、丝瓜络、郁金，因寒而瘀的用当归四逆汤，加丹参、郁金等。

（四）肝炎的善后调养

中医学把身黄、目黄、小便黄伴见身软乏力，腹泻便溏，舌淡苔白，脉濡弱。包括了黄疸性、无黄疸性肝炎、肝硬化、胆石证、胰腺炎、肝癌、慢性胃肠炎、贫血消化系疾病在内，若发黄如橘子色而鲜黄为阳黄，黄而晦暗者为阴黄，本病是由饮食不洁（不节）、感受外邪、七情内伤、脾胃运化功能受损，胆腑分泌胆汁功能失调，肝之疏泄受阻，造成胆汁不循常道溢于肌肤、上泛于目、下流于溲而发黄，根据不同年龄、体质、发病时间以及感邪轻重进行中医、中西医治疗，黄疸的发生主要是湿邪为患，牵涉到肝胆脾胃，辨别本病应以阴阳为纲，阳黄湿热为主，阴黄以寒湿为主，以化湿利小便、退黄、下泄、通腑、解毒、温中化湿等，黄疸病应早发现早治疗，一般

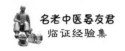

在短期内黄疸可以消退，如果正不胜邪，病情反而加剧者，则为难治，经失治误治，转为慢性或无症状性健康带菌者阴黄，须加强对免疫功能气血津精的补充，以增强抗病能力，解毒祛邪外出创造条件。

1.黄疸除服药外，饮食也十分重要，新鲜清淡、不宜肥腻甘甜，壅脾生湿之品，禁饮酒辛辣刺激食物，注意休息，不能劳累，并保持乐观情绪，才有利于病体恢复，由于胆石证、肿瘤、肝癌、胆管癌、肝硬化腹水、急慢性胰腺炎等所致的黄疸，要及时地治疗原发病的手术、化疗、中医、中西医结合治疗，阴阳黄之间都是由量变到质变、由功能到器质性转变的慢性过程，在治疗过程中，要切断方药，把握病机演变和转归环节变化，抓住各个发展变化时机，及时地给予恰当正确治疗，才不贻误病机切中要害。

各类肝胆疾病是我国人民的常见病、多发病，对人民健康危害极大。我国为世界上肝胆疾病最严重地区之一，约有1.2亿有乙肝感染及发病状态，全国约有10余万人死于肝癌，因肝硬化死亡者为数更多，其他胆道疾病也很多，要防止肝胆疾病首先要从食疗做起。

2.慢性肝炎日久不愈，阴虚阳亢者，用沙参萝卜龟：北沙参15克，胡萝卜100克，龟肉400克，料酒5克，生姜5克，葱5克，精盐适量，花生油20克，上汤适量，味精2克，将北沙参洗净，润透切片，胡萝卜洗净切块，龟宰杀后去头尾内脏及爪，留龟板加精盐，生姜料酒腌匀，姜切片葱切段，炒锅倒入花生油，烧成六成热时投入姜葱爆香，加入龟肉胡萝卜料酒上汤北沙参，用文火煲70分钟，调入精盐味精即成。

3.肝硬化腹水患者独蒜牛奶饮，独头蒜30克，牛奶200克，白糖20克，将大蒜去皮切片放入砂锅内加入清水用文火煮1小时，加入牛奶烧沸，调入白糖即成。

4.慢性胆囊炎用香附川芎饮，香附3克，川芎3克，茶叶，香附、川芎润透切薄片与茶叶同放清水锅内，用武火烧沸改用文火煮30分钟，去渣取汁即成。具有疏肝利胆、调和肝胃之功，代茶频频饮用。

二、肝硬化

祖国医学中仍无"肝硬化"记载，就其临床症状及特性而言可对应中医之肝积、症瘕、积聚、胁痛、鼓胀等疾病。

（一）基本病机

肝病日久，湿热蕴结，肝气郁结，饮食不调，损伤肝脾肾三脏，气滞血瘀水停，肚腹胀大，青筋暴怒，发为鼓胀，形成本虚标实，治疗以扶正祛邪，攻补兼施，驱邪以行气活血逐水为主，本病在早期都为邪实，气血水相互为患。

（二）辨证治疗

以气滞则为气鼓者，行气散瘀消水，疏肝理脾，行气除湿，选用清热除湿之茵陈、大黄、栀子、大青叶、薏苡仁、通草、金钱草，行气之青皮、木香、枳实、沉香、莱菔子、川楝子、佛手、香橼、丹参、姜黄、三七等，水停腹水下肢水肿者为水鼓，以逐水为主，行气通经，攻逐分消，常用甘遂、琥珀、枳实、沉香、麝香、大枣等细末冲服，病衰其半者则停药，换疏肝健脾，调理气血等以巩固疗效，血鼓者，以祛瘀为主，兼以理气活血，以鳖甲、姜黄、莪术、甲珠、三七、土鳖、猪苓、茯苓、泽泻、商陆、太子参、黄芪、肉苁蓉、白术、仙鹤草、三七、阿胶、侧柏叶、小蓟等为基础，待腹水从二便去后，再以疏肝健脾善其后，三个月为一疗程。另一个方面以调肝健脾养肾肝共施。

（三）辨病治疗

在肝硬化晚期，肝脾肾阴阳气血衰败，甚则累及心而出现肝昏迷的危象，若出现脾肾阳虚，寒凝血瘀，元阳虚衰，首当其冲是扶阳，脾阳虚为主的以附子理中汤合五苓散，肾阳虚为主的以济生肾气丸加葫芦巴、蟋蟀、商陆、茵陈、栀子、三七、三棱、莪术、鳖甲、丹参等为基础进行治疗，白球蛋白倒置者，以附子理中汤加茵陈，以温中健脾，化气行水，肝功能改善再以柴胡白芍六君子汤加丹参、郁金、佛手，以益气健脾，伴见呕吐乏恶加生姜、半夏、陈皮可以连服三个月为一疗程。而肝肾阴虚，水湿与瘀血互结、水不涵木，虚火内扰，以滋阴潜阳为主，佐以活血化瘀，以肝阴虚为主一贯煎加减，肾阴虚为主者，以归芍地黄汤加玄参、石斛等。

临床经验　阴虚潮热盗汗加青蒿、胡黄连、银柴胡，伴见鼻衄者加白茅根、仙鹤草、侧柏叶、藕节等，若肝功异常，大量腹水，低蛋白血证者，予以一贯煎加五苓散加甘遂、莞花、大枣加黄芪、葶苈子等，腹水退后再以人参、白芍、茯苓、炙甘草、丹参、三七、牛膝、白术等以善其后。关于门脉性肝硬化的中医治疗，由于多种致病因素对肝脏的损害，造成肝细胞的变形、坏死、再生、大量纤维组织增生，肝硬化后期出现明显的门静脉高压，本病的主要表现为腹胀，腹胀与气滞、血瘀、水停相关，这种因果联系，三者之间不可分割，慢性肝炎和肝硬化早期表现气滞血瘀，晚期为血瘀偏重，进一步加重气滞和水停的恶性循环，故活血祛瘀是本病的主要治法，佐以理

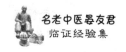
气行水、开肺气、利三焦，活血祛瘀选用水蛭、蟅虫、三七、红花、桃仁、丹参、赤芍、当归等，开利三焦以柴胡、赤芍、丹参、当归、牡蛎、郁金、川楝子、桔梗、紫菀、蟅虫等，理气排水的用葶苈子、椒目、石韦、萆薢、金花茶、桂枝、刘寄奴等。

学术心得 瘀血郁肝是肝硬化的致病实质，是由寒湿、虫毒、疫毒壅塞脉络，阻碍血行，凝血蕴里，瘀血阻于肝脾之络，散发于皮腠之间出现蜘蛛痣，而正虚是发病的内因，首先是脾胃虚弱为关键，瘀血浊液积聚于腹中，阻遏泛溢，脾胃衰败，土崩水决。沈金鳌指出"故治积聚者计，唯有补益攻伐相间而进，方为正治，治肝补脾，殊为切当"，治疗时病体兼顾，揆度邪正，对于腹水之病，活血化瘀，攻利结合，先攻后补，或养阴而便利，温阳而便通，再以健脾益气，利溲通下，使其对立而达到新的统一。在早期阶段亦可从气分论治，气滞而未坚，以疏肝散结，理脾软坚，体现见肝之病知肝传脾当先实平脾的治未病的理念，防其肝气乘脾，硬化加重，已形成肝硬化的治在于血，肝失去血的濡养，气血津精壅滞，形成积聚，聚则为气，积则为血，必须长期缓图活血化瘀为根本之法，化瘀消积者，以当归、白术、桃仁、穿山甲、莱菔子、赤芍、丹参、牡蛎、丹皮等，再以扶阳温运的附片、麻黄、桂枝、防己、白术、黄芪、生姜、泽泻、黑白丑等。

临证心得 中性腹水的以甘遂、莞花、木香，重度腹水的莞花、大戟、巴豆等分，研细，次1—2克，开水送服，对于体质较强者用之，脾胃虚弱正气虚者慎用，不良反应者，以冷水一杯解之。伴上消化道大出血者，可用乌贼骨、大黄、白糖共细末服之，亦可用外敷方，以甘遂、肉桂、车前草、大蒜、葱白捣烂水调敷脐部，一周为一疗程。根据脏象理论药物的五色配五脏，用丹参、党参、桑白皮、玄参、苦参、丹皮、青皮、北沙参、黄芪、全皮、红花、川芎等为基础方，消鼓利水用过路黄、白茅根、路路通、猫爪草、马鞭草、丹参、赤芍、蟾皮等为基础，具清热化湿退黄消鼓，解毒凉血逐水。我们在临床上用桂枝去芍药加麻黄附子细辛汤，以温阳行水，运大气，通三焦，肝区及两胁疼痛者，加王不留行、郁金、香附、三菱、莪术，肝脾肿大者用大黄蟅虫丸、鳖甲煎丸。

学术心得 肝硬化肝昏迷，就病机而言与阴虚阳亢，肝风内动，肝阳上亢有关，该病可反复发作，可将枸杞子、生地、大枣、枣皮、天冬与利尿之剂同时使用，防止蛋白质和电解质的过度丢失，有重要的临床价值，肝硬化晚期出现低热，由于气血不足，肝肾阴虚，气血瘀阻，感受外邪，正邪相争，引动内热，肝肾之阴益虚，脉络益瘀，在养阴基础上加清热达郁通络，宣窍泻火，调补气血之品。出现呕血、便血者，为肝肾脉络瘀闭，郁久化热，邪热烁伤脉络，热迫血溢，以清热养阴通络为主，配以补养气血，固护元阴元阳。肝硬化的形成，多由慢性肝炎迁延失治而成，饮食不及，情志失和，肝气郁结，久而化热，烁伤肝阴，阴虚亏虚，不能濡润，膜腠闭塞，脉络阻滞，气血不畅，升降失司，水火不济，水气不行，壅塞中州而生胀满，子病及母，肝肾阴虚，水逆壅滞，久之而鼓，反复发作，鼓之更盅，从而虚实并见，寒热错杂，本虚标实，必须采用攻补兼施，寒温并用的原则。

（四）临床经验

根据气血阴阳虚实程度，分别给予补气和温阳之法，数法并用祛除病因，佐以宣散疏满祛瘀利水之法，在应用开通闭塞之品时，温阳而不忘辛热伤阴佐以少量清热之品，使药达病所而不助热，散结而不伤阴，滋阴而不忘碍邪湿盛伤阳使气机阻塞，故在养阴生津基础上佐以辛散之品，使病邪有出路而气机调畅，在使用攻法时，必须配以补气之党参、人参、太子参、黄芪、熟地、大枣、枸杞等扶正之品，使大黄、黑白丑、大戟、莞花、甘遂泻下输满能够充分发挥药力，缓泻而不伤正。

1.我们长期在临床上将肝硬化采用疏肝理气法、行气活血法、健脾利水法、泻下逐水法、温阳利水法、凉血止血法、滋阴利水七法，其中以人参、白术、茯苓、甘草、木香、陈皮、半夏、青皮、沉香、紫苏、大腹皮、香附、枳壳、草果、大黄、莪术、麦冬、木通、肉桂、白芷、厚朴、槟榔等二十四味流气饮，可长期服用，具有芳香理气、健脾补气、调畅气机、快利三焦和营卫，通表里开胸膈，消肿胀宣发肃降肺胃，散寒止痛等。

2.腹水的治疗，初起正气未衰，应用行气利水，疏肝和活血化瘀治疗得到吸收，晚期而正气已虚邪实，补之则邪更甚，泻之则正益虚，病势更加严重，必须采用祛邪而不伤正，扶正而不碍邪的治疗方法，在具体的病情发展过程中，或先攻后补，或先补后攻，或补多泻少，或泻多补少，或攻补兼施，或攻补之剂分之交替治之，逆其病证，从其病体，审时度势，运筹帷幄，静观其变，随证治之。无水之前，以行气健脾燥湿利水除满为主，重用参苓，气旺而水行，单腹胀形成，脾虚夹血瘀，络脉瘀滞，津液渗溢，健脾补气之中加入活血化瘀之品，水鼓已成，肠胃受阻，心肺气滞血瘀，脾胃升降燥湿失济，二便难通，在淡渗利湿配以峻下逐水之品，以消胀散满，水去胀消稍减则止，以免久用过量伤正而刺激胃肠，首次用量宜小，不效隔日增

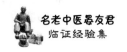
量再服，峻下逐水之剂，在患者中的适应性各不相同，严重的毒副作用对于部分病人可以接受，但有极少数过敏体质者，要严密观察以免中毒。

三、胆道感染和结石

蛔虫感染是胆道感染之最，中医为蛔厥，《伤寒论》指出："蛔厥者，其人当吐蛔，蛔上入其膈，故烦，须臾复止，得食而呕又烦者，蛔闻食臭出，其人常吐蛔，蛔厥者，乌梅丸主之。"蛔厥和脏寒的治疗，以利胆驱蛔，在乌梅丸的基础上进行加减。可以分别进行理气活血，清热燥湿，解毒凉血，通里攻下的方法治疗。近年来，由于饮食谱的变化，农药化肥的广泛应用，以及胆道手术的开展，中医在治疗胆道感染方面有所减少，一般都介入术前或术后调养等，在广大的农村仍然有不少留守少儿和老人的蛔虫胆道感染的病例，青中年都常年在外进城务工患病较少。

（一）辨病治疗

在临床上表现为气滞的，单纯性的胆道蛔虫病，以安蛔止痛，利胆祛蛔，以乌梅丸加茵陈、郁金、金钱草、川楝皮、木香、枳壳、大黄、黄芩、槟榔、使君子、芒硝等，针刺鸠尾、阳陵泉、胆俞、胆囊穴、中脘等，或取迎香透四白，中脘透梁门，泻法留针30分，每日2次；蛔虫阻滞的，以清热利胆，通里排虫，以茵陈、大黄、木香、芒硝、枳实、乌梅、厚朴、川楝皮、使君子、槟榔等为主方，湿热蕴结的以热毒炽甚，化脓梗阻坏疽穿孔、腹膜炎、胆道出血、感染性休克等，以清热燥湿、解毒通里攻下，以大黄、木香、枳实、厚朴、茵陈、虎杖、金钱草、银花、连翘、蒲公英、紫花地丁、柴胡、黄芩等为基础，重则必须结合中西医结合治疗，控制感染和脓毒血证，直至症状体征消失。

临证心得　在预防和治疗过程中，我们常常引用乌梅汤加减进行，丸以缓之，改丸为汤，使蛔得酸则静，得辛则伏，得苦则下，酸辛苦以驱蛔，得附子、干姜温中祛寒以安蛔，有补气扶正之参归，寒温并用，其疗效是通过以酸性麻醉蛔虫，增加胆汁分泌，使括约肌松弛，以止吐定痛，在实际临床工作中，以乌梅煎剂，温服100毫升，在5分钟疼痛得到缓解，呕吐止，4小时1次，若将乌梅方加大黄为胶囊，麻粒0.5克，每次服10—20粒，日3次，在服后2小时得到疼痛缓解，并能及时地排出蛔虫，若乌梅方制成醋，每次10—20毫升，日3次，亦能及时止痛安蛔，若制成合剂，其效果也非常的满意。

（二）临床经验

我们在实际工作中以茵陈龙胆大黄汤水煎服，6—8小时一次，因茵陈驱蛔利胆退热扩张胆管，抑制肠蠕动，有效成分在挥发油中，不宜久煎，尽量不丢失有效成分。还有可以应用姜蜜合剂，每日2—3次，对驱蛔止痛亦有很好的疗效，或采用大黄、醋，在疼痛的间隙期服，止痛驱蛔涤肠有较好的疗效。

针灸治疗胆道感染和胆道蛔虫，针刺治疗胆道蛔虫，有较好的止痛效果，一般在针刺后半小时疼痛即可缓解，2小时疼痛消失，亦可疼痛缓解后采用中西药利胆驱蛔，以体针、耳针、眼针、手针、水针等为常见，它的主要优点在于，配合药物驱蛔时，止痛效果好，简单易行，可广泛应用，住院短，费用低，治愈率高，具有解痉止痛，在40分钟内到达高峰，留针长，效果更稳定，针刺引起深部组织感受器神经小支发放冲动，在中枢神经系统各级水平激活痛觉调节系统，调制痛觉信号传递使而痛觉信号减弱，发生质变，主要是5—羟色胺，内源性鸦片样物质，乙酰胆碱等物质激活，从而使胆总管收缩，解除奥迪括约肌痉挛，鸠尾、中脘、足三里、太冲有较好的止痛作用，丘墟、阳陵泉、日月增强胆总管收缩，巨阙、不容、阳陵泉、足三里有明显的收缩胆管和止痛作用，针刺使胆囊收缩胆汁排出量增多，促使蛔虫排出，主要是肝胆俞、至阳、足三里、配胆囊等使胆囊收缩，括约肌扩张，促胆汁流出，虫体排出，加速胆道排空，达到通者不痛的目的，针刺日月、期门治疗胆道感染有比较好的临床效果，还可对迎香、四白针刺，有较好的祛蛔作用，针刺内关、足三里，可疏通三焦，降逆止呕。

临证心得 中医的乌梅汤以驱其蛔，针药并用能治愈胆道蛔虫感染，在体针方面以循经取穴与局部取穴相结合，在局部寻找压痛点、反应点，分别采用几组配穴，首先是巨阙、内关、足三里、合谷、侠溪等，强刺激，留针1小时，15分钟捻转1次，其次是迎香、四白蒿针固定，留针12小时，鸠尾透上脘、陵下内关留针30分钟，和取胆囊、鸠尾、胆俞、阳陵泉，疼痛重加迎香、四白、人中、合谷等，或至阳配阳陵泉，胆囊、足三里、至阳、运针5分钟，配脾俞、胃仓等，得气后小幅捻转泻法，留针20分钟，或合谷、内关、足三里、阳陵泉、肝胆俞强刺激，止痛降逆止呕，取中脘透梁门、阳陵泉、太冲、内关足三里、期门泻法留针30分钟，或在足三里按压寻找敏感点进针，得气后，泻法强刺激，寒热错杂的配内关地机、膈点透刺三焦点，寒化的配地机、内关、腹哀透刺腹结。热化者，膈点透刺三焦、内关、神道，一日三次，泻法留针30分钟，尽可能选穴精而少，辨证施治，对于体弱妇女儿

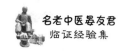

童患者以中度刺激为主，不刺胃俞和胃仓，黄疸加公孙、内庭针刺的方向和深度适当，关于耳针，耳压王不留行压耳，刺激耳部相应部位，以调节大脑皮层的兴奋与抑制，有镇静镇痛安眠消炎等作用，常选择交感、神门、肝胆胰肾上腺十二指肠，针刺或埋针，可留针30分钟，取左耳穴，右耳甲庭找胆胰十二指肠，毫针留10小时，粘贴固定耳壳，疗效可靠，简便易行。关于眼针，30号毫针刺眼球周围，眼眶边缘的穴位治疗全身疾病，分八区十三穴，以球结膜血管的色泽的微妙变化辨证选穴治疗，可取双中焦、双胆0.3－1寸，每5分钟刮刺一次，留针30分钟，每日二次，三日为一疗程，可强力刺激激发经气传导，疏肝利胆，理气止痛安蛔的作用，就手针疗法，针刺指间关节指掌关节赤白肉际处的穴位，取胃肠点，劳宫与大陵连线中点，1寸毫针，强刺激，痛止后再留针5分钟，以巩固疗效，水针治疗胆道感染，穴位注射，取腹部之阿是血，其止痛的效果具有神经生理学基础，具有疗效可靠，迅速简便，经济安全的优点。

学术心得　中医中药治疗，主要是以疏肝利胆健脾化湿，调血平气，平抑肝火，我们在临床中主要是用柴胡、白芍、枳壳、炙甘草、郁金、海金沙、鸡内金、琥珀、金钱草、大黄等为基础，重用芍药甘草汤，60－100克等量，以缓急止痛，疏张胆道，利于胆石排出，气滞者加香附、沉香和代赭石，脾虚加太子参和砂仁，化火加龙胆草、芒硝、黄柏等，湿热蕴结而毒盛者加蒲公英、茵陈、紫花地丁、红藤、天丁等，在中西结合过程中，尽可能采用能中不西，中医药疗效不佳者，可在非手术疗法抗感染排石综合治疗的基础上，进行手术治疗，避免经济的、身心负担和痛苦。

第五章　肾系与膀胱疾病辨治

肾储存人体先后天元精之气，管理人的生殖生育生长发育及其水液代谢，为人体的原动力，主持人体的三焦的气化和蒸腾，温煦和滋养五脏六腑，维持人体正常的生命活动。人体的各种疾病最后都可久病及肾，"五脏之伤，穷必及肾"，若禀赋薄弱，劳倦过度，房事不节，生育过多，久病失养，损伤精气，肾之阳气虚弱，关门不利，气不行水，水湿内聚，泛溢肌肤，出现痰饮、水肿，脾肾阳虚则五更泻，命门火衰，下元亏损出现阳痿，肾气虚固摄失司致遗精早泄，二便失禁，气不归元，肾不纳气，则喘逆短气，劳伤日久，真阴亏损，肝肾不足，出现眩晕耳鸣消渴，阴虚不至于阳，虚火上越，心神不交，不寐心悸健忘潮热盗汗，甚则牙宣梦遗，膀胱气化不行则出现隆闭等证。肾病多虚，肾阳虚有肾气不固，是由于劳损过度，久病失养，肾气亏耗，治疗以固摄肾气，若肾不纳气，久病肾虚，气不归元，肾是摄纳，以纳气归元，而肾阳不振，属于禀赋不足，久病不愈，房劳伤肾，下元亏损，命门火衰，以温补肾阳为治，肾虚水泛，阳虚而不能温化水饮，水邪泛滥上逆，外溢肌肤，以温阳化水为主。肾阴虚的由于房事不节，劳倦过度，真阴耗伤，欲念妄动，阴虚内热，水亏火旺，以滋阴降火。

在临床上，还可兼见肾虚脾弱，补火生土，肾水凌心，温化水气，在辨证过程中，要明确肾无表证和实证，热属于阴虚内热，寒为阳虚所生，治疗原则是培其不足，不可伐其有余，阴虚而有热者禁辛燥，宜不可过于苦寒，用甘润益肾，补阴培阳，壮水之主以制阳光，相火偏亢，以滋阴清泄相火，阳虚禁凉润辛散，宜甘温益气，以补阴培阳，使虚火降而阳归于阴，就是益火之源以消阴翳，填精补髓，血肉有情之品，资其生化之源，阴阳俱虚则阴阳双补。肾与五脏关系紧密相连，阴虚而水不涵木，肝阳上亢，子夺母气，耗伤肺阴，水不上承心神不交，阳虚而火不生土，在治疗过程中，通过治肾而愈五脏，治五脏而愈肾，对一些慢性的疑难性疾病的治疗有其积极的意义。肾在生理上与膀胱互为表里关系并有经络相连，在病理上主要表现为水气不化，气化无权，因虚致实，移热于膀胱，实热蕴结于膀胱，小便不利、隆闭、遗尿、小便失禁等，主要表现为虚寒老年久病，劳损肾气亏虚，固摄无权，膀胱失约，宜固摄肾气，实热的由外感实热之邪，蕴结膀胱，饮食不节，实热下注膀胱，以清热利湿，淡渗祛邪之法治疗。

第一节　消渴

消渴是以三多一少尿浊而甜为特征的病证，历代医家分为三消，与肺胃肾功效密切，《圣济总录》有消渴之病"源其本则一，退其标有三"的客观描述。

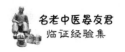

一、基本病机

是以饮食不节，情志失调，劳逸过度为主要病因，阴虚燥热为主要病机，由于本虚标实，易于出现阴阳俱虚，气阴两伤的变证，后期可出现白内障、雀目、耳聋、疮疡痈疽等。

二、古今医家相关论述

张景岳指出"三消之病，三焦受邪，上消者渴证也，随饮随渴，以上焦之津液枯涸，故云其病在肺，而不知心脾阳明之火，皆能熏炙而然，故又谓之膈消也，中消者中焦病也，多食善饥，变为肌肉，而日加消瘦，其病在脾胃，又谓之中消也，下消者下焦病也，小便黄赤，为淋为浊，如膏如脂，面黑耳焦，日渐消瘦，其病在肾，故又名肾消也，此三消者，古人悉认为火证，然有实火者，以邪热有余也，有虚火者，以真阴不足也，使治消证而不变虚实，则未有不误者也。"

观古今医家对消渴病论述非常繁多，在病因病机方面，不外是阴虚为本，燥热为标，两者成正相关，病变重点在肺胃肾以肾为主，燥热重则阴虚重，阴虚重则燥热盛，肺燥阴虚，津液不布，胃失濡润，肾失滋源，而胃热偏盛可灼伤肺津，耗损肾阴，而肾阴不足，阴虚火旺，亦可上炎肺胃，而成肺燥胃热肾虚，三多相互并见。叶天士说："三消一证，虽有上中下之分，其实不越阴虚阳亢，津涸热淫而已。"二是阴虚燥热，变证多端，肺失滋润，日久可并发肺痨，肾虚肝失滋阴，精血不能上乘于目，而并发雀目、白内障、耳聋。

燥热内结，营阴被烁，络脉瘀阻，蕴毒成脓，发为疮疖、痈疽，燥热炼液成痰，阻滞经络，蒙蔽清窍而中风偏瘫，而阴损及阳，脾肾衰惫，水湿储溜泛溢肌肤，而成水肿，阴虚而阳浮，出现戴阳，最后可导致阴竭阳亡的厥证，三是气阴两虚，阴阳俱虚，病久阴损及阳，表现为肾阳式微之候。阴虚燥热还可出现血瘀之证，病损及阳，阳虚寒凝血瘀，由于饮食不节，肥甘厚味，使脾胃运化失职，积热内蕴，化燥伤津，情志失调气郁化火，五志过极，郁热伤津，肺胃损伤阴津被灼，劳欲过度，房事不节，阴虚火旺，肺胃被蒸而发为本病。在辨证过程中，分清上中下三消，肺燥、胃热、肾虚，多饮为上，多食为中，多尿为下。《医学心悟》说："治上消者，润其肺，兼清其胃，治中消者，清其胃，兼滋其肾，治下消者，宜滋其肾，兼补其肺。"初起以燥热为主，阴虚与燥热互见，病程较长，中后期以阴虚为主，总以滋肾养阴，注意阴阳的互损，阴虚和燥热轻重，瘀血和兼证顾护的主佐治疗。

三、辨证治疗

张景岳指出："凡治消之法，最先当辨虚实，若测其脉证，果为实火，致耗津液者，但去其火，则津液自生而消渴自止，若由真水不足，则悉属阴虚，无论上中下，急宜治肾，必使阴气暂充，精气渐复，则病必自愈，若但知清火，则阴无以生，而日见消败，益以困也。"上消肺热津伤，治节失职，水不化津，内热炽盛，宜清热润肺，生津止渴，以黄连、花粉、生地、藕节、葛根、麦冬清热泻火，养阴增液，肺肾阴虚加天冬、人参，滋补肺肾之阴，胃热炽盛加石膏、寒水石，以清泄胃热，生津止渴。中消胃热炽盛，腐熟水谷太过，阳明热盛，耗伤津血，大肠失去濡润，以清为泻火，养阴增液，以石膏、知母、二冬、栀子、牛膝等为基础，大便秘结可加硝黄、玄参、生地以润燥通便。下消首先是肾阴亏虚，不能缩尿，水谷精微下注，虚火妄动，肾失固摄，以滋阴固肾，以六味地黄丸为基础，阴虚火旺，加知母、黄柏、龙骨、牡蛎、龟甲，多尿混浊加益智仁、五味子、桑螵蛸，气阴两虚加太子参、黄芪益气养阴。阴阳两虚是肾气独沉，下元虚败，约束无权，水谷津液随尿下流，不能熏肤充身，命门火衰，宗筋迟缓，以温肾固摄，以肾气丸为基础，以调不阴阳，可酌加覆盆子、桑螵蛸、金樱子，出现瘀血者，加丹参、山楂、红花、桃仁等以活血化瘀。若出现白内障、雀目、耳聋肝肾精血不足，可加枸杞子、菊花，疮疡、痈疽用五味消毒饮。

四、临床经验

病久气营两虚，脉络瘀阻，蕴毒成脓，以益气解毒化脓，加黄芪、甘草、白芷、麝香、乳香等，若并发肺痨、中风、厥证、水肿可随证治之。本病饮食调养方面十分重要，避免精神紧张，节制性欲，饮食清淡，少食多餐，不宜过饱，每日宜合理搭配饮食，干稀、荤素、粗细的合理膳食。《儒门事亲》："不减滋味，不戒嗜欲，不节喜怒，病已而复作，能从此三者，消渴亦不足忧也。"配合单方草药，结合生活调理，以提高疗效。《备急千金要方》有消渴之病"其所慎者有三，一饮酒，二房事，三咸食及面"的告诫。

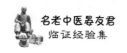

第二节　遗精

是男性的一个常见病，不因性生活而精液遗泄的病证，有梦的梦遗，无梦甚至清醒时出现为滑精。长期的梦遗可以导致滑精，一般在每周二次以上，而伴见头晕失眠，精神萎靡，腰腿酸软，应及时治疗，属于病态。

一、基本病机

本病的病因病机是肾气不固，情志失调，房事过度，饮食失节，湿热下注，手淫太过，君相火动，心肾不交，劳神太过，情志失调，意淫于外，心阳独亢，心阴被灼，寐则神不守舍，淫梦泄精，心火内动，又水不济火，君火动欲于上，肝肾相火应之于下，精室被扰，阴精失位，应梦而泄，心肾阴虚火旺，引动肝火，肾阴被耗，而滑脱不禁。湿热下注扰动精室，醇酒厚味，损伤脾胃，脾不升清，湿浊内生，化热而扰动精室，肝疏泄失度，精关不固，劳伤心脾，气不摄精，中气不足，心脾气虚，劳倦太过，郁伤脾气，气虚下陷，气不摄精。肾虚精脱，阴虚阳亢，火扰精宫，精气滑脱，肾不藏精，真元下渗，阴虚及阳，滑泄并作，与心肝脾胃的关系密切，心阳暗动，耗损肾阴，心血不足，心肾两虚，若相火妄动疏泄无度，必然导致肾虚不藏，遗精之病也可涉及多脏，起于情志失调，酒色过度，神摇于上，精泄于下，尤以心肾关系密切，有心肾不交，阴虚火旺，最后肾虚不藏，无论哪种原因引起的遗精久之必伤肾精。

二、辨证治疗

《类证治裁》指出"火不动则精不扰，肾不虚则精不滑，凡脏腑之精悉输于肾而恒扰于火，火动则精之封藏不固"而遗之。在辨证过程中，辨别有梦为心火，无梦为肾虚，而梦遗有虚实之分，有肝郁湿热心火为多，扰动精室，精气失位，应梦而泄，久之及肾，滑精则由梦遗发展而来，在治疗上遵《医宗必读》"因肾病而遗者，治其肾，因他脏而致者，则他脏与肾两治"而治之。君相火动，心肾不交，以清心安神，滋阴清热，以伏神、远志、当归、枣仁、人参、莲子、黄连等为基础方，心肾不交火烁心阴，加天冬、熟地、黄柏，适当加入行滞悦脾的砂仁，肾虚而火旺者可配合知柏地黄丸以治之，由于阴虚火动，肾虚不藏，精关不固，重点清肝心之热。朱丹溪认为

"非君不能动其相，非相不能泄其精"，不宜专以固摄之剂而留邪于上焦，加重病情。

临床经验 湿热下注，扰动精室，以清热利湿，我们在临床中以白术、牡蛎、萆薢、黄柏、车前子、菖蒲，脾气下陷湿邪下流的加升麻、柴胡，邪在肝经的宜苦泄厥阴，加龙胆草、栀子、泽泻，因脾湿内生，注意健脾升清，不可过用苦寒，故有"治中焦以睿其源，利湿热以分其流"之说，久之伤肾，肾虚夹湿，应以虚实图治。

学术心得 劳伤心脾，气不摄精，调补心脾，益气摄精，以太子参、黄芪、白术、炙甘草为基础，加山药、茯苓、伏神、远志等以宁心安神，加木香桔梗以载药上行使药达病所，气充神守，精关自固，中气不足者以补中益气汤治之，益气升清，不可固摄，气血不足心神浮越，当以补益气血，切不可贸然使用滋阴降火之剂，使气血更伤，养血煦脾裕心血而安神明，精固而不可泄，由于素体脾虚湿盛，不宜多食生湿饮品酒浆，否则易于湿热下注。

临证心得 遗精频作，进一步形成脾肾两虚，则改为化湿升清，补肾固本，不足以补益心脾之治。而肾虚滑脱，精关不固，由于先天不足，房劳过度，遗精日久，肾精损伤，肾虚不藏，阴虚火旺，内热从生，阴虚而阳浮，阴虚及阳，精关不固，命门火衰，形体失于温养，膀胱气化失司，固摄无权，阳气虚而气血不能上荣，以补肾益精，固摄止遗，宜于选用熟地、山药、肉苁蓉、枣皮、锁阳、龟胶、黄芪、玉竹、茯苓等，阴虚及阳以阴中求阳，用鹿角胶、腽肭脐等血肉有情之品，以补肾益精为本，秘故下元，由心肾不交，阴虚火旺，湿热下注，脾肾两亏、气不摄精，久而成虚的，不能单独补肾，结合交通心肾，滋阴泻火，清热利湿，益气升提，当以灵活施治，因湿热下注发展而来的不宜过早固摄，以泄以分利，久病肾虚，阴阳两虚，宜于阴中求阳，不能一味滋阴，但温阳之药避免温燥而用温润，脾肾两亏者，健脾温肾。

三、临床经验

在日常生活中要注意调摄心神，节制房事，禁戒手淫，注意营养，节醇酒炙煿肥腻厚味，以助治其全功，因其精之藏制在肾，神之主持在心，心肾不交，常并发失眠、心悸和怔忡，出现心血不足，肾精亏耗而不育、阳痿、早泄等证，易于发展成虚劳。在施治过程中，综合运用升清益气，健脾利湿，散郁疏肝之法，上则清心安神，中则调理脾胃，升清阳气，下则益肾固

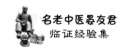

精。《医宗必读》指出："按古今方论，皆以遗精为肾气衰弱之病，若与他脏不相干涉，不知内经言五脏六腑各有精肾则受之藏之，不以梦而自遗者，心肾之伤居多，梦而后遗者，相火之强为害，若乎五脏各得其所，则精藏而治，苟一脏不得其正，甚则必害心肾之主精者焉，治之之法，独因肾病而遗者，治其肾，由他脏而致者，则他脏与肾两治之，如心病而遗者，必血脉空虚，本纵不收，肺病而遗者，必皮革毛焦，喘急不利，脾病而遗者，色黄肉消，四肢懈惰，肝病而遗者，色青而筋痿，肾病而遗者，色黑而髓空，更当以六脉参详，昭然可变。"阳痿之病是阳事不举，临房举而不坚，所涉肝肾脾胃之经，由命门火衰，房事太过，精气虚寒，当以补肾壮阳，可选用肉桂、附片、干姜、巴戟天、肉苁蓉、韭子、羊睾丸、小茴香、菟丝子、覆盆子、益智仁、山药、车前子、补骨脂、淫羊藿、枣皮等，心脾受损，思虑伤脾，气血两虚。

学术心得　《景岳全书》说："凡思虑焦劳忧郁太过者，多致阳痿，盖阳明总宗经之会，若以忧思太过，抑损心脾，则病及阳明冲脉，气血亏而阳道斯不振矣。"宜补益心脾，选用太子参、黄芪、白芍、伏神、远志、桂圆肉、干姜、大枣、阿胶、砂仁、乌药等，恐惧伤肾，景岳认为："证见阳痿，精神苦闷，胆却多虑，凡惊恐不释者，亦致阳痿，经曰恐伤肾，即此之谓也。"以益肾宁神，选用酸枣仁、远志、西洋参、天冬、黄芪、炙甘草、白芍、沉香等，湿热下注的是阳虚而湿困。《类证治裁》说："亦有湿热下注，宗筋驰纵而致阳痿者，在补益肾气基础上加清化湿热之品，可以在六味地黄丸加知母、黄柏等，由于阳痿之病，是火衰者十居七八，扶阳之剂非在3—4周方可见效，要使病人耐心接受治疗，缓图取效，在治疗期间切忌房事。《临证指南》认为："阳明虚则宗筋纵，盖胃为水谷之海，纳食不旺，精气必虚，况男子外肾，其名为势，若谷气不充，欲求其势之壮坚举，不亦难乎？"

第三节　耳鸣耳聋

称听觉异常，自觉耳内鸣响，如闻潮声，为耳鸣，妨碍交谈，听觉丧失，不闻外声的，为耳聋，轻则为重听，可单独出现亦可合并兼见，耳鸣日久可发展成耳聋，发病机制是一致的。《灵枢》中"髓海不足则脑转耳鸣，胃中空则宗脉虚，虚则下溜，脉有所竭者，故耳鸣"。

一、基本病机

本病的发生与主要是耳窍闭塞，肾气不足，病后精气衰少，恣情纵欲肾精损耗，髓海空虚，无根之火上浮，故有"耳属足少阴肾经，肾气虚败则耳聋，肾气不足则耳鸣"之说，脾胃虚弱，不能上承于耳，清阳不振，清气不升，故有"气虚下陷则耳聋，清气不升而浊气不降也"之说，情志不调，肝气不疏，郁而化热，半年气逆，肝胆之火循经上扰，蒙蔽清窍，有"肝气逆则头痛耳聋"之说，脾胃湿热，酒家痰湿之体，郁而化热，痰火上升，壅塞清窍而气闭，故有"痰火郁结，壅塞而成聋"之说。

风热外乘，邪气壅遏不泄，循经上扰，壅闭清道，邪蒙耳窍，内有汤痰热肝火，蒸动浊气上壅，一旦久病慢性必伤肾气，因为"肾气通于耳，肾和则耳能闻五音矣"。肾精被伤是本病的主要原因，与脾肾肝胆关系密切。

二、辨证治疗

在辨证方面，当分虚实，风热者为暴然耳鸣耳聋兼表证，肝火者，怒则加重，痰浊者，时轻时重，烦闷不舒，肾虚耳鸣则声细如蝉持续，气虚则遇劳即发，阴虚者午加重，治肝胆从实，治脾肾从虚，清泄从上，升补调中，滋降从下。张景岳认为："凡聋而声大者属实，渐鸣而声细者属虚，少壮热胜者属实，中衰无火者虚，饮酒厚味，素多痰火者属实，质清脉细者，素多劳倦者多虚。"肝经实热以清肝泻火，治疗肝火夹湿之耳鸣宜选用夏枯草、龙胆草、栀子、泽泻、柴胡、香附、紫苏、丹皮、甘草等，以苦泄胆火，疏肝清热，导热下行，肾虚而虚实兼夹者，加女真子、旱莲草，肝郁盛加白芍、川楝子，柔肝理气解郁。痰火郁结，以化痰清火，和胃降浊，可选用以二陈汤为基础的燥湿化痰，淡渗利湿，加枳壳、竹茹、胆南星、海浮石、浙贝母、花粉、远志、龙骨、礞石、三黄等，以清胃降浊，清化热痰，还可加入柴胡、青皮、连翘以疏肝解郁，健脾升阳。风热上扰，以疏散风热，清热化痰，随证加入菊花、姜蚕、蒺藜、蝉蜕以疏风，柴胡、青皮以疏肝，由于防御功能下降而反复感冒，耳鸣耳聋不愈者，为脾胃中气不足，肝胆余热，予以养阴和胃，使饮食增加而脾胃功能健旺病自愈。肾精亏虚，以滋肾降火，收塞精气，可以六味地黄丸加磁石、五味子镇摄敛精，加龟甲、桑葚子滋阴填精，牛膝、杜仲强壮腰膝，下虚上实的加防风、羌活滋阴以疏风，肾阳不足以温补肾阳，加桂附，肾阴亏虚加水不涵木，肝热内郁，以滋肾养肝

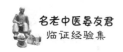

舒郁。清阳不升，宜益气升清，以太子参、白芍、炙甘草、柴胡、黄芪、升麻、蔓荆子、白芷为基础，以升清通窍，清心阴之火。

三、临床经验

大凡无痰不作眩，眩晕兼痰浊上蒙的加半夏、白术、天麻、茯苓、泽泻以健脾化痰，利湿泄浊，精气虚不能上通于耳，上实下虚，虚实兼杂，标本同治，针对病机以解风痰火郁等实邪你，得以通窍开闭，常用之滋水涵木，升清降浊，发热疏散禁凉降，痰浊久郁化火，宜顺气和肝。《仁斋直指方》指出："风为之疏散，热为之清利，虚为之调养，邪气并退，然后以通耳，调气安神之剂主之。"还有《医学心悟》要言不烦地指出："凡伤寒邪热耳聋者，属少阳证，小柴胡汤主之，若并非外感，有爆发耳聋者，乃气火上冲，名曰气闭耳聋，宜于逍遥散加蔓荆子、石菖蒲、香附主之，若久患耳聋，属肾虚，精气不足，不能上通于耳，宜于六味地黄丸加枸杞、人参、石菖蒲、远志之类，其患耳鸣，如蝉声，钟鼓声，皆以前法治之。"

第四节　中风

起病急骤，变化迅速，证见多端，以突然昏倒，不省人事，伴见口眼歪斜，半身不遂，语言不利，蜗僻不遂为主证的一种病证。《素问》指出："大怒则形气绝，而血菀于上，使人薄厥，血之与气，并走于上，则为大厥，厥则暴死，气复还则生，不还则死。"《灵枢》认为："虚邪偏客于身半，其入深，内居于营卫，营卫稍衰，则真气去，邪气独留，发为偏枯。"内经最早提出本病与饮食、体质、精神刺激、房劳过度等因素有关。

一、基本病机

古代多数医家认为是内虚中邪，络脉亏虚，风邪乘虚入中，根据邪之浅深来确定中经络中脏腑，以内风立论，以心火暴盛，正气自虚，痰湿生热，内伤积损，分真中和类中，闭证和脱证，认识到本病主要是肝阳化风，气血并逆，直冲犯脑所致。中风发生之后，素体气血亏虚，心、肝、肾阴阳失调，忧思恼怒，饮酒饱食，房事不节，外邪侵袭，气血运行受阻，肌肤经脉失养，阴亏于下，肝阳暴张，阳化风动，血随气逆，夹火夹痰，横窜经遂，蒙蔽清窍，形成上虚下实，阴阳互不维系的危机证候。

积损正衰，肝肾阴虚，思虑烦劳，气血亏虚，真气耗散，而阴亏于下，气血上逆，突发本病，饮食失节，饥饱失常，脾失健运，聚湿生痰，痰郁化热，阻滞经络，蒙蔽清窍，肝阳素旺，横逆犯脾，痰浊内生，肝火内炽，炼液成痰，横窜经络，蒙蔽清窍，突然昏扑，蜗僻不遂。情志所伤，五志过极，素体阴虚，水不涵木，心火暴盛，肝阳暴动，风火相煽，气血上逆，遂至卒道无知，出现心神昏冒。气虚邪中，脉络空虚，风邪乘虚入中经络，气血闭阻，肌肉经脉失去滋养，痰湿素盛引动，内外风相引，而致半身不遂，口眼歪斜，突然昏倒，总之病机不外虚火风痰气血六端，虚则气血，火则心肝，风则肝风外风，痰则风痰湿痰，气逆血瘀等，本病轻则中经络血脉，无神志的改变，重则中脏腑，出现神志不清，本质为肝肾阴虚，病因的几个方面可相互转化而突然发病，由外风所致的为真中，无外袭而中风者为类中（内中）。

二、辨证施治

（一）中经络

中经络有两个方面，一是络脉空虚风邪入中，由于正气不足，气血虚弱，卫外不固，风邪乘虚入中经络，气血痹阻，风邪外袭，营卫不和，正邪相争，以祛风养血通络，二活、二胡、麻黄、桂枝、细辛、秦艽、赤芍、地龙、当归、川芎、茯苓等为基础，解表祛风，养血行血，健脾除湿，有口眼歪斜者加白附子、全蝎祛风通络，水煎服，服药后忌风和辛辣油腻之品。第二方面是肝肾阴虚，风阳上扰，夹痰走窜经络，脉络郁阻，阴虚内热，痰湿内阻，宜滋阴潜阳，息风通络，选用二冬、二地、牛膝、龙骨、牡蛎、龟甲、赤芍、羚羊角、天麻、钩藤等为基础，水煎服，贵重药品宜冲服或兑服，此类要久煎久熬，常以淡盐为引，令病人卧床休息，静养神气，候其药到病处，从而发挥疗效，血液循经，络脉畅通，心情愉悦，饮食平衡，稳定血压，保持二便通畅，锻炼手指精细动作活动能力，使用药物重点是柔肝滋阴熄风，顾及纵横上下内外经络调畅，如牛膝以引药下行，桔梗以载药上行，把握药物作用趋向以用之，善于运用引经药，上行宜轻，下行宜重的原则，恰如其分地掌握平肝熄风、清化热痰、镇惊安神三类药物应用，根据中经络的具体病情，同时主要用清心除烦之品。

（二）中脏腑

另一个是中脏腑，闭脱之证，闭者痹阻也，以邪实为主，根据闭证的临

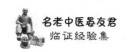

床表现的突然昏倒，不省人事，牙关紧闭，口噤不开，两手紧握，二便闭，肢体强直和有无热象的三闭来加以辨别，又可分成阳闭和阴闭，阳闭表现为明显的大热之象，如面赤身热，气粗口臭，躁扰不宁，苔黄腻，脉数等，紧急状态下，先灌服至宝丹，或安宫牛黄丸以辛凉开窍，宜选用羚羊角粉末灌服，桑叶、菊花、伏神、姜蚕、佩兰、鲜竹沥、郁金、胆南星、白芍等为基础，以清肝熄风，育阴潜阳，凉血清热，豁痰透窍。阴闭则相反，痰湿壅盛，上蒙清窍，内痹经络，阻滞阳气，宜豁痰熄风，辛温开窍，急以苏合香丸灌服，温开透窍，选用涤痰汤为基础加平肝熄风、降气利湿之品，闭证可同时配合针灸治疗。中风的第二是脱证，由于阳浮于上阴竭于下，阴阳有离绝之势，正气虚脱，心神颓败，阴精欲绝，阳气暴脱，五脏败绝的危候，当以益气回阳，救阴固脱，立即以大剂量参附汤、参脉散大补气阴，回阳救逆。

临床心得　在临床上，闭证较多见，脱证较少见，而闭脱之间可相互转化或同时并见，而闭证治不及时误治，正不胜邪，变为脱证，而脱证经过治疗，正气渐复，症状消失，亦有好转之机，治疗时掌握标本缓急以扶正祛邪的原则，闭脱互见，权衡主次，闭证出现脱的表现是病情加重，加强扶正。

（三）中风后遗症辨证

中风后遗症，首先是半身不遂，当然是气血瘀阻，气不行，血不荣，脉络痹阻，肢体废而不用，伴加患侧肢体浮肿，语言蹇涩，口眼歪斜，面色萎黄，舌淡苔白，舌体不正，脉细涩无力，以补气活血，通经活络，以补阳还五汤为基础，方中黄芪应重用，可在100—250克之间，为活血祛瘀药的三倍，循序渐进，缓缓图之，四周为一疗程，适当加全蝎、乌梢蛇、牛膝、土鳖、桑树枝等，小便失禁者加益智仁、覆盆子、肉桂、五味子、桑螵蛸等，下肢瘫痪者加桑寄生、鹿筋，上肢加桂枝，手足肿加薏苡仁、防己、茯苓、泽泻等，语言不利加远志、菖蒲、郁金，口眼歪斜加全蝎、姜蚕、白附子，肢体麻木加胆南星、二陈汤，便秘加麻仁、郁李仁、肉苁蓉等。

其次是语言不利有风痰阻络，经络失和，以祛风除痰，宣窍通络，选用天麻、全蝎、胆南星、白附子、远志菖蒲、羌活以平肝熄风祛痰，行气通络，肾精亏虚者，精气不能上承，以滋阴补肾利窍，选用山茱萸、石斛、熟地、桔梗、木蝴蝶、杏仁、麦冬、菖蒲、远志、伏神等为基础，而肝阳上亢，痰邪阻窍，选用白芍、天冬、牛膝、龙骨、牡蛎、天麻、钩藤、石决明、夜交藤、天竺黄、全蝎等为基础，以平肝熄风，化痰开窍。

第三是口眼歪斜，风痰阻于络道，以祛风除痰通络，镇惊，以白附子、姜蚕、细辛、麻黄、羌活、防风、白芷、全蝎等为基础，本方适宜于散丸为佳。叶天士指出："内风乃身中阳气之变动，肝为风脏，因精血衰耗，水不涵木，木少滋荣，故肝阳偏亢，内风时起，治以滋阴熄火，濡养营络，补阴潜阳，或风阳上簪，痰火阻窍，神识不清，则有至宝丹芳香宣窍，或辛凉清火省证之法，有身体缓纵不收，耳聋目瞀，口开眼合，撒手遗尿，失音鼾睡，此本失先拨，枢纽不交，与暴脱无异，并非外中之风，乃纯虚证也，急用大剂参附以回阳，恐纯刚难受，必佐阴药，以挽回万一，若肢体拘挛，半身不遂，口眼歪斜，舌强言謇，二便不爽，此本体先虚，风阳夹痰火壅塞，以致营卫脉络失和，治法先用开关，继则益气养血，佐以消痰清火，宣通经遂之药，气充血盈，脉络通利，则病可痊愈。"

（四）临床经验

中风一病，病机较为复杂，涉及心肝脾肾的经络血脉，内伤积损为主，脏腑失调，阴阳偏盛，脉真中是络空虚，风邪入中，类中是阳化风动，气血上逆，夹痰夹火，流窜经络，蒙蔽清窍，一遇情志所伤，将息失宜而突然发病，若出现中风先兆，必须加强防治。《卫生宝鉴》指出："凡人初觉大指次指麻木不仁或不用者，三年内有中风之疾。"《证治汇补》说："平人手指麻木，不时眩晕，乃中风先兆，须预防之，宜慎起居，节饮食，远房帏，调情志。"同时针对病因病机进行治疗，锻炼增强体质，提高防治效果。朱丹溪认为："中风大率主血虚有痰，治痰为先，次养血行血，或属虚，夹火与痰，须分气虚血虚，半身不遂，大率多痰，在左属死血瘀血，在右属痰有热，并气虚，外中风邪，然地有南北之殊，不可一途而论，东南之人多是湿土生痰，痰生热，热生风也。"说明了地居发病的特点，在治疗上要加以偏好。

第五节　痉证

本病与中风癫痫有本质的不同，以项背强急，四肢抽搐，甚至角弓反张为主要表现的病证，古今对本病的认识逐渐一致，最早是内经认为"诸痉项强，皆属于湿，诸暴强直皆属于风，经筋之病寒则反折筋急"，张仲景将本病分为表虚表实，刚痉、柔痉，有津伤亡液所致，张景岳称之谓"总属阴虚之证"而为，清代温病学家薛生白认为是"木旺由于水亏，故得引火生风，反烦其本，以致痉厥，湿热侵入经遂脉络中"所致，还可由于金疮破伤，创口不洁，感受风毒之邪，而发为破伤风之症状之一痉证，《张氏医通》认为

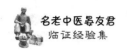
抽搐为瘛疭也，"瘛者，经脉拘急，疭者，经脉驰疭也，俗谓之抽"，瘛疭是痉证的症状重用表现之一。

一、基本病机

病因病机是由邪壅经络，风寒湿邪，壅滞脉络，气血运行不利，经脉失养，拘急而为痉，热盛津伤发痉，经脉失养，邪热内传营血，热盛动风，阴血亏损，亡血或汗下太过，阴血损伤，筋脉失养，痉证是筋脉的疾病，筋脉受风寒湿邪壅阻，气血不畅，热盛汗吐下太过，筋脉失濡拘急而反张之证。

二、辨证施治

在辨证中，首先辨明外感和内伤及虚实，实则祛风散寒除湿清热，虚则滋阴养血，熄风舒筋通络，当邪壅经络的以祛风散寒，和营燥湿，选用二活、桂枝、白芍、二胡、甘草、蔓荆子、藁本、防风、生地、苍术、葛根等为基础，以通络止痛，解肌发汗，养筋疏拘，解表散寒，益阴以和里，调和营卫，生津以柔和筋脉，湿热阻络的加豆蔻、杏仁、薏苡仁、地龙、秦艽、威灵仙以清热化湿，疏通经络，而热盛发痉者，泄热存阴，养阴增液，以三黄枳术为主，即大黄、黄芩、黄连、枳实、莪术，以荡涤积热，软坚化燥，滋润肠燥，养阴增液，津回痉解，适当加地龙、菊花、贝母、竹茹、钩藤、全蝎、羚羊角等，以凉肝熄风，清热透窍止痉，柔肝舒经，清化热痰，宁心安神，必要时可加三宝，以清热透窍，平肝熄风，养阴止痉，阴血亏虚的，滋阴养血，以四物汤为基础，以补血调血，充养百脉，阴血得复，筋脉柔和，痉证自除，加栀子、竹叶、菊花、夜交藤以清热安神，加砂仁、陈皮以理气和胃，脾虚者加入健脾之品。

三、临床经验

张景岳指出："谓痉之为病，强直反张病也，其病在筋脉，筋脉拘急，所以反张，其病在血液，血液枯燥，所以筋挛，痉之为病，即内经之痓病，以痉作痓，盖传写之误耳，其证见脊背反张，头摇口噤，戴眼项强，四肢拘急，或见身热足寒，恶寒面赤，之类皆是也。"薛生白以湿热立论，他认为："湿热证，以三四日即口噤，四肢牵引拘急，甚则角弓反张，此湿热侵入经络脉遂中，宜地龙、秦艽、威灵仙、滑石、苍耳、丝瓜、海风藤、黄连等味。"是十分可贵的临床经验，值得加以借鉴。

第六节　水肿

是体内水液储溜，泛溢肌肤出现眼睑、头面四肢、腹背甚至全身胸腹等的浮肿，内经中称风水、石水、涌水，提出"诸湿肿满皆属于脾，其本在肾，其末在肺"，金匮为水气，分为五脏之水，风皮石正水。

一、基本病机

以表里上下为纲，东垣分虚实，丹溪分阴阳，张介宾认为是肺脾肾三脏受邪，内经首先提出治法为"开鬼门，洁净腑，平治郁权衡，去菀陈莝"，张仲景以腰以下肿利小便，腰以上肿以发汗，张锡纯以血瘀论治，水不自行，赖气以动，全身气化功能异常，涉及多个脏腑，其本在肾。

二、辨证施治

（一）阳水

首先分阳水，若风邪外袭，肺失通调，宣降失司，水道不通，风遏水阻，风水相搏，流溢肌肤，宜散风清热，宣肺行水，选用麻黄、石膏、大枣、干姜、二术、防风、细辛、泽泻、茯苓皮发散表邪，解肌清热，健脾化湿，以崇土制水，宣肺利水消肿，清热利尿，降气止喘，助卫行水，水肿得以消退，湿毒浸淫，以宣肺解毒，利湿消肿，可选用浮萍、银花、连翘、赤小豆、薏苡仁、桑白皮、野菊花、紫花地丁清热散结，宣肺行水消肿，清解湿毒，水湿浸渍，宜健脾化湿，通阳利水，以五皮饮加麻黄、杏仁、葶苈子胃苓汤为代表，以化湿燥湿利尿消肿，温阳化气，泻肺平喘，湿热壅盛，宜分利湿热，以羌活、秦艽、大腹皮、泽泻、商陆、椒目、牵牛等为基础，以疏风透表，上下分消走泄，若湿热久羁而伤阴者，宜选用猪苓汤两者兼顾，滋阴清热利水，伤及血络者，加大蓟、小蓟、白茅根，水肿阳水一证，新病者要抓住有利时机，以利水祛邪为主，选用攻下逐水使水邪速从小便而去，肿消水退后加以调补，而水肿后期，脾肾气虚，逐水峻药要慎用。

（二）阴水

阴水主要是脾肾阳虚的，温补脾肾，利水消肿，偏重脾虚的以附子、干姜、草果仁、白芍、白术、茯苓、炙甘草、大枣、木瓜、厚朴、木香等为基础，补气健脾以助膀胱气化功能，浮肿由饮食失调，脾胃虚弱，精微不化，气

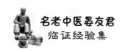

失舒展，重在健脾补气，如四君子汤为主加桂枝、黄芪、补骨脂、附子加强气化，二方面是偏肾气衰微，温肾助阳，化气行水，既要寄生肾气丸又要用真武汤两方合用，即善补阳者，阴中求阳之意，六味地黄丸以补肾阴，加肉桂、附片温补肾阳，补水中之火，温肾中之阳气，通利小便、温散水寒，直趋下焦，调和营阴，温固下元，重则加人参、蛤蚧、五味子、牡蛎防止喘脱发生。

（三）临床经验

在治疗时可区别脾肾虚之轻重予以施治，病程较久不解，肿势增剧，以风水进行论治，要顾及正气虚弱的一面，又不可过用表药，可以酌情加入党参、菟丝子补气温肾，扶正祛邪之品，水肿后期，肾阳久衰，阳损及阴，出现肾阴虚为主的病证，滋补肾阴而利水，在补肾基础水加滋阴之品，不可过用滋腻，使水邪停滞而伤及阳气，而肾阴久亏水不涵木，肝肾阴虚，肝阳上亢，上盛下虚的复杂状态，当以育阴潜阳，加入介类重镇潜阳之品，珍珠母、龙骨、牡蛎、鳖甲、寄生等，而肾气极虚，中阳衰败，浊阴不降的肾型水肿，以解毒降浊，加大黄、肉桂、桃仁、红花、益母草、泽兰以加强利尿消肿之效，水肿之病，外感内伤皆有，病变重心在肺脾肾。

学术心得　辨证以阴阳为纲，治疗以发汗利尿，攻逐健脾，温肾降浊化瘀，新病预后较好，病起日久，反复发作，病情严重，预后不良，易于产生蜕变，在饮食方面初起宜低盐饮食，忌辛辣烟酒刺激之品，摄生和起居，预防感冒，不宜过度疲劳，尤节制房事，以防伤及真元。《医门法律》："手太阴肺，足以通调水道，于下，海不扬波也，惟肺脾二脏之气，结而不行，后乃胃中之水曰蓄，浸灌表里，无所不到也，是则肺脾之权，可不伸也，然其权尤重于肾，肾者胃之关，肾司开阖，肾气从阳则开，阳太甚则关门大开，水直下而为消，肾气从阴则阖，阴太盛则关门常阖，水不通为肿，经又以肾本肺标，相输俱受为言，然则水病，以肺脾肾为三纲也。"

第七节　淋证

小便频数短涩，滴沥刺痛，欲出未尽，小腹拘急腰腹疼痛的病证，淋证有冷热气劳膏砂虚实的不同，在临床上一般分成气热石血膏劳六种。

一、主要病机

其主要病因为"热在下焦"。《诸病源候论》认为："诸淋者，肾虚而膀胱热故也。"热极膀胱，气郁肾虚而发。张景岳指出："淋之为病，淋久不止，及痛涩皆去，而膏液不已，淋如白浊者，此为中气下陷及命门不固之证也。"多食美味肥甘之品，或嗜酒太过，湿热内生，下注膀胱，秽浊之邪浸入膀胱，尿液受其煎熬，日积月累，结为砂石，气化不利，清浊不分，或热盛伤络，迫血妄行，而久淋不愈，湿热耗伤正气，体虚房劳，脾肾亏损，中气下陷，下元不固，肾阴虚而虚火烁炽伤络，肝郁气滞，气郁化火，气火郁于下焦，膀胱气化受阻，痛则为实，陷则为虚，淋证与肝脾肾膀胱关系密切。

二、辨证施治

从辨证的角度，要审其虚实，初起为实，久则为虚，实则清利，虚则补益。叶天士指出："治淋之法，有通有塞，要当分类，有瘀血积塞住溺管者，宜先通，无瘀积而虚滑者，宜峻补。"对于淋证古代医家有"淋家不可发汗"禁补的禁忌，是由于淋证为膀胱蕴热，阴液不足，有外感辛温发汗用之不当，反不能退热却伤营阴，若确属如脾虚下陷，肾虚不固，虚证则必须在顾及淋证急痼的情况下辨证的原则上进行补益。首先是热淋之证，清热利湿通淋，可以使用导赤散加大黄、栀子、白茅根，以清热泻火，通腑泄热，水煎日服三次，连服三天，即可痊愈。第二是石淋，清热利湿通淋排石，较热淋重而缠绵，选用三金以通淋消坚排石，加芍药甘草以缓急止痛，及石苇、萆薢、瞿麦、扁蓄清泄下焦，加五灵脂、地龙以活血推荡以排石，加黄芪、乌药以气旺助排石之攻，加蒲公英、紫花地丁以清热解毒，虚实互见的以攻补兼施，如气血虚、肾气虚配合补益气血和滋补肝肾气阴之品进行治疗。气淋之证，伴见少腹满痛，虚则补中益气，实则利气疏导，选用木香、降香、橘核、枝核、王不留行、冬葵子、小茴香、牛膝、赤芍等，以清热利尿通淋，疏通肝肾膀胱小肠之气，虚则以补中益气汤为主进行加减，血淋之溲血，有膀胱实热，热胜伤络，迫血妄行，血块阻塞尿路，宜清热通淋，凉血止血，虚则滋阴清热，补血止血。

临证心得 实证的可选用藕节、小蓟、滑石、生地、当归、栀子、竹叶、蒲黄炒、木通、白茅根等为基础，清泄三焦之火，利水通淋，引血归经，泻火而达病所，出血多则加三七、琥珀以化瘀通淋，虚者用知柏地黄丸以滋阴清热，加旱莲草、阿胶、小蓟以补血止血。膏淋是淋出如膏脂，混浊如米泔，置之沉淀如絮状，有血凝块，尿涩疼痛舌红苔黄腻，脉细弱无力，是由于湿热下注，气化不利，脂液失于约束，肾虚而下元不固，临床上当分

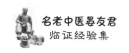

清虚实，虚则补虚固涩，升举清阳，选用太子参、黄芪、炙甘草、白芍、白术、升麻、柴胡、五味子、覆盆子、龙骨、牡蛎以益气升陷，滋肾纳气。劳淋久病体虚过服寒凉，致脾肾两虚，气血不足，湿浊留恋不去，遇劳即发，选用茯苓、山药、泽泻、熟地、枣皮、巴戟天、菟丝子、肉苁蓉等益肾固涩，健脾利湿，中气下陷，可用举元煎，肾阴虚配合知柏地黄丸，肾阳虚用右归丸，但注意虚实之间的相互转化，实热的热、气，血淋久之可以转化成劳淋的虚证，反之可以转化成实证，而湿热未尽，正气以伤，实转化成虚证的移行过程中，可以表现为虚实夹杂，淋证之间并相互转化。

三、临床经验

本病发展过程中湿热弥漫三焦，温热传入营血，出现高热神昏谵语的危重证，有可成为脾肾衰惫，肾亏肝旺，昏迷抽搐的危象，亦可转变成气血瘀阻的症瘕积聚器质性病变，临证是可选用活血化瘀、散结消瘕、软坚除结之品。《诸病源候论》指出："诸淋者，由肾虚而膀胱热故也，肾虚则小便数，膀胱热则小便涩，数而且涩，则淋漓不宣，故为之谓淋。"说明了本病的病位，而无痛之白浊之证，是由于湿热内蕴，脾气下陷，肾元亏虚所致，采用清热化湿，健脾补气，升举固涩，滋阴温肾之法治疗，应当说是虚证为主，五种淋证之间肝关系密切，可以相互转化虚实消长，也可以两种以上同时存在，并分清先后主次进行治疗。

第八节　癃闭

癃闭是排尿困难小便点滴短少而出甚则闭塞不通的病证，内经早就指出"膀胱不利为癃，不约为遗溺""三焦者决渎之官，水道出焉""膀胱者，州都之官，津液藏焉，气化则能出矣""膀胱病，小便闭，实则癃闭，虚则遗溺"，对本病的病因病机做了详细的论述，后世医家诸如张景岳、朱丹溪、孙思邈等对本病的诊断治疗都有详尽的记载。

一、病因病机

本病的发生是由肺失肃降，脾失输转，清浊不分，运化失常，肾之气化失常，关门开合不利，肝郁血瘀，导致三焦气化失司有形成湿热蕴结而下注，肾热移于膀胱，气化不利，小便不通，或肺热气壅，肺气不能肃降，津液敷布失常，下焦为热气闭阻，脾气不升，饮食不及，清气不升，浊气不降，有肾元下亏，命门火衰，膀胱气化无权，肝气郁结，七情内伤，三焦水液运化气化不及，水道受阻，尿路阻塞，瘀血败精，形成肿块结石而癃闭。

二、辨证治疗

在辨证方面，分清虚实，湿热、瘀浊痰凝、肝郁肺热发病急小便短赤热等都为实，脾肺肾三焦气化不及发病慢小便无力清都属虚，治疗主要是通为主，实则清湿热散瘀结，利气机通水道，虚则补脾肾助气化之法。膀胱湿热以重点是清热利湿，选用车前草、萆薢、瞿麦、滑石、甘草、大黄、栀子等以利小便，清利三焦之火，湿热久恋伤及肾阴者加生地、牛膝，湿热蕴结三焦加黄连、白茅根、半夏、枳壳、胆南星、竹茹等以降浊和胃，清热化湿。肺热壅盛，以清肺热利水道，用黄芩、桑白皮、麦冬、车前子、木通、茯苓、栀子、大黄等上清下利，滋阴清热，宣肺通便。肝郁气滞疏肝调气，通利小便，选用王不留行、沉香、当归、川芎、石苇、冬葵子等。若尿路阻塞者，行瘀散结，通利水道，选用穿山甲、大黄、芒硝、当归、川芎等通瘀化结，气血两虚者，加黄芪丹参，闭重加麝香，属结石者加利尿通利之品，血尿加三七、丹皮等。中气不足，升清降浊，化气利水，选用五苓散合春泽汤使脾气升运，水化气行。肾阳衰败者，温阳益气，补肾利尿，常选用济生肾气丸，温不肾阳化气行水，重则加鹿茸、麝香、龙骨补血养血，助阳通窍，脾肾阳虚加附子、干姜、吴茱萸、大枣等。

三、临床经验

我们在临床上，可以采用外治之法，用皂荚末吹鼻取涕，或喉中探吐，以开肺气，举中气，通下焦之气，其次是用独蒜头1枚，栀子3个，少许盐，探贴脐部，或盐半斤，炒热敷脐，或葱1斤加少许麝香分成2包冷热交替敷脐，再以针灸推拿，膀胱区按摩，刺足三里、阳陵泉、三阴交等，还有导尿之法，以缓其急，而对于少尿无尿肾功能衰竭者不能应用。经综合治疗后小便通畅，病情好转，失治和误治而病情加重，转为昏迷抽搐头晕胸闷喘促水肿呕吐的关格重证，必须及时抢救。张景岳早就指出："小水不通是为癃闭，此为最危最急证也，水道不通，上侵脾胃而为胀，外侵肌肤为肿，泛及中焦则为呕，再及上焦则为喘，数日不通，则奔迫难堪，必致危殆。"只要明确病位，辨明虚实，权衡本病的轻重缓急，内外合治，可以达到预期的疗效。

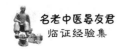

学术心得 《谢映庐医案》："小便之通与不通，全在气之化与不化，然而气化二字难言之矣，有湿热郁闭而气不化者，用五苓、八正、禹功、舟车之剂，清热导湿而化之，有上窍吸而下窍之气不化者，用搐鼻法、探吐法，是求北风开南牖之意，通其上窍而化之，有因无阳而阴不升者，用八味丸、肾气汤、引入肾命，熏蒸而化之，有因无阴而阳无化者，用六味丸、滋肾丸、壮水制阳光而化之，有中气下陷而气虚不化，补中益气，升举而化之，有因冷结关元而气凝不化，真武汤、苓桂术甘汤之类，开冰解冻，通阳泄浊而化之，有因脾虚而九窍不和者，理中汤、七味白术散之类，扶土利水而化之，古法森严，难以枚举，总之，治病必求其本。"

第九节　消渴

消渴是以多饮多食多尿消瘦或尿浊有甜味为特征的病变，由饮食不节，情志失调，劳欲过度，阴虚为本，燥热为标，气阴两虚，阴阳俱虚，阴虚燥热常见变证百出。

一、病因病机

但见长期过食肥甘美味，醇酒炙煿，脾胃运化失司，积热内蕴，化燥伤津，精神刺激，气机郁结，化热化和消烁肺胃阴津，素体阴虚房事不节，劳欲过度，损伤阴津，阴虚火旺，上而熏蒸肺胃，本病的发生还与血瘀有关。唐容川指出："瘀血发渴者，以津液之生，其根出于肾，有瘀血则气为血阻，不得上升，水津因不能随气上布。"阴虚燥热是瘀血消渴的主要原因，阴虚灼热，耗津灼液而成瘀血，病损及阳而阴阳两虚，阳虚寒凝，本病上中下三消由肺燥、胃热、肾虚所致，常表现为上则多饮，中则多食，下则多尿，三者往往同时出现或单独呈现，各有所偏重。

二、辨证治疗

治疗本病，《医学心悟》指出："治上焦者宜润其肺，兼清其胃，治中消者，宜清其胃，兼滋其肾，治下消者，宜滋其肾，兼补其肺。"

上消之证，肺热津伤，以清热润肺，生津止渴，选用以花粉、葛根、黄连、石膏、人参、生地、藕节、麦冬等为基础以清热降火，养阴增液。中消胃热炽盛，以清胃泻火，养阴增液，选用二冬、知母、牛膝、石膏、生地、栀子、黄连、大黄、玄参等以清热泻火，引热下行，润燥通腑。下消肾阴亏虚，滋肾固摄，以六味地黄丸为基础，加重山药、枣皮的用量，养脾阴而摄津微，使水谷之精微下注，可加入养阴清热，固精潜阳之龙骨、牡蛎、龟板、知母、黄柏等，尿多而混浊的加益智仁、桑螵蛸、五味子、蚕茧等缩尿益肾，加参芪以补气健脾，增强肾气功能，下消的另一个方面是，久之出现阴阳两虚，以温肾滋阴固摄以肾气丸为基础，阴阳两补，加鹿茸、覆盆子、桑螵蛸、金樱子，出现血瘀者加丹参、山楂、桃仁、红花等以活血化瘀，不断地提高疗效。

三、临床经验

在治疗本病的过程中，对于兼证的治疗尤为重要，常见者为白内障、雀目、耳聋、肝肾不足，不能上承于耳目，滋补肝肾，在杞菊地黄丸基础上进行加减化裁，疮疡痈疽热毒伤营，宜解毒凉血，用五味消毒饮，气营两虚，脉络瘀阻，蕴毒成脓，以益气解毒化脓，可与犀黄丸加黄芪、忍冬藤等，并发肺痨、水肿、中风、厥证者在控制消渴病的基础上按照各证进行辨证治疗。本病在治疗中可以利用中草药如玉米须、积雪草水煎服代茶，鲜生地、山药、黄芪水煎服，一日一剂，猪胰一只，干燥低温粉末，次9克，日二次，可以提高疗效。在日常生活中，避免精神紧张，节制性欲，饮食宜清淡，不可过饱，主副、荤素、干稀、粗细等进行合理的搭配，禁食辛辣刺激之品。朱丹溪指出："不减滋味，不戒嗜欲，不节喜怒，病已而复作，能从此三者，消渴亦不足忧也。"

学术心得 孙思邈认为："治之愈与否，属在病者，若能如方节慎，旬月而瘳，不自爱惜，死不旋踵，其所慎者有三，一饮酒，二房事，三咸食及面。"叶天士指出："如病在中上者，膈膜之地，而成燎原之场，即用景岳之玉女煎，六味之加二冬、龟板、旱连，一以清阳明之热，以滋少阴，一以救心肺之阴，而下顾真液，如元阳变动，而为消烁者，即用河间之甘露饮，生津清热，润燥养阴，甘缓和阳是也，至于壮水之主以制阳光，则有六味之补三阴，而加车前、牛膝，导引肝肾，斟酌变通，斯成善也。"

第十节　虚劳

脏腑虚损阴阳气血不足导致多种慢性衰弱性病变，内经说是"精气夺则

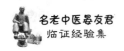

虚，阳虚则外寒，阴虚则内热"，《难经》上说"损其肺者，益其气，损其心者，调其营卫，损气脾者，调其饮食，适其寒温，损其肝者，缓其中，损其肾者益其精，此治损之法也"。

而《诸病源候论》提出的五劳、七伤（大饱伤脾，大怒气逆伤肝，久卧湿地伤肾，寒饮伤肺，忧愁思虑伤心，恐惧不节伤志，风雨寒暑伤形、六极（气血筋骨肌精）。汪奇石指出："治虚有三本，肺脾肾是也，肺为五脏之天，脾为百骸之母，肾为性命之根，治肺脾肾治虚之道矣。"涉及禀赋不足，后天失养，病久体虚，积劳内伤，久虚不复，所致的多种脏腑气血阴阳亏损为主要表现的病证皆属于本证的范围。

张景岳总结虚劳的原因是劳倦、色欲、纵酒、误治、病后等，虚劳之病，是有禀赋不足，体质不强，遗产缺陷，胎中失养，或喂养不当，营养不良，日久不复，烦劳过度损及五脏。《素问》指出："久视伤血，久卧伤气，久坐伤肉，久立伤骨，久行伤筋，是谓五劳所伤。"《医家四要》说："曲运肾极则劳心，尽心谋虑则劳肝意外过思则劳脾，预事而忧则劳肺，色欲过度则劳肾。"

一、基本病机

几者之间尤以忧郁思虑、烦劳损及心脾、房劳伤肾较为多见。饮食不及，损伤脾胃，暴饮暴食，营养不良，偏食嗜欲，饮酒过度，不能化生精微，脾胃长期损伤，气血来源不足，形成虚劳，大病久病失于调理，邪盛而脏气受损，热病而耗伤阴血，寒邪日久而伤及以气，瘀血内结，新血不生，因虚致病，因病成劳，久虚不复，气血阴阳亏耗，一脏受病累及他脏，气虚不能生血，血虚不能无以生气，阳损及阴，阴虚损阳，终致虚劳。对本病的辨证，病情变化多端，但都离不开五脏之伤，气血阴阳受累，由于他们之间相互影响，病情复杂严重，在治疗上以补益为基本原则，遵循素问的"形不足者，温之以气，精不足者补之以味"。

二、辨证治疗

根据病理属性采用益气养血滋阴，温阳的治疗方法，结合五脏虚损的不同补位选方用药，增强治疗的针对性，重视调养补益先天之本和后天之本的重要性，把气血生化之源和元阴元阳之本强壮来改善填补虚劳不足的姿态，是疾病得以痊愈。气虚中首先是肺气虚，宜补益肺气，以人参、黄芪、五味子为主方，以益肾固元敛肺，实卫固表，可加入鳖甲、地骨皮、秦艽、以养阴清热，脾气虚，以健脾补气，以四君子汤为代表，加茯苓、扁豆以健脾化湿，加和胃降逆之陈皮、半夏，阳虚寒盛加桂附，中气下陷加黄芪、升麻、柴胡等，气虚阴阳虚中尤以肺脾气虚为常见，心肾虚也比较多见，可以加五味子、玉竹、黄精以益气养阴，加杜仲、续断、菟丝子、山茱萸以益气固肾，血虚首先是心血虚，以养血安神，用人参、黄芪、茯苓、炙甘草、当归、川芎、五味子、柏子仁、酸枣仁、远志、肉桂、黄连等为基础，其次是肝血虚，补血养肝，选用四物汤加首乌、枸杞子、鸡血藤等为基础，以养血调血，加柴胡、郁金、香附，理气通络，加楮实子、枸杞子、决明子以养肝明目。在血虚中，以心脾肝血虚为常见，由于生理上的子母生克关系三者可以在疾病发展过程中同时并见。

三、临证经验

虚证是一个相当漫长的过程，补血之中，血中加气药，达到气旺以生血之目的。阴虚首先是肺阴虚，以养阴润肺，宜选用沙参、二冬、二地、玉竹、花粉、桑叶、甘草等以滋阴肺阴，清热润燥，可适当加入肃肺止咳和固表敛汗之品，以助肺之宣降功能的恢复，使肺之气阴得以正常。心阴虚，以滋阴养心，宜用二冬、二地、玄参、丹参、柏子仁、酸枣仁、远志、桔梗等以养阴清热、养心安神，阴虚内热加黄连、木通、竹叶以导热下行。脾胃阴虚的，养阴和胃，在养阴药物基础上加石斛、花粉、扁豆、麦芽、山药、竹茹等以益气健脾，肝阴虚，滋阴肝阴，选用木瓜、麦冬、枣仁、当归、川芎、熟地、白芍，以酸甘化阴养血柔肝，加石决明、菊花、钩藤、刺蒺藜以防止肝阳上亢和平肝潜阳，加枸杞子、草决明、女贞子以养肝明目，由于阴虚而肝热，以龙胆草、黄芩、栀子以清肝泻火，肝经脉络瘀滞者，加川楝子、郁金等。而肾阴虚，以滋阴补肾，可选用熟地、枸杞子、山药、龟板胶、牛膝、菟丝子等，加知母、黄柏、地骨皮以滋阴降火，加牡蛎、金樱子、芡苡、莲须以固肾摄精。阳虚主要是心阳虚脾阳虚和肾阳虚。

临床心得 在心者以益心气温心阳，宜选用人参、黄芪、白术、炙甘草、五味子、甘草、肉桂、生姜、陈皮、当归、大枣以健脾养血，补益心气、温通心阳，由于阳虚寒凝血瘀，可酌加郁金、丹参、川芎、三七活血化瘀之品，阴寒盛加附子、淫羊藿、鹿茸等温通心脉，而脾阳虚，以温中健脾，可以用附子理中汤为基础，寒盛腹痛者，加高良姜、吴茱萸以散寒止

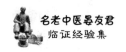

痛，再一个是肾阳虚，以温补肾阳兼阳精血，以附子、肉桂、杜仲、山茱萸、熟地、山药、枸杞子、当归和加入人胞、鹿角胶等血肉有情之品。张景岳认为："补方之剂，补其虚也，凡气虚者，宜补其上，人参黄芪之属是也，精虚者宜补其下，熟地枸杞之属是也，阳虚者宜补而兼缓，桂附干姜之属是也，阴虚者，宜补而兼清，门冬芍药生地之属是也，此故阴阳之治辨也，其有气因精而虚者，自当补精以化气，精因气而虚者，自当补气以生精，又有阳失阴而离者，不补阴何以收散亡之气，水失火而败者，不补火，何以生垂宛之阴，此又阴阳相济之妙用也，故善补阳者，必于阴中求阳，阳得阴助而生化无穷，善补阴者，必于阳中求阴，则阴得阳升而泉源不竭。"

学术心得 肾之阳气虚弱，阴寒弥漫，元阳不足，二便不利，阳虚生长发育和生殖，可加桑螵蛸、覆盆子、金樱子以收涩固精，加人参、薏苡仁、白术以益气健脾渗湿止泻，加茯苓、泽泻、车前草以利水消肿，加补骨脂、五味子、蛤蚧以补肾纳气。心脾肾之间之阳虚可相互影响传变，久则入肾，出现心肾阳虚和脾肾阳虚，在阴阳气血虚四者可以错综互见。《医宗金鉴》指出："虚者阴阳气血营卫精神骨髓津液不足是也，损者外而皮脉肉筋骨，内而心肝脾肺肾消损是也，成劳者，谓虚损日久，留恋不愈，而成五劳七伤六极。"病情轻浅短暂都伤及气血，长而久之累及阴阳脏腑，虚劳之证兼见外感者，当根据阴阳气血亏虚的状况进行解表，气虚补气解表，血虚补血解表，阳虚温阳解表，阴虚滋阴解表，进一步针对各脏腑以虚者补之，虚劳日久必及肾从而出现血瘀证，当以祛瘀生新之法，大黄、蔗虫、水蛭等亦可用之，但要重病即止，或攻补兼施，权衡先后之攻补而治之。

学术研究 本病除药物治疗外还可配合以针灸按摩理疗和生活起居饮食调摄，乐观情绪以提高疗效，本病的转归及预后与体质脾肾的强弱正确的治疗护理有关，脾肾功能正常，元气未伤，脉和缓预后较好，反之预后不良。《不居集》说："虚劳日久，诸药不效，而所赖以无恐者，胃气也，善人之一身，以胃气为主，胃气旺则五脏受荫，水津四布，机运流通，饮食渐增，津液渐旺，以至充血生精，而复其真阴之不足。"虚劳是一种慢性衰弱性疾病，涵盖了内外先后天因素，脏腑亏损阴阳气血不足是本病的主要病机，辨证以阴阳为纲，五脏虚候为目，治疗以补气血阴阳，补益之中兼顾和掌握技巧时机用药的轻重偏好，拿捏深重的程度来加以治疗。

第十一节 腰痛

腰为肾之外腑，足之三阴三阳之经脉及奇经八脉之络都循行于腰部，肾之阴阳气血的盛衰直接影响腰部运动和功能活动，出现疼痛并受到风寒暑湿六淫之邪的侵袭，其疼痛的性质和程度与感邪轻重有关。《七松岩集》明确说明："然痛有虚实之分，虚者是两肾精神气血虚，凡言虚证，皆两肾自病耳，所谓实者，非肾家自实，是两腰经络血脉之中，为风寒湿所侵，闪纳锉气之所碍，腰内空腔之中，为湿痰瘀血凝滞不通而为痛，当依据脉证辨悉而分治之。"

一、基本病因病机

病因不外感受寒湿久居冷湿之地，冒雨涉水，劳汗当风，感受寒湿之邪，寒凝湿聚收引不化，腰部经脉受阻，气滞血瘀所致，腰为肾之精气所溉，湿邪为患，留着腰间，内外相因。《杂病源流犀烛》说："腰者精气虚而邪客病也，肾虚其本，风寒湿热痰饮，气滞血瘀闪挫其标也，或从标，或从本，贵无失其宜而已。"证明腰痛发病的关键是肾虚，然后是外邪痹阻。辨证治疗张景岳指出："盖此证有表里虚实寒热之异，知斯六者，庶乎尽矣，而治之亦无难也。"

二、辨证治疗

外感急性多实，内伤慢性多虚，虚中兼实者，尤当分别感邪先后轻重，邪正主次，标本兼顾，若有气滞血瘀者，当补肾基础上加活血祛瘀之品，或活血祛瘀基础上加补肾之药，尤为重要者，对善后补肾促进疾病恢复痊愈具有重要意义。首先寒湿肾着腰痛，张仲景以肾着汤，以散寒行湿，温经通络，健脾暖中以胜湿，加续断、骨碎补、附子、狗脊、杜仲、独活、透骨草、牛膝等壮腰健肾，强腰健肾，温补肾阳，温通经脉，祛风活络，补益肝肾。其次是湿热腰痛，清热利湿，舒筋止痛，选用黄柏、薏苡仁、徐长卿、忍冬藤、牛膝、泽泻、乳香、没药、木瓜、络石藤等为基础，长夏暑湿侵袭人体，筋脉迟缓经气不通，湿热之邪蕴结过久，耗伤津液，在清热之中佐以滋补肾阴，选用滋阴而不恋邪之品。第三是瘀血腰痛，以活血化瘀，理气止痛，兼以散寒温痛，以桃仁、红花、当归、秦艽、牛膝、香附、土鳖、羌

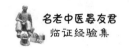
活、独活、甘草等为基础，以祛风胜湿，强壮腰膝，补肾壮筋骨之力。最后是肾虚腰痛，温补肾阳和滋补肾阴，阳虚的温养命门之火，六味地黄丸为基础，加桂附，为阴中求阳加杜仲、菟丝子、当归以温煦肾中之阳气，阴虚者，加龟板、鹿角胶、胡桃肉、牛膝在阴中求阳，达到温运气血，舒筋活络止痛是目的。

三、临证经验

肾为先天之本，脾为后天之本，两脏相济温运周身，肾阳虚而不能温运脾阳而出现脾肾阳虚，完谷不化，中气下陷，再加以升举阳气，升麻、柴胡、人参、黄芪等以改善腰肌损伤虚弱性疼痛。《医学心悟》指出："腰痛拘急，牵引腿足，脉浮弦者，风也，腰冷如冰，喜得热手熨，脉沉迟，或紧者，寒也，并用独活汤主之，腰痛如坐水中，身体沉重，腰间如带重物，脉濡细者，湿也，苍白二陈汤加独活主之，若腰重疼痛，腰间发热，痿软无力，脉弦数者湿热也，恐成痿证，前方加黄柏主之，若因闪挫跌扑，瘀积于内，转折如刀椎之刺，大便黑色，脉涩，或芤者，瘀血也泽兰汤主之，走注刺痛，忽聚忽散，脉弦急者，气滞也，橘核丸主之，腰间肿，按之濡软不痛，脉滑者，痰也，二陈汤加白术、萆薢、白芥子、竹沥、姜汁主之，腰痛似脱，重按稍止，脉细弱无力者，虚也，六君子汤加杜仲、续断主之，若兼阴冷，更佐以八味丸，大抵腰痛，悉属肾虚，既夹邪气，必须祛邪，如无外邪，则惟补肾而已。"说明了腰痛辨证治疗的过程。

第十二节　鼓胀

腹部鼓胀，皮色苍黄，腹皮绷急，脉络暴怒，历代医家称为水蛊、蛊胀、蜘蛛蛊、单腹蛊、膨脝等。本病的病因内经认为是浊气在上。孙思邈认为是感染水毒，朱丹溪认为是气滞抑郁，饮食不节，饮酒过度，而喻嘉言认为症瘕，结块日久转为鼓胀，现代还有血吸虫感染，使肝脾肾受损，气血水瘀结腹内，腹部胀的而鼓之如鼓的病变。何梦瑶说："气血水三者，病常相因，有先病水肿而血随败者，有先病血结而水随蓄者。"

一、基本病机

其病机为本虚标实，虚实互见，首先是肝脾失调，肝郁而克土，气滞湿

146

阻，脾失健运，湿浊不化，气机被阻，化热而出现湿热郁蒸，素体阳虚而从寒化，出现寒湿困脾，肝脾俱病，气机不畅，气血壅滞，隧道凝滞，肝脾血瘀，脾运失健，清阳不升，精微不能敷布，浊阴不降，水湿不能转输，久之累及肾脏，阳虚不能温养脾土，而脾肾阳虚，肾阴虚而肝木不荣，形成肝肾阴虚，肝脾肾功能失调，从而气滞血瘀水停。《医门法律》概括了"不外水裹、气结、血瘀"，实则愈实，虚则愈虚，本虚标实，虚实错杂是本病的主要特点。

二、辨证施治

辨证治疗是以仲景之"见肝之病，知肝传脾，当先实脾，四季脾旺不受邪"的预防治疗思想主张，根据病程和邪正关系，分清初中末三个阶段，初起肝脾失调，气滞湿阻，分清气滞血瘀湿热和寒湿的偏盛的情况，以理气祛湿，行气活血，健脾利水，重则用峻下逐水治疗，配合健脾温肾滋养肝肾，必须补虚不忘实，祛实不忘虚。《寓意草》中说"从来肿病，遍身头面俱肿，尚易治，若指单单腹胀，则为难治，而清者不升，浊者不降，互相结聚，牢不可破，实因脾气之衰微所致，而泻脾之药敢漫用乎，后人不测，概从攻泻者何，其始非邃消，其后攻之不消也，其后再攻之如铁石矣，不知者见之，方为何物邪气，若此之盛，自明者观之，不过为猛药所攻，即以此身之元气，转与此身为难者，实为驱良民为寇之比，明乎此，则有培养一法，补益元气是也，则有招纳一法，升举阳气是也，则有解散一法，开鬼门洁净腑是也，三法须不言泻，而泻在其中也。"首当其冲的是气滞湿阻，由肝郁而脾运不健，湿阻中焦，浊气充塞，络气痹阻中满疼痛，水道不利，失治误治可以出现寒化和热化，初起宜疏肝理气，散湿除满，选用柴胡、泽泻、白芍、肉桂、猪苓、茯苓、白术、苍术、枳壳、赤芍、川芎、郁金等以解郁疏肝，顺气和中，辛温通阳，胁肋疼痛加乳香、没药、丹参、元胡等活血化瘀以止痛，寒湿脾虚加干姜、砂仁，热化加栀子、茵陈等。

临证心得 寒湿困脾，由于脾阳被寒湿所困，水蓄不行，寒水相搏，中阳不运，阳气不展，肾阳被伤，水液不行，出现湿困以微之证，以温中健脾，行气利水，选用木瓜、槟榔、草果、枳实、厚朴、猪苓、茯苓、桂枝、黄芪、防己、车前草、白茅根等，振奋脾阳，温运水湿，健脾燥湿，宽中利气。而湿热蕴结，浊气停聚，湿热上蒸，阻于肠道，下注气化不行，以清热利湿，攻下逐水，选用泽泻、茵陈、蟋蟀、栀子、虎杖、豆蔻、滑石、菖

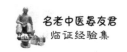

蒲、连翘、黄芩、浙贝、牵牛、大黄等，若出现血证的病情突变，血热妄行，吐血衄血的水牛角粉、鲜生地、熟地、赤白芍药、三七、仙鹤草、地榆炭等以清热凉血、活血止血，若实热蒙蔽心包，启用三宝以清热凉开透窍，寒闭者以芳香温开透窍和进行中西医结合治疗。肝脾血瘀型，瘀血阻滞脉络，隧道不通，水气内聚，瘀热蕴阻下焦，病邪日深而入肾，入血而瘀血出血，水血浊聚而不行，阴络血溢，血瘀停滞，以活血化瘀，行气利水，选用当归、川芎、赤芍、莪术、延胡索、大黄、瞿麦、槟榔、葶苈子、桑白皮、甘遂、莞花等，黑便加三七、侧柏叶以化瘀止血，为不克伐太过，注意顾护脾胃，攻补兼施，缓缓图之，不可强求速效。

三、临床经验

疾病进一步发展可成脾肾阳虚，水寒之气不行，运化功能减弱，阳气不得敷布，水湿下注，阳虚而血凝瘀阻，以温补脾肾化气行水通阳散寒，以附片、干姜、细辛、苍术、白术、人参、泽泻、桂枝、茯苓、枣皮、黄芪、丹参等。肝肾阴虚，津液不能敷布，水湿停聚中焦，血瘀不行，阴虚内热，热伤阳络，阴血亏虚，以滋补肝肾，疏肝解郁凉血，西洋参、麦冬、桃仁、丹皮、当归、川芎、赤芍、红花、熟地、枣皮、川楝子、香附等，既养阴柔肝，活血化瘀，阴伤重加石斛、麦冬、玄参，腹胀加莱菔子、大腹皮、枳实等，失眠加合欢皮、女真子、旱莲草，小便不利加六一散肉桂以化气行水。鼓胀之病为疑难重证，及早治疗可取得较好的临床疗效，带病延年，由于肝脾功能失调，病机极其复杂，在临床上，几种类型可以互见，治疗上药权衡主次轻重而随证治之，本虚标实，虚实夹杂，治疗时不可攻伐太过，然而内经说"中满者泻之于内"，指的是实证，遵循"衰其大半而止"的原则，对湿热蕴结，肝脾血瘀二型出现水液过盛，热结于里，形证俱实，正气未衰者，可用逐水峻剂，但不宜多重，避免出现损伤脾胃，正虚邪实，隧道阻塞，或络脉破裂而出血之弊。

临证心得　我们在治疗过程中，注意精神和生活的调养，沈金鳌的"却盐味，厚衣衿，断妄想，禁愤怒"实为可用，本病的预后较差，而气滞湿阻病机在肝脾二经，早期正气未衰，预后较好，寒湿困脾和脾肾阳虚，经温补脾肾，逐渐可邪去正复，但肝肾阴虚，湿热蕴结病机错杂寒热矛盾，邪盛正衰，较为难治，预后较差，后期出血神识昏迷，病情恶化，必须中西医结合进行抢救。

第十三节　积聚

腹内结块，胀满疼痛，或在脏之血分固定不移，痛有定处，在气分属腑则聚散无常，痛无定处。《难经》上说："故积在五脏所生，聚者六腑所成，积者阴气也，其始发有常处，其痛不离其部，上下有所始终，左右有所穷处，聚者阳气也，其始发无根本，上下无所留止，其痛无常处，谓之聚，故以是别知积聚也。"

一、基本病机

本病属症瘕之疾，古代医家有痃癖痞块之称，症者真也，瘕者假也之说，并有症瘕积聚并称，本病的发生发展与情志郁结，饮食不及，寒邪外袭，病后体虚，黄疸，疟疾，虫蛊等密切相关，使肝脾受损，脏腑失调，气机阻滞，瘀血内停，痰湿（实食）凝滞而成积聚。

二、辨证治疗

在辨证论治方面，《医宗必读》说："初者，病邪初起，正气尚强，邪气尚浅，则任受攻，中者，受病渐久，邪气较深，正气较弱，任受且攻且补，末者，病魔经久，邪气侵凌，正气消残，则任受补。"聚之病应及时治疗，防止发展成积的最佳阶段，若积聚日久，损伤气血，邪衰宜扶正。素问中"大积大聚，其可犯也，衰其大半而止"之告诫要认真对待。聚证分气滞与食滞，而气滞主要是肝郁气滞，疏泄失常，气机逆乱，攻窜作痛，腹中气聚胀满，疏肝解郁，行气消聚，当以柴胡、当归、香附、薄荷、乌药、木香、紫苏、白术、甘草等以散郁理脾。第二是食滞痰阻，由于饮食结滞，脾失健运，痰湿内生，气机不畅，聚而不散，以导滞通便，理气化痰，以山楂、神曲、槟榔、乌药、沉香、木香等为基础，使气机通畅，瘕聚自散，可以健脾补气之品，善其后。积证首先是气滞血阻，脉络不和，积而成块，理气活血，通络消积，以金铃子散和失笑散为基础，加入青皮、陈皮、三棱、莪术、枳壳、桔梗、甘草、合香等，然后是瘀血内结胸腹胁肋，气血凝聚脉络阻滞，营卫不和，脾胃失调，以祛瘀软坚，健脾补气，以桃仁、丹皮、香附、乌药、元胡、当归、五灵脂、红花、枳实、莪术、没药等为基础。

学术心得　《张氏医通》说："盖积之为义，日积月累，匪朝伊尔，所

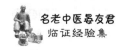

以去之亦当有渐，太急则伤正气，正伤则不能运化，而邪反固矣，余尝用阴阳攻积丸通治阴阳二积，药品虽峻，用之有度，补中数日，然后攻伐，不问其积去多少，又与补中，待其神壮而复攻之，屡攻屡补，以平为期，大积大聚，毒可犯也，衰其大半而止，过则死，故去积急半，纯以甘温调养，使脾土健运，则破残之余积，不攻自走，必欲攻之无余，其不遗人夭殃者鲜也，壮则气行则已，怯则着而成病，壮人无疾，虚人则有之，皆由脾胃怯弱，气血两衰，四气有感，皆能成积，若遽以磨坚消积之药治之，疾似去而人已衰，药过则依然，气愈消，痞愈大，竟何益哉，善治者当先补虚，使血气壮，积自消，不问何脏，先调其中，使能饮食，是其本也，虽然此为轻浅者言耳，若夫大积大聚，不搜而逐之，日进补养，无益也，审知何经受病，何物成积，见之即确，发直入之兵以讨之，何患其不愈。"

三、临床经验

积聚之患是以正虚瘀结，积块日久，血络瘀结，中气大伤，运化无权，饮食大减，消瘦脱形，血瘀日久，新血不生，营气大血虚，气血耗损，津液枯竭，血瘀而气机不利。我们在临床实践中，以大补气血，活血化瘀，以人参、黄芪、白芍、当归、熟地、炙甘草、阿魏、槟榔、五灵脂、三菱、莪术、瓦楞子、肉桂、没药、穿山甲等，软坚散结，破瘀止痛，后期宜以攻补兼施，先攻后补，先补后攻，其轻重缓急要仔细把握，根据疾病的发生发展进行辨证治疗。积聚是腹内结块，二者病因病机不同，有气血脏腑深浅正邪虚实和质量变化之区别，初中后期的不同，攻之消结软坚，化瘀化积，不可过用否则伤正，而邪反固，疾病初起正气旺盛，抓着最佳有利时机积极治疗，可望痊愈好转，而病情久稽，脾失转输，三焦决渎不利，血瘀路阻，水湿凝聚，则转为鼓胀而病情深重，预后不良。

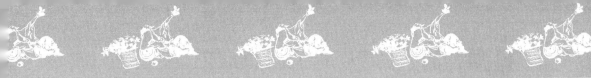

儿科疾病诊治

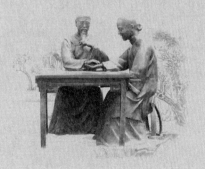

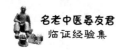

一、生理病理

小儿的生理病理特点所决定是处在不断的生长发育过程中，其脏腑娇嫩，形气未充，生机蓬勃，发育迅速和发病容易，传变迅速，脏气清灵，易趋康复的特点。《灵枢》认为"婴儿者，其肉脆，血少，气弱"，《小儿药证直诀》说小儿"脏腑成而未全，全而未壮"，《温病条辨》说小儿"稚阴稚阳，稚阳未充，稚阴未长"。由于小儿在生理上体格、智力到脏腑功能均向不断成熟完善方面发展，愈小生长发育速度愈快，古代医家把三岁以下小儿称之为"纯阳之体"，处于有阳无阴，阴虚阳亢的发育阶段，小儿抗病能力较差，寒温冷暖不能自调，乳食不知自节，稍调护不慎易受外感六淫的侵袭，饮食内伤，表现在肺脾二脏症状尤为突出，咳嗽、感冒、哮喘、食积、呕吐、泄泻之病多见，又易于出现高热惊风、抽搐、谵语等证，小儿神气怯弱，邪易深入，内陷心包，引动肝风与心火交煽，火热炽盛，真阴内耗，柔不济刚，筋脉失养，古人认为是"脾常不足，肝常有余"的病理特点，小儿疾病之后，寒热虚实的转化十分迅速，邪气易实而正气易虚，在疾病发展过程中，由于常表现为温热证和寒证的极端表现，即热极和寒极，出现厥证和生风之危象，温邪易从火化，所以寒热虚实错杂变化多端，在辨证用药时要固敢谨慎，诊断正确治疗及时，较快恢复健康，预后也很好，反之亦然。

祖国医学对小儿生长发育以十四岁之前为小儿，六岁以下为小，《寿世保元》中有婴儿、孩儿、小儿、童子、稚子之分，现代以受孕到分娩四十周为胎儿期，出生后二十八天为新生儿期，一周岁为婴儿，一至三岁为幼儿，三至七岁为幼童，七至十二岁为儿童期的分期。婴儿生长发育旺盛，其骨脉脏腑神智都在不断的变化之中，日臻健全的方面发展，出现低热汗出无病态者是"变其情志聪明，蒸其血脉，长其百骸"变发蒸长的表现，不属病态。古代医家以三十二日为一变为一蒸，六十四日为一大蒸，基本符合小儿形体发育智能增长规律。

二、四诊特点

小儿疾病的诊断，主要是通过四诊望闻问切（触摸）来实现，以望面色审苗窍，神色形体，辨斑疹，察二便，看指纹，《证治准绳》把小儿面部分为"左颊属肝，东方之位，春见微青者平，深青者病，白色者绝，右颊属肺，西方之位居右，秋见微白者平，深白者病，赤色者绝，额上属心，南方之位，火性炎上，故居上，夏见微赤者平，深赤者病，鼻上属脾中央之位，故居中而四季见，微黄者平，深黄者病，下颌属肾，北方之位，水性润下，故居下，冬见微黑者平，深黑者病"以及人中、印堂、承浆、山根的色泽变化，明确指出了人中色黄伤食吐泻，色黑病重，印堂煤黑色为中恶厥证，承浆色青为惊，色黄为吐等，看指纹是中医的核心技术，虎口到食指内侧潜静脉，分成了风气命三关，适用于三岁以内的小儿，淡紫隐隐不显于风关之上，首先是浮沉主表里，红紫主寒热，青黑主瘀燥，风气命主轻中重，透关射甲病情危重，畅滞主虚实，但在脉证不符者，可舍纹从证或舍证从纹。从闻诊看来，主要是闻哭声、气味、咳嗽、语言等，问诊侧重于向家长询问脐带情况、咳嗽时间、吸奶吞咽、夜尿饮水、接种史、实足年龄等，对寒热、汗、二便、饮水、胸腹、睡眠、智力、痘疹、出生、生产出血等情况进行询问。切诊主要是触按压，切脉，按头颅、颈腋、四肢、胸腹已知其生长发育全身各部的寒热虚实情况，特别是在疼痛处按压时注意其小儿的表情局部的肌肉收缩等，从无痛处开始，以推测痛处性质程度。

三、辨证用药特点

从五脏辨证来看，病在肝都出现青风弦实虚热，心都惊热赤数，在脾表现为困黄迟，肺表现为喘咳白浮，肾虚寒黑沉的规律。儿科的内治特点，主要是及时正确谨慎，吴鞠通先生指出"稍呆则滞，稍重则伤，稍不对证，则莫知其乡，捕风捉影，转救转剧，转去转远"。不仅如此，还要中病即止，大苦寒辛热，有毒攻伐等削伐生气，耗伤真阴，气阴亏损，必须标本兼治，治病求本，急则治标，缓则治其本的原则。积极创造中药新剂型，从汤剂的简单剂型努力地开展新剂型，如冲剂、糖浆、片剂、流浸膏、针剂等。还要注意小儿中药复方的煎服方法，用药剂量等，常用的治则有疏风解表、止咳平喘、清热解毒、凉血止血、消食导滞、安蛔止痛、镇惊开窍、利水消肿、健脾益气、培元补肾、活血化瘀、回阳救逆等法的灵活应用。除外还有熏洗、雾化吸入、涂敷、罨包、热熨、敷贴、擦拭、吹鼻法等外用法，还有针灸、捏脊、刺四缝疗法、割治、灯火燋、拔罐等丰富多彩的治疗方法。

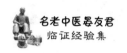

第一章　哮喘病辨治

小儿哮喘以发热咳嗽，气急鼻煽，痰涎上壅，涕泪闭塞，张口抬肩，摇身撷肚为主证，由于小儿正气不足一般都继发并发于麻疹、温病，时行发热性疾病过程中，内经中有"乳子中风热，喘鸣息肩"的论述，《医宗金鉴》称"火热喘急，慢脾风"，冬春二季多见，三岁以下的婴幼儿易发本病。

一、基本病机

其病因病机是由于感受风邪，小儿形气未充，肺脏娇嫩，病邪从皮毛口鼻而入，肺失宣肃，出现寒邪闭肺，热邪犯肺，水液疏化无权，留滞肺络，凝而为痰，阻塞气道，温热之邪炽盛，烁津炼液成痰，痰随气逆，可以内陷厥阴，重则气滞血瘀，心失所养，心气虚弱，心阳不振，血脉不运，加重血瘀而肺气闭塞，最终导致心暴脱，病位在肺，累及于脾，内窜心肝，肺气郁闭而致喘的恶证，若出现伤阴邪毒内陷，正虚邪恋病情缠绵不愈。

二、辨证治疗

辨证当以宣肺定喘，清热化痰，清泄肺热，补气养阴可随病情变化而随证施治，在临床上若是顺证，风邪犯肺，常出现在哮喘的初起，主要是外邪闭肺，在临床上经常是风热风寒合并侵袭人体，在短暂如在半天或一小时后在肌表经络停留后出现全身症状，以麻黄、葱白、栀子、淡豆豉、石膏、杏仁、甘草、羌活、葶苈子、苏子、枇杷叶（去毛）水煎服，其用量可根据患儿的男女年龄体重具体的身体素质而定，服药去渣去沫，日四至五次，以3—5毫升开始加量。

根据急则治标，缓则治本的原则，密切观察病情的发展，痰多者加半夏、莱菔子止咳化痰，发热者加银花、水牛角以辛寒解毒宣肺，清热生津，疏郁宣闭，透邪，热盛便秘加大黄、桑白皮，伤阴者加鲜生地、鲜石斛、荸荠以养阴生津，病情进一步发展可表现为痰热闭肺出现暴喘所谓"马脾风"，由于外受非时之感，内有壅塞之气，膈有胶固之痰，气动痰升，肺络阻塞，清肃失职，痰堵胸宇，胃失和降，热毒壅盛，痰热内羁，宜以清热宣肺涤痰定喘，以麻黄、石膏、生姜、细茶、杏仁、甘草、一见喜、十大功劳、葶苈子、黑丑、大黄、大枣等为基础，清神化痰，泻肺降气。当病情处于正虚邪恋，多在疾病之中后期，阴虚肺热，余热留恋，阳浮上越，以养阴清肺，选用沙参、天冬、玉竹、花粉、鲜梨汁、地锦草、鲜银花等为基础进行化裁治疗。而肺脾气虚者，素体脾胃肺气虚弱，气无所主，脾失健运，土不生金，卫外不固，邪留不解，营虚卫弱，以益气健脾，培土生金，收敛肺气，以人参、五味子、白芍、白术、炙甘草、煅龙骨、煅牡蛎等，咳嗽盛者加紫菀、冬花。小儿哮喘若治疗不及时出现变证，首先是心阳虚衰，婴幼儿素体虚弱，突发哮喘，或顺证治不及时，肺为邪闭，气机不利，气滞血瘀，心阳不振而虚衰，以温补心阳救逆固脱，急以人参、附子、龙骨、牡蛎、桂枝、白芍、炙甘草等为基础，大补元气，潜阳敛汗，和营护阴，扶正护阳，若气阴两虚者，加西洋参、麦冬、五味子、龟板育阴潜阳，救逆，出现紫绀瘀血者加丹参、红花活血化瘀之品以改善血液循环。

逆证的内陷厥阴，是由于感受风温之邪，化热化火，邪扰肝经，热盛动风伤阴，肺闭不宣，病势垂危，若邪热内迫肝经，气阴两竭，阴伤及阳，以平肝熄风，清心开窍，以羚羊角、牛黄、桑叶、菊花、伏神、鲜生地、菖蒲、郁金、天竺黄、鲜竹沥、猴枣、伽南香等为基础，以安神定志，增液缓急豁痰，清热解毒，内透胞络以醒神，危重者采用中西医结合进行抢救治疗。哮喘之病，具有发作性，在冬春二季发病率较高，因气候变化而诱发，以夜间和清晨居多，外因触发，寒温失调，感受六淫邪气，劳倦过度，饮食内伤，情志不畅，花粉汽油绒毛煤气等，影响肺的制节通调，输布宣肃，气机逆乱，引动肺中伏痰，痰阻气道，在内是素体肝脾肾不足，痰饮内伏，脾肾阳虚，肺气不足卫外不固，胃不能行其津液，积湿蒸痰，水液不能蒸化，水湿蕴结成痰，肺失制节，脾失健运，肾虚而水不化津为痰而成本病。《医宗必读》上说："良由痰火郁于内，风寒束于外，或因坐卧寒湿，或因酸咸过食，或因积火熏蒸，病根深久，难以卒除，避风寒节厚味，禁用凉剂，恐风邪难解，禁用热剂，恐痰火易升，理气疏风，勿忘根本，为善治也。"

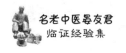

三、临床经验

本病在发作之际，病情处于急性的短暂阶段属实，当以攻邪以治其标，抓着有利时机及时进行治疗，在缓解期以扶脾益肾补土生金，去其生痰之因，制止其发作，故朱丹溪谓"未发以扶正为主，已发以攻邪为主"。发作之气分清寒哮和热哮，由于小儿素体阳盛，肥甘积滞，热自内生，痰因热动，痰热交阻，上熏于肺，肺气壅盛，肃降失司，气实有余，故而胸闷膈满，肺胃热盛上逆，腑气不通，肺失通调，热蒸津液，痰热内蕴出现热喘，以清肺化痰定喘，寒性哮喘，是风寒外束，内闭于肺，痰为之动，肃降失司，痰浊留伏于肺，气道受阻，痰气相搏，肺气阻逆胸中阳气不宣，以温肺化痰定喘，阳虚者温肺平喘，补肾纳气，以壮火益元，虚实兼顾，益气以潜镇。发展期的寒热哮喘都以实证居多，而缓解期可出现虚证的肺脾肾三脏虚的病机，肺气虚表现为自汗出而四肢不温，脾气虚可表现为胃脘部胀满，大便不实，肾虚表现为形寒心悸，遗尿，大便稀溏，分别采用补肺固卫、健脾化痰、补肾固本，特别是肾阳虚而水失蒸化，痰涎上泛，加温肾降逆止涎之品，肾阴阳不足者，可加入阴阳双补之参芪、枣姜、附桂、紫河车、脐带粉等益精虚，定喘嗽。

本病必须预防外感，慎饮食，薄滋味，以杜生痰之源，减少复发机会。此外可用地龙粉1－3克，焙干研粉，白开水送服，用于发作期，以清热镇惊平喘，连服三天。还可与皂荚、白芥子各20克焙干成粉，每次服1－1.5克，每日三次，发作期痰多者，以祛痰而平喘，胡桃仁用于缓解期，次3－5克，每日三次，玉竹5克，雪梨一个切片，冰糖适量，水煎服，亦可用五味子30克水沁泡鸡蛋一个，每日一次，连服10天，麻黄3克、地龙3克水煎服，芸香15克、胡颓叶10克水煎服，一日一剂，胎盘30克，蛤蚧一对，共研末次3克，日三次，小叶三点金60克，水煎服，日三次，棉花根、葵花头各30克，水煎服，日三次，细辛1克、胡椒1克、白附子1克、白芥子3克，生姜研末调敷肺俞穴。推拿疗法，横推胸腹部，以膻中、华盖为重点，腰背部肺、膈俞、命门为重点，脊柱及两侧，一日一次，十日为一疗程。体针可取定喘、天突、大杼穴，一日一次。

第二章　呕吐病辨治

呕吐是小儿胃失和降，气逆于上的病证，由于外感寒邪，内伤（乳食）饮食，胃虚兼热，胃气上逆，脾胃功能失调而发生呕吐，重则引起气阴两虚，气血不足的后果。《幼幼集成》说："盖小儿呕吐，有寒有热有伤食，然寒吐热吐，未有于不伤食者，其病总属于胃。"

一、基本病机

呕吐之病位在胃，有寒热虚实之分，都是由于喂养不当，不消化的食物积滞中脘，损伤脾胃，胃不受纳，脾失健运。

二、辨证治疗

辨证当以和胃导滞，降逆止呕，以建曲、山楂、茯苓、半夏、干姜、陈皮、连翘、莱菔子、砂仁等为基础，便秘者加大黄、枳实。属胃热者，表现为食入即吐，味臭秽，有"诸逆冲上皆属于火"之说，以清热和胃，泻火降逆止呕，以竹茹、黄连、枳实、半夏、甘草、茯苓、麦冬、石斛、花粉等为基础。胃寒者，禀赋不足，脾胃虚寒，脾阳而运化失司，乳食停滞，痰水储溜，寒邪内着，客于肠胃，气机凝滞不通，水谷不化，阳气式微，不能伸展，以温中散寒，扶脾益胃，降逆止呕，温阳益气，以干姜、半夏、党参、白芍、白术、吴茱萸、豆蔻、降香、炙甘草、桂枝等为基础，水煎服，日服三次，次10—30毫升。

三、临床经验

若有肝气犯胃，所欲不遂，情志不舒，肝气郁结，逆而犯胃，胃失和降，以疏肝理气，清肝泻火，降逆止呕，缓肝理脾，以白芍、砂仁、厚朴、陈皮、半夏、吴茱萸、黄连等为基础进行加减化裁治疗。还有就惊恐呕吐，小儿神怯

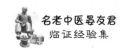

胆郁，突受惊恐，心气受损，恐则气下，气机逆乱，肝胆不宁，肝逆犯胃，出现剧吐，以镇惊止吐，和胃降逆止吐，半夏、木香、全蝎、菊花、天麻、磁石等为基础进行治疗。同时有条件的可配合针灸治疗，以内关、中脘、足三里、太冲、内庭选穴，可灸天枢、关元、气海等，推拿脾土穴，捏端正，推板门。服药时宜慢且不要太热，采用少量多服法，可服一口停一下而再服。

第三章 泄泻辨治

泄泻是小儿最常见的疾病之一，以二岁以下的婴儿较为多见，在夏秋季为多见，由于小儿脾胃薄弱，不管外感和内伤都可导致脾胃运化失调而产生疾病，导致耗气伤阴，易于出现慢惊的阴阳两伤气脱液竭的危重情况，日久可发生营养不良，影响生长发育而成为疳证，在临床上多见且复杂预后也较成人而不良。《景岳全书》上说："泄泻之本，无不用于脾胃，盖胃为水谷之海，而脾主运化，使脾健胃和，则水谷腐熟，而化气化血，以行营卫，若饮食失节起居不时，以致脾胃受伤，则水反为湿，谷反为滞，精化之气，不能输化，乃致合污下降，而泻利作也。"

一、基本病机

其主要病因为感受外邪，内伤饮食，脾胃虚弱，脾肾阳虚，由于小儿稚阴稚阳，易虚易实的生理病理特点，泄泻易于损伤脾胃运化失调，气阴两伤，暴泻伤阴，久泻伤阳，肝旺脾虚等证。

二、辨证治疗

临床上以大便的形状及症状，分辨寒热虚实，发病急暴者属实热，慢而久者属虚而寒。《幼幼集成》说："凡暴注下迫属火，水液澄清属寒，老黄色属心脾肺湿热，宜清解，淡黄色属虚热，宜调补，色青属寒，宜温，白色属脾虚，宜补，酱色属湿气，宜燥湿，馊酸气属饮食，宜消。"若伤食泻者，以消食化积，以神曲、山楂、稻芽、麦芽、茯苓、姜半夏、陈皮、连翘、莱菔子、枳实、苍术等为基础方，以理气降逆，淡渗和脾，清解郁热。风寒泻，以疏风散寒，以合香、厚朴、姜半夏、茯苓、紫苏、豆蔻、薤白、葛根等为基础，以散结消滞，健脾和胃，理气宽中，化食导滞。湿热泻，当以清热利湿，以黄芩、黄连、葛根、秦皮、黄柏、滑石、甘草、猪苓、豆蔻、木香等为基础进行治疗。以升阳升津，解肌达邪清肠，表里双解。脾虚泻，以健脾益气，以太子参、白术、炙甘草、砂仁、草豆蔻、桔梗、柯子、赤石脂、莲米、扁豆、焦三仙等为基础，扶脾化湿，渗湿止泻，收敛固肠。脾肾阳虚，补脾温肾，以附子、干姜、太子参、黑故子、覆盆子、升麻、柴胡、淫羊藿、补骨脂、泽泻、桑寄生等为基础，壮火散寒，固涩止泻，升举阳气。若出现伤阳伤阴变证时，要以酸甘敛阴，以白芍、甘草、芦根、麦冬、石斛、阿胶、乌梅、黄连、生地、五味子等为基础以清热泻火，甘寒生津，酸苦泄热，酸敛苦相伍，养阴护液止泻以纠正伤阴之弊。伤阳者，以温阳救逆，以人参、附子、桂枝、干姜、白术、白芍、龙骨、牡蛎为基础以大补元气，回阳救逆，潜阳固脱，扶脾宜气。

三、临床经验

我们在临证时常用车前子15克，白术15克，生姜9克水煎服，或单独马齿苋60克水煎服，或铁苋菜60克水煎服，或大蒜少许捏水服用，或扁豆花20克、车前子20克、炒粳米20克水煎服，糯米草根20克、鸡屎藤20克、夜关门15克，水煎服，白萝卜头15克，泥鳅串15克，隔山撬15克，水煎服，刺梨根30克水煎服，干姜10克，党参15克，枯矾2克，共研细末，分六次服完，石榴皮15克，干姜6克，红糖20克，水煎服，老枣树皮50克水煎服，狗肉或黄牛肉适量，黑胡椒3克，用茶叶包裹，烧熟服。其他外治法，用吴茱萸30克，丁香2克，胡椒30粒研末，每次用1.5克，调陈醋或植物油，成糊状敷脐部。再者用酒精250毫升，沁大葱6根，灯心草1扎，文火炖热，双手掌触热搽触小儿腹部，每次10分钟。还可以拔罐针灸，取大肠俞天枢、足三里、长强，或取足外踝制高点赤白肉交界处，以艾条温和灸，亦可推拿运脾土，侧推大肠，揉龟尾。《古今医统》："泄泻乃脾胃专病，凡饮食寒热，三者不调，此为内因，必致泄泻，又经所论春伤风，夏殖泄，夏伤暑，秋伤湿，皆为外因，亦致泄泻，医者当以各类治之，毋徒用一止泻之方，而云概以施治，此则误儿，岂浅云耳，若不治本，则泻虽暂止，而复泻，耽误即久，脾胃益虚，变生他证，良医莫救。"

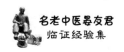
第四章　厌食和积滞证辨治

　　小儿见食不贪，食欲不振，或拒食，或内伤乳食，停聚不化，气滞不行，从而不思饮食，食而不化，腹胀满，大便不调，厌食和积滞互为因果，常见于学龄前期小儿，其病因主要是饮食不节，喂养不当，偏食择食，损伤脾胃，影响生长发育。

一、基本病机

　　小儿本来是脾常不足，不知饥饱，进食不规律，脾失健运，胃不思纳，脾胃不和，从而乳食不化，脾虚而夹滞，宿久停滞不消，水谷不能腐熟，虚实夹杂，本病位在脾胃。

二、临床经验

　　我们的经验是临床上采用运脾、养胃、健脾、消食导滞，以枳实、枳壳、苍术、白术、麦芽、稻芽、神曲、太子参、莱菔子、木香为基础，用于脾运失健，以健脾渗湿，消食和中，宽中下气，有通降理脾泄浊，醒脾消乳除湿导滞之功，脾虚而胃阴不足者，以沙参、石斛、乌梅、白芍、炙甘草、山药、玉竹、草果仁、降香为基础以养胃育阴，柔润清降，酸甘化阴，生津止渴，升发脾气，使燥湿济既，脾升胃降，气机升降如常。脾胃气虚者，可用健脾补气之参芪草加消食健脾之焦三仙、鸡内金、佛手、桔梗、槟榔、路路通等为基础，和胃渗湿，利气宽中醒脾，升脾之清降胃之浊，使之能舒畅进食，有胃以喜为补的原则，饮食增进，从而获得饮食的改善。

三、喂养调理

　　《幼幼新书》说："脾脏也，胃腑也，脾胃二气合为表里，胃受谷而脾磨之，二气平调，则谷化而能食，儿羸瘦而不生肌肤，皆脾胃不和，用清补，麦冬、沙参、玉竹、杏仁、白芍、石斛、茯苓、粳米、麻仁、扁豆子。"调节饮食，是预防本病的重要措施，纠正不良的生活习惯，定时定量，新鲜清洁。《诸病源候论》说："小儿食不可过饱，饱则伤脾，脾伤不能磨消，于食，令小儿四肢沉重，身体苦热，面黄腹大是也。"可采用取足三里、中脘、大肠俞、气海、关元、脾胃俞。儿茶，每公斤20—50毫克，分3—4次服用，山楂、干姜成炭，研末每次1分，每天3—4次口服。石榴果皮、椿根白皮、铁苋菜等量研末，每次五分，每天三次，地胆紫三斤，水煎10000毫升，煎至3000毫升小儿六月内每次服20毫升，七个月至岁半每次服25—30毫升，日二次。隔山撬、鸡屎藤、野当归、马蹄草、泥鳅串研为细末，三岁服3克，日三次。鸡内金、山楂、神曲、麦芽各10克，研末，每次3克，日三次。干蟾酥去内脏，在火上焙干研末，每次用1克，白糖水冲服，日三次。

第五章　疳证病辨治

疳证是由厌食和积滞的进一步发展，造成脾胃损伤，气液两虚，全身虚弱羸瘦，面黄发枯，生长发育迟缓，由量变引起质变的慢性疾病，是儿科疾病中四大疾病之一。

一、病因病机

多食肥甘，化热入里，耗伤气血津液，消瘦肌肉干瘪，形成疳积，虚实夹杂的证候，有"积为疳之母，无积不成疳"之说。《幼幼集成》有一段描述十分贴切："疳之为病，亦小儿恶候，十六岁以前，其病为甘，十六岁以后其病为劳，皆真元怯弱，气血虚衰之所致，究其病源，莫不由于脾胃，盖胃者，水谷之海也，水谷之精气为荣，悍气为卫，营卫丰盈，灌溉诸脏，为人身充皮毛，肥腠理，气也，润皮肤，美颜色，血也，所以水谷素强者无病，水谷减少者病，水去谷亡者死也，凡病疳而形不魁者，气衰也，色不华者，血弱也，气衰血弱，知其脾胃必伤，有因幼小乳食，肠胃未坚，食物太

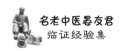

早，耗伤真气而成者，有因甘肥肆进，饮食过飧，积滞日久，面黄肌削而成者，有因乳母寒热不调，或喜怒房事之后哺乳而成者，有二三岁后，谷肉果菜恣其饮啖，因而停滞中焦，食久成积，积久成疳，复有因取积太过，耗损胃气，或因大病之后，吐泻疟利，乳食减少，以致脾胃失养，二者虽所因不同，然皆总归于虚也，疳之为病皆虚所致，即热者之虚中之热，寒者亦虚中之寒，积者亦虚中之积，故治积不可骤攻，治寒不宜峻温，治热不可过凉，虽积为疳之母，而治疳必先去积，然遇极虚者而迅攻之，则积未去而疳危也，故壮者先去积而后扶胃气，衰者先扶胃气后去其积，壮人无疾，虚则有之，可见虚为积之本，积反为虚之标也。"

二、辨证治疗

饮食失节，脾胃受伤，实邪壅聚中焦，酿成积滞，运化失职，水谷精微不能吸收，脏腑失养，形体羸瘦，气液内亏，或长期吐泻，病后失调，脾胃损伤，气血虚弱，初则为疳气，久之为疳积，从而累及他脏，可出现脾病及肝，脾病及心，脾病及肺，脾病及肾，眼舌肺疳，鸡胸龟背骨疳，肋外翻脊柱倾斜，若阳虚而气不化水，出现疳肿胀，气血衰惫者，脾气欲厥干疳，气不摄血，血行脉外的阴竭阳脱的危象。辨证论虚实，首先是疳气，以和胃健脾，以合香、砂仁、白术、茯苓、干姜、泽泻、扁豆、麦芽、胡黄连、草决明、银柴胡等为基础，益气淡渗利湿醒脾，磨谷消积，温运脾阳，同时抑木除烦，润肠通便。疳积，消积理脾，以鸡内金、草果、香附、苍术、胡黄连、砂仁、建曲为基础，健脾除满，温中理气，抑木除燥，亦可用槟榔、三菱、莪术消积和胃。

三、临床经验

干疳之证，补益气血，可配合八珍汤以双补，胃阴虚者，加沙参、麦冬、梨汁、石斛、乌梅等。脾阳虚加干姜、附片、白芍。若兼见眼疳者可与鸡肝一具，苍术9克，煮汤喝，连服1—2周。心疳清心泻火佐以养阴，以黄连、竹叶、知母、水牛角、木通、甘草、生地等为基础进行治疗。疳肿胀，由于水湿不得阳化而泛溢全身，温阳利水，以桂枝、茯苓、熟地、泽泻、黄芪、防己、猪苓、金花茶、牛膝、车前子、乌鱼、鲤鱼等，促膀胱气化，肾气蒸腾，严重者出现虚脱，急用人参、龙骨、牡蛎、附子等配合中西医结合进行抢救，本病的预防和治疗尤为重要，乳幼儿尽可能给予母乳喂养，做到定质定量，定时增加辅食，以先稀先素后荤的饮食结构，注意户外日光浴，吸收新鲜氧气，以增强体质。《诸病源候论》说："小儿丁奚病者，由辅食过度，而脾胃尚弱，不能磨消故也，哺食不消，水谷之精减损，无以荣其气血，致肌肉消脊，其病腹大颈小，黄瘦是也，若久不差，则变成谷症，伤饱，一名哺露，一名丁奚，三种大体相似，轻重立名也。"

第六章　惊风病辨治

以抽搐伴昏迷为特征的病证，常见于1—5岁，病情较凶险，历来认为本病为儿科疾病中的恶候，四大重证之一。

一、病因病机

小儿疾之最危重者，起病之缓急有急慢虚实寒热之分，临床上的八候为搐、搦、颤、掣、反、引、窜、视表现形式。急惊风，是由于外感风邪，郁于肌表，袭肺上扰、熏烁上焦，热胜动风所致。

二、辨证治疗

在辨证方面以钩藤、石决明、菊花、姜蚕、银花、薄荷、牛蒡子、淡豆豉、连翘、生地、水牛角、甘草等为基础，疏风清热，熄风镇惊。而感受暑邪，暑热炽盛，郁蒸于外，阳明热盛而胃失和降，伤津筋脉失养，肝风内动，以生地、黄连、黄芩、寒水石、石膏、栀子、甘草、竹叶、水牛角、连翘、赤芍、地龙等为基础进行化裁，以祛暑清热，开窍镇惊，透营转气，泻火解毒，凉血救阴，抽搐加羚羊角、钩藤清热息风镇惊，可选用三宝，痰涎壅盛，加天竺黄、川贝以清热除痰渗湿化浊。

感受疫邪，气营两燔，清热解毒，凉血熄风，可与白虎汤加紫雪丹，便秘加大黄、芒硝，痰盛加菖蒲、郁金、竹沥、半夏、胆南星以豁痰开窍。湿热疫毒，肠胃湿热内蕴与疫毒交结，邪毒迫血入营，直犯心肝，神明无主，

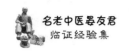

肝风内动，清热化湿，解毒熄风，以黄连、黄芩、黄柏、白头翁、甘草、佩兰、全蝎、石膏、栀子等为基础清三焦之火，导火以下行，镇惊息风，辟秽解毒，清肠止利。痰湿惊风，乳食郁结胃肠，谷滞气机不利，痰热上壅，激动肝风，用消食导滞，涤痰镇惊，以神曲、山楂、焦三仙、茯苓、姜半夏、陈皮、连翘、合香、佩兰、莱菔子、白术、枳实、枳壳为基础，消食下气，行气化滞，涤痰和胃，清热散结，夹痰加礞石、竹茹等以荡涤祛痰。惊恐瘛厥，小儿神祛胆虚，突受惊吓，心气受损，真火不藏，上越，惊则气乱，以朱砂、生地、当归、黄连、知母、竹叶等为基础，镇瘛安神，熄风化痰，养血滋阴，清心除烦。

急惊风属实属热，亦有少数属阳气虚弱，昏迷不醒的厥脱，以参附汤温补脾肾，回阳救逆。可以进行针灸治疗，取人中、合谷、内关、太冲、涌泉、百会、印堂等，高热取曲池、大椎、十宣，痰鸣取丰隆，牙关紧闭取下关、颊车，耳针取神门皮质下，推拿取大敦、鞋带穴，惊厥前仰掐委中穴，后仰掐膝上鬼眼穴，外治用乌梅擦牙，鲜地龙加白糖如泥贴囟门以缓急痉挛。慢惊风，常见于大病之后，或由急惊风未愈而正气暗伤，邪气留恋，虚风内动，脾肾素虚而成慢惊，起病缓慢，以虚为主，有虚寒虚热及虚实夹杂的不同，若脾虚肝旺，由久泻伤阳，土弱木乘，脾阳虚衰，土虚木亢，宜温运脾阳，扶土抑木，以参芪术草芍姜附为基础，加天麻、钩藤、菊花以补脾益胃，平肝熄风，温运脾阳，缓解痉挛，慢惊出现胃阴虚而肝阳上亢者，以清热平肝，酸肝化阴，加钩藤、菊花、黄连、乌梅等以平肝熄风。若脾肾阳虚，肾阳衰微而火不暖土，寒水上泛，阳气不运，出现纯阴无阳的慢脾风之证，气阳衰竭的危重阶段，宜温补脾肾，回阳救逆，参芪术草附桂椒龙牡磁等为基础，温补脾气，固本培元。

三、临床经验

惊风之证为儿科之急险重证，临床辨证尤为谨慎。《幼科全书》说："惊风有二，有急慢，急惊风为实温热，当用凉泻，慢惊风为虚为寒，当用温补，凡治急惊风，除伤饮食一证外，不可妄用下药，凡治慢惊风，不可妄用辛香之药，寒凉之剂，盖辛香能走串元气，寒冷反伤脾胃也。"在预防方面注意加强功能锻炼，针灸理疗，推拿按摩，提高抗病能力，注意饮食卫生，避免惊恐，防止惊恐发生，积极治疗防止抽搐，而在抽搐进行时，切勿强制牵拉，防止扭伤筋骨，导致瘫痪强直等后遗症和防止咬伤，保持呼吸道畅通，密切观察生命体征，昏迷惊厥之患儿注意翻身防止褥疮，抽搐停止后注意休息和安静，避免刺激，待正气之来复，饮食宜素食流质为主，夏瓜冬橘，痰多饮白萝卜汁等。

第七章　水痘病辨治

外感时行邪毒所致的急性传染病，古人称水花，临床上以发热分批出疹结痂为体征的病证，尤以冬春发病，学龄前期发病率较高，有传染性，易于流行，不留疤痕，预后良好。

一、病因病机

由于外感时行疫毒，蕴郁肺卫，宣降失司，邪毒与内湿相搏，外发肌表，一般症状较轻，初起风热轻证，重则毒热炽盛内犯气营。

二、辨证治疗

《证治准绳》："小儿痘疹有正痘与水痘之不同，皮薄如水泡，破即易干，而出无渐次，白色或淡红，泠泠有水浆者，谓之水痘。"风热轻证，以疏风清热解毒，以银花、薄荷、牛蒡子、荆芥、淡豆豉、滑石、栀子、柳枝、葛根、蝉蜕、知母等为基础，辛凉解表，宣肺利咽祛痰，利水渗湿。毒热重证，邪毒内犯，营热内炽，以清热凉营解毒，以黄连、黄芩、紫草、山栀仁、麦冬、大黄、升麻、丹皮、生地、石膏、紫花地丁等为基础，养阴生津，泻火通腑。《医宗金鉴》上说："水痘皆因湿热成，外证多与大痘同，形圆尖顶含清水，易胀易靥不浆脓，初起荆防败毒散，加味导赤继相从。"

三、诊疗经验

水痘的传染性较强，及时隔离至痘疹结痂，公共集体场所要消毒通风，饮食清淡，可绿豆煎汤代茶，防止感染，抓破可与蚕茧成灰和青黛敷患处，

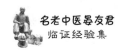

几千年来对水痘的诊断治疗较多，在发疹方面以稀疏红活为顺，治疗以透疹、清热解毒、透营转气、凉血养阴、和胃健脾等法，由于现代的预防措施较好，一些痘疹产生终身免疫而不发病，防御功能低下或缺陷者表现的症状轻重不一，近年来在世界各地本病有所抬头，有输入和自生的两种，但发病率也相对较低，作为后世医家，要明确治疗方法发病机制，特别在感冒及时行疾病和某些疾病的初中阶段出现轻度的低热，出现隐约不明疹子，有时可经久不愈者，可与太子参、黄芪、薏苡仁、豆蔻、五味子、麦冬、红景天、冬虫夏草等为基础水煎服，三日一剂，连服十剂，而豆疹自除，肺卫强健，腠理致密，外邪不干，四大重证之一将成为常见病。

第八章　麻疹病辨治

麻疹属于儿科四大险证之一，在20世纪五六十年代，死亡率较高，由于外感麻毒引起的疹点如麻子大红疹满身布发的一种呼吸道传染病，由初热、见形、勉疹的三个阶段，出疹有顺逆之分，若年幼体弱正气不足，护理失当，再感外邪，麻毒不能顺利外透，出现逆证而危急生命，本病一年四季都可发病，冬春为多见，近年来预防免疫的因素，发病率较少，但也有抬头的流行的趋势，有极强的传染性，一般终身只患一次。

一、病因病机

麻毒时邪，从口鼻而入，侵犯肺脾，开始邪入肺卫，出现疹前症状，正气祛邪外出出疹期，邪随疹泄，热去津伤，疹子收没的疹回期。古代医家诊治麻疹有丰富的临床经验，认为麻疹以密而外透为顺，内传内陷为逆，产生合并证为险证，麻毒损伤脏腑以肺为盛，肺气贲郁，火毒上攻，咽喉不利，毒陷心肝血分毒热炽盛，正不胜邪，可出现内闭外脱的危象，麻毒移于大肠毒结阳明，还可以迫血妄行。

二、辨证治疗

在辨证过程中，首先判断顺逆，而顺则按程序烧三天，现疹三天，勉三天，差后调理三天共在12天至半月为期，而逆证在见形期出现疹出不畅疹出即没，色紫暗，壮热咳嗽，呼吸气急，鼻翼扇动，口唇青紫，皮肤紫斑，舌质干绛起刺，神昏谵语，惊厥抽风，毒热内陷心包，四肢厥冷，脉微欲厥，心阳虚衰的险证。麻疹初起宜透宜表，以畅发为快，驱邪外出，使之由内达外，由里出表，不离宣透解毒，麻为阳毒喜清凉，以透发、解毒、养阴的初中后期三大原则为指导，发表慎伤阴，清解不可过寒凉，养阴不宜滋腻，在透疹中应结合清热解毒，根据具体小儿虚寒的病情结合温散补托之法，以加强疗效，力争有利时机，切断方药。

疹前期，麻毒侵犯肺卫，肺失清肃，热毒内侵，宜清凉透表，清宣肺卫，以葛根、升麻、竹叶、牛蒡子、葛根、蝉蜕、石膏、知母、麦冬、荆芥、防风、薄荷等为基础解肌透疹，宣毒发表，辛凉散风，清热解毒，利咽祛痰，若高热伤阴者，用生地、玄参、花粉以养阴而透疹，正虚而疹出不畅，用人参、黄芪以浮正透表，若由寒邪闭郁者可加麻黄、细辛以辛温透表，若疹透不达，高热舌绛，病邪在营者加鲜生地、鲜石斛、淡豆豉以凉营透表，为使麻毒及时外透，还可采用外治透疹，如用麻黄、浮萍、芫荽、黄酒等煮沸，蒸汽熏腾，热敷头面胸背，又浮萍、西河柳、苏叶、胡荽适量煎水擦周身，以使疹子外透。出疹期，主要症状是发热，麻疹现行于外，麻毒外透，清热解毒以透疹，银花、连翘、桑叶、菊花、葛根、升麻、西河柳、紫草、丹皮、黄连、石膏、山栀等为基础，以清热凉血泻火、清肺化痰、以麻为阳毒，热者清之的原则。而恢复期，麻毒以透，疹子依次回没，热退神佳，饮食增加，出现邪热伤津的表现，以养阴益气，清解余热，以玉竹、花粉、沙参、地骨皮、青蒿、火麻仁、麦冬、甘草、桑叶、砂仁等为基础，清养肺胃，滋阴润燥，清肺退虚热，润肠通便。关于逆证，多见于出疹期，首先是麻毒闭肺，麻毒火邪，燔烁肺胃，肺受实热之邪所扰，宜宣肺开闭，清热解毒，选用银花、连翘、麻黄、杏仁、石膏、寒水石、鱼腥草、葶苈子、羚羊角、川贝、甘草、黄芩、栀子等为基础，以宣肺平喘，清泄肺胃，止咳透散，内陷气营，伤津祛液者，以苦寒存阴，泻火通腑，化痰解毒。其次是热毒攻喉，肺胃热毒循经上攻见于麻疹见形和恢复期，病情较为严重，以清热解毒利咽消肿，以玄参、射干、甘草、桔梗、牛蒡子、银花、板蓝根、葶苈子、瓜蒌、川贝、连翘、大黄、山豆根等为基础，以宣肺利咽，化痰散

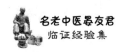
结，泻火通腑，重则梗喉可采用中西结合抢救。第三是邪陷心肝者，由于热毒炽盛，内陷心包，引动肝风，热胜入营而动血，出现神昏谵语，高热烦躁，皮疹密集，鼻翼扇动，抽搐舌红绛，此为麻疹险证，以平肝熄风，清营解毒，宜羚羊角粉、钩藤、菊花、桑叶、伏神、川贝、芍药、菖蒲、郁金、竹茹、甘草等为基础，滋阴通络，除烦清心，豁痰开窍，清热镇惊，必要时用三宝以急救加强疗效。

《麻科活人全书》上说："麻虽胎毒，多带时行，气候暄热，常令男女传染而成，其发也与豆相似，其变也与豆非轻，愚夫愚妇每视为泛常，若死若生，总归于天命，不知先起于阳，后归于阴，毒兴于脾，热流于心，脏腑之伤，肺则尤甚，始终之变，肾则无证"，"初则发热，有类伤寒，眼胞肿而泪不止，鼻喷嚏而涕不干，咳嗽少食，作渴发烦，以火照之，隐隐于皮肤之内，以手摸之，磊磊于肌肉之间，其形似疥，其色若丹，出现三日，渐收为安，随出随收，喘急相干，无咳无汗，隐伏之端，根窠若肿兮，麻而兼瘾，皮肤如赤兮，疹尤夹斑，似锦而明兮，不药而愈，如煤之黑兮，百无一痊，此麻疹之顺证，须临证以详观。"还有奶麻一证，形似麻疹，发生于两岁以内的婴儿的哺乳期，高热起病急，一周内热退，疹散，治疗方法与麻疹类同。我们长期在诊疗实践中观察到，奶疹为麻疹同类，亦可终身免疫，但在早期尤当注意透疹发表，清热解毒，凉血疏利之法，使麻毒得以外解和使机体形成免疫抗体，增强机体的防御功能，以预防切断方药使营卫调和，肺为强健，毒邪拒于卫外而不病。

三、鉴别诊断

麻疹、风痧、奶麻、丹痧四种发疹性疾病在临床上要注意进行鉴别，它们的共同点是都发于冬春季节，疹形相似，有传染性，有肺卫的临床表现，从发病年龄看，奶麻一岁以内偏小，丹痧二到八岁偏大，麻疹是二至八岁；发热与出疹的关系，麻疹和奶麻从开始发热的第三天出现疹子，麻疹的发热由低到高，逐日上升，出疹时更甚，奶麻是突然高热，在第三天热降而疹出，风痧发热不高，半天后出疹，丹痧肝热数小时一天内出疹；初起之症状，都有发热和咳嗽，麻疹流涕泪水汪汪，风疹轻度发热，咳嗽流涕，枕后有核起，奶麻突然高热，持续不退，丹痧高热，伴咽喉红肿疼痛；皮疹特点，都是红色丘疹和斑丘疹，形色分布出疹程序各有不同，麻疹为暗红色丘疹，先从耳后发际，继而面颈胸背四肢，手足鼻准等三天出齐，风疹为淡红色斑丘疹，较麻疹稀少，为全身性无一定疹序，一天满部全身，奶麻玫瑰色斑丘疹，二十四小时布满全身，丹痧密集成片鲜红点状疹，先从颈胸腋及全身，颜面潮红无疹。

四、临床经验

麻疹之病，从特殊的体征看，麻疹初热期在3天出现麻疹黏膜斑，一天消失，丹痧有口唇周围苍白圈，杨梅舌，皮肤皱折处呈线状疹，风痧及奶疹无特殊变化；恢复期皮肤的变化，风痧及奶疹无脱屑有色素沉着，可一周后消失，丹痧有脱屑无色素沉着；麻疹为麻毒有外感而触发，以清热解毒，透发，养阴生津益气善其后，风痧以疏散风热，辛寒清热，健脾补气善其后，奶麻以辛凉清热，宣散肃肺，育阴养胃善其后，丹痧以辛寒清热，凉血透营，补益肝肾以善其后。四种出疹性疾病，特别注意三个重要环节，一是出疹前，把握疾病的进退，预防发展成逆证，透疹发表，凉营清气，密切观察病邪的进出，二是出疹后要把握病邪清化，和解和外出，分消等，防止内陷，三是后期的调养至关重要，健脾养阴，和胃补益肝肾等要恰到好处，不可太过，重视饮食营养，病后调护。

第九章　小儿暑热病辨治

又叫疰夏，夏季热，在春夏之间发生在三岁以下南方六七八三月的一种季节性疾病，秋凉后自行缓解，有些连续发生数年，一年比一年轻。古人认为阳明经热，暑热消渴证，具有春夏剧秋冬差的特点。《时病论》认为："疰夏者，每逢春夏之交，日长暴暖，忽然眩晕，头痛身困，脚软体热，食少频欲哈欠，心烦自寒是也，此皆时令之和为患，非春夏温热之为病也，蔓延失治，必成劳怯之根，宜以金水相生法治之。"

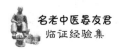

一、病因病机

由于小儿脏腑娇嫩，脾胃薄弱，元气不足，感受时令之气，暑湿困脾，中阳失清浊升降失常，气血津液内亏，湿郁化热，湿热蕴郁脾胃，灼伤肺胃之津，气不化水，腠理闭塞，津伤而饮水自救，具有暑热伤津伤气夹湿无营血传变的共同特点，或素有肺胃阴虚和脾肾阳虚，春夏上热下寒，上盛下虚的表现。

二、辨证治疗

本病的辨证施治，疾病初起多不显症状，偶有消化不良和多饮的症状，随之多饮多尿，食欲渐减，面色苍白，消瘦，口干皮肤发热，四肢发凉，精神疲乏，病变部位在脾胃，首先是湿困脾阳，脾受湿阻，气机不畅，湿蒙清阳，郁而化热，暑热内蕴，热为湿遏，宜醒脾化湿，以合香、栀子、淡豆豉、杏仁、豆蔻、半夏、薏苡仁、茯苓、猪苓、青蒿、滑石、甘草等为基础，芳香化湿，开肺透表，燥湿降逆，淡渗利湿，清暑利水道，而脾胃虚弱的是脾胃素虚，疾病日久，病后失调，元气受伤，中阳不升，气阳不运，当以健脾益气，以太子参、茯苓、白芍、白术、炙甘草、黄芪、麦冬、五味子、葛根、升麻、泽泻、苍术为基础，以补中益气，燥湿健脾，利水渗湿，包肺生津，升举阳气，疏利气机。

《丹溪心法》说："注夏属阴虚，元气不足，夏初春末，头痛脚软，食少体热者，是宜补中益气汤，去柴胡、升麻，加炒柏、白芍，夹痰者加南星、半夏、陈皮煎服，又或加生脉汤。"若暑伤肺胃，疾病的初中期，冒受暑气，蕴于肺胃，灼伤阴津，津亏而内热炽盛，暑气熏蒸，化源不足，水液不能敷布，气不化水，当清暑益气，以石斛、西洋参、黄芪、炙甘草、麦冬、天冬、枇杷叶、黄连、知母、荷叶、枳壳、西瓜翠衣等为基础，清热解暑，养阴生津，伤暑者可加薄荷、豆卷、香茹、青蒿等以清凉疏表，若高热烦渴者可导用白虎汤，清阳明经热，阴伤盛者合参脉散应用，以益气生津复阴，咽干烦渴呕恶加竹叶、半夏，和胃降逆，清心除烦，脾胃亏虚者加化湿之品，如合香、厚朴、苍术、茯苓、木香、佩兰等，以行气和中，升清止泻，透气泄热，清暑化湿。

三、临床经验

小儿夏季热治不及时，易于出现上盛下虚脾肾两虚，是本病辨证施治的关键，需及时纠正，暑气为患、肾阴虚而心和旺，水不济火，阳浮于上，虚多于实时，以温下清上，寒温并用，附子、黄连、龙齿、磁石、补骨脂、覆盆子、菟丝子、桑螵蛸、石斛、蛤粉、莲须等为基础，温肾阳清心火，潜阳缩泉，收敛保阴，清热生津。若心烦口渴加莲子心、玄参，肾之阴阳俱虚者，可与金匮肾气丸合白虎加人参汤，温阳与滋阴合并应用，亦可用蚕茧、大枣、乌梅煎汤，或丝瓜叶、苦瓜叶、鲜荷叶煎汤代茶。在治疗中要掌握好病机的转归环节，防止由实转虚。

《证治准绳》上说："脾为太阴，位居坤土，喜燥而遏湿，故凡脾胃之气不足者，遇长夏润溽之令，则不能升举阳气，健运中气，又复少阳相火之时，热伤元气，则肢体怠惰不收，两脚痿弱，嗜卧发热，精神不足，饮食少思，口中无味，呼吸短乏气弱，目中视物䀮䀮，小便赤黄，大便不调，名曰疰夏。"在预防方面，注意合理喂养，增强体质，清洁卫生，环境通风，禁生冷，避暑防热，加强护理，防止并发症。

第十章　遗尿病辨治

小儿尿床是发生在婴儿时期的一种习惯性、虚弱性疾病，由于小儿经脉未盛，气血未充，脏腑未坚，智力未全，自觉主动小便的能力较差，在五岁以上，熟睡遗尿，一夜一次或一夜数次者，《灵枢》认为是膀胱不约虚冷三焦气化功能失调之故，"五气所病，膀胱不利为癃，不约为遗尿"。

一、病因病机

下元虚寒，肾气不足，闭藏失职，肺气虚制节不利，下陷决渎失司，津液不藏，脾虚不能散津于肺，上虚不能制下，下虚不能上承，无权约束水道而自遗，肝经湿热，火热内迫，仍有痰湿内蕴，尚未形成排尿习惯而成遗尿。

二、辨证治疗

《幼幼集成》说："小便自出而不禁者，谓之遗尿，睡中自出者，谓

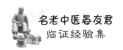

之尿床，此皆肾与膀胱虚寒也。"肾阳不足者，当以温补肾阳，固摄小便，以附片、五味子、肉苁蓉、菟丝子、牡蛎、山药、益智仁、覆盆子、桑螵蛸等为基础，益肾固涩，缩尿温补脾肾，伴见痰湿内蕴而寐不醒者加胆南星、半夏、菖蒲、远志等以化痰开窍醒神，脾虚便溏的加党参、白术、扁豆以健脾和中助运，肺脾气虚。《杂病源流犀烛》说："肺虚则不能为气化之主，故溺不禁也。"以培元益气，固摄小便，以红参、黄芪、升麻、柴胡、炙甘草、益智仁、乌药、山药等为基础，以升举阳气，调补气血，培元补肾，固摄止溺，肝经湿热。《灵枢邪气脏腑病形篇》指出："肝脉微滑为遗溺。"宜清肝泄热，以龙胆泻肝汤为基础。

三、临床经验

遗尿之证是习惯和体虚两端，若久病不愈，身体消瘦，湿火内蕴，肾阴被耗，以知柏地黄丸滋阴缩泉，其次是加强教育，形成良好的生活习惯，培养羞耻感，消除紧张情绪，每日晚饭后控制饮水量，临睡前提醒起床排尿，按时唤醒排尿1—2次，若小儿配合也可以进行针灸治疗。临床上亦可采用鸡肠一具焙成性，牡蛎、茯苓、桑螵蛸、肉桂、龙骨各10克，研末，次1克，日早晚各1次。或五倍子5克，为末，温开水调敷脐部，每晚一次，连用五天。或乌梅10克，蚕茧5克，大枣10克，每日一次水煎服。或韭子10克，为末，做在面饼内，蒸熟后分二次服，连服五天。或紫河车一个，瓦上焙干，为粉末每次3克，日三次，开水送服，连服一周。

第十一章　夜哭证辨治

小儿夜啼不安，每夜定时或活通宵达旦，《诸病源候论》认为是"小儿夜哭，脏冷故也"。

一、病因病机

病因病机都属脾寒心热神不安，由于小儿素体虚寒，禀赋不足，贪凉饮冷，护理失慎，腹部中寒，寒凉凝滞，气机不利，脾为至阴，小儿入夜腹中疼痛而啼，小儿心气怯弱，智慧未充，或闻巨响和惊恐，神志被伤，心神不宁，出现睡中惊哭，若孕妇脾气躁急，恣食香燥炙煿，火伏热越，内据心经，心火上炎，积热上扰，心神不安，若脾寒而阴盛阳衰，寒邪凝滞。《保婴撮要》说："夜属阴，阴盛则脾脏之寒愈盛，脾为至阴，喜温而恶寒，寒则腹中作痛，故曲腰而啼。"阳气不足，运化失司，虚寒内盛，宜温脾散寒，以高良姜、白芍、香附、党参、砂仁、木香、白术、茯苓、附子、蝉蜕等为基础，温中行气，祛寒止痛，疏肝和脾，镇惊安神。心经积热，热伏于内，扰动神明。

二、辨证治疗

《幼科发挥》说："心属火恶热，心热则烦，多夜啼，心属火，见灯则烦热内生，两阳相搏，故仰身而啼。"故宜以清心导赤，以石苇、生地、木通、甘草、竹叶、健曲、大黄、车前草、滑石、山栀仁等为基础，清热凉血，清心降火，泻火除烦，佐以消食导滞。暴受惊恐，心神受惊，精神不安，心胆虚却，属于惊啼常在梦中哭而作惊，当镇惊安神，以黄连、当归、生地、甘草、钩藤、蝉蜕、琥珀等为基础，镇惊安神，清心除烦，养血宁心。

三、临床心得

小儿夜哭为心神受扰，遵《幼幼集成》所云："小儿夜啼有数证，有脏寒，有心热，有神不安，有拗哭，此中寒热不同，切宜详辨，脏寒者，阴复于夜，至夜则阴极发躁，寒盛腹痛，以手按其腹则啼止，起手又啼，外证面青手冷，口不吸吮，夜啼不歇，加减当归散，心热烦啼者，面红舌赤，或舌苔白涩，无灯则啼稍息，见灯则啼愈盛，宜导赤散加麦冬，盛则加黄连、龙胆草，神不安而啼者，睡中惊悸，抱母大哭，面色紫黑，盖神虚惊悸，宜安神丸定其心志，有吐泻或大病后夜啼，亦由心血不足"所致。在预防与护理方面，要保持室内安静，避免受凉，禁辛辣不消化的食物，脾寒保暖，心热勿过暖，惊恐要安静等。还可用蝉蜕1克，研细薄荷1克煎汤服下，或黄连1克、钩藤3克煎汤内服，附子理中丸1克，开水调服。

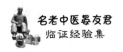

第十二章 口疮病辨治

在婴幼儿时期出现口颊、舌边、齿龈、上颚处发生溃疡，或燕口疮，口靡等。

一、基本病机

《素问》的火气内发和将养过温，心有客热熏上焦，令口生疮，心经热胜，《小儿卫生总微论方》指出："风毒湿热，随其虚初所著，搏于血气，则生疮疡，若发于唇里，连两颊生疮者，名曰口疮，若发于口吻两角生疮者，名曰燕口。"都是感受风毒湿热之邪，

二、辨证治疗

本病在临床上以实证居多，在辨证方面，仍要分虚实，凡溃疡周围鲜红，疼痛甚，口臭流涎，甚则发热口渴，烦躁，小便短赤，大便干结为实，而溃疡较少，周围淡红或淡白，疼痛较轻，兼见神疲，颧红，口干者为虚证。

脾胃积热，由于外感热邪，饮食积滞，热蕴脾胃，上熏口舌，肠胃积热，津液受怯，热毒炽盛，宜清热解毒通腑泻火，以黄芩、连翘、栀子、大黄、甘草、竹叶、薄荷等为基础清心除烦，升散郁火，缓中解毒，上病泻下。然后是心火上炎，热邪炽盛，邪热循经上炎，心火内盛，津液受劫，以清心泄热，选用黄连、生地、竹叶、甘草、石膏、知母、丹皮、寒水石等为基础，凉心血清心气，导热下行。《幼幼集成》指出："口疮者，满口赤烂，此因胎禀厚，养育过温，心脾积热，熏蒸于上，以成口疮，内服沆瀣丹，外以地鸡雷水搽疮上，口靡者满口生疮溃烂，乃膀胱移热于小肠，膈肠不便，上为口靡，以导赤散去小肠之热，五苓散去膀胱之热，当以二方合服，口疮服凉药不效，乃肝脾之气不足，虚火泛上而无治，宜理中汤收其浮

游之火，外以上桂末吹之，若吐泻后口中生疮，亦是虚火理中汤，昧者以为口疮悉为实热，概用寒凉，必不救。"第三是虚火上浮，以滋阴降火，可选用六味地黄丸，以滋水以制火，吐泻之后出现口疮者，可用桂附地黄丸，以引火归元，温补脾肾，也可用生附子一枚，焙温末，醋和作饼，贴于足心，晚上一日一次。

三、临床经验

小儿口疮，喂养不当，心胃之火炽盛，舌为心之苗，心火受外风所鼓，上熏于舌，发为口疮当以疏风清热，内外风熄，口疮自敛，属阴虚者以清热养阴使热去阴复，心火息，调其水火，清热不可过用寒凉，亦可外用清热解毒生肌之品涂敷，屡见屡效。预防与护理上，保持口腔清洁，注意饮食卫生，不可过服辛辣炙煿，对于急性热性病腹泻患儿需要检查口腔，若有破损及时处理，外用时宜轻柔软和，餐具和奶头宜清洁消毒。

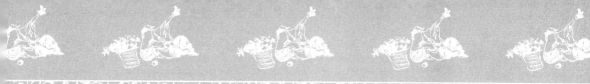

第三篇

妇科疾病诊治

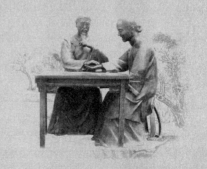

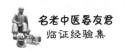
第一章　概论

中医妇科学是祖国医学的重要组成部分，与中医学的发展是同步的，对繁衍中华民族有不可磨灭的杰出贡献，在世界传统医学领域中占据重要的地位，其历史悠久，经验丰富。在几千年的历史长河中，《黄帝内经·素问》中的上古天真论、阴阳别论、腹中论、骨空论，《灵枢》中的五色篇，张仲景的《金匮要略》妇人妊娠产后及杂病篇等对妇科生理病理、诊断治疗理论及临床等方面留下了宝贵文化遗产，形成了后世治疗的法则。此门学科，是根据中医的基本理论研究认识妇女生理、病理诊疗规律的一门学科，妇女的生理特点是经孕产乳，月经的产生是天癸、脏腑、经络、气血相互协调作用于子宫的生理现象。

《素问》指出："女子七岁肾气盛，齿更发长，二七而天癸至，任脉通太冲脉盛，月事以时下，故有子。"而到了"七七任脉虚，太冲脉衰少，天癸竭，地道不通，故形坏而无子也"。肾气盛任通冲盛是天癸产生、经血来潮的基础，月经的产生和调节与脾胃后天之本所化生的血液直接关联，因月经的主要成分是血，薛立斋指出"夫经水，阴血也，属冲任二脉主，上为乳汁，下为月水"，说明了月经的产生与调节与血液有密切的关系。而影响人体生长发育的阴精天癸，是由先天肾气和水谷之精微的滋养，随肾气的盛衰而消长的元精物质，男女皆有，在肾气盛的前提下，人体生长发育成熟时蓄极而生，发挥生殖作用，任脉所施的精血津液旺盛充沛与冲脉相资，肾精又充实，积聚脏腑之气血溢于子宫，在肝之疏泄的调节下使月经按期而来，具有受孕的能力，当在四十九岁时，肾气渐虚，任脉虚，太冲脉衰少，天癸竭，月经停止而不能怀孕生子。

第二章　妇科病的生理病理

五脏六腑与月经的产生也有着密不可分的关系，脏腑是气血生化之源，心主血脉，肝藏血，脾统血，肾藏精，精化血，肺朝百脉，主气帅血，肾气旺盛使天癸成熟，肝主疏泄而使月经按期而至，脾胃健运使血海充盈，月经的产生与肝脾肾关系尤为密切，以肾为主导，傅青主说是"经水出于诸肾"，张景岳指出"命门为精血之海，元气之根，五脏之阴，非此不能滋，五脏之阳非此不能发，元阴者，即无形之水，以长以立，天癸是也，强弱系之"。《素问》说"肾者主水，受五脏六腑之精而藏之"。脏腑所化生之血，营养全身，藏于肝，下注血海而为月经，藏血与疏泄功能的协调，则经候如常，脾胃为后天之本，气血生化之源，主中气而统血，阳明胃经与冲脉会与气街，冲脉隶于阳明。程若水说"妇人经水与乳，俱由脾胃所生"。

心主血，其充在血脉，心血旺盛，心气下通，血液入于胞中，心肾相通，月事如常，肺朝百脉输精微，下达胞宫参与月经，心主神明，肝主谋虑，脾主忧思，心肝脾共同对月经进行调节作用，然而妇女以血为本，气为血之帅，气行则血行，气滞则血瘀，气血相互滋生，气血调和则经候入常，脏腑经络是人体的重要组成部分，沟通内外，贯通上下，传递信息把人体连接成一个整体，以运行气血，营养全身，直接和间接地渗贯冲任督带，反过来对十二经脉进行蓄溢调节作用，而冲任督带同起于胞中，一源三岐，约于带脉，冲为血海，任主胞胎，督调节司职维护妇女特有的经孕产乳的正常生理功能，由于人体"两精相搏，合而成形，常先身生，是为精"，男女交媾，女性三七到七七之间，精卵结合而成胎孕，但必须在男精壮而女经调，于"妇人一月经行一度，必有一日絪缊之候，于一时辰间，此以的候，顺而施之，则成胎也，孕成而十月分娩"。李梴指出："气血充实，则可保十月分娩，凡二十七日即成一月之数"，十月为二百七十天的预产期，妊娠期间有早期三月内的头晕、厌食、嗜酸、倦怠嗜睡、欲呕的生理现象，脉圆滑疾

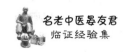

而流利，按之应指。《千金要方》认为孕后"一月始胚，二月始膏，三月始胞，四月形体成，五月能动，六月筋骨立，七月毛发立，八月脏腑俱，九月谷气入胃，十月诸神备"。临产时出现见红而临盆，或提前出现试胎和弄胎的先兆，如"半月数日前，胎腹必下垂，小便多频数"，并可出现临产离经之浮脉，中指两旁指端应手搏动。医家针对临产时宜"睡、忍痛、慢临盆"的六字真言，能有效地防止难产的发生。生产之后，余血浊液之恶露在一月内从子宫排出；其乳汁的分泌，在一天内开始，它来源于脏腑气血，如果"产后冲任血旺，脾胃气壮则乳足"。薛立斋指出："血者，水谷之精气也，和调于五脏，洒陈于六腑，在男子则化为精，在妇女上为乳汁，下为血海。"经孕产乳是妇女的生理特点，与脏腑气血和经络密切相关，是人体的一个统一体。

中国医学对女性的生理以七计数，直到四十九岁绝经前的整个过程，是一个由盛到衰的过程，现代医学认为女性从月经的产生的初潮开始是卵巢和子宫的一个周期变化的过程。由卵泡的发育成熟，形成卵子排出，后黄体的形成和退化，分泌孕激素和雌激素，在卵子未受精的9—10天退化，血供减少，结缔纤维组织增生形成瘢痕白质，性孕激素减少，子宫内膜逐渐脱落，而形成月经周期；受精则黄体发育为妊娠黄体三个月后退化。

子宫的周期性的变化，是在卵巢雌孕激素的作用下，出现增殖期，内膜由薄变厚，腺体稀疏腺腔狭窄，腺体逐渐增多弯曲增殖成为假复层，小动脉成螺旋状，而分泌期，在排卵后，黄体开始分泌孕激素和雌激素，在子宫内膜继续增厚过程中，腺上皮出现糖原空泡，间质变出大圆的蜕膜样细胞，内膜出现高度分泌活动为孕卵着床准备条件，未孕在10天后黄体萎缩，雌孕激素减少，小动脉痉挛收缩内膜缺血坏死，出血剥脱而月经来潮。女性的周期调经是在神经内分泌条件下，形成下丘脑—垂体—性腺卵巢轴的由上而下的直接功能调节，能使成熟的卵泡排卵激素水平增加的为正反馈，而使激素水平减少的为负反馈，在两种反馈的作用下腺体间调节关系出现长短和超短反馈，在月经期中卵巢激素都处在最低水平，下丘脑垂体的负反馈被解除，激素水平上升，卵泡成熟而排卵，黄体形成激素水平又升高在达到峰值后下降，黄体萎缩，性激素下降到最低点，负反馈作用解除，激素水平又上升开始新的月经周期。作为中医妇科工作者，尤当熟悉妊娠期母体的生理变化，初中晚期的诊断、胎教、正常的分娩、围产期的保健监护等，以便准确地诊断和准确地治疗。

第三章　妇科疾病的诊治

一、疾病的发生

　　妇女疾病的发生，仍然是人的正气和邪气双方力量斗争的过程，起主导作用的当然是人的正气，根据妇女的生理特点妇科疾病的产生是寒热湿邪，生活所伤，饮食不节，劳逸失常，房劳过度，跌扑损伤，内伤七情，以及体质因素等影响冲任督带伤及气血，从而引起经孕产乳的各种疾病。在病机方面，是在病因作用下引起脏腑功能失调，气血失常，直接影响冲任胞脉络而出现病变，首先是脏腑功能失调，肾气虚冲任不固，阴虚而失养，阳虚而失于温煦，阴阳虚而互损，损伤冲任，另一个方面是肝郁气滞久而化火，肝阴不足，肝阳上亢，热极生风，肝风内动，肝郁脾虚，湿热内生，下注冲任，脾失健运，中阳不振，水湿停结，泛溢肌肤，湿聚成痰，痰湿阻滞，胞脉闭塞，脾失统摄，中气虚弱，冲任失固，情志所伤心脾营血不足，水火不能既济，气血失调而血虚血瘀，血热，血寒，气虚气郁气逆，气虚而血瘀，气陷血脱，气滞血瘀，最终导致冲任二脉损伤导致妇科疾病，脏腑组织与形体之间可相互影响，局部和全身之间相互联系。

二、妇科疾病的诊断

　　妇科诊断方面，注重四诊合参，除了常规的问诊外，重点是要问月经史、带下、婚产史，望诊重点是对形态发育体征毛发、月经、带下、恶露的质量色等。闻诊重点听胎心音、经带恶露的气味等，切诊重点是月经脉弦滑数、带下弦滑略数、妊娠滑利而迟脉按之不绝、临产脉尺脉急转如切绳转珠，扪腹部，妊娠三月子宫长大，五月底与脐平，七月在脐上三指，九月在剑突下二横指。

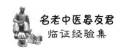

三、妇科疾病的治疗

妇科病的治法，在整体调治的前提下，适当采用局部治疗，以辨证施治为原则，结合妇科经带胎产及杂病的不同，分清寒热虚实痰湿郁虫气血脏腑的不同，然后给予恰当的治疗方法，我们常用的有补肾滋肾、疏肝养肝、健脾和胃、补益气血、活血化瘀、理气行滞、清热凉血、温经散寒、利湿除痰、解毒杀虫等治法。在预防保健方面，特别是在月经期间，血室正开，邪气易于入侵。《校注妇人良方》指出："若遇经行，最宜谨慎，否则与产后证相类，若被惊怒劳疫，则血气错乱，经脉不行，多致劳瘵等疾。"在月经期间当注意卫生清洁，劳逸结合，防御外邪，饮食有规律，调和情志，在孕期，也要"起居饮食，惟以和平为上，不可太逸，逸则气滞，不可太劳，劳则气衰"。《叶氏女科证治》："于未产之前，亦须常为运动庶使气血流畅，胎易转动，则产亦易也。"注意胎教，"胎前静养，乃第一妙法，不较是非，则气不伤也，不争得失，则神不老也，心不忌妒，则血自充也，情无淫荡，则精自足也，安闲宁静，即是胎教，慎戒房事"。产褥期及哺乳期亦当注意慎起居，勤清洁，乳房卫生，绝经期卫生期心理和生理卫生及防止老年病的发生等。

四、病机演变

各种妇科病的病因病机，在致病因素的作用下，致脏腑功能失调，气血失调，直接或间接损伤冲任督带，影响了胞宫胞脉胞络，月经病是因七情损伤，外感六淫，先天肾气不足，或多产房劳，劳倦过度，使脏腑受损，肝脾肾功能失调，气血失调，致肝肾天癸冲任胞宫之间的动态平衡失调，冲任不固而匮乏同时阻滞，热伏冲任，寒凝冲任而导致月经病。而带下肾虚而封藏失司，脾虚运化失常，湿浊内停，损伤任带，因湿热之毒，虫邪进入胞宫阴户，损伤任带，使任脉不固，带脉失约而发生带下。妊娠之病，阴血下聚冲任以养胎元，阴虚而阳亢，素有脏腑气血虚实错杂，感受外邪，伤及脏腑气血，而早期多数肾虚，气血虚弱，精血聚于养胎，冲气上逆，胎体渐大气机失调，中晚期肝郁气滞水液代谢失调，阴虚阳亢，甚则肝风内动，损伤冲任而发生妊娠病。产后发生的病机，分娩用力太过，汗出失血，气血虚弱，亡血伤津，余血浊液，胞衣残留，感染邪毒，瘀血内阻，多虚多瘀，元气损伤，正气不足，易受外感六淫，内伤饮食房劳等。妇科杂病之特点是气血失调为主合并经带胎产等疾病掺杂。

第四章　月经病的诊治

　　主要是期量色质的异常变化，由于外感六淫和内伤七情，多产房劳，肝脾肾功能失调，脏气受损，气血失调，冲任二脉损伤，表现出寒热虚实的变化，在治疗上，主要是重在调经，"谨守病机，谨察阴阳所在而调之，以平为期"的原则，关键在于调理气血，补肾扶脾疏肝。张景岳指出："故调经之要，贵在补脾胃以资血之源，养肾气以安血之室，知斯二者，则尽善也。"若经不调而后生诸病者，当先调经，因他病而后致经不调者，当先治他病，应用急则治其标，缓则治其本，因时因地因人而宜的治疗原则。

　　现代医学认为是功能性子宫出血，调节生殖功能的神经内分泌障碍所引起的子宫异常出血，分无排卵性和有排卵性，前者属于青春期和更年期，还有排卵期出血，黄体功能不足，黄体萎缩不全，子宫内膜修复延长等出现月经期量色质的变化，而闭经是由于先天性无子宫或子宫发育不全，内膜的粘连，结核，雄激素不敏感，卵巢先天性性腺发育不全，多囊卵巢综合征，卵巢男性化肿瘤及早衰，垂体本病泌乳素肿瘤，下丘脑中枢神经病变颅咽管瘤，精神性厌食，丘脑—垂体—卵巢轴功能低下等，从而造成月经紊乱。而痛经则是由于经血外流受阻，宫颈狭窄畸形，宫腔粘连使经血排出不畅，子宫收缩增强，内膜脱落组织缺血缺氧，子宫内膜的前列腺素含量增高，排卵后，在孕激素的作用下释放，作用于子宫肌层，细胞内的游离钙增多，平滑肌收缩而痉挛，压力增高子宫血流量减少而缺血缺钙，同时垂体后叶分泌加压素子宫进一步收缩而产生疼痛，总之是由内分泌、子宫、精神神经等因素所造成。

第一节　月经先期量多病的辨治

　　《景岳全书》说："所谓经早者，当以每月大概论，勿以素多不调，而

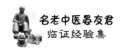

偶见先期为早。"月经不调之第一病为先期。

一、基本病机

主要是气虚和血热,虚则血失所统,不能摄血,冲任失调,热而血流行散溢致血海不宁。《傅青主女科》:"夫同时先期而来,何以分虚实而异,先期者火气之冲,多寡者水气之验,故先期而来多者,火热而水有余也,先期而来少者,火热而水不足也,倘一见先期之来,俱以为有余之热,但泄火而不补水,或水火两泄之,有不更增其病者乎?"

二、辨证治疗

月经先期,按照本病的属性,进行补泻清养,虚而夹火者,以养营安血为主,无实邪者,补中气,固命门,或心脾肝肾脾肾同补,不可误用寒凉,犯虚虚之戒。气虚而经来先期,量多,是统摄无权,冲任不固,化源不足,运化无力,中阳不振,以补中摄血调经,以人参、龙眼肉、枣仁、鹿角胶、菟丝子、黄芪、白芍、白术、升麻、柴胡、当归、木香等为基础,补气健脾,补血理气,升阳举陷,摄血归经,养心安神以宁血,再以调畅三焦,补而不滞,气固血宁,经水出诸肾,寄以温补脾肾,而血归冲任。属血热者,出现阳盛实热,邪热伏于冲任,迫血妄行,血为热灼,热邪扰心,继而热胜伤津,宜清热凉血调经,以生地、全皮、白芍、青蒿、黄柏、茯苓、槐花、地榆为基础方,达到清热泻火,凉血止血调经,柔肝养阴,热去而阴不伤,血安而经自调的目的。若肝郁血热者,属化热血热妄行,气郁血瘀,以清肝解郁痛经,以丹皮、栀子、当归、柴胡、白芍、茯苓、甘草等为基础,疏肝以散热,柔肝养血,理脾调畅气机,使肝气疏达,热清血宁而经调。若出现虚热时,是由于素体阴虚,热扰血海,热胜伤阴,血络受损而妄行,水亏火旺,虚热上浮,当以养阴清热调经,以阿胶、白芍、生地、全皮、麦冬、甘草、青蒿、胡黄连等为基础方。

三、临证心得

月经先期为多为虚瘀热所致。《景岳全书》说:"凡血热者,多有先期而至,然必察其阴气之虚实,若形色多赤,或紫而浓,或其脉洪数,其脏气饮食喜冷恶热,皆火之类也,先期而至虽曰有火,若虚而夹火,则所重在虚,当以养营安血为主,亦有无火而先期者,则补中气,或固命门,皆不宜过用寒凉。"阴虚血热,当以清热凉血,泻肾和清骨中之热,滋阴以壮水,使水足而火自平,阴生而阳自秘,经行而有期。若出现经量过多仍属气虚、血热、瘀血是因体质素虚或阳盛,五志过极化火,多产多育,疾病日久,损伤冲任,气随血耗,阴随血伤,热随血泄,并由实转虚或虚实兼见,如气虚血热,气阴两虚,若不及时治疗有可能发展成"崩中漏下"之证,根据不同病情采用补气摄血固冲,凉血清热止血和活血化瘀止血,正如《傅青主女科》所说:"妇人有经水过多,行后复行,面色萎黄,身体倦怠,而困乏愈甚者,人以为血热有余之故,谁知血虚而不归经,血不归经,虽衰而经亦不少,惟多是血之虚,故再行而不胜其困乏,血损精散,骨中髓空,所以不能色华于面,治法宜大补血而引之归经。"除外在治疗过程中要适当运用收敛止血之剂,使血止而归经于营络之中,也可用炒荆芥穗30克,水煎服,伏龙肝、姜炭水煎服,这是治疗的关键。

第二节　月经后期量少病的辨治

月经后期量少,经水过期,经水涩少,本来是两个病,在临床上往往是两者兼见。

一、病因病机

属于血虚肾虚、血寒气滞和血瘀痰湿所致,仍然有后期量多,先期而量少的,要根据寒热虚实孰多孰少轻重缓急的不同进行辨证施治,虚者为营血亏损,阳虚而血源不足,血海不能满溢,实则气滞血瘀,寒凝胞阻,冲任不畅,痰湿阻滞,经脉瘀阻,血行痹阻,多产堕胎,肾气素虚,禀赋不足,精血不冲,血海不盈。张景岳认为:"血热者,经期常早,此营血流利及未甚亏者多有之,其有阴火内灼,血本热而亦每过期者,此水亏血少,燥涩而然治宜清火滋阴,以加味四物汤,加减一阴煎,滋阴八味丸之类主之,凡血寒者,经必后期而至,然血何以寒,亦惟阳气不足,寒从中生而生化失期,是即所谓寒也,至若阴寒由外而入,生冷由内而伤,或致血逆或为疼痛,是又寒滞之证,非血寒经滞之谓也,当详辨之。"

二、辨证治疗

凡阳气不足,血寒经滞者,色多不鲜,或色见沉黑,或涩滞而少,其

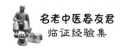

脉微或细，或沉迟弦涩，其脏气形气必恶寒喜暖，凡此者皆无火之证，治宜温养气血，以大营煎理阴煎之类加减主之，大约寒则多滞，宜加姜桂、吴茱萸之类，甚者须加附子。血寒是由于外感寒邪，内伤生冷，血为寒凝，血行不畅，寒邪客于胞中，与血相结，寒为阴邪易伤阳气，寒邪在里而不能外达，以温经散寒调经，以热人参、肉桂、黄芪、当归、川芎、甘草、牛膝、吴茱萸、干姜等为基础，养血调经，益气扶正，宣通阳气，活血祛瘀止痛。而虚而有寒者，阴寒本身内盛，气血生化不足，胞宫失煦，肾阳素虚，外府失养，先天损及后天，脾肾阳虚，血脉不充，以扶阳祛寒调经，以肉桂、附子、干姜、细辛、艾叶、香附、续断、川芎、白芍、黄芪、熟地等为基础进行加减化裁，本方补气扶阳，养血调经，温经暖宫，疏肝理气，补肝肾强腰膝。若血虚者，营血衰少，冲任不足，血海不能满溢，胞脉失养，血不充脉不能上荣，治以补血调经，以人参、山药、杜仲、枣皮、枸杞、当归、熟地、炙甘草等为基础，使气旺生血，滋肝肾益精血，使冲任通而经自调。

三、临床经验

在临床上我们对月经后期气滞者，气机郁结，血海不能按时满溢，经脉壅阻，以疏肝理气调经，以当归、甘草、柴胡、郁金、香附、乌药、白芍、牛膝等为基础，以疏肝理气，使肝胃脾胃气机通畅，奇经八脉和调，气血如常，月事以时下，肾虚而精血不足，督脉亏虚，肾气虚弱，胞脉失去温煦，膀胱失约而不固，以补肾养血调经，以菟丝子、杜仲、枸杞、狗脊、续断、熟地、淫羊藿、补骨脂、益智仁、仙茅、山药、茯苓、巴戟天等为基础，补肾气，滋肝肾，健脾和中，阴阳双补，使冲任督带四脉冲盛而经自调。血瘀者，是由于瘀血内停，经脉阻滞，血行不畅，以活血化瘀调经，以桃仁、红花、五灵脂、蒲黄、当归、川芎、生地、赤芍等为基础，养血柔肝缓急止痛。痰湿者，痰湿郁血相结，气血运行不畅，血海不足，任带二脉受损，痰浊内停，以化痰燥湿调经，以陈皮、半夏、茯苓、甘草、胆南星、竹茹、白芥子、神曲、枳壳、茯苓、甘草等为基础，和胃健脾，理气行滞调经。

《万氏女科》说："瘦人经水来少者，责其血虚少也，四物汤加人参主之，肥人经水来少者，责其痰凝经邃也，以二陈汤加芎归汤主之。"总之，月经前期伴见量多，后期而量少是一般规律，也有先期而量少为气血虚弱，后期而量多为气血肝肾虚弱所致。本病的预后，青春期以治本为主，以待肾气渐旺，冲任通畅而痊愈，更年期则以治标为主，病程短以调经止血为先。

注意精神紧张，劳逸结合，节饮食，勿香辣生冷食品，月经期不能同房，注意外阴卫生，防寒保暖，预防感冒，减少人工流产和引产。

第三节　月经周期、经期的紊乱疾病辨治

月经周期、经期的紊乱可表现为月经先后不定期、经间期出血、崩漏等。

一、基本病机

月经先后无定期，主要则之于肾虚和血虚，古代医家认为是"经乱"，气血失于调节，血海蓄溢失常，由肝气郁结，肾气虚弱，子病及母，肾气闭藏失司，肝肾同病损及冲任。傅青主说："妇人有经来续断，或前后无定期，人以为气血之虚也，谁知其肝气之郁结乎？夫经水出诸肾，而肝为肾之子，肝郁则肾亦郁也，肾郁而气必不宣，前后之或断或续，正肾气之或通或闭耳，或曰肝郁而肾气不应，未必至于如此，殊不知子母关系，子病而母必有顾复之情，肝郁而肾不无遣倦之谊，肝气之或开或闭，即肾气之或去或留，相因而致，又何疑焉，治法宜疏肝之郁，即开肾之郁，肝肾之郁即开，而经水自有一定之期也，方用定经汤。"由于月经周期不固定，连续三个月以上者，其经量不多，经期不长，若治不及时易于发展成"崩漏"，西医称之为"功能性子宫出血"，即经血非时暴下不止，或者淋漓不尽。

二、辨证治疗

《内经》谓"阴虚阳搏"，张仲景说是"半产漏下，崩中漏下，妊娠下血"，是由冲任之脉虚损，不能约束经血，崩漏不止，经乱之甚也。还有经间期出血，周期性的两次月经之间的候之时出血，在临床中常常同时可以出现月经紊乱，经量减少或增多，可以发展成先期。后期、无定期或崩漏，亦是肾阴虚、湿热下注、血瘀气滞，说明三种疾病是轻重浅深程度的不同，可以相互联系和影响；有些病例属于经间期出血，但前期或后期又淋漓不尽，突然下血，淋漓不止，所以在临床上不能截然划分，孤立看待。

在辨证过程中，以止血为主，即以血止后分别不同证型采用的治疗，根据前人之主张遵循"塞流、澄源、复旧"的原则，以人参、黄芪、阿胶、五味子、熟地、寄生、续断、枣皮、海螵蛸、三七、陈棕炭、地榆炭、藕节炭等为基础进行加减化裁。

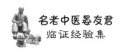

三、临床经验

月经愆期为气血逆乱，掺夹着寒热虚实，血热者加生地、龟板以滋阴清热，止血调经；实热者，加地骨皮、栀子、黄柏清热凉血；肾阳虚者，加附子、肉桂、鹿角胶以温肾固经，阴虚者加龟板胶、枸杞、枣皮、菟丝子以滋水益阴，阴阳俱虚者阴阳双补，使冲任通畅而经调；脾虚者，以补虚而摄血，养血调经，加山药、大枣、桂圆肉、乌贼骨、升麻等；血瘀者，以活血化瘀止血调经，加蒲黄、五灵脂、桃仁、红花等；痰湿阻滞者加陈皮、半夏、胆南星、川贝母、竹茹、白芥子等，湿热阻滞者加苍术、薏苡仁、车前草、土茯苓、贯众炭、银花炭等以清热利湿；肝郁者加香附、薄荷、醋柴胡、乌药、黑栀子、益母草、丹参等，疏肝解郁以调经。

第四节　痛经辨治

痛经是月经前后或经期出现的腹痛、腰痛之证，由于经水不调所致。《景岳全书》认为："凡妇人经行作痛，夹虚者多，全实者少，即如以可按拒按及经前经后辨虚实，固其大法也，然有气血本虚而血为得行者亦每拒按，故于经前常有此证，此以气虚血滞，无力流通而然。"

一、基本病机

其痛经的发病是由情志不畅、起居不慎、六淫为害，冲任瘀阻，寒凝经脉，气血运行不畅，胞宫经血受碍，奇经八脉失濡，疼痛随周期乘时而发作，所以辨证为气滞血瘀，寒凝胞脉，湿热下注，肝肾阴虚，气血虚弱等。

现代医学认为是内分泌因素，子宫内膜的前列腺素增高，使平滑肌收缩痉挛，压力增高血流减少，子宫因素是经血外流受阻，狭窄和畸形粘连，子宫内膜脱落排除不畅，收缩增强，组织缺血缺氧；发育不良，血供异常，还有精神、神经因素紧张等可引起痛经的发生。其条件是在致病因素的作用下，在特殊的生理环境时出现。痛经治疗原则是调理冲任气血为主，根据不同的证候以行气活血、散寒清热、补虚和泻实，月经期调血止痛，平时以调肝益肾扶脾，使气顺血和，冲任畅通，经血和调而痛经可愈。

188

二、辨证治疗

在临床上若气滞血瘀，情志拂郁，冲任气血瘀滞，理气化瘀止痛，则以香附、乌药、檀香、五灵脂、延胡索、川芎、赤芍、桃仁、红花、甘草等为基础，理气化瘀止痛，调肝养血和血。若寒凝胞中，阳气虚弱，肾阳不足，虚寒内生，冲任失煦，虚寒滞血，则以温经暖宫止痛，以附子、艾叶、小茴香、当归、川芎、吴茱萸、肉桂、生姜、人参等为基础，以散寒通脉，活血调经，养血益阴。若寒湿凝滞，寒邪客于冲任与血搏击，经血运行不畅，血为寒凝，寒湿内痹，则以温经散寒除湿止痛，选用苍术、薏苡仁、茯苓、蒲黄、五灵脂、延胡索、当归、川芎、干姜、肉桂、小茴香等为基础，以活血化瘀，燥湿化浊，健脾渗湿，温壮阳气以止痛。若湿热下注，外感或内蕴湿热，下注盘踞冲任胞中，湿热与血胶结，湿热缠绵留恋下焦，以清热除湿化瘀止痛，则以苍术、薏苡仁、红藤、败酱、黄连、生地、莪术、当归、川芎、延胡索、香附、丹皮等为基础，以清热凉血化瘀，解毒燥湿，养血活血，调气活血止痛。若气血虚者，冲任失养血海不足，血行滞涩，气虚阳气不充，精血不荣，后天生化不足，脏腑失养，以益气补血止痛，则用人参、黄芪、白芍、白术、炙甘草、熟地、香附、延胡索等为基础，调理气血，使气血充盛而胞宫受濡疼痛自止。

三、临床经验

我们的经验是肝肾虚损，冲任俱虚，阴虚内热，以滋养肝肾止痛，则以川芎、熟地、白芍、阿胶、山药、甘草、枣皮、巴戟天等为基础，养血柔肝，温肾益冲任，健脾补中，滋阴益血。腰痛加三七、没药、狗脊、续断，腹痛加乳香、艾叶、五灵脂、蒲黄、乌药等。《妇人良方》说："妇人经水腹痛，由风寒客于胞络冲任，或伤于太阳少阴，用温经汤，桂枝桃仁汤，地黄通经汤，若血结而成块，用万病丸。"亦可用云南白药，三七、红糖冲服；或针刺、艾灸、耳针等。经期禁生冷，防寒保暖，休息不可过劳，松弛紧张情绪，心情愉悦对痛经都有积极帮助。

第五节　闭经辨治

中医对闭经的命名是指女子在18岁尚未初潮，或已行经而又中断六月以上者，古代医家认为是血枯和血隔。

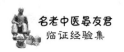

一、基本病机

在临床上有虚实之分，虚则精气不足，气血虚弱，肝肾不足，阴虚血燥，实则气血隔阻，脉道不通，气滞血瘀，痰湿阻滞，经血不下所致。《诸病源候论》说："妇人月水不通者，有劳损血气，致令体虚受风寒，风冷邪气客于胞中，伤损冲任之脉，并手太阳少阴之经，致胞络内绝，血气不通故也。"

现代医学认为下丘脑—垂体—卵巢轴的功能正常及靶器官子宫内膜对性激素有周期性反应才能建立正常的月经周期，下丘脑分泌促性腺激素释放激素和泌乳素的抑制因子，调控着垂体促性腺激素的分泌，垂体促性腺激素又将促使卵巢排卵并分泌雌孕激素，从而使子宫内膜发生周期性的变化而出现周期性子宫出血，其中任何一个环节受到阻滞都可导致闭经的发生，病变部位分成子宫、卵巢、垂体、下丘脑性闭经。

二、辨证治疗

闭经的治疗原则是，首先是补肝肾调气血，活血化瘀理气行滞，肝肾不足是由于天癸未至，冲任未通，以补肾养肝调经，方用何首乌、鸡血藤、熟地、枣皮、菟丝子、泽泻、山药、牛膝、赤芍、土鳖、桑螵蛸等为基础，以养肝血，调肝脾。气血不足心脾受损，化源不足，冲任失养，血海空虚，血虚不荣，气虚不布而致闭经，以补气养血调经，以人参、黄芪、白芍、肉桂、熟地、当归、白术、五味子等为基础，以大补元气，温阳以和营，使阳生阴长，精充血旺，经行如常，若气血极血，肾气虚败，冲任虚弱，可加鹿茸、紫河车等血肉有情之品，使气血充实，胞宫营养充沛，经期有度。若阴虚血燥，血海枯痼，虚火内炽，阴虚劳热，血热妄行，养阴清热调经，以生地、熟地、白芍、全皮、炙甘草、枳壳、龟板、黄精等为基础，以滋阴养血，凉血活血，除烦安神，潜阳行气而通经。

三、临床经验

在临床实践中若气滞血瘀者，理气化瘀活血通经，方药以牛膝、土鳖、车前子、赤芍、当归、川芎、生地、桃仁、红花、三七、枳壳、桔梗等为基础，从而解除气机壅滞，冲任不调，瘀血内停闭经之证，若痰湿内阻，气血不畅，冲任受阻，痰湿困脾，以豁痰除湿，调气活血通经，方药以苍术、白芥子、浙贝母、赤芍、夏枯草、山慈菇、半夏、胆南星、地龙、竹茹等为基础，以解除痰凝气滞，冲任壅塞，月经停闭之证，达到行气消痰，活血通经，痰湿清除而经水得通之目的。

此外，还有对雄激素不敏感综合征睾丸女性化、先天性卵巢发育不全、XY单纯性腺发育不全、卵巢早衰卵巢不敏感综合征、席汉氏综合征、精神性厌食形闭经、甲状腺肾上腺疾病、多囊卵巢综合征、高泌乳素血证等所致的闭经，除采用手术激素治疗外，应以活血化瘀、疏肝解郁、调和肝脾、补益肝肾等法治疗。积极预防治疗月经后期量少，解除精神紧张，减少刺激，加强营养，饮食调节，禁生冷预防感冒，防寒保暖，卫生和邪毒内侵。

第六节　经行期前后诸证辨治

经行期前后诸证，月经疾病中较为常见的是在行经过程中出现发热、头痛、泄泻、吐衄、乳胀、口糜、风疹、眩晕、浮肿、绝经前后诸证，以及情志异常等，由于水钠潴留出现全身疼痛，头痛水肿，神经精神症状，烦躁易怒、忧郁，具有经期规律周期性。或孕激素分泌不足，雌激素水平增高，维生素缺乏，去甲肾上腺素多巴胺释放减少等多种因素引起。

一、病因病机

中医认为该病是肝气郁结、肝郁化火，肝肾阴虚肝阳上亢，脾肾阳虚水湿不化，血虚气弱心脾两虚，瘀血内阻，经络不畅等。首先是肝气郁结肝郁化火，情志不疏，恚怒伤肝，肝失条达冲和，经期阴亏虚肝失所养，气机壅阻，肝木横克脾土，而脾失健运，其次是肝肾阴虚，肝阳上亢，素体阴虚，水不涵木，阴虚火旺，热烁阴络肾水亏虚，津不上承，心火独亢，心肾不交，脾肾阳虚，水湿不化，脾虚运化失司，反化为湿浊，脾肾失煦，下渗横溢内外，肝旺脾虚，土虚木旺，素体气血虚弱，心脾不足，经脉失养，气血运行无力，劳伤心脾，心神不交，卫阳不固，邪乘虚袭表，然后是瘀血内阻，经络不畅，经期及产后遇寒饮冷，血为寒凝，瘀血阻滞经脉，清阳不升，从而出现经期前后诸证。

二、辨证施治

（一）经行乳房胀痛

由于肝之经脉过阴器抵少腹，夹胃布胸胁，循乳头，肝气郁结，气机

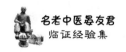
不畅，经脉壅滞，乳络不通，肝经阻滞，致冲任失调，以疏肝理气，活血通络，以川芎、丹皮、夏枯草、柴胡、枳壳、香附、莪术、白芍、当归、路路通等为基础，以解郁行滞，宽中柔肝和营，养血和血缓急通络止痛。

（二）经行泄泻

每多是脾失健运，湿浊下渗肠间，脾阳不布，湿阻中脘，水湿内聚，以健脾益气，淡渗利湿，方用人参、茯苓、白术、白芍、甘草、扁豆、莲子肉、砂仁、薏苡仁、陈皮、桔梗、薤白、葛根为基础，以燥湿理气，升提中气，分消渗利，湿去泻止，还有出现肾虚证候，由于肾阳不足，火不暖土，水湿不化，五更而泻，肾虚而外府失养，以温肾扶阳，健脾止泻，方用党参、吴茱萸、肉豆蔻、补骨脂、巴戟天、五味子、茯苓、山药、菟丝子等为主进行加减化裁。

（三）经行头痛

经行头痛身痛，气血虚弱，血不营经，关节骨络失养，瘀血内阻，情志内伤，气郁化火，营卫失调，寒湿留滞，气血虚者，以当归、黄芪、白芍、川芎、鸡血藤、山茱萸、羌活、独活、蔓荆子、防风、防己等以养血益气，柔经止痛，药力由上而下，由下而上，由表而里，由里达表，使气血充而疼痛止，血瘀则以养血祛风，散寒止痛，方用寄生、络石藤、伸筋草、当归、黄芪、炙甘草、牛膝、独活、生姜为基础，以益气健脾，气旺生血，寒祛痛止。

（四）经行吐衄

经行吐衄，古人谓倒经，月经倒行逆上，常常出现月经量少或闭经，内经认为是"诸逆冲上，皆属于火"，火热冲气上逆，迫血妄行，血随气逆于上，由于肝经郁热，胃和灼盛，郁热互结，肺肾阴虚所致。肝热者，经期冲气夹肝火上逆，热伤阳络，血随气升，热扰冲任，肝气郁结而化火，肝热内盛，热烁阴伤，宜疏肝清热，引血下行，方用当归、白芍、生地、丹皮、栀子、黄芩、川楝子、茜草、牛膝、白茅根、甘草等，以养血柔肝，凉血清热，降火理气，活血祛瘀引血下行，使经水顺经而下，不致倒行。肺肾阴虚，虚火上炎损伤肺络，以滋肾润肺，引血下行，方用当归、荆芥炒、熟地、沙参、茯苓、丹皮、侧柏叶炭等为基础，以养血调经，养肝清热凉血，健脾宁心，引血归经之法。

临床经验 经期诸证中之吐衄，遵《沈氏女科》所说："倒经一证，亦曰逆经，乃有升无降，倒行逆施，多由阴虚于下，阳反上冲，非重剂逆降，无以复其下行，为顺之常，甚者且须攻破，方能顺降，盖气火之上行，为病最急。"而火热之邪伏于胃中，冲脉隶于阳明，冲气夹胃上逆，伤于血络，耗伤阴津，热扰胸膈，内热炽盛，迫血妄行，以清胃泻火引血下行，以大黄炭、黄连、黄芩、藕节炭、白茅根炭、丹皮、牛膝、赤芍等为基础，以导滞通便，引热下行，清热凉血。瘀热互结，冲气上逆，迫血旺行，以清热化瘀降逆止血，方用生地、赤芍、牛膝、当归、川芎、柴胡、枳壳、二蓟、桃仁、红花等为基础，清热凉血，养血和血，通畅气机以顺血行，达到拨乱反正使月经得以顺畅的目的。也可以进行针灸治疗，或以白茅根、墨鱼、丹皮、牛膝炖服，高粱、牛膝、藕、麦冬煮服，多食蔬菜，保持大便通畅，情绪稳定等。

（五）经行口糜

经行口糜，由于阴虚火旺，胃热熏烁，虚火内炽，热乘于心夹热上冲而致，以清热为主，虚则养阴清热，实则清热泻火，脾湿则利湿清热，阴虚火旺，方用知母、黄柏、生地、竹叶、黄连、肉桂、泽泻、牛膝、茯苓、萆薢、滑石、甘草、芦根为基础，补肝肾之阴，清肾中之火，引热从小便而出。胃热熏烁者，方用大黄、栀子、连翘、黄芩、知母、白芍、甘草等为基础，以清热解毒泻下，清疏而寒咸苦甘，湿热内盛者，芳香化浊，清热利湿，加茵陈、豆蔻、合香、木通、菖蒲以宣泄气机，散结泻火，渗湿于热下，使口糜之证痊愈。

（六）经行风疹

若经行之时出现风疹者，痦瘟之证，都由血虚多产久病失养，营阴暗损，虚而生风，气血俱虚，血分蕴热，风邪乘虚而入，血热相搏，宜以养血祛风，以当归、生地、熟地、荆芥、防风、黄芪、刺蒺藜、何首乌、川芎为基础，疏肝泄风，益气固表，扶正达邪，发热甚者，以疏风清热，以荆芥、防风、羌活、独活、滑石、前胡、柴胡、枳壳、桔梗、薄荷、生姜、胡麻仁、蝉蜕、牛蒡子等为基础，清热解毒，祛风止痒，养血润燥，清热泻火，使风邪外达下行。

（七）经行眩晕

经行眩晕之证，亦可由于化源不足，血虚阴虚阳亢，脾虚痰湿内阻，清阳不升，不能上荣于头，阴虚而不能敛阳，气血下注，痰湿上扰清空而出现眩晕，当血虚时宜以补益心脾，方用人参、白芍、炙甘草、白术、龙眼肉、大枣、枣仁、当归、阿胶等为基础，滋阴养血，补气健脾，宁心安神，使脾健而血长，阴虚阳亢者，以滋阴潜阳，以牛膝、益母草、寄生、天麻、钩

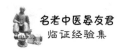
藤、石决明、伏神、黄芩、栀子、杜仲等为基础，以平肝而补益肝肾，清肝泻火，宁心安神疏散风热，而脾虚夹痰引起行经眩晕，宜健脾温阳，化痰祛湿，陈皮、菖蒲、半夏、胆南星、茯苓、甘草、旋覆花、竹茹、蔓荆子、天麻等为基础，以熄风化痰理湿。

（八）经行水肿

行经期间出现面目浮肿的，每因脾肾阳虚，气滞血瘀，风热上扰，分别可采用疏风清热，利水，方用麻黄、石膏、甘草、大枣、干姜、白术、黄芪、防己、防风等为基础进行治疗，而肾虚的则以温肾健脾利水，以淫羊藿、巴戟天、补骨脂、茯苓、肉桂、白术、甘草、葶苈子、大枣等为基础进行化裁，气滞血瘀的以活血化瘀理气，方用当归、川芎、赤芍、生地、桃仁、泽兰、茯苓皮、大腹皮、延胡索等为基础以消肿调经。

第七节　绝经期诸证

绝经前后诸证，妇女在绝经前后出现眩晕耳鸣烘热，心悸失眠多梦，潮热汗出，纳呆便溏，情志不宁，月经紊乱等证。

一、病因病机

由于冲任二脉虚衰，天癸渐绝，月经将断，阴阳不和，气血不调，脏腑功能低下，其基础是肾之阴阳的虚弱所致。

二、辨证治疗

在辨证过程中，温阳不可过热，滋阴时不可过寒和克伐太过，肾阴虚以滋养肾阴，佐以潜阳，可选用景岳之左归饮，兼见心肾不交以交通心神，用交泰丸加太子参、黄芪、酸枣仁、柏子仁、伏神等，肾阳虚者，以温肾扶阳，佐以温中健脾，选用右归丸合理中汤，滋阴宜重用阿胶、龟胶，温阳宜重用鹿角胶、温内脐、附子等血肉有情之品，方能填精补髓，温补冲任，温润养血，益阴而泻相火而脏燥经停前后诸证得到痊愈。

三、临床经验

更年期之脏燥之证是人体由盛到衰，从青春期、生育期到更年期的生命阶段，还包括了绝经期和绝经后期，前则出现精神、神经的症状，绝经期则一年以上，后则还可出现衰弱功能低下的症状，张仲景《金匮》所说的阴阳毒百合病"百脉一宗，悉致其病也，意欲食复不能食，常默然欲卧不能卧，欲行不能行，如有神灵者，身形如和，其脉微数"。脏燥"喜悲伤欲哭，象如神灵所作，数哈欠"的叙述，分别采用甘麦大枣汤和百合地黄汤，百合鸡子汤，百合知母汤，栝蒌牡蛎散方，百合滑石散，滑石代赭石汤，甘草泻心汤，升麻鳖甲汤，赤小豆当归散等进行治疗。"阳毒之为病，面赤斑斑如锦纹，咽喉痛，唾脓血，五日可治，七日不可治，升麻鳖甲汤主之，阴毒之为病，面目青，身痛如被杖，咽喉痛，五日可治，七日不可治，去雄黄蜀漆汤主之。"本病的治疗也可采用针灸治疗，也可用乌梅、小麦、大枣、伏神水煎兑鸡子黄服，或杜仲去丝、木香、肉桂研末，开水冲服，更将甲鱼、枸杞、桑葚百合炖服，羊肉、枸杞、栗子、枣仁、胡桃、芡实炖服等。注意预防护理，锻炼增强体质，防止早衰，消除焦虑情绪，劳逸结合，饮食有节，维持适度的性生活，利于生理心理的健康。

第八节　性早熟

女性性早熟，即八岁出现第二性征，部分发育，十岁即有月经来潮，是肾气未盛经水已至，肾虚封藏失职，精气滑脱所致，肾气虚者可以用景岳之归肾丸，以养肾气，安血室，固冲任复封藏，而肾阴虚者可以用知柏地黄丸以滋阴泻火，固冲止血，滋肾之水，资化源以养先天促进机体的进一步发育成熟。

第九节　经断复来

停经前后出血，为老年经断复行的倒开花的病证，在经孕产乳数伤精血后，七七肾气衰，出现脾肾两虚，湿热下注，脾虚肝郁，可以用傅青主的安老汤，重点是木耳炭与阿胶、荆芥穗炭同用，再加上人参、黄芪、白术、熟地、枣皮、当归、香附等，健脾调肝，安冲止血，肾阴虚者，在滋补肾阴药的基础上加龟板、阿胶、菟丝子、栀子、淡豆豉、香附、补骨脂以疏肝清热，补肾固摄，养血止血，滋阴固冲任，湿热下注者，清热利湿，宜在三妙散基础上加鸡冠花、椿根皮、白术、黄芪、蒲公英等以燥湿收敛止血，健脾益气以利湿，若湿毒蕴结者，解毒化瘀散结，以草薢、薏苡仁、黄柏、茯苓、丹皮、泽泻、通草、三七、黄芪、桃仁、白花蛇舌草、败酱草等，淡渗

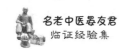

利水，清下焦湿热，解毒，通阳行滞，活血化瘀散结，消症止痛止血，亦可用针灸治疗。

临床经验 妇女在各个年龄段出现经水适来复断，可按张仲景"热入血室"小柴胡汤化裁进行治疗，以调畅气机而冲任自调，或以五灵脂、神曲、蚕茧、木耳、海螵蛸炒研末黄酒冲下，在饮食方面，可用鲜藕、鲜萝卜、鲜旱莲草、鲜苧麻根、生地、白茅根、冰糖水煎服，或人参、团鱼、黄芪、童子鸡、黄芪、大米炖服。注意妇科检查，早期诊断宫颈癌的发生。《医宗金鉴》说："妇人七七四十九岁时，天癸竭，地道不通，当月水不下，若月水不断，不见他证，乃血有余，不可用药止之，若已断，或一年或三五年复来者，当审其有故无故，是何邪所干，随证医治也。"

第五章　带下病诊治

素问称谓任脉为病，女子带下痕聚，《傅青主女科》说"夫带下俱是实证，而以带名者，因带脉不能约束而有此病"。

一、基本病机

而出现五色带下分别寒热虚实。《诸病源候论》说："五脏俱虚损者，故其色随秽液而下，为带五色俱下。"本病主要是湿邪影响任带使带脉失约，任脉不固，外感湿邪，脾虚失运。

二、辨证治疗

（一）若脾虚湿盛，以健脾益气，升阳除湿，以薏苡仁、车前子、苍术、人参、菟丝子、覆盆子、鸡冠花、牡蛎、芡实、柴胡、白芍、乌贼骨、茜草、白果等为基础，利水除湿，疏肝理气，温补脾肾，固任止带，遵傅青主"大补脾胃之气，稍佐以疏肝之品，使风木不闭塞于地中，则地气自升腾于天上，脾气健而湿气消，自无白带之患"。

（二）若肾阳虚者，以温肾健脾，固涩止带，以鹿茸、紫菀、黄芪、沙蒺藜、肉桂、桑螵蛸、附子、白术、黑故子、肉苁蓉、菟丝子等为基础，益精壮阳除湿，煦命门而阴中求阳，益气宁心涩带，温补肺肾，疏肝泄风，止泻等。肾阴虚，以滋阴清热为主，在知柏地黄丸基础上加茜草、乌贼骨、苍术、牛膝、薏苡仁、地骨皮、胡黄连等。

（三）若肝经湿热，泻肝清热，除湿止带，方用柴胡、龙胆草、栀子、黄芩、生地、合香、青蒿、夏枯草、车前草、泽泻、萆薢、瞿麦、扁蓄等为基础，泻肝胆实火，除下焦湿热，疏肝调畅气机，抑降中上二焦之热，使肝经湿热带下止。

（四）若湿热下注者，清热利湿止带，以茵陈、茯苓、猪苓、丹皮、牛膝、赤芍、牛膝、车前子、地榆、侧柏叶、黄芪、薏苡仁等为基础，活血通淋，除湿止带，适当的益气健脾。

（五）若湿毒蕴结，清热解毒，除湿止带，以黄连、栀子、茯苓、车前子、大黄、王不留行、刘寄奴等为基础进行加减治疗。可用薏苡仁、芡实麻油粥食用，或海螵蛸、贯众研末冲服，益母草、大枣、金樱子、白果、冬瓜子、车前子、香椿皮水煎服。亦进行针灸治疗或食疗。

预防方面注意卫生，计划生育，避免感染，提倡淋浴，不宜久卧湿地水上作业，久坐工作，手术感染等损伤冲任，湿毒入侵，节制房事，禁生冷辛辣。

第六章　妊娠病

妇女在妊娠期间，发生与妊娠有关的疾病即为妊娠病，导致胎儿发育异常甚则引起堕胎小产。由于孕后阴血聚于养胎，阴虚火旺，气机失调，冲任奇经的虚实导致脏腑气血的盛衰，外邪侵袭，又伤及脏腑气血冲任导致疾病的发生，因而在治疗上采用治病与安胎并举，补益脾肾养先后天而胎自安，益气血与固胎元同治。本病峻下、化利、祛瘀破血之品应禁用，在病情需要必要时采用"有故无殒亦无殒"，严格掌握剂量，"衰其大半而止"，以免

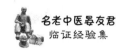

伤胎。张仲景《金匮要略》有专篇论述妊娠之病的诊断与症病的鉴别,呕吐、腹痛、下血、小便难、水气病等。

第一节　妊娠恶阻病辨治

妊娠呕吐之病,古代医家称之为"恶阻、子病、病儿"。

一、基本病机

张仲景用桂枝汤治疗恶阻,为冲脉之气上逆,胃失和降,由脾胃虚弱,肝胃不和,痰湿内生,冲气夹痰上逆,肝旺脾虚。

二、辨证治疗

本病以调气和中,降逆止呕,当脾胃气虚,以健脾和胃,方用党参、木香、红豆蔻、陈皮、半夏、茯苓、白术、生姜、大枣等为基础,或桂枝汤降冲气调营卫,和冲任。张仲景说:"妇人得平脉,阴脉小弱,其人渴,不能食,无寒热,名妊娠,桂枝汤主之,于法六十日当有此证,设有医治逆者,却一月加吐下者,则绝之。"本病在二月可以发生,内经之"身无病而无邪脉"的平人之脉的妊娠恶阻生理现象,由于胎元初结,经血归胞养胎,胎气未盛,脉无故而身有病,非寒热邪气,应以桂枝汤化气调阴阳,使脾胃和调,恶阻可愈,但由于误以为单纯胃失和降,而失治,出现吐泻之证,重点辨别其主证或兼证,分而治之,若兼痰饮呕吐者,可以用小半夏加茯苓汤,要温胃宽中理气行滞,而肝胃不和者,肝气郁结,肝气上逆犯胃,逆走空窍,胆火上升,胆热液泄,以抑肝和胃,降逆止呕,方用乌梅、陈皮、竹茹、半夏、黄连、紫苏等为基础,以理气清热养胃,若胃阴被伤者,加玄参、麦冬、生地等以养阴清热,益气生津。

三、临床经验

妊娠恶阻在临床上主要是母体脾胃虚弱,湿热中阻,肝胃不和,气机失调,喜怒不节所致。《胎产心法》指出:"恶阻者,谓有胎气,恶心阻其饮食也,妊娠禀受怯弱,中脘宿有痰饮,便有阻病,其证颜色如故,脉息平和,但觉多卧少起,肢体沉重,头目眩晕,恶闻食气,喜橄酸咸,或嗜一物,或大吐,或时吐痰与清水,甚者或作寒热,心中愦闷,呕吐痰水,胸膈烦满，恍惚不能支持，此皆胃气弱而兼痰与气滞者也，亦有素本不虚，而一受胎孕，则冲气上壅，气不下行，故呕逆者，又有由经血既闭，水渍于脏，脏气不宣通，故心烦愦闷，气逆而呕吐，及三月余，而呕吐渐止。"在治疗妊娠呕吐中，亦当顾护胎元，不可攻伐，峻利或寒热，止恶阻而不伤正，疏肝和胃，健脾补气，调畅气机，和谐情绪为要。

第二节　妊娠腹痛病辨治

冲任胞脉失养而受阻，气血瘀阻而出现腹部疼痛的胞阻现象，张仲景认为是"半产漏下"。

一、基本病机

腹痛而兼有下血，有血虚气郁，虚寒等使胞胎受损，血海气机失调，胞脉失于温煦，病情的进一步发展可成胎漏、胎动不安、小产、异位妊娠等。

二、辨证治疗

辨证当分清虚实寒热，首先是以安胎为主，佐以养血止痛，疏肝解郁，暖宫散寒，以当归、白芍、白术、茯苓、川芎、泽泻、香附、续断、艾叶为基础进行加减，瘀热者加栀子、黄芩、茜草，肝郁加柴胡、薄荷、佛手，寒甚加附子、干姜、细辛、阿胶等，胎元不固的加寄生、骨碎补、杜仲、巴戟天等温肾补阳，寒散痛止。

第三节　异位妊娠辨治

若出现异位妊娠者，可表现为少腹瘀血之实证，在中西医结合基础上进行治疗，未破损者，以活血化瘀，杀胚消癥以土鳖、赤芍、地龙、山楂、水蛭、桃仁等为基础，若已破损者，出现脉络破裂，小腹剧痛，阴血内崩而暴亡，气随血脱，脉危欲绝，以回阳救逆，活血祛瘀，将以大剂量的人参、附子、五味子、桃仁、赤芍为基础，以固脱益气，养阴生津，中西医结合，密切观察，稳定病情，若病情加重反复者，加重益气之黄芪、西洋参等剂量，若出现出血停止而腹痛有包块病情加剧者，瘀血内阻，可用二活、麻黄、桂枝、细辛、川芎、白芷、干姜、乳香、没药、泽兰、柏叶等煎水外敷，以破瘀消癥，若出现

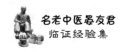

腑实的兼证，辨别寒热，加大黄、芒硝以荡涤实热，属寒者加人参、干姜、吴茱萸、狼毒、巴豆霜为丸，若有手术指征者进行手术治疗。

减少体位改变，禁止灌肠，观察内出血的发生，忌生冷甜味，以防腹胀，治疗彻底六月后方可再孕。本病预防与护理尤为重要，注意卫生，经期感染，避孕减少人工流产，保守治疗要绝对卧床休息。

第四节　胎漏和胎动不安疾病辨治

胎漏和胎动不安，堕胎小产滑胎之先兆流产的胞漏，可有肾气虚弱，气血不足，血热炽盛，或跌扑伤胎等，冲任不固，胎失所系，气血虚而不能养胎，热扰冲任，损伤胎气，八脉失和而造成胎动不安，进一步可造成妊娠终止而小产的发生。本病的治疗仍以安胎除烦固胎为主，控制出血和腹痛，可以继续妊娠，若出现不止，腹痛加重发展成堕胎小产，又当去胎益母，故在治疗时要平衡母体和胎体两个方面，尽可能最大限度地保证母子双全。如果妊娠十二周内的自然陨落的堕胎，十二到二十八周内，胎儿已形成而自然陨落者的小产都属于金匮半产漏下，若三次以上的小产则成为滑胎，由胎漏胎动不安发展而来。

一、基本病机

重要原因是胎禀质虚弱，胎不成实，冲任不固，气虚亏损，源流不继，肾虚受胎不实。《女科撮要》指出："小产重于大产，盖大产如栗熟自脱，小产如生采、破其皮壳，断其根蒂，岂不重于大产。"说明小产在治疗过程中的重要性。

二、辨证治疗

胎漏和胎动不安重点是要保证继续妊娠，防止中断妊娠而流产，在辨证方面我们经常应用方法为属于肾虚者，以固肾安胎，佐以益气，以枣皮、菟丝子、寄生、续断、阿胶、党参、白术、覆盆子、益智仁等为基础，补益肾精，固肾壮腰，养血止血系胎，健脾益气固冲任。而气血虚弱，以阿胶、黄芪、当归、人参、杜仲、熟地、白芍、炙甘草等为基础，补益气血，固肾安胎，血热者，以苎麻根、茜草、熟地、白芍、黄柏、黄芩以滋阴清热养血安胎，而跌扑损伤的以补气和血，安胎，重用菟丝子、寄生、续断，加黄芪、五味子、白芍、白术、黄芩等为基础，已造成堕胎小产的以活血祛瘀养血止血，可用傅氏生化汤，以温经止血，引血下行，促使殒胎瘀血排出，同时可加清热解毒之品，益母草、蒲公英、紫花地丁、败酱草、丹皮等。

三、临床经验

在临床上也不难遇到反复而出现滑胎者，重点是固胎安胎，保证妊娠，防止流产，以补肾益脾调冲任，以菟丝子、续断、巴戟天、杜仲、当归、熟地、鹿角、枸杞、阿胶、白术、大枣、砂仁、覆盆子等为基础，以固冲养肝滋血，补气益脾调中。《景岳全书》说："若腹痛血多，腰酸下坠，势有难留者，无如决津煎、五物煎助其血而落之，最为妥当，若胎已死，当速去其胎，以救其母，凡气虚衰弱，无以滋养其胎，或母有弱者，度其终不能成者，莫若下之，以免他患，凡妊娠之数见堕胎者必以气脉亏损，而然，盖气虚则提摄不固，血虚则灌溉不周，所以多致小产。"故在治疗过程中要在确保母子平安基础上，以补益脾肾，固冲任，恰如其分地针对胎漏胎动不安堕胎小产和滑胎的不同程度进行治疗。预防与护理方面，要绝对卧床休息，禁房事，勿持重涉远，预防感冒，加强营养，禁辛辣烟酒，防止便秘等。

第五节　子满、子肿、子晕、子痫病辨治

妊娠之中晚期出现眩晕水肿腹胀等证，甚则昏厥不知人事，四肢抽搐，子满、子肿、子晕、子痫四者之间有深浅程度的不同，互为因果关系。

一、基本病机

由于阴虚肝旺，脾虚肝旺，脾肾两虚，阴虚痰火内扰，气滞血瘀，而后出现肝阳上亢和肝风内动之证，当妊娠阴血聚于养胎阳气不能升腾和温煦，三焦气化不利，水道不利而泛溢肌肤或湿聚胞中出现肿满之证，和肝肾阴虚，肝阳上亢，空窍失养，脾虚营血不足，运化失司，水湿停聚，精血不得转输，肝实所养而眩晕，阴虚而心火是扰，风火相煽，火热炼液成痰，痰和交炽而上蒙而出现子痫之证，与此同时可以出现胎上逼心的子悬之证。

二、辨证治疗

《医宗金鉴》指出："头面遍身浮肿，小水短少者，属水气为病，故

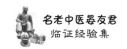

名曰子肿，自膝至足肿，小水长者，属湿气为病，故命曰子气，遍身俱肿，腹胀而喘，在六七个月时者，名曰子满，但两脚肿而肤厚者，属湿，名曰皱脚，皮薄者属水，名曰脆脚，大凡水之为病，多喘促，气之为病多胀满，喘促属肺，胀满属脾也。"脾虚者，健脾行水，以白术、黄芪、黄芩、大腹皮、生姜、陈皮、紫苏等为基础，温中理气，下气和中。肾虚者，化气行水，以茯苓、白术、附子、干姜、白芍、桂枝、砂仁、黄芪等，运脾温肾，开阴结消阴霾，通阳调和营卫。气滞而肿的以理气行滞健脾化湿，方用紫苏、桔梗、黄芩、乌药、陈皮、柴胡、薄荷、红豆蔻、泽泻、白术、香附、木瓜、甘草等为基础方进行加减化裁。子满者，健脾渗湿，养血安胎，以当归、白芍、桂枝、白豆蔻、茯苓、炙甘草、芦根、生姜、知母、苏叶等为基础。病情进一步发展成子晕者，当分清阴虚肝旺者，宜育阴潜阳，以何首乌、龟板、石决明、钩藤、枣皮、熟地、山药、知母、丹皮、黄柏等为基础，镇纳浮阳，平肝养血。而脾虚肝旺者，以健脾利水平肝潜阳，以太子参、茯苓、白术、甘草、砂仁、钩藤、菊花、石决明等为基础。子痫之病，属于肝风内动，以平肝熄风，以竹茹、生地、菊花、钩藤、川贝、伏神、水牛角等为基础，以清热化痰，养阴宁心安神，镇痉。痰火上扰，清热豁痰开窍，以朱砂、黄连、黄芩、栀子、郁金、竹沥、牛黄等为基础进行加减治疗，以清心肝之热，化痰开郁止痉。

三、临床经验

妊娠的满肿晕痫为中毒症状，在临床上首先要解痉除满定眩，解除热风毒之证，保证妊娠正常进行和母子健康，必要时进行中西医结合治疗。《诸病源候论》指出："体虚受风，而伤太阳之经，停滞经络，后复遇寒湿相搏，发则口噤背强，名之为痉，妊娠而发者，闷冒不识人，须臾醒，醒复发，亦是风伤太阳经作痉也。"说明本病的发生与机体虚和感受外邪有着密切的关系。而子悬之证，为素体阴虚，肝木乘脾，气机失调，宜疏肝扶脾理气行滞，用太子参、紫苏、当归、川芎、白芍、大腹皮、栀子、淡豆豉、陈皮、黄芩等为基础。《医学心悟》指出："子悬者，胎上迫也，胎气上逆，紧塞于胸次之间，名曰子悬，其证由于恚怒伤肝者居多，亦有不慎起居者，亦有脾气郁结者，宜以紫苏饮主之。"

妊娠期间出现高血压、羊水过多，还可出现心脏病、肺结核、糖尿病、肾炎、肝炎、甲状腺机能亢进、宫内的病毒感染、水痘、麻疹、腮腺炎、肠道感染、弓形体感染等，在确诊的情况下，弄清中西病名的应对，分别进行灵活的辨证施治，由于风温时令的外感，起病急骤，发病迅速，邪气入侵，损伤胞络，胎元，可引起胎动不安和堕胎，根据卫气营血传变特点，分清邪在所部位而治之，以辛凉解表、清热宣肺等治疗可以及时缩短病程治愈外感，使母子恢复生理状态。

第六节　难产

难产之病，是妊娠足月时胎儿不能正常娩出。《保产要旨》说是："难产之故有八，有因子横，子逆而难产者，有因子壮大而难产者，有女子矮小，有因胞水沥干而难产者，或年长遣嫁，交骨不开而难产，有因体肥脂厚，平素逸而难产，有因气虚不运难产者。"

一、主要病机

因产道、产力、胎儿等原因造成，难产的主要病机是气血虚弱，气滞血瘀两端，当正气不足，产时用力过早，胞水早破，浆干液竭，或过度紧张，气不运行，血不流畅，感受寒邪，寒凝血滞，气机不利。《妇人大全良方》指出："妇人以血为主，惟气顺则血和，胎安则产顺，今富贵之家，过于安逸，以致气滞而胎不转动，或为交合，使精血聚于胞中，皆致难产，若腹或痛或止，名曰弄胎，稳婆不悟，入手试水，使胞破浆干，儿难转身，亦难生也，凡产直候痛极，儿逼产门，方可坐草，时当盛暑，倘或血运血溢，当饮清水解之，冬末春初，产室用火和暖下部，衣服尤当温厚，方免胎寒血结，若临月洗头涤足，亦致难产。"

二、辨证治疗

难产一证，虚者阵痛微弱，坠胀不甚，实则阵痛剧烈，腹痛不已，以调和气血，分别以养血调血，温经化瘀，不可过用攻破，伤气血而加重难产。而胎位不正者，以纠正胎位，艾灸至阴，每次15分钟，每日2次，一周为一疗程，转正后停灸。可以用傅青主的保产无忧散，方中当归、川芎、白芍、黄芪、厚朴、羌活、菟丝子、川贝、枳壳、荆芥穗、蕲艾、生姜、人参等，水煎服，古人认为是安胎妙剂，有活血祛瘀，补气举胎，暖宫升阳举陷，利肺气，益精固胎，宽胸理气，本方还有催生使胎气安和之作用。

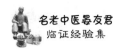

三、临床经验

难产之病首先是气虚体弱，或胎儿过大，紧张和气血虚弱者为多数，应大补元气，以人参、黄芪、当归、伏神、龟板、川芎、白芍、枸杞、五味子、大枣、山药等，水煎服，取头煎而顿服，养血活血健脾宁心，滋补肝肾，填精补血，润胎催产。气滞血瘀者，以理气活血化瘀催生，以当归、川芎、大腹皮、枳壳、白芷为基础进行治疗，以破气散结下胎，芳香通窍，催生宽畅之功。预防和护理方面消除紧张情绪，休息和睡眠充足，做好产前检查，防止难产的发生，必要时进行中西结合治疗，采取急救措施，确保母子平安，顺利生产。

第七章　产后病的诊治

最为重要的是产后的三冲、三急、三病的出现，痉、郁冒、大便难为三病，冲心、胃、肺为三冲，呕吐、盗汗、泄泻为三急，详察血晕、痉证、发热危重证的发生，明确诊断，及时治疗。产后的病因病机要注意亡血伤津，瘀血内阻，外感及饮食劳损，百脉空虚，多虚多瘀的特点，进一步了解产试、产伤、出血等情况，综合分析，及时治疗，遵循勿拘于产后，勿忘于产后的原则，选用药物兼顾气血，行气无过耗散，消导必兼扶脾，寒不过用温燥，热证不宜寒凉太过，因人而灵活掌握，产后调护注意饮食、卫生、寒温、情志及禁房事，防感染，有条件可做预防行治疗，以免邪毒为患。

第一节　产后血晕辨治

一、病因病机

产后血晕，由于阴血暴亡，心神失养，瘀血上攻，扰乱心神，或气血素虚，营阴下夺，气随血脱，瘀血气闭，产后冒寒，血为寒凝，瘀血不行，血瘀气逆，扰乱心神而血晕。《景岳全书》认为："产时胞胎即下，气血俱去，忽而眼黑头眩，神昏口噤，昏不知人，古人多云恶露乘虚上攻，故致血晕，不知此证有二，曰血晕，血脱也，若以气脱作血晕，而用辛香化瘀等剂，则立刻毙也，不可不慎也。"

二、辨证治疗

在辨证方面属血虚气脱者，以益气固脱，大剂量的独参汤煎水服，或参附加姜炭以回阳救逆，固气以止血，若瘀阻气闭，行血逐瘀，用当归、川芎、没药、赤芍、延胡索、肉桂、血竭等为基础进行加减治疗，由于产后失血过多，心失所养，气随血脱，阳气不能达于四肢，阴不内守，虚阳外越，出现血虚气脱而眩晕，而产后受寒，气血凝滞，瘀血不去新血不生，心肺受损，营卫流行不畅，经络阻滞之故。

三、临床经验

产后血晕之证以虚为主，我们在临床中控制纠正血虚后，可以进行针灸治疗，或用烧红的铁器焠醋中，熏其鼻孔，促其苏醒。《诸病源候论》指出："运闷之状，心烦气欲绝是也，亦有去血过多，亦有下血极少，皆令运，若产去血过多，血虚气极，如此而运闷者，但烦闷而已，若下血过少而气逆者，则血随气上掩于心，亦令运闷，则烦闷而心满结，二者为异。"血晕之证为三冲三病的产后重证，出现的烦闷运晕，皆由血虚而气逆所致，在临床上要特别注意及时纠正血晕症状，改善虚弱状态，为哺乳创造条件。

第二节　痉证

痉证，产后发痉，为西人产后破伤风证，是产后急重证之一。

一、病因病机

为感染邪毒，由急产、滞产、产道感染，在阴血大亏，产后失血过多，阴津耗伤，虚少津亏，邪毒乘虚而入，伤动血脉，而直窜经络，经脉拘急而痉。

二、辨证治疗

辨证方面，《景岳全书》明确指出："产后发痉，乃阴血大亏证也，其

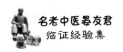
证则腰背反张，戴眼直视，或四肢强劲，身体抽搐，凡遇此证，速当察其阴阳，大补气血，用大补元煎或理阴煎及十全大补汤之类，庶保其身，或认为风痰而用发散消导等剂，则死无疑也。"

三、临床经验

我们的经验是本病主要是属阴血亏虚风动者，滋阴养血，柔肝熄风解痉，方药以阿胶、鳖甲、龟板、牡蛎、麦冬、生地、炙甘草、天麻、钩藤、菖蒲、白芍为基础，以育阴潜阳，平肝芳香开窍以止痉。感染邪毒者，以解毒镇痉，理血祛风，用寄生、白芍、麝香、蜈蚣、钩藤、全蝎、朱砂、姜蚕等为基础，以清热祛痰，安神定志，证情重者以进行中西医结合治疗，有效地控制和抢救，加强护理，避免声光电热的刺激，防止再次创伤窒息的发生。

第三节　腹痛辨治

腹痛，产后儿枕痛，本病的发生于气血运行不畅，迟塞而痛，气血虚弱，冲任亏虚，血少气弱，新产后，由于产伤出血而正气虚弱，寒邪承虚进入胞脉，血为寒凝，情志不畅，肝气郁结，疏泄失常，瘀血内停，恶露不下。按《医宗金鉴》所说："产后腹痛，若因去血过多而痛者，为血虚痛，若因恶露去少及瘀血壅滞而痛者，为有余痛，若因伤食而痛者，必恶食胀闷，若因风寒乘虚入于胞中而作痛者，必见冷痛形状。"血虚者，补血益气，以肉桂、甘草、黄芪、熟地、阿胶、人参、山药、续断、麦冬为基础，以养血滋阴，扶脾建中，补肾养肝，温肾润肠，若虚而有寒者，养血以散寒，以肝桂枝、白芍、大枣、干姜、炙甘草、当归、饴糖为主方，以温中补虚，缓急止痛，若血瘀者，以活血化瘀散寒止痛，方用当归、川芎、艾叶、益母草、桃仁、枳壳、乌药、木香、炮姜、甘草等为主方，以温经和血止痛，理气行滞消胀。

第四节　产后发热辨治

产后发热，由于阴血骤虚，阳气易浮，元气亏虚而受外邪侵袭，瘀血、血虚、饮食、蒸乳等所致，古人告诫产后勿妄投发散，不过于滋腻，发热之故。

一、主要病机

不止一端，正邪交争，瘀血内阻，壅遏气机，邪毒侵入胞中，蔓延全身，产后恶露不尽，瘀血停滞，营卫不调，产后失血伤气，百脉亏虚，腠理不密，卫阳不固，六淫之邪乘虚而入，阴血暴虚阳无所附，而阳浮于外，若感染邪毒，热毒炽盛，直侵胞中，若失治误治，易于热若营血，内陷心包，出现虚脱的危象。

二、辨证治疗

产后发热在辨证方面，要辨明恶露、腹痛、伤食、蒸乳、邪毒感染或伴随痢疾、肠炎、疟疾、肠痈等不同情况的区别，来加以治疗，原则是以调气血、和营卫散热邪。感染邪毒，清热解毒，凉血化瘀，以益母草、银花、葛根、柴胡、枳壳、大黄、丹皮、败酱草、当归、赤芍、生地、红花、甘草、蒲公英等为基础，升阳退热，行滞和血，缓急止痛，软坚散结，清热利湿消痈，救阴清营，高热者，可用三宝，以清心养阴、芳香开窍，必要时进行中西医结合治疗，加强看护，预防感染，营养和物理降温。若瘀血者，以活血化瘀，以丹皮、丹参、益母草、桃仁、红花、当归、川芎、炮姜等为基础，使瘀血去热邪退。出现外感风邪的，养血祛风，以荆芥、防风、紫苏、当归、川芎、生地、白芍、桂枝为基础方，以解表散热，发热重者，加上以薄荷、菊花、芦根、竹叶、淡豆豉等疏风清热之品，证见寒热往来之少阳证以和解疏利透达募原少阳三焦之小柴胡汤，以补中扶正，调和营卫，若产后正值夏暑之季，感受暑热而气阴两虚者，可用王氏清暑益气汤，以清热解暑，益气生津，解毒除烦，益胃和中。若血虚者，补益气血，以当归、熟地、人参、茯苓、黄芪、青蒿、鳖甲、砂仁、半夏曲、龟板等为基础，以滋阴清热养血，补肾以退热，健脾和胃，消导化滞。

三、临床心得

产后发热，主要是血虚和热毒两端。《女科经纶》指出："新产后伤寒，不可轻易发汗，产时有伤力发热，有去血过多发热，有恶露不去发热，有三日蒸乳发热，有早起劳动饮食停滞发热，状类伤寒，要在仔细详辨切不可便发汗，大抵产后大血空虚，汗之则变筋惕肉瞤，或郁冒昏迷，或搐搦、或便秘，其害非轻。"所以在治疗上要特别加以审慎，用药务必精当，不得

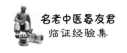

误治，利于产妇的恢复健康。

第五节　产后汗证辨治

产后汗证，遍身汗出涔涔白昼持续不止，为产后三急证之一，本病的产生是由于阴虚阳旺，里虚表实，阴阳失调，营卫不和，气血虚，腠理不密，卫阳不固，阴虚里热，浮阳不敛，迫汗外溢所致，属于气虚者，以补气固表和营止汗，以防风、炙甘草、白芍、白术、熟地、牡蛎、麦冬、大枣为基础，养阴滋血健脾，固摄敛汗，益气御风，阴虚盗汗者，养阴益气，生津敛汗，方用人参、黄芪、五味子、麦冬、牡蛎、浮小麦等为基础，亦可以用桂枝汤为基础进行加减，邪伏少阳者，尤当以小柴胡汤加减治疗。《诸病源候论》指出："夫汗由阴气虚，而阳气加之，里虚表实，阳气独发于外，故汗出也，血为阴，产则伤血，是为阴气虚也，气为阳，其气实也，阳加于阴，故令汗出，而阴气虚弱不复者，则汗出不止也，凡产后皆血虚，故多汗，因之遇风则变为痉，纵不成痉，则虚乏短气，身体柴瘦，唇口干燥，久变经水断绝，津液竭故也。"总之，补中阳气，宁心敛汗，气阴两补，紧密联系心神、气阴、血汗进行治疗。

第六节　产后缺乳辨治

产后缺乳，是由于气血虚弱和肝气郁结两端，造成乳汁运行受阻所致。

一、主要病机

分娩失血过多，气血不足不能化为乳汁，情绪抑郁，劳逸失常，肝失条达，气机不畅，经脉塞滞，乳汁不行。

二、辨证治疗

气血虚弱者，补气养血，佐以通乳，方用人参、黄芪、当归、麦冬、木通、桔梗为基础，疏通乳络，而肝气郁结者，宜以疏肝解郁通络下乳，方用当归、白芍、川芎、生地、柴胡、青皮、花粉、漏芦、通草、桔梗、白芷、穿山甲、王不留行等为基础，以补血养血行血，理气宣络，清热散结，亦可以进行针灸和推拿按摩治疗，以膻中、乳根、少泽、脾胃俞等为基础，亦可进行梅花针、三棱针等治疗。

三、临床经验

《三因极一病证方论》指出："产妇有两种乳脉不行，有气血盛而壅闭不行者，有血虚气弱涩而不行者，虚当补之，盛当疏之，盛者当用通草、漏芦、土瓜根辈，虚者当用钟乳、猪蹄、鲫鱼之类，概可见也。"亦可用单方如木通、王不留行、赤小豆、瓜蒌仁、黄酒、猪蹄炖汤服，还可以饮食治疗，章鱼、猪蹄、川芎、当归、穿山甲肉、丝瓜络、佛手、通草、漏芦等炖汤服用。《格余致论》："乳子之母，不知调养，怒气所逆，郁闷所遏，厚味所酿，以致厥阴之气不行，故窍不得通，而汁不得出。"说明气机不畅对乳汁的增减至关重要，所以在临床上疏肝解郁，调畅气机治疗缺乳为首选。

第七节　产后恶露不尽和大便难病辨治

产后恶露不尽，瘀血浊液在1月内未尽，淋漓不断。

一、主要病机

由于冲任不固，气血运行失常，失血耗气，燥劳过度，劳倦伤脾，气虚下陷，不能摄血，营阴暗耗，阴虚内热，或感受热邪，肝郁化热，热扰冲任，迫血下行，寒邪入侵，瘀血内阻，胞衣残留，血不归经所致。

二、辨证治疗

在诊疗过程中对本病的辨证，以量色质臭气辨别寒热虚实，采用虚补瘀攻热清之法。《医学心悟》指出："产后恶露不绝，大抵因产时，劳伤经脉所致，其证若肝气不和，不能藏血者，宜用逍遥散，若脾气虚弱，不能统血者，宜用归脾汤，若气血两虚，经络亏损者，宜用八诊汤，若瘀血停积，阻碍新血，不得归经者，其证腹痛拒按，宜用归芎汤，送下失笑散，先祛其瘀而后补其新，则血归经也。"若属于气虚者，以补气摄血，用当归、川芎、熟地、鹿角胶、艾叶、炙甘草、白芍、白术、升麻、柴胡等为基础，防止气虚伤阳，故所以温阳摄血，若血热者，养阴清热止血，以柴胡、黄芩、半夏、党参、炙甘草、大枣、丹皮、栀子、阿胶、旱莲草、海螵蛸以疏肝解郁，凉血止血，属血瘀者，宜活血化瘀，干姜、当归、川芎、桃仁、炙甘

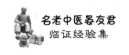

草、益母草、蒲黄等进行治疗，祛瘀以止血。

三、临床经验

产后血虚和血瘀是恶露不绝大便难的主要方面，补气祛瘀而通经络，从而恢复冲任二脉，气旺而便通，养血润肠，补气生血通便，若出现产后大便难的，由于分娩出血，营血骤虚，津液亏耗，不能濡润肠道，阴虚火旺，内烁津液，肠道失润，传导不利，以养血润燥，方用当归、川芎、生地、熟地、白芍、肉苁蓉、麻仁、首乌、柏子仁、麦冬、玄参等以养阴润燥，泻热通便。《寿世保元》认为："产后大便不通，因去血过多，大肠干涸，或血虚火燥干涸，克不计其日期，饮食素多，以药通润之，必待腹满觉胀，自欲去下不能者，乃结在直肠宜用猪胆汁润之，若服苦寒药润之，反伤中焦元气，或愈加难通，或通而泻不能止，必成败证，若属血虚火燥，用加味逍遥散，气血俱虚八珍汤，慎不可用麻子、杏仁、枳壳之类。"大便难属于新产三病之一，数日不解，难以解出，在张仲景《金匮要略》中有明确记载，临床上遇此病要引起高度重视，针对病机进行施治。

第八章　妇科杂病诊治

第一节　症瘕辨治

不属于经带胎产，而又与女性生理病理特点有密切关系的疾病，首先是症瘕，妇女下腹部有结块，或胀或痛甚或出血者，其症者坚硬不移，痛有定处者病在血分症，推之可移，痛无定处，病在血分为瘕，为古病名之肠覃。

一、主要病机

由正虚血气失调，气滞血瘀，痰湿所致，因经期产后，血室正开，风寒之邪乘虚而入，房事不节，余血未尽，血寒成瘀，瘀久成症。

《妇人良方》："妇人腹中瘀血者，由月经闭结，或产后余血未尽，或风寒滞血，久而不消，则为积聚症瘕也。"七情内伤，肝气郁结，血行不畅，停滞于胞中，或脾肾阳虚，阳气虚弱，脾失健运，水湿不化，聚而成痰，痰滞胞络，与血气相搏，积而成症。《三因极一病证方论》曰："多因经脉失于将理，产褥不善护理，内作七情，外感六淫，阴阳劳逸，饮食生冷，遂致营卫不输，新陈干忤，随经败浊，淋露凝滞，为症为瘕。"

二、临床经验

妇女症瘕病变十分疑难和复杂，病程长，疗效难以肯定，要辨证和辨病相结合，在实际工作中本病辨证重点是辨气血新久，以理气行滞活血祛瘀，攻补兼施，遵循"衰其大半而止"的原则，不可猛攻峻伐，保护正气不受伤害。属气滞者，宜行气导滞，活血消症，以三棱、莪术、木香、丁香、川楝子、小茴香、青皮、三七、土鳖等以清下焦郁热，行气以止痛，破血中之气滞，逐气中之血瘀。而血瘀者，活血散结，破瘀消症，以蒲黄、五灵脂、桂枝、赤芍、桃仁、乳香、没药、泽兰、牛膝等，温经行气通阳，渗湿健脾，而邪实正盛者，加水蛭、熟地、虻虫、蔗虫、蛴螬、干漆、大黄等，攻瘀荡邪，清热化利，滋阴和营以益阴，祛瘀生新。痰湿者，理气化痰破瘀消症，以半夏、南星、竹茹、陈皮、青皮、香附、礞石、葶苈子、川芎、莪术、槟榔、红藤、穿山甲、苍术等为基础，清热利湿化痰，破瘀消症。

子宫肌腺证和子宫内膜异位证，子宫内膜的腺体与间质生长在子宫的肌层，属于痛经、症瘕、月经不调范围，由于多次妊娠，过量的雌激素，子宫内膜的碎片经血管和淋巴管扩散从而孤立病灶，移位内膜在子宫肌层弥漫地生长，刺激纤维组织的增生，结节样突变，经期肌肉的痉挛性收缩而痛经，对孕激素反应差，可以恶变为腺癌，但子宫内膜异位证是腺体和间质生长在子宫腔以外的部位，累及卵巢和盆腔腹膜，宫颈、阴道、直肠膈，具有布散、种植、侵袭类似恶性肿瘤的转移行为的一种激素依赖性疾病，可以在分娩、组织萎缩，退化减轻或痊愈，在雌激素内外源的影响下而复发，由于内膜的种植、淋巴静脉布散、体腔上皮化生、遗传因素、机体细胞的免疫缺陷，未破裂的卵泡黄素化，周期性刺激等内膜增生，在病理上，巨噬细胞的增多，前列腺素刺激，周期性出血，高泌乳素证等，出现经期延长量多、不孕、痛经、腹痛、性交痛等。

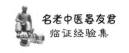
三、辨证治疗

中医治疗上，在辨证施治指导下分别证型进行诊治，首先是气滞血瘀，以柴胡、枳壳、水蛭、蜈蚣、苏木、桃仁、赤芍、香附、牛膝、川芎、延胡索、血竭、荔枝核等为基础以理气活血，祛瘀消症，寒凝血瘀，以小茴香、干姜、肉桂、当归、川芎、没药、蒲黄、五灵脂、三菱、莪术、乌药、血竭等为基础，温经散寒，祛瘀消症。热郁瘀阻，清热凉血，化瘀消症，以延胡索、水蛭、黄连、生地、香附、莪术、丹皮、川芎、桃仁、红花、乳香、川楝子等为基础。湿热蕴结者，清热利湿，祛瘀消症，三菱、莪术、川楝子、车前草、赤芍、丹皮、水蛭、红藤、败酱草、贯众炭、茜草炭等为基础。痰瘀互结，化痰散结，逐瘀消症，方用荔枝核、海藻、虎杖、浙贝母、夏枯草、三菱、莪术、穿山甲、路路通、血竭等为主进行治疗。气虚血瘀，益气升阳化瘀消症，方用人参、黄芪、炙甘草、赤芍、升麻、柴胡、丹参、三菱、莪术、水蛭、香附、当归等为基础。阳虚血瘀者，温阳活血，祛瘀消症，以淫羊藿、三菱、莪术、熟地、肉桂、赤芍、香附、仙茅、三七、艾叶、巴戟天等为主进行治疗。肾虚血瘀者，补肾调肝，祛瘀消症，以柴胡、牛膝、当归、女真、苏木、三菱、莪术、熟地、枸杞、菟丝子、水蛭、寄生、狗脊等为主。亦可用鸡蛋、艾叶、生姜、五灵脂、香附、大黄、醋、延胡索、当归等水煎服。

四、临床经验2

在临床工作中亦可用针灸按摩推拿，外治及灌肠，以水蛭、大黄、桃仁、红花、香附、川楝子、丹参、三菱、莪术、黄柏、桂枝等，煎至120毫升，每晚一次，经期停用，饮食疗法，以川芎、薤白、肉桂、雄乌骨鸡、黄芪、黑木耳、桃仁、阳起石、猪肾等炖服，在预防与护理方面，首先是消除经血逆流入盆腔的因素，防止医源性子宫内膜的种植，人工流产手术用力适度，宫颈的电疗和冷冻在月经后5天进行，采用药物避孕，注意各期卫生保健，调节情志，节制性生活等。

第二节 阴挺辨治

阴挺，即子宫脱垂，古人称为产肠不收。

一、病因病机

其主要病机是气虚和肾虚，妊娠临盆过早难产，产程过长，用力太过，过度的体力劳动，反复咳嗽致脾气虚弱，中气下陷，不能提摄，胞络受损，子宫虚冷，甚则湿热下注，而致糜烂。

二、辨证治疗

中医辨证治法上以虚者补之，陷者举之，脱者固之。若气虚者，补中益气升阳举陷，以鹿角胶、巴戟天、熟地、杜仲、寄生、人参、黄芪、升麻、柴胡、白术、枳壳、金樱子、芡实、薏苡仁等为基础，肾虚者，以补肾固脱，以熟地、芍药、山药、当归、枣皮、枸杞子、炙甘草、黄芪、紫河车、补骨脂子、肉桂、鹿角霜等为基础以峻补奇经，温阳以固摄，湿热者，先以清利湿热，后以益气补肾，侧柏叶、赤芍、三七、黄柏、苍术、牛膝、砂仁、薏苡仁、栀子、黄芩、柴胡、生地、车前草、泽泻、当归等为基础进行治疗，若产伤者，扶气养血，佐以升提，益母草、三七、升麻、柴胡、枳壳、茯苓、白芍、白术、当归、川芎、熟地、人参等为基础进行诊治。亦可用棉花根、金樱子、茺蔚子、枳壳水煎服。

有条件时可以采用针灸、耳针、穴位埋线、头针、推拿按摩、运动锻炼，外治法，丹参、枳壳、莲蓬壳、五倍子、柯子、银花、紫花地丁、蒲公英、蛇床子、枯矾、黄柏、黄连水煎外用熏洗坐浴，蓖麻油捣泥，贴百会穴，或贴脐下二三寸，以自觉子宫有上提可揭下，亦可进行饮食治疗，以升麻、黑芝麻、猪大肠、枸杞、羊肉、黄芪、人参、枳壳炖服，或杜仲、羊腰花加入调料翻炒作佐餐，日一次。

三、临床经验

子宫脱垂主要是中气下陷，回纳不及而无力，常用人参、黄芪、枳壳、白术等量为末，日早晚各一次，次5克，服二月为一疗程。《医宗金鉴》指出："阴中挺出一物，如蛇形者，名为阴挺，阴忽然肿而痛者，多为阴肿，又名蚌疽，如阴器外生疙瘩，内生小虫作痒者，名为阴蚀，又名阴匿疮，如子宫脱出，名为阴颓，俗名葫芦，脉络损伤，子脏虚冷，气下冲则令阴挺出，谓之下脱，亦有因产而用力偃气而阴下脱者。"说明了本病的基本病理特征。在预防与护理方面，避免早产早育，提高接产技术，正确处理难产，推广产后运动，三月内不参加重体力劳动，特别是提担抬蹬举重等运动，注

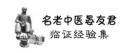

意大便通畅，积极治疗气管炎，腹泻，不宜过时哺乳，卫生和劳动保护等。

第三节 脏燥病辨治

脏燥，妇人经断前后诸证，张仲景认为于百合病、狐惑、阴阳毒，"意欲食，复不能食，常默然，欲卧不能卧，欲行不能行，如有神灵者，身形如和，其脉微数，妇人脏燥，喜悲伤欲哭，象如神灵所作，数哈欠，甘麦大枣汤主之"。

一、病因病机

其脏阴不足，虚而生燥，扰乱心神而躁扰不安，素体抑郁忧愁思虑，劳倦伤脾，化源不足，精血内亏，五脏失于濡养，五志之火内动，上动神志所致。

现代医学认为是卵巢功能减退，分泌的雌雄激素明显减低，表现为月经不规则，无排卵的月经导致月经停止，精神神经症状，血管的缩疏而潮热，生殖器的萎缩而骨质疏松等情况的发生。

《内经》指出："女子七七任脉虚，太冲脉衰少，天癸竭，地道不通，故性坏而无子也。"人体衰老的自然规律，多数妇女都可以顺利度过，部分则由体质、产育、疾病、营养、劳逸、社会环境、精神因素的差异，不能适应调节而阴阳脏腑气血内环境的失衡而出现脏燥，由于经孕产乳数伤于血，处于阴常不足，阳常有余的病理状态，以肾虚为本，肾之阴阳失调，伤及心肝脾之脏，心肾不交，心火独亢，肝肾阴虚，水不涵木，先天不能生后天，后天不能养先天，造成整体的功能下降，从而形成本病。

二、临床辨证

其主要症状是精神忧郁，烦躁不宁，苦笑无常，哈欠频作，与张仲景所说的百合病沉默寡言，忧郁少欢，伴月经周期性发作不同，病变之中心在心脾肾，为内伤虚证，虽有痰湿而不能温化，有虚和而不能清降，以甘润滋养为主，补益心脾，以甘草、浮小麦、大枣、柏子仁、百合、生地、麦冬、茯神、枸杞、酸枣仁为基础，养心润燥缓急，宁神健脾。《金匮心典》指出："血虚脏燥，则内火扰而神不宁，悲伤欲哭，有如神灵，而实为虚病，小麦为肝之物，而善养心气，甘草大枣甘润生阴所以滋脏气而止其燥也。"《医宗金鉴》认为："脏者，心脏也，心静则神藏，若为七情所伤，则心不得静，而神躁扰不宁也，故喜悲伤欲哭，是神不能主情也，象如神灵所凭，是心不能神明也，即今之失志癫狂病也。"若阴虚内热，宜养阴清热，方用枸杞子、熟地、枣皮、茯苓、炙甘草、黄柏、荃皮、知母、浮小麦、龙骨、牡蛎等为基础，进行治疗；精亏血枯，以滋肾填精，以阿胶、牛膝、首乌、菟丝子、龟板、熟地、枣皮、山药、白芍、寄生、狗脊等为主方进行化裁，阴虚血燥者，滋阴养血润燥祛风，以荆芥、蝉蜕、熟地、首乌、山药、枣皮、枸杞子、丹皮、当归、凌霄花、赤芍等为基础，阴虚肝旺者，滋肾养肝，平肝潜阳，以夏枯草、石决明、枸杞、菊花、丹皮、天麻、钩藤、泽泻、熟地、山药、鳖甲、枣皮、山药等为基础，肾虚肝郁，滋肾养肝，养血疏肝，菟丝子、合欢皮、当归、白芍、柴胡、枣皮、生地、枸杞子、茯苓、川芎、益母草、橘叶等，心肾不交者，以滋阴降火，交通心神，远志、阿胶、浮小麦、珍珠母、莲子、熟地、山茱萸、山药、茯苓、泽泻等为基础，肾阳虚，温肾扶阳，仙茅、仙灵脾、肉桂、覆盆子、鹿角胶、熟地、枣皮、山药、菟丝子、附子、补骨脂、杜仲、枸杞为基础，脾肾阳虚，以温肾健脾，干姜、陈皮、炙甘草、制附片、枣皮、枸杞、杜仲、肉桂、人参、伏龙肝、赤石脂、白术等为基础进行治疗。

三、临床经验

妇女更年期之脏燥，七七而肾阴阳两虚，以阴阳双补，仙茅、仙灵脾、巴戟天、旱莲草、女真子、菟丝子、何首乌、知母、黄柏、龙骨、牡蛎等为基础，或用乌梅、浮小麦、大枣、茯神、杜仲、木香、官桂水煎服，亦可用针灸、耳针、梅花针、拔罐、推拿按摩、饮食治疗，以桑葚子、蜂蜜、百合、生地、鸡蛋、枸杞、栗子、胡桃、芡实、莲子、酸枣仁、羊肉等炖服。

在预防与护理方面，应防止早衰，积极参加锻炼，心情舒畅，克服不利的心理因素，劳逸结合，处理好人际关系，饮食有节，加强营养，维持适度的性生活，利于生理和心理的健康。

第四节　不孕证辨治

不孕证，古人谓五不女，指先天的生理缺陷，夫妇同居两年以上，其生殖功能正常，未避孕而不受孕者。

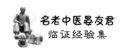

一、病因病机

由于肾和天癸、冲任、子宫的功能失常，脏腑气血不和，胞脉胞络不能失调出现肾虚、肝郁、痰湿、瘀血等阻滞不能摄精秘癸，冲任不能相资，两精不能相合而致不孕。《校注妇人良方》指出："窃为妇人之不孕，亦有因六淫七情之邪，有伤冲任，或宿疾淹留，传遗脏腑，或子宫虚冷，或气旺虚衰，或血中伏热，又有脾胃虚损，不能营养冲任，审此，更当察其男子之形气虚实何如，有肾虚精弱，不能融育成胎者，有禀赋微弱，气血虚损者，有嗜欲无度，阴精衰败者，各当求其原而治之。"

现代医学认为，不孕有男女的不同，在女性有影响卵子产生是因素的疾病，如慢性消耗性疾病，肥胖、精神紧张、内分泌失调，性腺功能失调，卵巢本身的疾病，影响卵子精子的输送，影响受精卵着床的因素，黄体功能不全，孕酮分泌不足，子宫发育不良，以及免疫因素，如同种固有的核蛋白抗原自身免疫男人因素等，若能着床而不生长则为不育，仍然有其男女双方的原因，如缺乏性知识，精神紧张和焦虑，受精卵本身缺陷，五不女，螺纹角鼓脉，五不男，天漏犍怯变，都是造成不孕不育的重要原因。

《妇科玉尺》说："男子以精为主，女子以血为主，阳精溢泻而不竭，阴血时下而不衍，阴阳交畅，精血合凝，胚胎结而生育滋也。"《石室秘录》："男子不能生子有六病，女子不能生子有十病。"即男则精寒、气虚、精少、痰多、相火旺、多郁；女则胞胎冷、脾胃寒、带脉急、肝气郁、痰气盛、相火旺、肾水衰、督脉病、膀胱寒、气血虚等。由于肾虚天癸不能按时而至冲任脉虚，脉络失养，血虚化源不足，营血衰少，失血伤津，冲任不固，胞脉失养，情志不畅，疏泄失常，气血不和，冲任失调。王孟英指出："子不可以强求之，求之心愈切而得之愈难。"《女科要旨》说："妇人无子，皆由经水不调，经水不调者，皆由内由七情之伤，外有六淫之感，或气血偏盛，阴阳相乘所致。"

宫寒由命门火衰，真阳不足，寒自内生，阴寒邪气客于胞中，胞宫寒凉不能摄精成孕，痰湿是由脾肾阳虚，运化失司，气化不利，水精不布，化为饮聚而为痰，气机不畅，冲任不通，胞脉受阻。朱丹溪认为："肥盛妇人，禀受甚厚，恣于酒食，经水不调，不能成孕，以驱之满溢，湿痰闭塞子宫故也。"血瘀者，情志内伤，气滞寒凝，气血运行不畅，冲任失调。《医宗金鉴》指出："因宿血结于胞中，新血不能成孕。"

二、辨证治疗

我们在长期的经验辨证治疗中，针对各种证型进行诊治，择絪缊的候阴阳，以利于成孕，首先辨别肾虚不孕，属肾阳虚的以温肾补气养血，调补冲任，以紫河车、丹参、香附、人参、白术、茯苓、白芍、川芎、炙甘草、当归、熟地、菟丝子、杜仲等，以理气和血调经，血肉有情以温督脉以助阳，温养先天肾气以养精，培补后天脾胃以养血，精血和调，胎孕乃成，肾阴虚者，滋阴养血，调冲任益精血，以女真子、旱莲草、当归、白芍、熟地、枣皮、丹皮、黄柏、龟板、地骨皮等为基础，养血和肝，补益精血，滋润填精，清热降火，属肝郁者，疏肝理脾养血以解郁，以香附、花粉、丹皮、茯苓、当归、白芍、玫瑰花、酸枣仁、路路通、蒲公英等为基础，痰湿盛者，燥湿化痰，理气调经，以石菖蒲、半夏、苍术、香附、神曲、茯苓、陈皮、远志、黄芪、川芎等为基础，芳香化浊，健脾消滞，益气固肾，血瘀者，活血化瘀调经，方以赤芍、干姜、延胡索、肉桂、小茴香、当归、川芎、五灵脂、红花、枳实、香附等为主进行加减治疗。

三、临床经验

我们的经验是在治疗过程中注意采用在月经期间服药，主要是温肾活血促进排卵，遵张景岳"补脾胃以滋血之源，养肾气以安血之室，血旺则经调而子嗣，故以补脾肾以固其本"。在补肾促先天的治疗时，尤当注意阴阳的互补，遵张景岳"善补阳者，必于阴中求阳，善补阴者，必于阳中求阴，阴得阳升而泉源不竭，阳得阴助而生化无穷"，正确使用血肉有情之品和填精补髓生精促卵泡发育助孕之品，常可选用如紫河车、枸杞、羌活、菟丝子、丹参、淫羊藿、黄精、肉桂、首乌等，受孕后注意补益是安胎养胎之根本，以改善黄体的功能，子宫内膜异位证引起的不孕，以温肾活血，化瘀调肝以肉桂、三棱、莪术、赤芍、丹皮、水蛭、当归、没药、丹参等为基础。

在具体的治疗中尤为重要者在经前1—2天服用，在排卵期间可服以菟丝子、附片、羌活、丹参、枸杞、枳壳、覆盆子、红花、肉桂、牛膝、熟地、锁阳等为基础，连服3—5天，在黄体期以补肾调肝，柴胡、白芍、当归、菟丝子、紫河车、覆盆子、首乌、淫羊藿、续断、杜仲、白术等为基础，若盆腔炎、宫颈管炎引起的不孕，可以用银花、红藤、黄芩、薏苡仁、鸡冠花、茯苓、芡实、甘草、车前草等为基础，亦可以银花、黄柏、黄连、百部、苦

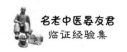
参、甘草外用，亦可采用针灸按摩，饮食治疗，以牛肾、阳起石、粳米、人参、胡桃、枣皮、桃仁、首乌、红糖、墨鱼、鸡内金、莱菔子炖服，鹿茸、山药泡酒等治疗，在预防护理方面，以调节情志为首务，忌生冷不宜多产多育，注意经期卫生，戒烟限酒等。

第五节　妇女性传播性疾病诊治

妇女的性传播性疾病，是世界性疾病，在我国属于性传播规定监测的有淋病、尖锐性湿疣、梅毒、软下疳、生殖器疱疹、艾滋病、性病、性淋巴肉芽肿、非淋菌性尿道炎等。

一、淋病

属于淋证、带下范畴，由于下焦湿毒，膀胱气化不利，邪毒浸渍阴器，蕴结胞宫，湿热内盛正邪相争，当以清热利湿，解毒通淋，以银花、扁蓄、瞿麦、滑石、甘草、土茯苓、野菊花、败酱草、丹皮、大黄等，脾肾两虚者，由于淋证日久，损伤脾肾，邪毒内恋不去，劳则伤气，湿浊内伤，任带损伤，脾虚运化失调，气血不足，冲任失养，宫寒虚冷，以健脾益肾，化浊解毒，方药为山药、白芍、茯苓、泽泻、枣皮、熟地、菟丝子、巴戟天、牛膝、败酱草、甘草等，肝肾阴虚者，淋证不愈，阴液暗耗，邪毒内伏，膀胱气化不利，虚火妄动，损伤阴络，以滋阴清热，泻火解毒，方药熟地、山药、枣皮、泽泻、茯苓、知母、黄柏、马齿苋、银花、莲子、枣仁等为基础，可以用海金沙、滑石、甘草、琥珀水煎服，或绿豆芽、白糖、藕、白茅根、芡实、苦参、黄柏、土茯苓、威灵仙、甘草水煎服。预防以提倡淋浴，控制蔓延。

二、梅毒

是由梅毒苍白螺旋体感染而引起的生殖器附属淋巴结和全身病变的一种慢性传染病，古人叫霉疮、翻花杨梅疮、广疮等，由时气乖变，邪气凑袭，肉反突于外，夹湿而生白疱，因食秽毒之物，临床表现繁杂，形态多样，面目较多。本病由不洁之性交，接触被污染的衣物，禀受父母霉疮毒气，形成肺脾湿热，毒结肌肤，营卫不和，气血凝滞，房劳过度，下元虚败，毒邪结于肝肾，湿毒熏蒸，损伤筋骨和脏腑所致。

（一）辨证治疗

其具体在辨证中，属肺脾湿热，清泄湿热，解毒杀虫，以土茯苓、白癣皮、茵陈、羌活、独活、蜂房、贯众、百部、鹤虱等为主，肝肾湿毒者，以利湿解毒，清热消疮，以土茯苓、萆薢、扁蓄、车前草、龙胆草、栀子、黄芩、柴胡、泽泻、木通、玄参、大黄等为基础，热毒壅盛者，以清热凉血，解毒消疮，以银花、紫花地丁、蒲公英、丹皮、生地、黄连、犀角、茯苓、乳香、络石藤、连翘、土茯苓、甘草等，肝肾虚损者，补益肝肾，扶正祛邪，以生地、山药、枣皮、土茯苓、当归、枸杞子、杜仲、黄芪、丹皮、地骨皮、菟丝子、鹿角胶等以解毒驱霉，健脾和中，益气收疮，可以铜绿、胆矾、石膏、轻粉细末，湿疮干掺，干疮猪胆汁调点，或石膏、黄柏、轻粉、黄连、黄芩、黄柏、黄腊、白芨、川椒、食盐等外用。

（二）临床经验

湿热毒邪浸淫阴部，红肿痒痛流溢传播，重点是利湿解毒，《证治准绳》、杨梅疮"属元气不足，邪气所乘，亦有传染而患，受证在肝肾二经，故多在下肢发起，有先筋骨痛而后患者，初起脉浮数，邪在肺脾经也，先用荆防败毒散解散之，脉弦数，邪在肝胆经也，先用龙胆泻肝汤以清解之，脉沉数，邪在脏腑也，先用黄连解毒汤通道之，后用换肌消毒散为主，愈合再无筋骨疼痛之患"。梅毒之病亦可用土茯苓水酒各半煎服，龟板、石决明、朱砂细末、土茯苓煎水送服。无花果、菊花煎汤代茶；海蜇、鸡蛋、绿豆粉、滑石、黄柏、花粉用麻油调敷。《辨证冰鉴》："有嫖妓恋炉醋战，觉马口间如针刺痛，此毒气已过也，遍身生疮也，黄脓泛滥，臭腐不堪，人以为毒盛，多用败毒之味，不知日时败毒而毒益甚，疮已多，有腐烂而死者，遍身疮毒乃大虚而毒深重也，不补虚而泻毒，何能凑功乎，若止服败毒，无异下石也。"

三、艾滋病

艾滋病是免疫缺陷获得性最高致死性疾病，属于瘟疫、伏气温病、虚劳、症瘕、积聚、失荣的范围，艾滋病在潜伏期医学窗口期，在气血虚弱，正虚而无力抗邪，肢体失养，髓海不充所致。

（一）辨证治疗

在辨证方面我们常常以扶正固本，补益气血，方药沙参、生地、香附、黄芪、炙甘草、白术、当归、茯苓、龙眼肉、大枣、枣仁等为主；正盛邪伏者，以祛邪解毒，扶正固本，以苦参、大黄、土茯苓、白花蛇舌草、大青

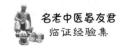

叶、连翘、黄连、黄芪、炙甘草、人参为主；在综合症期由于正气不足出现外感，宜清热解表，祛疫解毒，以银花、连翘、大青叶、桔梗、川贝、防风、甘草、黄芪等为基础进行治疗；肺脾气虚，补肺健脾，以人参、黄芪、茯苓、白术、防风、砂仁、炙甘草、陈皮、半夏等为基础；整体的阴虚，滋阴清热，以枣皮、沙参、枣仁、生地、熟地、麦冬、枸杞、当归、丹皮、茯苓、阿胶、杏仁、鳖甲等以壮水之主以制阳光之意；整体阳虚，以温补脾肾，由附片、干姜、肉桂、熟地、党参、鹿角胶、菟丝子、枣皮、炙甘草、枣仁、五味子等，以益火之源以消阴翳之意。完全艾滋病期，属于痰瘀阻络，以理气活血，涤痰散结，以桃仁、红花、当归、川芎、五灵脂、胆南星、贝母、山慈菇、黄药子、白花蛇舌草、姜蚕、龙胆草、瓜蒌等为基础；痰火内盛，镇肝熄风，化痰开窍，半夏、南星、陈皮、龙骨、牡蛎、菖蒲、竹茹、钩藤、海藻、海浮石、大黄、泽泻等为主。

　　（二）临床经验

　　阴阳之毒长期弥漫下焦，从局部到全身，由内至外，由实至虚，形成阴阳两虚等多种疾病，关系到多脏器、多系统，应滋阴补阳，增强机体防御功能，切断感染源，以紫河车、人参、黄芪、枸杞子、白术、熟地、鹿角、龟板、附片、干姜等为基础进行治疗，兼顾以凉血解毒，清热利湿，加入土茯苓、贯众、虎杖、垂盆草、草河车等。本病亦可进行针灸按摩推拿等治疗。在美国和法国都有很多的成功经验，如劳斯博士用针刺解除化疗的副作用，加强血和淋巴的循环，增加白细胞，吞噬和容纳细菌的水平，以合谷、曲池、外关、足三里、关元、气海、大椎等采用补法。在预防和护理方面，对于多次感染者，控制性生活，进行性教育，避免高危人群的性关系，对携带者更要进行性接触和供血，推迟妊娠，严禁吸毒，及时将体液进行消毒。

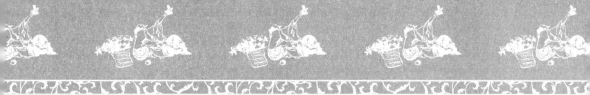

第四篇

中医对肿瘤病证治

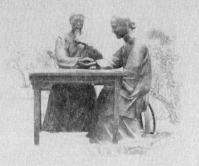

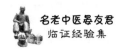
中医药对肿瘤疾病的认识最早还是首见于《黄帝内经》，如"反胃""肠覃""石瘕""症瘕积聚"等比较贴切于现代肿瘤的名称，在中医理论指导下，对中医肿瘤进行预防、诊断和治疗，强调整体性，治病和治人相结合，重视生存期和生存质量以及正邪关系，重视内外环境防止肿瘤的发展转移，诊断以四诊进行全面收集后再辨证施治，对癌肿进行分析推断病因病机决定其类型治则运用中医药进行治疗。不同的癌肿可以采用相同的治疗方法，同样的癌症可以采用不同治疗方法，各种疾病反复日久，可以由于气血阴阳虚弱脏腑功能失调，病理产物积聚形成症瘕积聚等疑难重症。

一、局部是整体的缩影

从局部可以影响到全身，在治疗上将辨证和辨病相结合，体现扶助正气与抗癌治疗结合起来，有针对性地治疗，从单味的或复方中探索出有抗癌作用的方药，将中医各科的相互渗透，在遵循中医理论指导下，去寻求能治疗癌肿各种方药包括单方和验方，参考现代肿瘤学科学技术成果明确癌与非癌的区别的分类和具体部位性质程度疗效判定等，从病理学上去体现，中医学对肿瘤的认识，从病因病机的研究中重视体质精神、饮食、情绪、环境地域等因素，"阴阳不和、脏腑虚弱、受于风邪，搏于脏腑之气"，古代医家对症瘕积聚认为是指腹内各个脏腑的肿瘤。

二、扶正祛邪的辨证观

现代的各种肿瘤的命名好多都来自于中医病名，在治疗方面内经提出温通化散攻消之法，其论述颇多，对治疗的认识提高到在了解内外因经常上还熟悉化学、病毒、遗传病因的中西兼容剖析，更具有临床意义，癌症作为正邪关系的结果，中医重视正气和免疫功能遗产因素，治未病目的是预防一些已知和未知的对人体的有害因素的筑健防固，使致癌因子在防御功能的相互作用下得以退让，达到正胜邪却的目的，癌症的增殖和分化也是正邪关系失调的具体表现，而调整正邪关系对癌症的分化有所补益，中医药研究者们试图从中医药找到杀灭癌细胞的药物，以诱导癌细胞的凋亡，抑制癌基因的过多表达和抑癌基因表达的通调，在辨证施治原则下来调整正邪关系，也应当说是中医治疗癌症的一种"基因治疗"，研究抗癌机理新的途径在临床上具有重要的现实意义。肿瘤的诊断是根据望闻问切四诊所收集的资料，用各种辨证的方法进行分析、归纳以辨别肿瘤的类型，在无证可辨的情况下，应当了解现代医学的诊断名称和浸润程度淋巴血道转移等情况，用以扩大辨证的内涵，如果由于放化疗所致的舌脉的变化，不是因为肿瘤本身病情发展出现脉证，辨证施治亦随之变化。

三、个体和群体治疗相结合

在治疗上，采用个体化和大众方案相结合的治疗，要充分认识西医在治疗无效或绝处逢生时请中医就治，必须与患者及其家属进行深入细致的沟通，说明中医治疗的局限性，利和弊以及预后转归等后果，切实保护医者和患者的各种权利，说明各种癌肿在各个阶段不同的治疗方法的利弊，形成一个对于本病的个体化的治疗方案，正确地使用虫类、矿物、有毒的中草药及其提取的各种制剂的临床用药，又要在使用扶正祛邪中不能延误病机，被患者及其家属误解造成不必要的纠纷，不能用对症治疗来取代辨证施治。

癌肿在发展过程中，出现癌性发热，一味追求对证而舍弃体质本身主要矛盾，每一种癌肿都要确立一个辨证体系，自始至终贯穿变化发展"观其脉证，知犯何逆，随证治之"，必要时进行中西医结合治疗，根据疾病的发展和转归及其治疗的反应，治疗的阶段，或以西医为主中医为辅，或以中医为主西医为辅，此先彼后，交替使用等治疗，以取得最好的治疗效果，最少的副作用，最佳的生存质量和生存期，直至痊愈，在中西医治疗过程中互补，把理法方药提高到一个新的高度。

四、早期发现未病先防

疾病的发生发展是有信号出现的，每个人的体内都有一个医生，不停地传递着机体活动的信息，让你知道自己的健康状况，什么时候病了，什么时候没病，当你有什么不对劲时，你的身体传递给你的、让你知道的变化是一种症状，这便是疾病的信号。疾病的发生有一个从体内到体外、从隐匿到显现、从先兆征象到临床症状的表现、从量变到质变的演变过程，而疾病的信号是这个演变过程的萌芽状态，是疾病的先兆，有如"月晕而风，础润而雨"。疾病的信号让我们警觉，了解疾病的信号、准确描述疾病的信号非常重要，因为95％的诊断都是根据一个病人对症状的描述做出的，进而做到早诊断，早治疗。对疾病信号的重视，在很大程度上决定着疾病的转归，甚至一个人一生的生存质量乃至寿命的长短。疾病的信号虽非佳音，却是宝贵的警示，它是与你终身相伴的忠实的朋友，及时地给你提醒：什么时候可以放

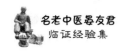

心，什么时候应该关心，什么时候该去看医生。怎样识别疾病的信号？在早期，一些报警信号会时时出现，提醒我们，有时我们却充耳不闻，熟视无睹，待到疾病降临时，一时手足无措，消极被动，而学会识别疾病的信号，则可以做到"一叶知秋"，早防、早治可事半功倍。美国一位著名医学家在他的《疾病的信号》里讲了一个有趣的故事，一位病人打电话说，早上打嗝不能停止，出大汗，没有力气，年50岁，这是心脏病发作的表现，对他进行了及时的治疗，挽救了他的生命，因为打嗝出汗是50岁心脏病发作的典型症状，说明正确识别疾病信号，预测疾病演变，把握防止治疾病的先机。

第一章　中医对肿瘤的病因病机的认识

一、肿瘤的发病

邪正关系是肿瘤病因学的基础，内因外因不内外三因是指导着肿瘤病因学的研究，引起肿瘤发生的原因有千百种，但中医认为首先是七情因素，精神思维情志的刺激太过不及导致气血、脏腑、阴阳失调，对五脏产生不同的影响，《素问》指出"怒伤肝，喜伤心，思伤脾，悲伤肺，恐伤肾"，可表现于"怒则气上，喜则气缓，悲则气消，恐则气下，惊则气乱，思则气结"，导致和加重癌肿的发生发展，而保持乐观心情舒畅，减少不良的精神刺激和过度的情绪波动，对减少和防止癌症的发生具有重要的临床意义。七情失调最常见的可以导致以下一些癌肿：

（一）乳腺癌

中医称乳岩、乳石痈，肝之经脉循行于两乳，由于忧郁暴怒致肝郁气滞，血瘀凝聚，肝脾二脏被伤，郁结化火，脾失健运，痰湿中阻，气机失调，经络痞滞，结于乳房而成，乳岩出现又可加重气滞情怀不畅。

（二）第二是食管癌和贲门癌

噎膈之证，"必以忧愁思虑，积劳积郁"，脾胃损伤，运化失调，水湿内停，痰气交阻于气食之道，郁怒而肝气损伤，气血流行不畅，积而成瘀。

224

（三）胃癌

忧思和恼怒肝脾损伤，气机不畅横逆郁滞，木旺克土，脾失健运胃失和降，饮食及痰饮瘀血搏击阻遏上逆，不通而疼痛。肝癌和腹内肿瘤，属于积聚和症瘕，由于情志不畅，喜怒无常，精神抑郁和恚怒，脉络受阻，血性不畅，气滞血瘀，气结作梗，气机逆乱，腹中气聚，攻窜胀痛，久之肝郁不解，发展成血瘀，形成结块。

（四）鼻咽癌及颈部肿瘤

鼻渊、石荣、上石疽等，由于长期的情志不遂，悲伤过度，忧思郁怒，损伤肝脾，疏泄失常，气血滞留，脾失健运，水湿内停，痰浊内生，阻滞脉络，久则气血凝聚，痰浊困结，而成肿块。

（五）骨骸的肿瘤

骨瘤、石痈，由于情志失调，脏腑功能紊乱，气血瘀阻，经络瘀滞，寒瘀气血搏击为壅为疽。

二、正气虚是发病的主要方面

正气因素，机体的正气在防止疾病的发生中占有重要的地位，由于"精气夺则虚"先天不足后天失养是发病重要基础，联系到从脏腑到全身，从五脏到脾肾，气血阴阳，五脏虚弱最终体现到正气不足，是多种癌肿产生和发展的源头，而患癌肿后这种隐匿又凶猛、证情险恶的疾病很快地进一步损伤正气，与肿瘤的发生形成因果，交替促进，从而加重病情，乳腺癌生育过多，营养缺乏，肝肾亏损，冲任失调，精血不足，肝脾失于濡养，肝失疏泄，气机郁结，运化失常，痰浊内伤，气痰形成积块。由于呕吐中虚，脾阳不振寒浊内生，阻滞中焦，脾胃升降失常，饥饱无度，胃燥太过，气滞血瘀，血液不循常道，心肝脾主血统血藏血功能严重受损，血液外溢，鼓胀、胆郁成积黄疸形成，饮食内停，胃气不下行，"胃中虚，膈上热"，"虚则太阴"，造成胃中哽噎不顺，引起噎膈胃癌，脾气虚而带脉失约，脾精不能上升而下陷，中气不足，清阳不升，肾气损伤，封藏失职，阴液滑脱，冲任失养，也是形成妇科肿瘤及子宫癌的原因之一。

三、饮食因素

饮食不节营养不当是导致疾病的重要原因，饮食不及（洁、节），饥饱失常，偏嗜，可以造成噎膈、反胃、吐血、黑便、锁肛痔、舌菌、茧唇等

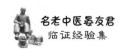

的发生。还有外感因素，自然界六淫之气，季节气候，居处环境，从肌表和口鼻进入人体，可以单独和合并使人致病，反花疮、积聚、咽喉菌、息贲、胃脘痛等，风邪热毒致病因子，侵袭人体从肌肉经络血脉渐成气滞血瘀，或蕴结成痰郁而发热，痰热与积毒、风毒相搏所为，外感寒湿损伤人体阳气，脾阳不运，水谷之精微不布，化为痰浊，阻滞气机，聚久而成积，形成肝或腹内的各种症瘕积聚肿瘤痞块，外感发热和寒邪，痰浊和痰热内生，化为热毒，咽喉痰浊凝聚，生成肿块，甚或溃烂，咽喉癌症生焉。

四、外邪侵袭

六淫外邪侵袭宣降失司，邪气留而不去，邪热郁肺，蒸液成痰，阻塞肺络，痰热瘀互结，而成肺积，外感寒邪，内克于胃，脾阳损伤，胃气不和，脘腹冷痛，寒凝气滞血瘀成块致胃癌，寒邪夹痰夹湿，日久入骨，蕴阻骨骼，聚而成痰，阻滞气机，气滞血瘀，而成骨瘤，说明外感六淫之邪，可以由表而里，损伤脏腑组织，四肢和内外，造成癌肿之病。在各种致病因子的作用下，气滞血瘀，热毒内蕴，痰湿积聚，脏腑功能失调，气血失调，经络瘀阻，是肿瘤发生的最常见的病理机制，在临床上它们是错综复杂地联系在一起，往往由气滞血瘀，脏腑气血亏损兼热毒壅盛，气虚合血瘀，气滞痰凝，虚实夹杂，多脏同病，根据每个患者的具体病情而分清主次，审因论治，对肿瘤之病的针对性才强。

第二章　肿瘤的诊断

是在中医理论指导下，对四诊所收集的资料进行辨证分析，首先是整体诊察，四诊并重，病证结合，为中医肿瘤诊断的基本特点，在四诊尤为重要者是切诊，对病人的疼痛肿块部位进行触、摸、按、压从而了解病情辨别病证，掌握好平脉、常脉、病脉、脉证的顺逆和取舍，脉与证相应者，为顺证之佳兆，若经放疗化疗手术前后而脉证一致者为顺，反之不相顺者，脉证不一致，虚证见实象，提示肿瘤复发或转移之可能，为凶险之逆证，在诊脉过程中必须辨明真假，脉证不一致，以疾病之本质为依据，四诊合参，取舍得宜，做出正确的诊断。按诊在肿瘤诊断中亦十分重要，直接触摸按压病变部位，了解病变的冷热、润燥、软硬、压痛、肿块、穴位的色泽范围、大小、与脏腑的距离等，以辨明病变的性质、硬度、疼痛的时间、移动度等，从头到足进行或有针对性地进行循证检查，肿瘤的恶病质，在四诊中特别注意诊察有关发热、疼痛、汗出、眩晕、心悸、呼吸困难、失眠、便秘、泄泻、吞咽困难、出血、二便失禁等特殊症状进行深入的探查和研究，找出疾病的本质，为施治奠定基础。

第三章　肿瘤的治疗

　　肿瘤的辨证施治，把辨证和辨病结合起来，审证求因，力求准确的诊断和最佳的治疗方案，综合评判，辨明疾病的本质，全面地分析病情，正确处理局部与整体的关系，去伪存真，抓着疾病本质，把握主次及转化，采用四辨，辨病位、病机、病性、病期的初中晚期等。

一、西医诊断为依据

　　利用现代医学的诊疗手段，了解病理学诊断，对肿瘤的瘤样、错构、迷离瘤的认识和简单分辨，对组织的增生、化生、间变、癌前期、交界瘤、原位、恶性肿瘤等的熟悉，肿瘤的形态特点，恶性肿瘤的超微结构，细胞膜的连接，细胞质核的异性等，在诊断技术上有石蜡切片、冰冻切片，细胞学的诊断，免疫组织化学诊断，DNA的分析，内窥镜的诊断，影像学诊断，肿瘤标志物诊断，蛋白质、酶学、基因、激素等的检查等对肿瘤的定性定位恶性程度等都非常确切。

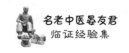
二、四诊为主导

在四诊方面，特别是舌诊，消化系统和妇科的肿瘤常在唇白内侧出现紫色斑点，呈绿豆黄豆大小，圆形或卵圆形。眼球结膜充血，以右眼明显，指甲黑紫纹者，尤其是拇食指出现者都是胃癌、食道癌，黑纹由甲根部向上发展，呈纵向易于辨认。在脉象方面在早期多表现为平、滑、沉，中晚期表现为紧、弦、涩、细、弱、牢、数、迟、短脉，重危表现结代促。在舌诊方面，肝癌线在舌两侧边缘呈紫青色，条纹状，黑斑点，青紫色舌，多见食道癌、肺癌，白腻厚苔多为食道癌、肠癌，可见胖大舌、裂纹舌等，也可见白血病，鼻咽癌，舌下的脉络粗张者，表现于消化道肿瘤。耳诊，耳郭增厚、隆起、凹陷、色泽、瘀斑等可表现为消化道、呼吸道的肿瘤。这些诊断还停留在临床研究验证肉眼观察、经验评价阶段，缺乏深入系统全面的研究，有待于进一步提高。

三、应用中医研究成果

（一）脾肾虚证对肿瘤的影响

中医的脾肾虚证研究，脾肾为先后天之本，脾肾的虚损，直接影响整体全身，证的研究，在一定程度上反映人体在生理病理状态下的客观指标，肾虚证与神经、内分泌、免疫、能量代谢、微循环、微量元素、激素水平的功能有关，在患癌症病人的血中，经过放疗化疗手术后在一定阶段出现肾虚，经扶正补肾中药的治疗，低下的淋巴细胞转化率、巨噬细胞吞噬率上升，皮质醇含量亦升高。关于脾虚的研究，主要是与自主神经系统、免疫系统、蛋白代谢、内分泌系统、消化系统、癌症的关系及其机理研究等，特别是在肝癌病人的血中cAMP明显下降，cGMP无变化，气滞时下降，湿热时上升，血瘀无变化，肺癌和脾阴虚时变化明显，肝癌脾虚湿热时抗胰蛋白酶升高，血瘀时水平低下，癌症时与肾虚变化一样。心脏的研究，心阴虚而心律增加，舌pH值增高，胆碱酯酶、血红蛋白、白细胞减少，血沉、血糖、球蛋白增高。肺的研究慢性支气管炎肺虚时，痰中坏死细胞增加，中性粒细胞减少，吞噬细胞增加，出现低钠血证、低渗透压血证，说明肺与代谢内分泌有关。对肝脏的研究，肝阳上亢与交感神经亢进，副交感神经低下，胃肠和胆道功能低下，胃肠紧张度增加，肝郁时或肝肾阴虚时白蛋白低下等。在脏象方面的研究，一个脏腑的功能包括了几个脏器的功能，一个脏器的功能可能包括分散的几个脏腑的功能目前研究很多，但比较粗浅，还不能说明证的本质，有待于进一步研究和证实。

（二）脏象理论对肿瘤的影响

中医的脏象理论是研究人体脏腑生理功能，病理变化及其脏腑间的相互关系的学说，一个脏腑的功能可以包括几个脏器的功能，一个脏器的功能可以包括几个脏腑功能，目前对脾肾本质的研究较多，肾之本质是以下丘脑、垂体—肾上腺—皮质系统和下丘脑—垂体—性腺系统月经免疫系统有重要的调节作用，而参与免疫T细胞、B细胞，巨噬细胞均来源于骨髓造血干细胞，说明免疫细胞的生成与肾有重要关系。而脾本质的研究，包括了循环、消化、造血、淋巴系统和肌肉组织，脾系统功能与下丘脑—垂体—肾上腺皮质系统，自主神经系统，甲状腺系统，能量与水电解质代谢系统，内分泌与免疫有关。肺的研究也包括了防卫功能，肺与免疫有密切的关系。在研究中医治疗肿瘤的过程中，治则也是非常重要的一方面，特别是活血化瘀对癌症所形成的气滞血瘀，人体的微循环、凝血因子，血流动力学、血液流变学的改变，活血化瘀可以改变微循环、抗血栓、增加纤溶、抑制血小板凝集、改善血液流变异常、纠正血粘度的变化、改善心功能、扩张冠状动脉、调节血流分布，改善脏腑供血，促进组织修复再生，调节免疫功能，增加蛋白，降低血脂等功能。

（三）活血化瘀对肿瘤的影响

气滞血瘀，有虚实之分，气血虚弱引起的血瘀，为气滞血瘀，如肺癌、肝癌等有虚痛窜痛胀痛变成刺痛定痛剧痛实痛，血瘀有瘀斑紫暗，疼痛如锥刺拒按，固定不移，为实证。第二个是对扶正祛邪的研究，以"养正积自消"为理论基础，阴虚之人交感神经亢进，机体内环境稳定性差，阳虚之人表现为副交感神经兴奋，机体对外来刺激的反应性差，表现为下丘脑—垂体—肾上腺皮质功能紊乱，甲状腺性腺功能紊乱，表现为T细胞、免疫蛋白、网状内皮系统吞噬功能下降，抗体形成速度减慢，阴虚内热时钠钾ATP酶活性增加，阳虚有所下降，阳虚产热不足，阴虚产热增加，癌症之阴虚多见于晚期病人，扶正固本是调节机体的平衡状态，所谓的内分泌、能力代谢、免疫、脏器功能等，温阳药在亚微结构、细胞核方面调节核内的核糖核酸和脱氧核糖核酸，纠正原有低下的蛋白质水平，使复制的蛋白质增加，从而调节能量代谢，虽然中医研究证的客观指标缺乏特异性，但有了较大的理论和科学的进展，为临床实践提供了可参考依据。

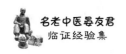
第一节　肿瘤的治疗原则

中医学是对肿瘤进行"坚者削之，结者散之，留者攻之，损者益之"的原则，当前公认的首先是健脾理气法，由于脾为后天之本，具有的运化升阳和统血，气血生化之源，《素问》"饮入于胃，游溢精气，上输于脾，脾气散精，上归于肺"为理论基础，疾病时，湿、痰、饮、水、瘀血形成痰结肿块，恶化而形成肿瘤，又血不循常道，溢于脉外，或运行不畅而出现血瘀出血，日久而痰凝气结，积而成块，结搏恶化形成肿瘤，升降失调，枢机不利，气滞血瘀，痰气血瘀结壅塞形成肿块，恶化而成肿瘤，肿瘤的生长是邪正消长的过程，恶性肿瘤的根本是脾虚，邪毒蕴结是重要因素，中医对肿瘤的治疗是健脾、益气养阴、补肾培本为其基本的治疗原则。

一、健脾补气

健脾可以治疗和预防恶性肿瘤，我们在临床中常用西洋参、黄芪、白术、薏苡仁、黄精、旱莲草、当归、半夏、柴胡、升麻、甘草、白芨、三七、贝母等为基础，治疗胃癌、肺癌、大肠癌，以调节免疫功能，抑制肿瘤生长，延长寿命5年以上，配合中西医治疗，可以减轻化疗副作用，对于恶性肿瘤有阻断和抑杀作用，复发转移的防治作用，在放疗化疗的增效和对正常组织的保护作用，以及免疫调节作用。

二、养阴益气

益气养阴法，人体的正气是重要的抗病的物质基础，而气阴是人体的生命物质，它的盛衰与五脏有着密切的关系，其理论基础是肺、脾、肝、肾之气阴之主呼吸之气，朝百脉，宣发肃降，通调水道，脾主运化水谷之精微，肝之疏泄和藏血之功能，肾是人体全身阴阳气血五脏之根本，若它们的功能失调，平衡失司，最后久必及肾，出现肾中的阴阳衰竭、水饮停聚、痰饮瘀血互结形成肿瘤的病理变化，一般预后不良。在治疗上采用益气养阴之法治疗癌症，得到对患者的免疫调节、改善恶性肿瘤等临床症状，减轻放化疗的不良反应，对于癌性发热有很好的治疗效果，临床上可以用沙参、麦冬、黄芪、太子参、蚤休、女贞子、桔梗、浙贝母、白芍、白花蛇舌草、人参、蒲公英、瓜蒌、全蝎、蜈蚣等为基础方，一个月为一疗程，轻则三个月，重则半年，可以抑瘤生长，改变癌基因的表达，直接影响癌细胞增殖的作用。

三、补肾培本

补肾培本法，对于生殖系统的肿瘤、乳腺、神经、内分泌系的各种肿瘤，具有肾虚者，人体之精气是生命活动之原动力，一旦精气流失，藏精功能障碍和丧失，先后天之精少，生命活动气血、脏腑、阴阳出现衰退，质量低劣，肺脾肾功能受到严重影响，痰湿凝聚、气滞血瘀水停、热毒饮邪互结而肿瘤生焉，在临床上可以应用首乌、枸杞子、寄生、山茱萸、淫羊藿、石斛、麦冬、玉竹、生地、山慈菇、半枝莲、肉苁蓉、补骨脂、菟丝子、鹿茸、附片、仙茅等为基础，治疗各种癌症，以增强机体的正气，使正胜邪退，以抑制病邪，稳定和缩小癌肿，减轻西医的毒副作用对骨髓的抑制及不良反应保护肝肾功能，化疗的辅助治疗，增加白细胞和免疫功能，对恶性肿瘤细胞的细胞毒的作用，对细胞程序死亡的作用，对肿瘤细胞原癌基因和抗癌基因的调控作用、对肿瘤免疫状态的多项功能作用。

四、清热解毒

清热解毒法，肿瘤的主要病因是热毒，在邪实的状态下，表现为邪毒热郁的实热证，外感六淫和脏腑功能失调，热毒内蕴，消耗津液，烁津为痰，煎熬凝聚成块，热血妄行，溢欲脉外而形成瘀血，痰瘀相结，热邪所致肝阴不足，肝阳上亢，气血升泄上逆，血行失常气滞血瘀，积聚成结，肺热熏灼失于宣肃，治节不利，燥热蕴肺，不能通调水道，津液内停，凝而成痰，病理产物相互搏击，热邪烁伤肾阴，阴不制阳，阳虚而蒸腾气化失司，水饮停聚，凝而成痰，瘀血浊液的相互搏击成块，而肿瘤成也。清热解毒治疗恶性肿瘤，是驱邪的主要方法，以半枝莲、白花蛇舌草、山楂、荔枝核、核桃树枝、冬凌草、猫爪草、贯众、蒲公英、紫花地丁、土茯苓、败酱草、大黄、露蜂房、川贝母、穿心莲、花粉、石斛等为基础治疗肿瘤，防止放化疗的毒副作用得到解毒除热，对恶性肿瘤的抑制和抗转移，对肿瘤的DNA和巨噬细胞的吞噬和抗肿瘤作用有重大的影响。

五、软坚散结

软坚散结法，是抗肿瘤有效方法之一，症瘕积聚、手术及非手术治疗，淋巴转移，周围及远处转移都可采用软坚散结之法，根据内经的温调化散理

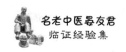

论，治疗癌肿五脏和痰瘀气滞血瘀为积，形成核结瘿瘤症积，病理产物积聚，升降出入气机受阻，累疬从生，隧道壅塞经络，肺脾肾水液不能运化，阳气不得伸展，又与寒气滞相合瘀血核块煎熬上行下流横窜，溢于募原皮里膜外，坚硬如石，肿块难以化散，在临床上我们应用以鱼腥草、半夏、蚤休、川贝母、浙贝母、败酱草、葶苈子、仙鹤草、三棱、莪术、石上柏、夏枯草、半枝莲、穿山甲、海藻、鳖甲、五灵脂、守宫、地龙、姜蚕、昆布、水蛭、石见穿等为基础，对于抗肿瘤转移，诱导癌细胞凋亡等都有重要的临床价值。

六、利湿化痰

化痰祛湿，痰湿作为病理产物，流注于机体各部，变化多端，无处不到，黏稠难绵重着凝厚，从五气从化而兼夹附着，进一步阻滞气机，脏腑功能虚衰，水液敷布失调，肺脾肾功能受到严重受损，三焦决渎气化失司，泛滥痰湿凝聚形成症瘕积聚，病理产物进一步壅阻而成癌肿，痰湿形成的癌症有脑肿瘤、甲状腺肿瘤、食管癌、肉瘤、子宫颈癌等，以化痰熄风、消痰散结、燥湿化痰，以消除肿块，改善临床症状，提高生存质量，延长生存期等都有重要的功能，我们应用以半夏、南星、山慈菇、夏枯草、穿山甲、牡蛎、海藻、海浮石、连翘、赤芍、浙贝母、三棱、黄药子、菖蒲、莪术、郁金、薏苡仁等为基础治疗各种癌症，得到抗肿瘤转移，提高免疫功能、改善微循环的血瘀高凝状态，控制血栓形成，减少组织水肿，增强药物直接杀灭癌肿治疗癌症癌前的痰湿之证，早期以邪实为主，可以有效地控制癌症的发生发展，增敏增效，防止减轻放化疗的毒副作用，从而提高人体的免疫功能。

七、活血祛瘀

活血化瘀法，由于血为气生，血不能自行，气虚寒凝，气滞血瘀，或出血性疾病，热瘀血溢脉外，瘀血形成，大病久病引起其他脏腑的病理产物积聚，脾不统血和摄血，形成瘀血又与其他病理产物积聚而致肿瘤，肺不能朝百脉，制节功能失司，聚于肺的血脉壅滞，瘀血阻而形成血瘀，成为发生肿瘤的病理产物，痰湿瘀血搏击而成肿瘤，肝又不能藏血而调节血量，疏泄的太过和不及其功能受到较大的影响，疏泄和藏血之间的平衡被破坏，从而机体的代谢受到阻滞，瘀积于脏腑各部而形成癌症。其活血化瘀之法的广泛应用，是直接祛邪之法，临床上可以应用穿山甲、山慈菇、蜂房、五灵脂、守宫、半枝莲、郁金、丹参、三棱、莪术、䗪虫、三七、八月扎、藤梨根、鳖甲、王不留行、桃仁、红花等为基础，对恶性肿瘤反突变、抗转移作用，对恶性肿瘤红细胞免疫抑制作用，得以恶性肿瘤放疗增效和对白细胞的增加，由于活血化瘀对与气血双亏的癌症转移有正相关作用，在学术界引起极大的反响，而实践证明活血化瘀药对恶性肿瘤的发展及转归是通过改善血液循环的凝固性降低血黏度，消除微循环障碍，发挥抗肿瘤转移的作用，恶性肿瘤在血瘀状态下就容易转移，正确选用活血化瘀药去抗转移，而导致恶性肿瘤血瘀是由于气虚正气不足是本质，所以使用活血化瘀之剂时应配合扶正之品，以及对痰瘀毒的综合治疗，最大限度地防止其因药物而引起的转移，达到扶正祛邪的目的。

八、泻下导滞

通腑攻下，在邪实而正气不虚者，虚而能承受攻下者，在临床上实热积滞、热盛伤津、水饮停留之证，在治疗过程中以邪去为度，不可过量，在肠腑以通为顺，在肝以疏泄通降使痰浊气滞血瘀得以去除为目的，在脾胃方面，表现在痰气瘀以升清降浊，运化通涤之法以治之，在腹部主要是肠道的泌别壅滞阻塞清浊水饮代谢紊乱，受盛化物，精微不能吸收，传导气化失司，临床上以蠲除排散温化为法，在水液代谢的调节失司，使肾与膀胱三焦水道气化排泄受阻，积聚阻滞症瘕水道，肿瘤滋生，在临床上治疗消化道梗阻性癌症，亦可在术前后出现疼痛急阻塞的可以选用大黄、芒硝、枳实、大腹皮、天龙、生地、玄参加上丹参、桃仁、水蛭、川楝子、延胡索、大腹皮、枳实等以通腑利气化瘀，通则不痛，以慢饮或肛门给药，不被胃酸所破坏，不经肝脏代谢，吸收好药效快，对癌性粘连梗阻可以直接对抗，达到标本兼顾的目的。对炎症介质的减少分泌，促进术后肠功能的恢复，并发症的发生，具有抗炎控制急癌性腹症的内毒素坏死因子的产生，对癌细胞的抑制和杀灭作用，诱导机体产生干扰素增强非特异性免疫功能，增强机体的白细胞吞噬功能。

九、攻毒除症

最后食还有一种治疗是以毒攻毒法，由于阴阳、气血、脏腑功能的失调，外感内伤等综合因素的作用，导致气滞、血瘀、痰凝、湿阻、热毒等形

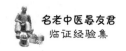

成癌肿，现代认为是各种化学物理的致癌物质蓄积在体内，应用以毒攻毒是使邪去则正安的目的，在临床上正气较旺尚赖攻伐，以天龙、全蝎、蜈蚣、斑蝥、䗪虫、露蜂房、水蛭、蟾酥、南星、半夏、鸦胆子、莪术、三菱、马钱子、喜树、狼毒、八角莲叶、毒角莲、附子、砒霜、轻粉、硇砂等，配合放化疗使用，提高白细胞计数，增加食欲，使肿瘤变形坏死，直接损伤癌细胞抑制蛋白质的合成生长分化，以毒攻毒对恶性肿瘤并发症治疗，具有镇痛而无副作用，癌性的胸腹水，抑制肿瘤的进展，具有直接杀伤癌细胞、诱导癌细胞凋亡、诱导肿瘤细胞分化等作用。

临床经验 治疗方法中补血养血之法尤为重要，可以抑癌症基因的失活和癌基因的激活而成癌症，由于外邪毒物侵袭人体，内则气血虚，由于疾病的消耗最终严重的贫血，气血虚弱病理产物积聚，是癌瘤发生的病因，肿瘤的形成又进一步加重血虚，血液是体内重要的免疫物质，它所具有的各种成分是具有免疫吞噬免疫黏附、细胞因子、补体成分，所以辅助正气就非常的重要，养正积自除，正气内存邪不可干，增强免疫功能，改善机体内环境的平衡是中医的优势。在临床是使用黄芪、当归、党参、丹参、女贞子、山茱萸、淫羊藿、人参、龟板胶、鹿角胶、阿胶等为基础，对肿瘤患者的内分泌免疫系统有极大的影响，减轻放化疗的不良反应，增强免疫活力双向调节作用，助气血生化之源，预防骨髓抑制，改善全身状况，干扰细胞周期抑制细胞生成，细胞膜的流动性，调整环核苷酸的比值，增强机体的免疫功能，促进分化和抑制肿瘤生长，提高白细胞、血小板、红细胞计数都有较好的疗效。

第二节　中医对肿瘤的特色治疗

一、辨证施治

首先是辨证施治，在早期阶段，由于癌症很小，症状体征舌脉无明显的变化，根据病变部位性质特点进行深入细致的辨证辨病，特定的部位寻找切入口，将中医治疗肿瘤的成熟方药进行干预介入治疗，在治疗过程中进行动态观察，对所表现的细微症状进行分析和探讨研究，以攻为主，还是以补为主，或攻补兼施，或中西医结合治疗等，选择一个最佳的诊疗方案。在中期阶段，症状体征逐渐表现出来，以改善症状和生存质量，特别注意改善症状而肿块仍在，放化疗介入引起证的变化。在中西医治疗时要避免对人体的第二次脏腑气血机体损伤，我们在常用的治疗方法中减毒增效，防止复发和转移。

二、辨证与辨病相结合

中医对癌肿的治疗，把形成体系和行之有效的辨证施治与对症支持治疗相结合，以中医为主，然后整体治疗，改善体征，肝肾功能不良，一时不能应用有效的西医治疗，可随证而治，活血以解毒，把血瘀、热毒作为主要病机予以治疗。在晚期的辨证，当以西医为主，中医为辅，和中医为主，西医为辅，多种治疗措施，药物非药物，药膳、辨证辨病，对证支持治疗相结合，可同时使用，临终患者以扶正为主，尽可能延长寿命、提高生命质量。

辨病治疗肿瘤，以抗癌为主，首先是活血化瘀，清热解毒，以毒攻毒，软坚散结，在治疗过程中，不可与西医抗癌药同用，易于增加毒性而影响疗效，活血化瘀掌握时机及用量，正气虚则慎用，血证则禁用，无火毒热时不要用清热之剂，易于苦寒害胃，阳气更加虚弱，对有毒之品不要盲目使用，中药的有些成品制剂，虽在临床上方便实用，但一定要弄清毒副作用，都没有被国际所公认，为了医疗的安全，做到确有针对性。在局部治疗中，调整患癌宿主整体，必要时也要对局部进行治疗，如中医药的动脉介入治疗，在B超及CT的引导下，将中药直接注入癌肿，直肠栓剂给药，保留灌肠，中药直接治疗注入癌性胸腹水，以控制胸腹水，灌注局部敷贴等都要加强观察，注意局部动态变化，以提高疗效。

第三节　中西医结合治疗癌症

在充分估计两方面优缺点有计划的综合治疗，发挥自己的优势，避免减少毒副作用复发和转移，以放化疗手术减少肿瘤的负荷杀灭癌细胞，中医能改善症状，生存质量，提高远期治疗效果。

一、手术前后调整阴阳气血

多种方法合用，中医药与手术治疗相结合，在手术前以扶正纠正阴阳气血的失衡状态，减少手术的合并症和后遗症，为肿瘤切除做准备，改善脏腑以及身体素质，中医处于次要辅助地位，而手术后应用中医加速疾病的康复，尽早地进入放化疗，改善减轻术后不良反应，容易出现气血阴阳虚，脾胃气虚的情况，常以健脾和胃，补益气血养阴等，短期或近期长期间断使用中医药，要根据具体病情而定，扶正和驱邪相结合，在长期治疗过程以补血滋

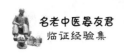
阴，清热解毒，活血化瘀，软坚散结，理气化痰，益气温阳等法进行治疗。

二、放疗减副增效

在放射治疗的过程中，副作用及后遗症较多，造成热毒过盛，阴液亏损，气血不足，脾胃失和，肝肾阴虚，宜以清热解毒，养阴生津，益气和血，健脾和胃，滋补肝肾，减轻放疗的不良反应，增加病人的耐受力，常出现口干、咽痛、鼻燥、咳嗽、胸痛、呼吸困难、脱发、月经紊乱、局部组织坏死、腹胀腹痛、腹泻、尿急等证，长期运用中药，不断地提高远期疗效，减少复发和转移，其扶正祛邪之功，起到了既杀伤肿瘤细胞，又能增强免疫，使其带瘤生存，肿瘤增殖减缓或不增殖，尤其是活血化瘀的一些如丹参、川芎、红花等改善血循环，长期服用中药，提高血液及组织内的含氧量，增进反射敏感性。

三、化疗以解毒强体

在与化疗相结合中，减轻毒副作用，保护和防止正常组织和脏器受损，提高治愈率，其全身性系统性的损伤及副作用，以中药内服、外用针灸改善症状，扶正祛邪，为下一场化疗做准备，以提高远期疗效，减少转移和复发。在与免疫治疗相结合的治疗中，进一步提高调整机体的防御功能，阻止肿瘤的扩散和转移，扶正与免疫治疗相一致，中医的免疫促进和免疫抑制的双向作用，以达到清除致病性抗原和异常免疫反应，防止疾病的发展，增强细胞活性，促进肿瘤细胞凋亡，中医与多种治疗相结合取得了较好的治疗效果，达到最优化治疗，融会贯通结合把握关键点，以提高疗效。

四、中药在治疗肿瘤过程中加入介入治疗

利用X线、CT、B超穿刺、导丝、导管使肿瘤局部的血药浓度高于其他给药途径，如中药的动脉灌肠栓塞治疗，代表的是鸦胆子油、莪术油等，肝癌的中医介入，白芨栓塞动脉血管、喜树碱、薏苡仁酯、华蟾素、斑蝥素、山豆根、丹参注射液等治疗与化学药物相似，毒副作用明显减轻，并优于化疗介入。其他肿瘤的介入，具有合并证低，癌细胞坏死，使肿瘤负荷减少，泌尿系、妇科、盆腔、直肠等肿瘤有广泛应用潜力，尤其是晚期癌症更为广泛。还有是瘤内注射中药，使肿瘤凝固、变形、坏死、缩小到切除的范围便进行手术治疗，常见于肝肺和表浅的肿瘤，是药物排泄速度减慢，维持时间

延长，在组织内产生组织效应，常用的五倍子油、莪术油、华蟾素、斑蝥素等进行瘤体注射，在单个无明显的血管分布为佳，防止播散和转移。

五、针灸

针灸治疗肿瘤，针灸刺激穴位，调和阴阳气血疏通经络，扶正祛邪，使肿瘤症状缓解，肿块稳定缩小或消失，提高机体的免疫功能，镇痛、减轻药物的毒副作用，根据针灸原理，取穴原则是整体、对症、肿瘤的临近、循经、远端、压痛点取穴。食管癌以天鼎、巨厥、上中下脘、足三里、内关，伴见呕吐配中魁，胸背疼痛配外关、后溪，梗阻配内关以强刺激。胃癌，巨厥、天枢、公孙、中脘、胃肝脾俞，脾胃虚寒者，配内廷和昆仑。肝癌配章门、期门、肝俞，呕逆配内关、膈俞，胁痛配支沟、阳陵泉，黄疸中封，尿闭配委阳、阴陵泉、中极，腹水配三阴交、水道。肺癌配中府、太渊、肺俞、膏肓俞、列缺、照海，胸痛配膻中、内关，咯血配尺泽、丰隆，盗汗配阴郄、复溜，气虚配关元、气海，背痛配天宗及压痛点。结肠癌配天枢、大横、气海、关元、大肠俞、上巨虚，便秘配阳陵泉、支沟，里急后重配上巨虚、下巨虚、承山，便血配长强、承山，肾虚腹泻配肾俞、命门。鼻咽癌配攒竹、上星、迎香、合谷，头痛配百会、太阳，耳鸣耳聋配听宫、翳风，出血配天府。

癌症在发展转归过程中所出现的各种症状者，要进行针灸干预，常见的疼痛以合谷、太冲，头痛配太阳、印堂、百会、足临泣、风池、昆仑、上星，咽喉痛配少商，肩部疼痛配肩内陵、天宗，上肢曲池、下肢阳陵泉，胸痛配内关，腹痛配足三里、关元、气海等采用强刺激。白细胞减少，足三里、曲池等以灸为主。发热以大椎、曲池、委中、少商、合谷等，发热外关、阴虚肾俞、大溪，实热十二井点刺放血。腹泻以天枢、大肠俞、上下巨虚，急性足三里，慢性关元、命门，伤食配胃俞、建里。便秘，支沟、阳陵泉、大横，气阴两虚配三阴交、照海，肝郁气滞配太冲。尿潴溜，关元、中极、归来、三阴交、阴陵泉等可以用隔附子饼灸，每日2次。失眠的以三阴交、神门、内关。呃逆的内关、足三里、水沟、扶突，亦可用耳针神门、膈肝胃腹等，食管的急性梗阻，以内关强刺激留针20分钟。可反复运针。治疗肿瘤的常用针法，围针、阿是穴、耳针、穴位注射、化脓灸等。

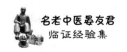

六、中医对肿瘤的外治疗法

常用的有蟾酥膏、抗癌散、五虎膏、碧玉散、珍珠散、锡类散、拔毒膏、紫金膏、紫归油等进行外用，敷于患处，或烊化贴、油润至患处。多年来在治疗肿瘤的实践中，收集了不少单验方，历史上也相传了不少有名的方子，诸如犀黄丸、小金丹、片仔黄、平消片、斑蝥素、金克槐耳、天仙胶囊、牛黄醒消丸、安宫牛黄丸、拓木糖浆等，还有一些单味的中药，如冬凌草、青黛、鸦胆子、斑蝥、黄药子、威灵仙、灵芝等实践证明，具有清热解毒、祛瘀散结、抑制肿瘤、增强免疫、败毒抗癌、破散结、攻毒蚀疮、消瘿凉血、温化寒凝、缩小瘤体、益气养血、安神止咳平喘、阻断肿瘤细胞的DNA合成，不能分裂，降低肿瘤细胞钙离子的浓度，破坏信息传递，阻断转移和扩散。

第四节　食疗

合理充足的饮食营养的供给，增强机体免疫功能，治疗和防止肿瘤发生发展，促进体质的康复，由于恶性肿瘤消耗了大量的营养物质，在药物治疗的同时进行饮食调养，药食同源，"五谷为养，五果为助，五畜为益、五菜为充，气味合而服之，以补精益气"，肿瘤患者的食物选择，首先是食之所宜忌，过咸过酸辣，味宜清淡，新鲜可口软香，少食不食腌烟熏霉变腐败的食品，农药污染添加剂附加剂等致癌物质，防止暴饮暴食，三飱不时，过快过烫，宜食多维生素、高营养、蛋白质、氨基酸的食物，植物纤维素，注意给病人辨病选食，有利于抑制肿瘤具有抗癌解毒排毒的食物，配伍调制适当的药膳，根据具体寒热虚实体质习惯的不同进行配置，手术和放化疗对人体的营养消化吸收有所影响，根据不同阶段和病证的发展过程，食疗予以辅助，消除和减轻因治疗带来的不良反应，在手术后气血亏虚、放疗后热毒炽盛，阴虚火旺，化疗后出现的消化道、心功能、免疫的损伤注意在这几方面营养食物的补充，把瓜果类、香菌类、蔬菜类、动物类、豆制品类等有机地结合起来进行调配，对保护脾胃功能，清除体内的自由基，排泄病理产物，选用防癌饮食，抑制肿瘤的发展，恢复机体的功能具有重要意义。

第四章　恶性肿瘤的预防与护理

第一节　恶性肿瘤的预防

一、治未病

中医有独特的作用，十分重视治未病，《素问》之"不治已病治未病，不治已乱治未乱"的重要的既病防变，未病先防思想，注重癌前病变的治疗，养成好的生活方式和习惯，积极治疗慢性病，长期慢性的胃脘痛、胁痛、黄疸、咳嗽、肺痿、肺胀等，调摄精神保持乐观，得到形神合一，"虚邪贼风，避之有时，恬淡虚无，真气从之，精神内守，病安从来"，使自觉精神意识思维心理状态得到自我控制、调节、锻炼形神协调的目的，正常的七情活动，是人体升降出入气机自动控制系统，但需要逐渐耐受抗压进行合理情感情绪管理，若能力低下和过于强烈的持久的外界刺激，脏腑气血阴阳内外环境压力不可抗拒将会发生疾病，气滞致癌是在扰乱神经功能，影响内分泌功能，情绪应激，在调摄精神主要是使"精神内守"，保持乐观，调和喜怒，消除忧愁，减少思虑，避免惊恐，节制自己的嗜欲，情绪不宜太过和持久，息有度，怒有节，出入有序，藏露有规，知足常乐，面对现实，不生烦恼，对人对事要宽大容忍仁爱，道法自然，劳逸结合。

二、四季调养

春夏养阳，秋冬养阴，使"真气从之"，乐观的人生态度，天人相应，顺其自然。劳逸结合起居有常，过度的劳逸，损伤正气，精气内耗，日久成瘀，气血失调，阴阳不和，气滞血瘀，津枯痰结，运动、失眠和休息保持气血畅通，肌肉强健，耳目聪明，精气神可结精生养气，生气化神，神以固精，精足气盛，神旺。《素问》指出"法于阴阳，和于术数，饮食有节，起居有常，不妄作劳，故能与神俱，而尽终其天年，度百岁乃去。"注意体劳

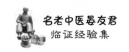

适度，量力而行，不过无度的娱乐活动，心力不可过度，不宜过度地最求名利，房劳不可过度，应以成天性沉溺于生活为戒，特别是酒后及饱餐后的性生活不可取，积极的休息，不可过逸，长期的消极安逸，气血迟缓，降低活力，脏腑功能低下，久坐、久卧长期的脑力劳动，气机不畅，心血瘀阻，养成有规律、有节奏的生活习惯，起床、睡觉、锻炼、用餐定时，保持良好的睡眠，不宜失眠太长，造成中枢负担过重，而不利于健康。

三、生活调养

戒烟限酒饮食有节，烟酒是影响健康发生肿瘤的重要方面，世界性的公害，卷烟中的有毒有害致癌的物质早就被医学家所高度重视，酒精的中毒可以引起口腔、食管、肝胃、肺等肿瘤，所以普遍戒除烟酒利于健康和疾病的控制治疗。饮食不及和饮食不洁饮食不节，都可导致肿瘤的发生，不洁的饮食，含有添加剂的食品，腌腊制品，木炭烧烤的肉制品，香烟的多环芳香碳氢化合物，快餐甜点色素的饮料糖果等，进食不宜过热快，过度地摄入营养物易引起肿瘤，高脂肪对增加激素水平造成乳腺癌、结肠癌、前列腺癌、子宫内膜癌的发生可能性。

四、平衡饮食

合理的膳食搭配及良好的饮食习惯，包括了果豆禽谷蔬菜的有机搭配，摄入各种多的维生素，控制脂肪的摄入，控制蛋白质的摄入，多食奶制品鱼类豆类等，严谨食变质霉变的果仁，清除外因，趋利避害，化学因素，汽车尾气、燃煤、原油、大气工业污染、气雾、橡胶燃料等，在物理方面，电离辐射、紫外线照射、核素、长期的X射线作业等，在生物方面，病毒、细菌、寄生虫、黄曲霉素等对人体的致癌作用，同时要周期发现周期治疗，防微杜渐，形成二级预防，将肿瘤消灭于萌芽。

第二节　肿瘤患者的中医护理

一、以辨证施护为原则

在整体观念的指导下，人与自然、与社会环境、形体与神的统一，采用辨证施护，因地因人因时以扶正祛邪，护病求本，防止肿瘤康复强身，首先是病情观察与护理，我们常常针对出现的疼痛、腹胀、食欲不振、恶心呕吐、便血尿血、排便受阻、昏厥和虚脱、神志不清诸证的并发，定期观察生命体征、对长期卧床的护理、口腔及皮肤护理，翻身拍背、皮肤干燥、勤换内衣以及肛周及尿道护理等。

二、因病而宜

对于疼痛患者所表现的性质、部位、时间、程度、足量应用"三阶梯"用药，呼吸困难者的癌性胸腹水，要定时抽胸水，了解肺部的换气功能，保持呼吸道畅通，晚期癌症的转移出现腹水，观察出入量，低脂和低盐饮食，出现血证者，口腔宜清洁呼吸道畅通，禁食，备血抢救休克，防止窒息，出现肠道梗阻者，少量的中药汤剂口服和肛门给药，保留灌肠时间宜长，使药物充分作用于肠道，而浮肿者，以抬高肢体，饮食低盐，皮肤清洁，肝昏迷者，以优质低蛋白饮食，及时使用保肝醒脑的中西药。

三、辨别疾病的分型

肿瘤在护理中常见的类型，有肝郁气滞、气滞血瘀、湿热蕴结、脾胃气虚、脾虚湿阻、阴虚内热、气阴两虚、阴阳两虚、气虚两虚、脾肾阳虚等。在生活护理方面，对于环境温度通风照明，湿度光线色度，根据辨证的类型安排，阴虚病人宜凉爽通风，光线稍暗，色调淡雅，温度较低的居室，使患者有良好的起居卫生习惯，充分地休息，定时排便，按时进餐，适当地活动，切实做到个人卫生，皮肤、头发、口腔、五送一剪等，在情志的护理方面，进行语言开导、通和情志，环境怡愉、音律陶冶情志，将情志郁结、情志焦虑、悲观忧郁、易怒急躁予以化解，娱乐调节情志，对于因脾胃气虚、脾虚湿阻、肝郁气滞气滞血瘀、气阴两虚阴虚内动等保持平静的情绪，防止五志过极而影响康复，采用积极的工疗活动，以增强身体健康，提高身体素质，转化患者的注意力，使生活充满信心，从生克制化的五行对情志加以调节。《素问》指出"忧胜怒、恐胜喜、喜胜忧、怒胜思、思胜恐"，与原有的致病情志相对应，加强强度效应，以疏导和劝慰转化情志，肿瘤的情志反应是初起是否认紧张恐惧，中期是焦虑抑郁，后期悲观失望，找出患者心理状态的内在联系规律与特征，以真诚坦率的言行排忧解难，热情亲切的态度进行交谈，文雅举止稳重娴熟操作取得信任，减轻心理负担，树立战胜疾病的信心。

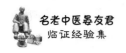

四、药食护理

饮食的护理、医食同源，利用四性五味，合理配伍防病治病，以中医理论为指导进行食疗，达到治疗滋补给养的目的，根据不同证候需要调配饮食营养，脾虚而食滞的调理脾胃诱发食欲，在辨证施膳的过程中，根据临床施以不同的食物，气肝胃不和、脾虚痰湿、脾胃虚寒、瘀毒内阻、胃阴虚、气血亏虚、脾肾阳虚、肝肾阴虚、阴虚内热、气滞血瘀的不同情况进行因人、因时、因地施食，春天疏肝养血，柔肝护肝，以辛甘温的葱、姜、枣、花生、竹笋、花菜、青椒等蔬菜，菊花、枸杞以煎汤代茶，在夏季，以清热化湿，清心补脾，宜鳝鱼、甲鱼、兔肉，解暑热，滋阴潜阳，以冬瓜、丝瓜、番茄、绿豆、西瓜等，以银花、菊花、竹叶、薄荷、合香、佩兰煎汤代茶，秋季饮食需清热润燥，养阴润燥肺，食虾、蟹、鹅、鸭、百合、山慈菇、石榴、苹果、梨、蜂蜜、银耳、莲藕、萝卜等，可用芦根、荸荠煎汤代茶，冬季的饮食，以温补脾肾，补益肝肾之阴，羊牛肉、海参、胡桃、桂圆肉、芝麻、栗子、白果以滋补肾阴。抗癌的蔬菜有八类，首先是无花果、山慈菇、蒜苗、芦笋、薏苡仁、卷心菜、葫芦卜、猴头菇、海带、香蕉，二是益气养血的有鸡鹅、银耳、黑木耳等，活血化瘀类的有香菇、海蜇、茄子、赤豆、豇豆等，清热解毒的有芹菜、丝瓜、绿豆、百合、黄花菜等，养阴生津的有芦根、燕窝、鸭蛋、菠萝、葡萄、杏仁等，温中和胃，胡萝卜、山药、大豆、莲子、大枣、四季豆、橘子、柚子等，软坚散结，海带、山慈菇等。

五、中药煎服法

肿瘤的用药方面，中草药煎药容器以瓦罐为宜，先泡1小时为宜，水面宜一横指，一般为三沸，头气二味三位，三汁同煎为200毫升，分六次或九次服用，攻煎发汗药物以急火敞煎，补宜调和宜微煎宜焐煎，贝壳类久熬解毒的药物先煎，胶类宜烊化，质轻的药物去沫。漂浮花之品宜包煎，贵重药品宜冲服，化疗的药品有急性、亚急性、慢性毒性之分，易于出现脉管炎以大黄粉外敷，骨髓抑制宜中药的空气消毒，艾叶、合香煎水喷雾，胃肠道反应，生姜汁2—3滴于舌下，王不留行耳针埋粒，拔罐等。

六、护理好肝肾

肝肾毒的护理，注意保肝肾，滴注部位的感染处理，放射治疗要保护好标记，加强营养，适当活动，免疫治疗后，对于发热乏力要进行适当的营养食疗，以改善其副作用的发生。要注意肿瘤病人的健康教育和康复指导，参加社会活动，制定个体化的方案，早期锻炼，心理逐渐康复，积极关注癌性的疼痛，重视适当的运动，阴疽、恶疮、毒瘤，仍以调整阴阳补偏救弊，可以采取气功、太极拳、推拿、按摩、拔罐等。做好癌症病人最终面临死亡的关怀，把握好否认期、愤怒期、协议期、抑郁期，最后接受死亡期，在基础护理方面，用品干燥、清洁、舒适，揩身翻身、面容衣帽整洁，口腔和免疫力的护理等。

七、利用中医药的科技成果

现代中医对肿瘤的研究，在临床研究上包括了预防普查，调查研究宣传教育工作，戒烟酒、改善湿地，饮食卫生等，在诊断方面，首先调查定性，提出第五诊辨证论治，出现了脾虚、气虚、阴虚、湿滞、气滞、湿热的症状和体征在舌脉的反应，成了论治的基础，特别是肾虚、脾虚和血虚、血瘀方面与病理诊断相结合，使四诊有了发展。在治疗方面的研究，在长期的临床实践中，形成了患者的标准，疗效判定的国内的标准，从同情仁心、仁爱出发，以患者志愿随机后进行统计学处理。临床治疗中医药的多样化，包括了针灸推拿外治、中药剂型的改革等，建立了某些辨证论治体系，围绕着体质因素、居处、舌脉结合西医的实验室、影像学、病理诊断等进行辨证施治，如肝癌的整个发展过程和病因病机，脾虚就是肝癌的本质，同时涉及气血湿热等进行辨证治疗，然后进行对症治疗，按照WHO三级对症止痛，首先采用中医辨证加对症治疗，中药方剂实验研究，筛选有效的方药，提取有效成分，进行临床应用，特是抗癌药物的药理研究，抗突变、抗启动、抗促进、促凋亡、抗转移、提高免疫功能、增加白细胞、改善器官功能、提高化疗敏感性等，在辨证施治体系方面进行研究。

八、结合"证、症、病"进行护理

对先患癌后有证，癌前因体质因素接触化学物理物质而成癌，癌症并存，治疗癌会引起证的变化，动物模型用大黄造成泄泻形成脾虚，移植肿瘤，诱发癌症，形成证和癌的同时存在，用补气药进行治疗，出现了对宿主的影响，免疫功能的恢复，血粘度的影响从而对辨证规律的反证，应用其他如清热解毒、活血化瘀等，不按辨证施治规律进行治疗给药的，结果形成宿

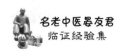

主的恶化，肿瘤的进一步发展，生存期缩短，肿瘤的发生是可以预防的，在实验中诱发肝癌时的阻断，对甲胎蛋白、雌激素诱发肝癌、对肿瘤本身的作用、宿主移植肿瘤后逐渐增大，对肿瘤细胞周期、端粒酶的影响、肿瘤细胞凋亡的调控、对癌基因和抑癌基因的调控以及对肿瘤转移的研究。

九、一贯地补气健脾强体

中西医结合治疗应用健脾类药物与放疗化疗相结合以增加疗效，控制肿瘤，生存期延长，使NK细胞活性恢复，具有的解毒增效，可以逆转耐药，对肿瘤的增殖、分化、死亡、转移、免疫脏器功能、有广泛的调节作用，辨证施治用于肿瘤的治疗，可以抑制癌细胞的增殖，调控肿瘤的分化，促进凋亡，使癌基因表达下调，抑癌基因上调，调控肿瘤细胞的转移等方面都具有广泛的治疗作用，这些功能是在辨证施治原则下的健脾益气而达到的。中医治疗需要建立肿瘤证的标准，辨证论治规律和体系，整体和局部相结合的治疗方法，特别是肝癌中药血管介入，癌性胸腹水局部治疗，直肠癌的灌肠治疗，膀胱癌的中药局部治疗，肺癌的吸入治疗，不断地提高疗效，肿瘤的转移与血粘度有关，所以采用活性化瘀，预防转移，而某些活性化瘀药促进转移的作用，中医的通则不痛，不通则痛的理论，重视塞因塞用，癌细胞脱落转移到达靶器官，形成栓塞诱生新血管时应用，能起到栓塞的作用，两种治法在不同的阶段，故宜痛塞结合进行治疗，到达不同的临床效果。

第五章　肿瘤常见症状的中医诊疗

第一节　发热

主要症状　发热是恶性肿瘤中晚期常见的症状，以内伤发热低热为主，反复发作，缠绵难愈，不规则的周期性发热，在肿瘤的坏死组织代谢产物的热源释放的前列腺素产生的非特异性炎证，以继发感染，其病因病机是正虚瘀热，毒邪炎盛，阴阳失调，痰瘀湿阻，毒邪化热，出现湿热。实热、血热、虚热、阴虚发热等，可见恶寒发热、低热、高热持续发热、壮热、潮热、夜间发热，舌质和苔黄腻，脉细数等为主要临床表现。

基本病机 由于邪热的消灼其基本病机出现虚劳发热，肝郁发热，阴精亏虚，气滞血瘀，内湿停聚等，正气不足而发热的是久病失调中气不足，阴虚火旺，营卫不和等。

治疗原则及方药 以甘温除热，升举阳气，首先李东垣的补中益气汤加味，以红参、桂枝、白芍等，阴虚发热者，阴阳失调，阴液亏虚，阴虚生内热，除骨蒸退虚热，滋阴清热，以秦艽鳖甲汤加全皮、牛膝，入络搜邪，清热透络，引邪外出，伏阴之邪，血中之热可解，瘀血发热，肿瘤阻遏经络，气虚血瘀加重，瘀血不化，久而生热，活血化瘀，凉血解毒，可用血府逐瘀汤，养血化瘀，行气和血舒肝，使药力上行下达病所，湿热发郁，痰湿中阻，热为湿遏，湿邪不去郁而发热，以宣畅三焦，清热利湿为主，可以蒿芩清胆汤三仁汤加减，透解少阳邪热，清泄胆腑，清化热痰，宣通肺气芳香化湿，行气宽中，宽胸降逆，利湿清热，热毒炽盛者，毒热壅滞于脏腑，热盛伤津，迫津外出，以清热泻火，用黄连解毒汤，泻三焦之火，导热下行，达到热出脉静的目的。也可用竹叶石膏汤为基础进行加减化裁。

临床经验 治疗各种癌性发热，热毒深重者以羚羊角、玄参、生地、竹叶、黄连、银花、丹参、连翘、赤芍、地骨皮、知母等为基础进行治疗热毒内伏营血之证，气阴两虚者，加西洋参、麦冬、青蒿、白花蛇舌草等，栀子豉汤加地骨皮、柴胡、白薇、绞股蓝、天冬、土茯苓、大黄、生地、鳖甲、三清叶、山慈菇等，金牛煎一贯煎亦可选用，中西医在治疗癌性发热方面取得了长足的进展，可用抗生素配羚羊角、青蒿鳖甲汤配萘普生、中医辨证配消炎痛、小柴胡汤配参附注射液等都能有效地控制癌性发热，由于肿瘤组织的压迫，阻塞器官和腔道，引流不畅继发感染，所以必要时进行中西医结合治疗。

第二节　疼痛

主要症状 癌肿局部及周围疼痛如锥刺或红肿，可在饥饿寒冷情绪波动时反复发作，根据肿瘤的脏器和转移部位牵及沿神经分布部位或末端疼痛，或患侧或对侧沿经络走向的部位疼痛，轻则呻吟忍受，重则辗转难忍而躁扰

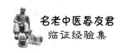

不宁，夜卧不安，舌质淡有瘀斑点，脉虚芤涩。在临床上中医可分轻中重，现代医学分为一二三级。

基本病机　恶性肿瘤的病理变化所产生的郁滞、冲逆、瘀结而不通则痛，经络闭塞、营卫凝滞、气滞血瘀，由于气滞血瘀痰凝，邪毒客里，湿热蕴结，脾肾亏虚等可致疼痛加重，肿瘤局部浸润、压迫和代谢产物刺激所产生。

治疗原则及方药　属于气虚性是邪毒耗伤正气，益气健脾，香砂六君子汤加乳香、没药以止痛，以燥湿健脾，培补元气，甘淡渗湿，行气活血止痛。气滞而脉络不通，攻窜疼痛，游走不定，以疏肝理气，可用柴胡疏肝散升清柔肝敛阴，行气和血止痛。气滞成痞久瘀成症，刺痛拒按，血瘀成块，以活血化瘀，少腹逐瘀汤合失笑散，以通利血脉，祛瘀止痛。痰浊之证，气机不利，脾失健运，清阳不升，当以化痰以止痛，用二陈汤加味，南星、白芥子、竹茹、川芎等，燥湿化痰，理气渗湿，降逆化饮，行血中之气以止痛。郁热之证，由于气机阻滞，痰浊内停灼热疼痛，热盛而伤津，以清热化瘀，除虚热，可用越曲丸加丹皮、石膏、知母、柴胡、青蒿、五灵脂等，泻火解毒，清热而不伤阴。止癌痛还可用全蝎、蜈蚣、白花蛇、硇砂、水蛭、薏苡仁、泽漆、延胡索、乳香、没药、附片、黄芪、熟地、枣皮等为末，装入胶囊，次3粒，日三次，一月为一疗程，治疗多种癌肿疼痛，亦可以用当归四逆汤为基础加减治疗癌性疼痛，阳和汤为基础加减治疗骨转移癌疼痛。

临床经验　癌性疼痛是根据病情的程度而逐渐加重的，对于中晚期癌痛以延胡索、三七、黄药子、丹参、蚤休、山慈菇、五灵脂、千里光为基础进行治疗，还可以用川乌、草乌、七叶一枝花、红花、莪术、冰片、薄荷脑、蟾酥等摊膏外敷局部，治疗各种癌痛，或用三七、麝香、大蒜、黄药子、冰片、甘遂、马钱子、独角莲、姜黄、血竭、洋金花、细辛等煎成药液进行喷雾患处，每日四次，七日为一疗程，治疗各种癌痛。仍可用马钱子、二乌、细辛、蟾酥、血竭、白芷、南星、红娘子、九香虫、雄黄、白酒、蜂蜜、五倍子、穿山甲、麻油等为末，成布袋中加热外敷，治疗中晚期癌痛。世界卫生组织的"三阶梯"镇痛疗法，其产生的副作用大，耐药和成瘾性增加，使用中药后逐渐减少镇痛药物，尽量保存机体神经敏感反应性，达到增效止痛的目的。

中西医结合治疗癌痛，中药在电针刺配合局部浸泡患处，口服药配合针灸，西医止痛，说明中药有升高痛阈，降低机体对不良刺激反应程度的作用，改变精神内环境的延缓，减轻疼痛的发生，改善组织缺氧，增加血氧灌注，改善血循环，防止血液的高凝状态及瘤栓形成，在遵循按阶梯给药、口服、按时、个体化、最佳疗效副作用最小的原则，中药应尽早介入，对因治疗。

第三节　消化道症状

主要症状　恶性肿瘤吞咽梗阻和噎膈便秘不通出现消化道阻塞，特别是食道癌为食入即吐，轻则早食暮吐，暮食朝吐，而流质可入呕吐反胃原物，重则汤水难下，是由于肿瘤侵占肠道管控，肠腔食管被肿瘤所阻，而呕吐反胃，便结梗阻，甚则呕吐粪便，腹部胀满如鼓和青筋暴怒，不能矢气，舌质红无苔，脉细涩。

基本病机　素体不足，饮食不及，痰湿凝聚，气滞血瘀，脏腑功能失调，毒瘤梗阻，以虚为本，虚实夹杂，气机隔断，由于严重不能饮食和排便，影响患者的生活质量，生命体征同时受到威胁，根据梗阻部位，症块的形成，有邪毒和正虚，正气虚弱是肿瘤发生的先决条件，即"壮人无积，虚则有之"，素体不足，饮食不节，痰湿凝聚，气滞血瘀等为主要病机。

治疗原则及方药　遵循《内经》温、化、散、消、攻、补之原则。

一、噎膈

（一）从噎膈的情况看，以本虚标实，痰气交阻，肝郁气滞，脾失健运，痰湿内生，气结而津不上承，痰热暗耗津液，以理气开郁，化痰润燥，当以丹参、砂仁、贝母、茯苓、荷叶、郁金、金沸草、刘寄奴等为基础，宣发胃气，健脾和胃，养血活血。瘀血内结，毒瘤蓄瘀，饮食难下，血脉不通，以滋阴养血，破血行瘀，用桃仁、红花、生地、熟地、当归、甘草、升麻、三七、穿山甲、急性子、海蛤壳、半夏、瓜蒌等以化痰止呕，祛瘀通络。

（二）津亏热极，痰瘀成瘤，食管失润，胃津耗竭，化源告竭，入而复出，阴虚内热，大肠失润，滋阴养血，润燥生津，以北沙参、麦冬、天冬、花粉、扁豆、桑叶、玉竹、甘草、黄连、麻仁、芦根、竹茹、大黄等为基础；清热除烦，和胃止呕，清胃泄热，增水行舟，润肠通便，泄热存阴。气虚阳微，正不胜邪，脾胃阳气虚弱，肾气不足，以温补脾肾，用黄芪、丹

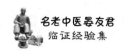

参、党参、白芍、砂仁、白术、茯苓、甘草、陈皮、半夏、大枣、附片、熟地、山药、石斛等为基础，理气化痰，温中降逆，阴中求阳，滋养胃阴。

二、呕吐反胃

（一）恶性肿瘤出现的反胃，朝食暮吐，暮食朝吐，食以即吐，多为幽门肿瘤梗阻，是由于脾胃虚寒，运化无力，痰瘀内阻，胃失和降，积滞反胃，清阳不升，脾阳不足，谷物不化，以温中健脾，和胃降逆，方用丁香、人参、白芍、白术、炙甘草、砂仁、豆蔻、神曲、麦芽、木香、香附、旋覆花、代赭石等为基础。痰气交阻，清阳不升，浊阴不降，胃脘梗阻，水谷不化，以解郁化痰，方用青皮、陈皮、香附、木香、砂仁、豆蔻、甘草、半夏、南星、莱菔子、瓜蒌、厚朴、枳实等以破气化滞，醒脾和胃，祛痰降逆，消积导滞。寒饮内停，胃气阻膈，脾阳虚弱，津液不能上承，阴寒内盛，以通阳化阴，方用茯苓、白芍、白术、泽泻、桂枝、生姜、甘草、吴茱萸、达到健脾利湿，温中散寒，化痰调中，和胃降逆的目的。胃中积热，中焦热盛，伤阴却液，虚火上炎，清胃泄热，消积降逆，以大黄、枳实、黄连、黄芩、陈皮、半夏、茯苓、泽泻、白术、山楂、神曲、降香，攻积清胃存阴，行气散痞，清热燥湿，消食而除烦。痰瘀内积。

（二）气滞血瘀，痰瘀阻塞胃腑，胃络血运不畅，以祛瘀涤痰，行气降逆，方用牛膝、当归、川芎、生地、赤芍、桃仁、红花、柴胡、枳壳、桔梗、甘草、延胡索、沉香、丹参、三七、黄连、南星、竹茹等为基础，活血化瘀养血，行气活血舒肝，升降气机，化痰开结。气阴两虚，脾虚日久，脾胃升降失司，阴虚内热，上扰心神，以益气养阴，和胃降逆，方用北沙参、麦冬、半夏、甘草、石斛、花粉、玄参、火麻仁、郁李仁等为基础，以甘寒养胃，润燥育阴，清泻虚火。

三、便秘

恶性肿瘤引起的便秘，肠道梗阻，有热气虚冷之不同，毒瘤壅塞肠腑，本虚标实，早期诊断和治疗，防止疾病发展成"关格"的危急重证，属于腑实热结，肠道失于濡润，热移于膀胱，燥屎内结，腑气不通，症块梗阻，浊阴不降，以泄热通腑，以大黄、厚朴、枳实、芒硝、木香、槟榔、桃仁、火麻仁、郁李仁、石膏、知母、麦冬、玄参、白芍，以急下存阴，润肠通便，理气止痛，养阴和营，增液行舟。寒结肠道，脾肾阳虚，恶气成覃，腑道受阻，阴寒内盛，痞塞不通，温煦无权，寒凝血脉，以温阳散寒通腑，以大黄、附子、干姜、细辛、半夏、白芍、甘草、肉桂、木香、当归、肉苁蓉等为基础，温阳散寒，泻下通便，降逆化浊，温肾通阳开秘，辛润理气止痛。血瘀肠道，传导失司，正气不足，气机不畅，瘀积成块，腑实不行，浊气反逆，扰乱胃气，气滞血瘀，祛瘀通腑，方用桃仁、红花、大黄、桂枝、当归、芒硝、枳实、厚朴、赤芍、干姜、小茴香、延胡索、乳香、没药等为基础，以破血泄热，养血活血通脉，泻下软坚，化积止呕，益气和中，缓急止痛。

临床经验总结 以上胃反、噎膈、便秘之恶性肿瘤，亦可用半夏、陈皮、旋覆花、代赭石、茯苓、枇杷叶、瓦楞子、吴茱萸、黄连、刺猬皮、瓜蒌、白芍、甘草、桔梗、紫菀等为基础治疗胃反，以木香、山奈、柯子、寒水石、五灵脂、蒲黄、姜黄、枳实、山楂、桃仁、佛手、泽泻、甘草、大黄为基础治疗噎膈之证，以大黄、芒硝、银花、番泻叶、赤芍、桃仁、莱菔子、败酱草等进行胃肠减压后再注入中药，对晚期癌症不完全行梗阻，寒湿气滞，内结中腑者，至大便排出稀便为止。为去除病因，采用非手术姑息治疗有不能耐受手术治疗的，可采用微波气囊、记忆合金支架、动脉内灌注支架安置十二指肠肿瘤治疗，延长晚期恶性肿瘤患者的生存时间，对下消化道梗阻，即要胃肠减压，禁食，防止感染，解除梗阻，恢复肠道功能，中医治疗，可以大黄、芒硝、厚朴、枳壳、赤芍、莱菔子、桃仁，水煎胃管注入，同时配合支架微波治疗梗阻，改善症状，延长生命。

第四节　贫血

主要症状 中医的血虚、萎黄、血枯、虚劳、血痹的范围，眼角膜、指甲、口唇均无血色，舌质淡苔薄白少，脉虚弱。由于肿瘤长期的消耗，影响了造血系统的功能，出现急性或慢性出血，放化疗可以抑制骨髓造血功能。

基本病机 以健脾补气，养血滋补肝肾，有先天禀赋，饮食不节、劳倦内伤、病久虚弱造成脾胃生化之源不足，气血两亏，肝肾阴虚而病久难愈，脾肾极虚，五脏虚损，脾气虚者，中气不足，脾不能胃行其津液，升降失司。

治疗原则及方药 根据《内经》"虚则补之，损者益之，劳者温之，形不足者温之以气，精不足者补之以味"的原则以健脾和胃，益气养血，可用香砂六君子汤消滞燥湿行气和中。气血虚弱，肺脾气虚鼓动无力，血不养心，脉络失养，以补益气血，健运脾胃，用八珍汤为主进行加减，行气健

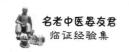

脾，气血双补。脾肾阳虚，脾阳不振，中气虚寒，以温补脾肾，以附片、鹿角胶、菟丝子、杜仲、桂枝、白芍、甘草、黄芪，甘温升阳补虚，填精补肾，温补脾肾。肝肾阴虚者，水不涵木，肝阳上亢，痰热内扰，心神不宁，筋脉失养，津液亏虚，阴虚内热，以滋补肝肾，养阴清热，方用熟地、黄精、女真、旱莲草、当归、枣皮、党参、枣仁、青蒿、地骨皮、丹皮、赤芍等为基础，滋阴养血，清热凉血，益气养肝。还可以用首乌、桂枝、甘草、代赭石、五味子、乌梅、人参、白芍、绿豆、猪肝、绿矾、硝石等，用于缺铁性贫血，再生障碍性贫血，亦可用人参、枸杞、阿胶、龟板胶、鹿角胶、熟地、山药、白芍、大枣、冬虫夏草、女真、鸡血藤、淫羊藿、黄芪、菟丝子、巴戟天、仙鹤草等，水煎服，两日一剂，治疗各种贫血。

临床经验 贫血是长期癌性和抗癌药物损害造成气血虚衰，脾胃损伤，化源不足，中西医在治疗贫血的方法较多，首先要去除病因，感染或药物所致者，适当停药控制感染，有效地控制疾病防止骨髓浸润，中医治疗贫血是通过补益脾肾，肾主骨生髓的生理病理理论基础得以实现的，将补血药物同滋阴结合治疗，如归脾汤、归芍地黄丸、左右归饮或丸、补中益气汤，虚而及肾的用大菟丝子丸，虚而兼瘀者，血府逐瘀汤、桃红四物汤，很多中药能刺激造血功能，使红细胞、血红蛋白升高，诸如人参、阿胶、鹿茸、熟地、首乌、当归、肉苁蓉、巴戟天、补骨脂、菟丝子、旱莲草、附片、肉桂、黄芪、枸杞、龙眼肉、鸡血藤等，以气血两补，温补下元，生精益血的作用，与西医病因治疗有本质的不同。

第五节　水肿

主要症状 全身浮肿，按之凹陷不起，或由下肢开始向下腹部，肚脐上腹部，颜面、眼睑浮肿，伴见心悸、心累心跳，烦躁，呼吸困难，气短懒言，心慌，胃脘痛胀满，嗳气不舒，舌质淡，苔薄白，脉浮数。恶性肿瘤引起的水肿，仍然分阴阳，全身性和局部性，在恶性肿瘤后期，严重的营养不良，恶液质，低蛋白血证，血浆胶体渗透压降低，心肝肾功能受损，血液循环水液代谢障碍，淋巴管血管受压而回流，凹陷性粘液性水肿，须望切可以诊得。

基本病机 中医认为水肿由风邪外袭、湿毒浸渍、湿热壅、脾胃虚弱、肾气不足，属于本虚标实，虚实兼夹，初起以阳水为主，日久而肾阳虚弱，成为阴水，涉及肺脾肾，肾为主，肺为标，脾为制水之脏，三焦气化失司，水液代谢障碍，在上者为阳实热，下者为阴虚寒，阳水日久失治可以转化才阴水，阴水复感外邪可以变为阳水。

治疗原则及方药　以发汗利尿攻逐祛瘀降浊等法，恶性肿瘤的根本在于抗肿瘤，病根不除，水肿难消。在临床上为难治之证，经久而反复，以地肤子、蝉蜕、杏仁、车前子、益母草、丹参、红花、赤芍、白茅根、大蓟、商陆、椒目、防己、附片、冬虫夏草为基础进行加减，阳水加桂枝、细辛、麻黄，散寒发表而消肿，阴水加猪苓、茯苓、阿胶以育阴利水，或以白牵牛、绿豆、花生、仙人掌、龙葵、半边脸、鲤鱼、胡椒等煎汤炖食汤吃鱼，或以北沙参、猪苓、茯苓、薏苡仁、白花蛇舌草、麦冬、生地、苍耳子、丹参、赤芍、辛夷花、三七、仙鹤草、路路通、地龙等水煎服，日三次，次120毫升，或以二胡、二活、二防、麻黄、细辛、生姜等煎汤外洗局部，对于鼻咽癌、胸腹水、乳腺癌术后，以及各种恶行肿瘤的晚期水肿等。

临床经验总结　癌性水肿，本质是虚，水湿充斥为标，重点的温化、通利、补气促运，西医认为恶性肿瘤可以表现为肝源性、心源性、肾源性水肿、营养不良性水肿等，中医对营养不良的水肿应以大剂量应用补中益气汤、归脾汤、参苓白术散、以健脾益气，利湿消肿，配合西医中效利尿剂，补充电解质。心肝肾源性水肿，以育阴利水的大剂量猪苓汤五苓散配合西医之利尿剂，纠正心衰，肾脏透析等，上腔静脉综合征，以宣肺利水，越婢加术汤、防己黄芪汤、清金化痰汤、千金苇茎汤以较大剂量应用，配合利尿限盐、激素、放化疗等治疗，结合内外科手段，利水消肿，缓解症状，提高生存质量，延长生命。

第六节　呕吐

主要症状　恶性肿瘤的并发症在消化道癌症出现较多，早期出现易饱感，呕吐的发生与肿瘤大小及部位有关，轻则呕吐食物残渣，重则食入即吐，不能进食，舌质淡，苔薄黄，脉细弱。呕吐还与头痛的轻重颅内压增高以及放化疗药物有关。

基本病机　放化疗及肿瘤压迫，肝胃不和，胃失和降，气逆于上，由于外邪犯胃，饮食不节，情志失调，脾胃虚弱，在临床有虚实之分，邪气所干，胃虚不降，实则急而短，虚则长而慢，属于胃热的，实火内盛，耗伤津

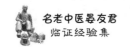

液，升降失常，气机阻滞，浊邪不化。

治疗原则及方药　清热泻火，滋阴养胃，方用黄芩、黄连、黄柏、栀子、生地、竹叶、当归、白芍、甘草、大黄、丹皮、玄参等为基础，以泻三焦之火，清利三焦之邪毒，凉血清热，苦寒泻下，胃郁结滞，腑气不通，胃气不降，浊气不行，以行气通腑，消积导滞，方用当归、牛膝、白术、黄芪、枳实、厚朴、莱菔子、大腹皮、山药、独活、防风、木香、大黄、郁李仁、火麻仁等为基础，得到推陈致新，畅顺腑气，养阴润燥，增水行舟，开泄导气，散寒暖肠的作用，而瘀毒反胃，是脾虚气滞，宿食不化，瘀血内阻，以养胃补气，活血祛瘀，用合香、枇杷叶、三菱、莪术、郁金、延胡索、五灵脂、细辛、人参、黄芪、白芍、山药、大枣、厚朴、陈皮等，即甘温益气，芳香理气，和胃止呕，化痰散结，活血祛瘀，燥湿健脾。邪毒蕴结，日久积块，脾虚生化失常，以消积化瘀，削坚散结，方用麝香、五灵脂、郁金、急性子、知母、牛黄、莱菔子、鸡内金、银柴胡、川芎、甘草等为基础，得到消结软坚，化痰清解，清热解毒，润燥生津，蚀毒化腐，活血消症，消肿止痛的效果。胃寒者，中阳不振，气化失司，以温中健脾，和胃降逆，以砂仁、半夏、人参、白芍、白术、干姜、甘草、吴茱萸等为基本方，温胃散寒，理气止呕。胃阴虚者，胃热伤阴，滋阴养胃，降逆止呕，以麦冬、人参、甘草、半夏、陈皮、茯苓、枇杷叶、竹茹、黄连、芦根、石斛、北沙参、玉竹、花粉等为主，甘寒养胃，降逆化痰，清胃止呕，调和脾胃，达到气阴双补的目的。

临床经验总结　恶性肿瘤放化疗及抗癌药物引起呕吐，首先是和胃，助运通下为顺，以和为主兼顾抗癌，用黄连、豆蔻、半夏、竹茹、礞石、沉香、旋覆花、丁香、蜣螂、仙鹤草、八月扎、瓦楞子、苦参等进行治疗，用于消化道肿瘤和其他各种癌症在放化疗过程中引起的呕吐，还可以用焦三仙、鸡内金、川楝子、延胡索、陈皮、木香、枳实、海藻、柿蒂、郁李仁、槟榔、独活、防风、代赭石、沙罗子等为主进行加减化裁，用于晚期癌症之呕吐，属于机械性梗阻性呕吐，配合手术解除梗阻，单纯性的可以通过胃肠减压，控制感染，配合复方大承气汤，重则以甘遂通结汤，用于肠腔积液，放化疗引起者，可以通过静脉注射胃复安等补液，配合中药的香砂六君子汤胃苓汤肾气丸进行治疗，以健脾温肾，益气壮阳，脾肾双补，使正气得以支撑，正能胜邪，病情得以缓解。

第七节　泄泻

主要症状　肿瘤在发展过程中因各种原因引起泄泻,如果是结肠直肠本身病变,可以是便秘和泄泻交替,并出现脓血和腹痛,次数多而粪便少,里急后重,伴见饮食少,倦怠乏力,失眠多梦,或腹泻如注,或五更泻,舌质淡,苔黄腻,脉弦数。

基本病机　其由感受外邪,饮食损伤、情志失调、脾胃虚弱、肾阳虚衰等,正气不足,脾病及肾,虚实夹杂。胃肝胆胰的肿瘤的泄泻是肿瘤分泌的毒素刺激肠道,放化疗对肠道黏膜的损伤,还有改道造漏吻合不全,消化酶受到破坏,从而吸收不良而泄泻。

治疗原则及方药　辨证施治遵古人的治法有淡渗、升提、清凉、疏利、甘缓、酸收、燥脾、温肾、固摄等九法。感受外邪的以解表散寒,芳香化浊,用合香正气剂中一加减正气散,以辛温除满,理气化痰,和中止呕,健脾化湿,宽肠胃,助运化;而湿热泄泻,清热利湿,方用黄芩、黄连、黄柏、葛根、甘草、薏苡仁、厚朴、神曲、山楂、麦芽、银花、香薷、滑石等为基础;食滞肠胃的以消食导滞,用神曲、山楂、莱菔子、半夏、陈皮、茯苓、大黄、连翘、佛手、乌药、佩兰、紫苏、白豆蔻等进行加减,达到和胃降逆,清热散结,推荡结滞,通因通用,邪去则正安的目的;肝气犯胃,以抑肝扶脾,方用白术、陈皮、防风、甘草、葛根、升麻、柴胡、薤白、滑石、茯苓、猪苓等为基础,以健脾补虚,养虚柔肝,理气醒脾,升举清阳而止泻;脾胃虚弱者,健脾益气,方用人参、茯苓、白术、甘草、桔梗、陈皮、莲米、山药、扁豆、薏苡仁、砂仁等,使脾胃运化得健而泄泻痊愈;肾阳虚者,以温肾健脾,固摄止泻,以五味子、豆蔻、肉豆蔻、补骨脂、吴茱萸、覆盆子、益智、人参、赤石脂、石榴皮、干姜、附片等为基础,以温中散寒,收敛止泻,泻止后腹胀者,为有瘀血,当以血府逐瘀汤以活血化瘀消胀。

临床经验总结　肿瘤在治疗和疾病发展过程中所发生的泄泻,可以单独出现,亦可相互并见和转化,暴泻以实为主易伤阳,不宜补塞,久泻以虚为主易伤阴,不宜分利和滋腻香燥和走窜,防止阴液的进一步损伤。可以用黄连、吴茱萸、罂粟壳、巴戟天、菟丝子、五味子、附子、木香、老黄米、干姜等为主,治疗各种肿瘤在治疗过程中所致的五更泻、赤白痢、休息痢、水

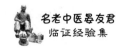

食积泻等，还可以土木鳖、母丁香、麝香、细辛、薤白适量共研细末，蜜调敷，纳脐中，外用贴之，一日一换，次五小时为宜，适用于多种泄泻。中西医结合治疗肿瘤腹泻，病因治疗要尽早消除病因，对消化道肿瘤要进行手术治疗，减轻肠道的压迫刺激，感染性要积极地抗感染，放化疗引起者，要及时地停药，积极采用中西医结合治疗，及时地控制腹泻，使机体的营养得到及时的补充，正气旺盛，正胜邪衰，疾病好转。

第八节　腹胀

主要症状　腹胀常与鼓胀、腹痛、便秘、积聚同见，肿瘤的尿潴留、腹水、梗阻、胃肠炎、肝结肠胃腹腔和盆腔的恶性肿瘤都可造成腹胀，饮食不香，和恶食，舌质红，舌苔黄，脉弦数。

基本病机　可以由于饮食不节、七情内伤、感受外邪、脾胃虚弱等使脾失健运，升降无力，水湿内生，食滞内生，造成虚实错杂，各因相兼，相互转化，部位在脾胃大肠及肝，本虚标实，气痰湿瘀互结，在辨明寒热虚实的基础上，控制原发疾病进行治疗。

治疗原则及方药　由于宿食停滞的，以消食和胃，行气消满，方用枳实、厚朴、大黄、槟榔、神曲、山楂、半夏、陈皮、莱菔子、鸡内金等，以导滞开结，健脾利湿；肝脾不和者，以疏肝解郁，理气消满，方用川芎、苍术、神曲、香附、栀子、柴胡、郁金、枳壳等为主，健脾燥湿，泻火解郁；湿热蕴结者，清化湿热，健脾消满，方用茵陈、黄芩、黄连、茯苓、猪苓、泽泻、枳实、厚朴、太子参、白术、大黄等为基础进行加减，得到淡渗利湿，理气消食除满之效；寒湿内蕴的，温中燥湿，健脾除满，以干姜、白术、苍术、半夏、茯苓、附片、肉桂、郁金、陈皮、厚朴、瓜蒌等为主，芳香化浊，理气除胀；脾胃虚弱者，以补气健脾，升清降浊，方用人参、黄芪、升麻、柴胡、当归、陈皮、附子、干姜、甘草、木香、枳壳、厚朴等为主，升举阳气，理气导滞，温运脾肾之阳，使寒散脾运。亦可用丹参、桃仁、红花、紫苏、沉香、川芎、葶苈子、三棱、莪术、莱菔子、肉桂、附子、草果、香橼、高良姜等为主，治疗气鼓腹胀，心腹痞满，少腹胀满，三焦气滞等证。

临床经验总结　各种肿瘤都可发生气滞血瘀，气机失调，痰水湿热食瘀积聚，重用三黄枳术、承袭先治标后治本的原则，在中西医结合治疗过程中，采用早期切除，减轻痛苦，提高生存质量，其次是抑制肿瘤的生长，在放化疗的基础上，选用白花蛇舌草、半枝莲、石见穿、土茯苓、天葵子、白芷、夏枯草、牡蛎、山慈菇、白芥子、猪苓、泽泻等抗癌抑癌的中草药，针对癌瘤辨证施治灵活治疗，腹胀中伴随肝郁、瘀血、脾虚、痰饮的不同症状，采用相应的治疗，可以抑制癌瘤生长，减轻放化疗的反应，辅助正气，提高机体免疫力十分重要。

第九节　腹水

主要症状　腹部胀满，腹皮青筋暴怒，腹痛泄泻，嗳气乏恶，全身或四肢，心悸怔忡，烦躁易怒，气短神疲乏力，失眠不寐，舌质红无苔，脉细数。临床上分为气、水、血鼓，同时可以出现水肿和各种血证。

基本病机　仍然是本虚标实，虚实互见，肿瘤累及腹膜，癌瘤的腹膜转移，女性的盆腔肿瘤，男性的胃肠癌等都较为常见，若中心性腹水，是静脉和淋巴管阻塞，而周围性腹水则是肿瘤结节刺激液体分泌，初起为气鼓，进一步发展可形成水鼓，最终出现血鼓，疾病发展的不同阶段，气血水相互交融，为患，恶性肿瘤所致的腹水由饮食不节、情志内伤、黄疸积聚失治，导致肝脾肾三脏受损而形成气滞血瘀腹水，在临床要辨明标本虚实。

治疗原则及方药　根据发病的新旧、小便的色泽、大便的畅通与否、舌脉情况，遵循行气活血利水化积的四大原则，虚则一以贯之，故宜采用攻补兼施，先后攻补和攻补多少可视具体病情而定，不断地修正治疗方案，提高疗效。在气滞湿阻时，当以理气调中，祛湿消胀，方用柴胡、赤芍、白芍、川芎、香附、厚朴、枳壳、陈皮、苍术、路路通、青皮、乌药、荜拨等为基础，疏肝解郁，理气和中，气鼓初起，要及时消除症状，改善脾胃肝胆运化疏泄，控制疾病的进一步发展成水鼓。寒湿困脾，以温中健脾，行湿利水，以附子、干姜、茯苓、草果、甘草、大腹皮、厚朴、木香、猪苓、王不留行、黑白丑、防己、黄芪等，以温阳散寒除湿，淡渗宽中理气；湿热蕴结者，清热利湿，攻下逐水，方用茯苓、泽泻、黄芩、黄连、知母、枳壳、厚朴、陈皮、砂仁、槟榔、大黄等为基础，泻湿以利水，宽中行气消胀。

临床经验总结　恶性肿瘤水湿瘀热气血储溜，充斥三焦，弥漫于皮里膜外，病情危重，甚则出现神昏谵语或血证湿热蒙蔽心包的危候者，通、补、利为法，可选用三宝和犀角地黄汤，以凉血止血，清热开窍；属于肝脾

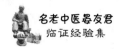

血瘀者，以活血化瘀行气利水，以丹参、当归、桃仁、红花、丹皮、赤芍、穿山甲、牡蛎、青皮、泽泻、牡蛎、甘遂、莞花等为基础，以凉血化瘀软坚破症，通络消坚，攻逐导水下行，本虚标实，以缓图治之，不可强求速效；脾肾阳虚者，健脾温肾，化气行水，方用附片、干姜、黄芪、甘草、丹参、党参、茯苓、泽泻、猪苓、肉桂以散寒利水，温补肾阳；肝肾阴虚者，以滋阴养肝，选用西洋参、黄芪、二冬、二地、玉竹、枸杞、当归、石斛、柴胡、地骨皮、猪苓、白茅根、茜草、仙鹤草等为基础进行治疗，使肝肾之阴得润，化瘀清肝，活血而消胀，退热除黄，养阴利水。凉血止血。恶性肿瘤所致的腹水，实属难治，亦可采用琥珀、甘遂、沉香、大黄、牵牛、肉桂、知母、黄柏、车前草、白茅根、芦根、大腹皮等为主粉末治疗，又可采用鲤鱼、赤小豆煎汤服用。

恶性腹水治疗的预后较差，调养方法得当，治疗及时，可以长时间地缓解，带病延年，有效地抗肿瘤以缓解腹水，中医的清热利尿通利二便，配合弱效利尿剂，给予大黄、芒硝、厚朴煎汤灌肠，促进腹水排出，若呼吸受限可采用腹穿放腹水，补充清蛋白，以及腹部局部化疗，有效控制腹水的产生。

第十节　胸水

主要症状　胸水是肿瘤细胞直接侵犯胸膜，阻塞毛细血管和淋巴管，低蛋白、胸膜腔漏出液，常见的肺癌、乳腺癌、纵膈肿瘤等，属于中医的悬饮、癖饮，咳嗽胸胁疼痛，呼吸困难，咳吐浊唾涎沫，哮喘，呼多吸少，痰声漉漉，烦躁易怒，舌质淡苔白腻，脉弦滑。

基本病机　由肺脾肾肝功能失调，水液敷布运化失常，饮停胸胁，急则治其标，以攻逐为主，扶正气，攻补兼施，胸水的形成由外感寒湿、饮食劳倦所致，使肺的通调水道、脾胃运化水湿、肾之开合气化功能严重受损而三焦气化功能受阻，水液停积，留于胁下，阻遏气机，三焦水道不利而形成，其病理属阴阳虚，因虚致实。

治疗原则及方药　阳气虚弱为其病理基础，初起则脉络失和，以和解疏导，久之饮邪壅盛，宜攻逐水饮，若正气已伤，又素体虚弱者，以泻肺利水，饮邪去而不尽的，以消痰破饮，疾病后期气滞血瘀者，理气活血，肺脾气虚，以健脾益气，培土生金，阴虚内热者，以滋阴清热为主，癌性胸水都虚实夹杂，本虚标实，必须注意保护胃气，辅助正气，加之以抗癌之法。

属于邪犯胸肺的，以和解疏利，方用柴胡、黄芩、半夏、黄连、瓜蒌、枳壳、桔梗、杏仁、冬瓜仁、生姜、大枣、甘草等为基础，使上焦得通，津液得下气血得和，饮邪得除，和解少阳，清化热痰，宽胸开结，宣肺化饮，利水渗湿；而饮停胸胁的，以攻逐水饮，方用甘遂、大戟、大枣、莞花、白芥子椒目、瓜蒌、葶苈子、桑白皮、紫苏、桃仁、旋覆花、土鳖、半夏、白蒺藜等为主加减，以行经遂之湿，泄脏腑之水，攻胸胁之饮，搜剃停痰宿饮，去皮里膜外之痰饮，泻肺以利水，温经一导饮，宽胸降气以化痰，调畅气机，消痰破饮，活血通络散结。

络脉不和者，行气活血通络，以香附、旋覆花、桃仁、红花、当归、川芎、生地、赤芍、紫苏、半夏、茯苓、延胡索、丝瓜络、五灵脂等为基础进行加减，以活血祛瘀，降气化痰，理气解郁，通络止痛。肺脾气虚，以健脾益气，方用人参、白芍、白术、甘草、山药、扁豆、薏苡仁、莲子、砂仁、桔梗、拳参等，补脾渗湿，和胃理气，宣肺理气，补土生金，行气化痰。阴虚内热者，滋阴清热，方用玉竹、花粉、北沙参、麦冬、扁豆、桑叶、甘草、百合、生地、熟地、当归、贝母等为主，清热润燥，宣肺利气利咽喉。

临床经验总结　陷胸、结胸、痰饮积聚在心肺，水气凌心，胸水在辨明虚实基础上还可用龙葵、地骨皮、贝母、鱼腥草、七叶一枝花、徐长卿、白茅藤、铁树叶、石见穿、王不留行、猫爪草、葶苈子、猪苓、桑白皮、泽泻、白花蛇舌草等为基础进行加减；亦可以用商陆、半边脸、蜂房、夏枯草、葫芦、守宫、千金子、南星、小茴香、防己、大黄、巴豆、杏仁、续随子、桔梗、了哥王根等水煎服，一日两次，一周为一疗程为主进行加减治疗；亦可用白芥子、大黄、白芷、枳实、山豆根、菖蒲、甘遂、莞花、大戟、沉香、莪术、延胡索、石打穿细末，摊成膏药外用，敷贴肺俞、膏肓俞，脐部用于各种胸水。

西医在治疗癌性胸水在胸腔内注射抗癌药物，使药物产生间皮细胞纤维和胸膜硬化，使脏壁层粘连闭合，阻止胸水的产生的局部治疗，在中药中提取有效成分，如无花果、鱼腥草、鸦胆子、莪术等提取物注入胸腔，配合抗癌药物应用，不断地提高疗效，特别是鸦胆子与癌细胞有特殊的亲和作用，附着于癌细胞的表面，破坏癌细胞膜，干扰癌细胞DNA合成使胸膜充血纤维化粘连，胸水产生减少而具有吸收作用。

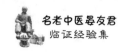

第十一节　厌食

主要症状　抑郁寡欢，情绪悲观，失眠多梦，不思饮食，食之不香，神情呆滞，时则胃脘胀满，嗳气不舒，舌质淡，苔白腻，脉虚弱。抗肿瘤药物进食困难和营养吸收不良，放化疗手术消耗宿主的营养，体内所产生的活性物质对饮食代谢的干扰了神经递质，儿茶酚胺、五羟色胺等，焦虑和恐惧与食物产生条件反射所引起。

基本病机　肝气郁结，肝胃不和，脾胃虚弱，不能纳谷，之所以胃气不能和降，脾气不能升发，位在脾胃，外邪犯胃，寒凝滞胃，肺胃不和，食湿阻遏，燥湿不济，中焦虚寒，脾胃运化失司，水食水谷湿邪不运等为主要病机。

治疗原则及方药　以疏邪健中，健脾助运，芳香化食以紫苏、香附、陈皮、甘草、山楂、稻芽、麦芽、藿香、佩兰、神曲、扁豆、香薷等为基础，祛风散寒，理气和中，开胃健脾，利湿祛暑；湿浊内蕴，芳香化浊，消食健脾，方用藿香、佩兰、砂仁、苍术、茯苓、半夏、厚朴、豆蔻、薏苡仁、猪苓、泽泻、陈皮、枳实、瓜蒌、神曲、山楂、莱菔子等为主进行加减，以运使化痰，开宣肺气，调中下气导滞，除湿火胃，清郁热宽中除满；肝胃不和者，疏肝和胃方用柴胡、枳壳、白芍、佛手、白术、茯苓、鸡内金、麦芽等，以解郁调畅气机，揉肝缓肝养阴，敛肝抑木，泻脾助运；脾胃虚，以益气健脾，可用四君子汤加减，以温燥健脾，淡渗利湿，甘缓和中；脾胃阴虚，养阴益胃，以黄连、乌梅、北沙参、麦冬、玉竹、生地、谷芽、麦芽、扁豆、茯苓等以生津健脾，苦酸泄热；脾肾阳虚的，温补脾肾，以干姜、人参、白术、丁香、甘草、益智仁、陈皮、神曲、麦芽、肉桂、附片等为基础，以温中暖胃，甘温益气，苦温燥湿，益气和中，消食温阳散寒。

临床经验总结　肿瘤病人厌食饮食差出现厌食，必须及时芳香醒脾，健脾补气，以蛇酶、龙葵、丹参、当归、郁金、白术、砂仁、绿萼梅、玫瑰花、八月扎、香橼、陈皮、山药、莪术、佛手、仙鹤草、葛根、焦三仙等水煎服，一日两次，饭前一小时少少与饮之，以启动脾胃运化功能，可用于晚期胃癌厌食，抗癌后、放化疗治疗后、术后厌食证。西医常用激素以增加食欲，配合中医的消食理气，健脾和胃，淡渗利湿，芳香化湿，疏肝解郁，补气消食等可以不增加体重而改善食欲，增加营养，提高生活质量。

第十二节　便秘

主要症状　大便艰难，日2—3次，量少或少许液体，或稀溏里急后重，先结后溏，饮食难下，胃脘胀满，腹部痞涩，便干秘，色黑，舌质淡，边尖齿痕和瘀块斑点，脉涩缓。便秘是恶性肿瘤的兼证，一般在胃结肠直肠等消化道肿瘤和其他腹腔、盆腔转移肿瘤在发展过程中和治疗前后易于发生。

基本病机　是肠道其蠕动障碍、阻塞压迫肠道和晚期无力排便而成，由于症痕、燥热、阴虚为主，热胜阴伤，肠腑失润，气滞成积，气机不畅，传导失司外有燥热毒邪，寒湿内侵，饮食不节，内有脾胃虚弱，正气不足，气滞血瘀，阴阳失调，首先是邪实之肠胃积热。

治疗原则及方药　攻下热结，方用大黄、芒硝、枳实、厚朴、莱菔子、佩兰等，以泄热荡涤结滞，软坚润燥，行气散结，降逆消痞；肝气不疏的，疏肝行气，健脾行滞，方用乌药、槟榔、沉香、丹参、柴胡、枳壳、白芍、甘草、黄芩、龙胆草、泡参等为基础，养阴润肠，降气顺气，破气除滞，清泻肝火；寒邪凝滞，温阳通便，散结祛寒，方用大黄、附子、细辛、枳壳、乌药、木香等荡涤肠胃，消积除滞；津液亏虚者，增液生津，润肠通便，方用桃仁、杏仁、松子仁、柏子仁、郁李仁、生地、玄参、麦冬、陈皮、党参、黄芪、当归、白芍、首乌、大黄、芒硝等为主，养血滋阴润燥；肾阳不足，温肾壮阳，润肠通便，半夏、硫磺、当归、牛膝、肉苁蓉、泽泻、升麻、枳壳、肉桂、玄参、枸杞、生地、首乌等为基础进行治疗，以补肾助阳，散寒升清降浊；肾阴虚者，滋补肾阴，润肠通便，方用生地、当归、白芍、桃仁、麻仁、枳壳、川芎、知母、黄柏、地骨皮、太子参、黄芪、白术、枸杞、肉苁蓉、首乌等，养血润燥，补肾通便，清热降火之法。

临床经验总结　恶性肿瘤引起的便秘分功能性和梗阻性便秘，首先以润导通下为主，亦可用朴硝、莱菔子、熟地、当归、火麻仁、升麻、防风、黑芝麻、胡桃、决明子、吴茱萸、红薯叶、白蜜、番泻叶等为基础，治疗顽固性便秘，肠燥便秘，气冷之秘等各种便秘。若重之梗阻须经手术治疗，切除病灶，缓解梗阻，或放化疗控制肿瘤生长，经胃管及肛管给药，大承气汤保留灌肠，根据便秘寒热虚实的基础上，分别给予补气、滋阴、清热、消导、化积等法，中西医配合运用解痉理气活血同用，抑制胃肠分泌，从而改善梗阻抗癌止痛之效，又可抗感染和清热解毒配合，肿瘤引起肠内的菌群失调，

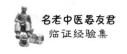

肠道渗出水肿压迫梗阻炎症刺激，以控制炎症，减轻水肿，改善全身情况，以利于康复。

第十三节 血证

一、呕血

主要症状 呕吐食物带血丝，或呕全血，带有残渣浊液，伴见咳嗽喉痒，喷嚏声哑，胃脘痛，舌质淡苔薄白，脉细数。呕血是消化道恶性肿瘤常见的并发症，供血不足，坏死溃烂而出现，放化疗局部组织损伤，血管通透性增加而渗血，全身性凝血功能障碍，其肿瘤生长的部位不同，表现不同的出血症状，在疾病发展的某个阶段而大量出现病情恶化，医者引起高度警惕，及时制止出血。

基本病机 都属火热、气虚、瘀血，消化道的出现首先是外邪犯胃、饮食不节、情志内伤、劳倦太过，分虚实两端，由实转虚，虚实夹杂，与脾胃肠肝肾密切相关。

治疗原则及方药 治疗以治气、治火、治血。其热毒内蕴，以清热泻火，凉血止血，方用水牛角、生地、白芍、丹皮、黄连、黄芩、黄柏、栀子、地榆、侧柏叶、紫草等为主，养阴散瘀，清泻三焦之火；肝火犯胃，清肝泻火、凉血止血，方用丹皮、栀子、柴胡、龙胆草、黄芩、生地、泽泻、木通、当归、甘草等苦寒泻火止血，清热利湿疏肝解郁；瘀血内阻，活血化瘀理气止血，方用牛膝、柴胡、枳壳、桔梗、甘草、桃仁、红花、当归、川芎、赤芍等为基础，以行气解郁，养血活血祛瘀，散结止痛；若脾不统血，健脾益气摄血，方用人参、白术、黄芪、当归、甘草、茯苓、远志、木香、枣仁、阿胶、龙眼肉、干姜、大枣、附片、干姜、肉桂等为基础进行加减化裁，补血养心，理气醒脾，温中止血，益气固脱，回阳救逆；阴虚火旺者，滋阴清热，凉血止血，方用知母、黄柏、丹皮、泽泻、茯苓、枣皮、熟地、山药、茜草、阿胶、侧柏叶等为主，以滋补肾阴，扶正祛邪。

临床经验总结 恶性肿瘤引起的呕血反复发作，首先以唐溶川治血原则要止血宁血，还可用萆薢、生地、大黄、皂角刺、三七、乌贼骨、贝母、郁金、藕节、白芨、旱莲草、阿胶、桂圆肉、童便等为基础方进行治疗，用于消化道出血，大量的吐便血等，肿瘤的出血来势凶猛，危及生命，慢性的消化道出血，去除病灶，放化疗控制生长，防止自身消化保护黏膜，配合中医的成药，云南白药，止血散，急性消化道出血，控制饮食，补充血容量，止血中和抑制胃酸，食管胃底静脉曲张出血，以压迫止血。中医在治疗中的重点是益气回阳固脱。

二、咯血

主要症状 咳嗽咯血，痰中带血，喉间有痰，口干咽燥，恶寒发热，汗出，烦躁易怒，舌质红，苔黄腻，脉浮数。咯血常见于肺癌，支气管表皮的机构破坏，血管壁的通透性增加，炎证的浸润，加上咳嗽，损伤了黏膜表面所致，特点是间断反复持续少量鲜红咯血，以虚热、痰瘀、肺损为本病的主要关键。

基本病机 有感受外邪，情志过极，阴虚火旺，肺为娇脏，喜润恶燥，喜清恶浊，不耐寒热，内外之邪，易于干及于肺，使肺络损伤，久之而伤肾，气滞血瘀，虚实兼夹，本虚标实的疑难重症。

治疗原则和方药 属于燥热伤肺，清热润肺，宁络止血，方用桑叶、栀子、杏仁、浙贝母、北沙参、豆豉、知母、白茅根、茜草、侧柏叶、三七、银花、连翘、牛蒡子、二冬、花粉等为主，清宣肺热，生津止咳，凉血止血，辛凉解表，养阳润燥；肝火犯肺，以清肝泻肺，凉血止血，方用桑白皮、地骨皮、甘草、青黛、海浮石、二蓟、白茅根、侧柏叶、丹皮、栀子、黄芩等，清肺泄热，平喘止咳，清凉肝血，化痰泻火，柔肝养阴，滋阴润肺。若阴虚肺热者，以养血润肺，化痰止咳，方用百合、二地、二冬、玄参、当归、白芍、白芨、藕节、白茅根、青蒿、鳖甲、地骨皮、白薇、浮小麦、五味子、三七等，以滋阴生津，肃肺化痰，保护肺络。

临床经验总结 肿瘤引起的咯血需以《血证论》之降气归经的原则，用石决明、竹茹、丹参、川贝、旱莲草、藕节、石斛、山药、阿胶、柯子、牛黄、西洋参、血竭、紫草、紫菀等用于肺癌咯血、咳血，以清肃上焦，养阴祛瘀、养阴生津之法以治之。在大咯血时，必须及时抢救，采用止血剂，中药云南白药，三七粉，白芨粉等，积极地镇咳，抑制刺激性的咳嗽。在治疗过程中，要卧床休息，止血和输血手术并举进行综合治疗。

三、尿血

主要症状 小便淋沥涩痛，时有尿频急痛，血尿，尿烁热，发热，汗出，舌质红少苔，或苔薄白，脉细数。尿血是泌尿系肿瘤常见的症状之一，

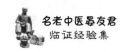
特点间隙性、无痛性、镜下肉眼血尿，同时出现膀胱刺激征，其他系统的肿瘤转移亦可出现血尿。

基本病机 主要是肾气虚弱，水湿不化，湿毒内伤，感受外邪，损伤肾脉，血液渗络而出，肾虚为本，湿热为标，病位在下焦，由于瘀积伤络，湿热蕴结，扰动血液，渗入水道，症块迁延，耗伤气阴，脾肾不固，统摄无权，血随气陷，下元虚冷，封藏失司，血随尿出，本虚标实。

治疗原则和方药 气血两虚，治以健脾固肾，滋阴宁血。属于湿热蕴结，宜清热利湿，凉血止血，方用栀子、木通、竹叶、小蓟、藕节炭、滑石、生地、当归、甘草、蒲黄、黄芩、花粉、槐花、琥珀等为基础，泻火燥湿、利尿、解毒通淋、生津活血化瘀、软坚散结，消除症块；气滞血瘀者，理气活血，化瘀止血，方用桃仁、红花、当归、川芎、生地、赤芍、蒲黄、三七、延胡索、莪术等，逐瘀行血，养血补血敛阴，润养经脉；肾阴虚者，滋阴降火，凉血止血，方用知母、黄柏、熟地、丹皮、枣皮、茯苓、泽泻、山药、旱莲草、二蓟、藕节、蒲黄、地骨皮、白薇、龟板、肉桂等，以壮水之主以制阳光，以阳制阴，阴中求阳，健脾渗湿，清退虚热，育阴潜阳；脾肾阳虚者，以温补脾肾，固摄止血，北沙参、白术、黄芪、当归、甘草、伏神、远志、龙眼肉、大枣、枣仁、山药、熟地、牛膝、枣皮、菟丝子、巴戟天、杜仲、赤石脂、仙鹤草、槐花、金樱子、牡蛎、狗脊等，养心益气摄血，健脾和胃调中，安神益精，温肾助阳，升陷补督脉。

临床经验总结 肿瘤出现的尿血以宁血止血收敛止血为主，用白茅根、小蓟、栀子、甘草、鹿衔草、苎麻跟、血余炭、仙鹤草、升麻、白术、续断、水牛角、阿胶、车前草等，用于脾肾阳虚、实热、虚热、气虚、瘀血、无痛性血尿以及肾和膀胱肿瘤的血尿等。

肿瘤所致的血尿首先是切除病因，无手术指征的在辨证施治基础采用中西医结合治疗，用止血剂、冲洗法、化疗配合中医治疗等，都可有效地控制血尿的发生。

第十四节　黄疸

主要症状 面目皮肤发黄，小便黄，大便土陶色或白色，腹痛泄泻，便秘，开初黄而鲜明如橘子色，后逐渐加深，黄而褐黑晦暗，身软乏力，舌质淡，苔薄白，脉濡弱。消化系的肿瘤和其他脏器的肿瘤转移至肝压迫，阻塞胆管和肝内胆管，胆汁分泌排泄受阻所致。

基本病机 初起为阳黄，逐渐转化为阴黄，负瘤日盛，正气大衰，以湿浊、瘀阻、症积由实致虚，本质在湿，由实转虚，虚实错杂，或由感受邪毒，饮食不节，脾胃虚弱。

治疗原则及方药 中医有"治黄不利小便非其治也"之说，阳黄，主要是感受外邪，以清热利湿化浊，通腑，方用茵陈、泽泻、茯苓、甘草、白术、猪苓、栀子、大黄等，退黄利水渗湿，健脾消食助运化，泄热；痰湿内蕴者，健脾除湿祛痰，方用茵陈、栀子、大黄、人参、白术、甘草、茯苓，清热利湿，通利三焦，祛湿退黄，益气顾中。阴黄，首先是气血瘀阻，祛瘀软坚，温阳化湿，方用茵陈、白术、附子、甘草、桃仁、丹皮、赤芍、乌药、延胡索、当归、川芎、五灵脂、红花、枳实、香附等，温化寒湿退黄，活血化瘀、行气止痛；正气内伤，以温化寒湿，补气回阳，方用茵陈、炙甘草、附片、干姜、人参等为基础，以扶正祛邪。

出现急黄的清热开窍、凉血豁痰，用三宝加犀角、生地、白术、赤芍、丹皮、栀子、黄芩、黄连等清热辟秽解毒，芳香开闭，散瘀退黄。

临床经验总结 在肿瘤发生发展转归过程中，导致的脾胃虚弱，肝胃不和，肝胆湿热，胆汁溢于肌肤出现黄疸，即要考察肿瘤转移，原发病机演变的情况，又要考虑胆胃本身功能和五脏损伤的程度进行施治，临床上以茵陈、地肤子、仙鹤草、板蓝根、大黄、木香、金钱草、虎杖、败酱草、丹参、白茅根、黄芪、白术、白芍、党参等治疗寒湿瘀结的各种黄疸。西医将黄疸分为溶血性、阻塞性、肝细胞性、代谢性缺陷性黄疸，恶性肿瘤都为阻塞性，首先采用手术治疗，中西医结合内科治疗，辨证施治胆退黄，结合保肝活血化瘀，根据中医开鬼门，洁净腑，祛菀陈莝的法则，选用如五苓散、猪苓汤、实脾饮、防己黄芪汤、真武汤等利尿剂，使胆红素排出，黄疸症状改善和控制，大黄、芒硝等以肛滴，以增加退黄的疗效。再以抗炎和清热解毒，减轻压迫，如龙胆泻肝汤、黄连解毒汤、大黄牡丹汤等，清热解毒利尿退黄，而对肝细胞性黄疸，则由药物性肿瘤代谢所致，仍可用茵陈蒿汤合五苓散保肝利胆退黄。

第十五节 咳嗽

主要症状 咳嗽声哑，痰稠，咯痰不爽，饮食减少，呼吸不利，尤以早晚为甚，根据寒热虚实的不同情况，咳嗽的时间、频率、咳嗽伴随的症状，

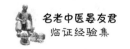
都有所区别，舌质红，苔黄腻，脉弦数。常见呼吸系统肿瘤和其他脏器转移至肺的肿瘤，放化疗后继发感染胸腔积液所引起的咳嗽，其肿瘤组织压迫阻塞呼吸道、咽、气管、支气管感染出现炎性分泌物，排入支气管刺激呼吸道黏膜，由迷走神经传入延髓的咳嗽中枢，传出神经刺激声门、膈肌及呼吸辅助肌而引起咳嗽。

基本病机 恶性肿瘤所致的咳嗽，亦有内外的因素，使肺气上逆，以正虚为基础，虚实夹杂，外感迁延邪伤肺气，可转为内伤咳嗽，肺脏为病卫外不固，易感外邪，两者互为因果，外感为邪实，内伤为正虚，必须注意咳嗽的时间、节律、性质、声音、颜色、气味、痰量用以辨别寒热虚实。

治疗原则及方药 各种肿瘤在治疗过程中出现的咳嗽，有外感和内伤及药物脏腑损伤有关，实则宣肺、清肺、降肺、化痰，虚则温肺、补肺、敛肺、润肺的八法，把补益脾胃、调和肝脾、补肾纳气结合起来治疗。外感咳嗽由寒邪所致者，疏风散寒宣肺止咳方用，陈皮、紫苏、杏仁、百部、紫菀、前胡、细辛、旋覆花、荆芥、白前、半夏、茯苓、厚朴等为基础，以祛风化痰利咽，润肺降气燥湿。风热咳嗽，以疏风宣肺，化痰散结，方用北沙参、麦冬、白茅根、桑叶、菊花、桔梗、连翘、杏仁、甘草、薄荷、芦根、黄芩、射干、锦灯笼等为基础，疏散风热，宣肺止咳，清热生津，辛凉解表，清泄肺热，利咽止血。

内伤咳嗽，以痰湿阻肺为最，健脾燥湿，化痰散结，方用葶苈子、莱菔子、白芥子、苏子、陈皮、半夏、茯苓、甘草、南星、牡蛎等健脾燥湿化痰，理气和中，降气软坚散结。而痰热蕴肺，清热化痰，理气散结，方用桑白皮、地骨皮、黄芩、栀子、知母、贝母、瓜蒌、桔梗、麦冬、陈皮、茯苓、甘草、鱼腥草、荞麦、丝瓜络、北沙参、麦冬、花粉等为主进行治疗，以清泄肺热，养阴生津化痰，理气和络。气滞血瘀的，理气散结，活血化瘀，方用桃仁、红花、当归、川芎、生地、赤芍、牛膝、桔梗、枳壳、甘草、柴胡、青皮、槟榔、大黄、没药、乳香等为基础，养血行气疏肝，开肺止咳，通利血脉。气阴两虚的，益气养阴清热解毒，方用麦冬、五味子、北沙参、玉竹、百合、花粉、桑叶、甘草、贝母、杏仁、鳖甲、青蒿、柴胡等为基础，以甘平补肺，滋阴润肺，清散肺热，敛肺止咳，化痰退虚热。肺肾气虚，温补肺肾，纳气平喘止咳，方用人参、蛤蚧、茯苓、百部、桑白皮、杏仁、茯苓、甘草、知母、附片、泽泻、熟地、枣皮等为基础进行治疗，大补元气而补肺脾，健脾渗湿，利肺气而降逆，清肺化痰，生少火，助元阳。

临床经验总结 肿瘤的咳嗽常是外感六淫，内伤肺肾，宣发肃降呼纳功能受损，三焦气化失司，肺之制节和朝百脉功能不及，气道受阻，可用旋覆花、蝉蜕、姜蚕、地龙、半夏、炙甘草、太子参、防风、紫河车、白花蛇舌草、漏芦、白石英、沙菀子、白果、牛蒡子等为基础进行加减化裁，适用于各种治疗引起的肺部感染肺燥、肺热、慢性咳嗽、肺虚毒聚、肺阴虚、外寒内饮的各种咳嗽。由于长期的肺部感染，正气不足，反复抗菌耐药，中医清热解毒的功效，具有广谱抗菌、抗耐药、抗病毒、增加白细胞吞噬能力、提高血清白介素血清中溶菌活力，增强机体的免疫功能，加强化痰止咳作用，使呼吸道通畅而肺气宣发。对于刺激性的咳嗽，肿瘤对支气管黏膜的刺激，使支气管管腔狭窄，发生持续性、高调性、金属性的咳嗽，西医以止咳镇咳为主，对于原发性的肿瘤必须进行放化疗介入治疗，通过抑制肿瘤的发展达到止咳的目的，中药抗癌药物有南星、半夏、牡蛎、白花蛇舌草、天葵、漏芦、白英等，用以表达的提高疗效。

第十六节　胸痹

主要症状 胸痹疼痛，胸廓痹闷，胸痛彻背，呼吸困难，甚则张口抬肩，伴肩甲关节疼痛，酸软，或有咳嗽心悸怔忡，汗出恶寒发热，舌质淡有瘀斑，苔白滑，脉细涩。胸痹为恶性肿瘤的伴发症状，常见于呼吸道癌症和白血病，原发性转移性伴胸腹水，胸水肿瘤的浸润。

基本病机 由于寒邪内浸，情志失调，饮食不节，久病正虚，五脏亏虚，气虚不足，阴阳失调，心脉失养，气滞痰阻，血瘀寒凝胸痛，病位在心，与脾肾肺肝关系密切，胸腔压力增高，肺通气功能障碍，晚期心肺功能衰竭，导致肺部感染，放化疗毒性反应出现胸痛的症状。

治疗原则和方药 首先是肺气壅塞，以散寒蠲饮，止咳平喘，方用麻黄、细辛、桂枝、白芍、甘草、半夏、五味、茯苓、葶苈子、石膏温化寒饮，解表化饮，化痰理气；心脉瘀阻，以活血化瘀，丹参、檀香、砂仁、延胡索、郁金、三棱、莪术、鸡血藤理气散瘀，温胃畅中止痛；肝气郁结者，以疏肝解郁，柴胡、郁金、香附、甘草、枳壳、赤芍、川芎、丹皮、栀子、黄连、川楝子、延胡索、白术、茯苓、泽泻、薏苡仁等为主，以理气宽胸，缓急止痛，活血清肝健脾，止泻止痛；属于阴寒凝聚的，以辛温通阳，开痹散寒，方用瓜蒌、半夏、桂枝、薤白、丹参、生姜、茯苓、杏仁等，宽胸化

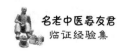

痰散结，泄满降逆，理气温中，活血化瘀，温通止痛；属于气阴两虚的，益气养阴，活血通络，方用人参、茯苓、白术、甘草、当归、肉桂、三七、郁金、益母草、川芎、熟地、黄芪、麦冬、五味子、大枣为基础进行治疗，健脾助生化之源，养血滋阴，复脉；阳气虚弱者，益气温阳，活血通络，方用附子、干姜、肉桂、丹皮、泽泻、茯苓、枣皮、山药、人参、杜仲、枸杞、麦冬、五味子、防己、猪苓等为主，以大补元气，补益肾精，滋阴敛血，以益火之源消阴翳。

临床经验总结　恶性肿瘤的胸痹首先是气滞血瘀，胸中大气、中气、宗气、营卫之气受损，心悸、结胸、痰饮所形成的病理基础，以散化活消为主，还可用三七、丹参、瓜蒌、川芎、枳壳、山楂、血竭、葛根、防己、葶苈子、桂枝、大黄、椒目、青龙衣等为基础进行加减化裁，用于血瘀型、气虚型、胸水。化疗后骨髓抑制的各种胸痛，在胸腔积液时，由于肺、乳腺、淋巴癌、白血病等所引起，中医常用葶苈大枣泻肺汤、小青龙汤、十枣汤等结合抗癌退邪，控制肿瘤生长，对于反复胸水的，配合放化疗及硬化治疗缓急胸痛，咳喘症状，利尿以减轻心脏负担减少痛苦，另一方面是心包积液，心包填塞，须进行穿刺，以局部治疗为主，中医是利水通阳，以振奋阳气，达到治疗胸痹的目的。腹腔积液，是肿瘤最为恶劣的阶段，常见于消化道、妇科、泌尿系、腹腔肿瘤，中医以扶正为主，选用利尿的单味药，如苓桂剂，配合西医利尿放液，化疗，纠正水盐电解质，补充蛋白等综合治疗。疾病晚期临终阶段，属于恶性胸腹水，其预后较差。

第十七节　喘证

主要症状　咳嗽哮喘，呼吸气短，喉间有水鸡声，心悸，烦躁易怒，汗出恶风，咯痰不利，胸闷呕恶，舌质淡，苔白腻，脉虚弱。恶性肿瘤的气喘肺部原发性，或转移性肿瘤合并胸腔积液，纵膈肿瘤浸润，肿瘤压迫上腔静脉综合征，急性肺栓塞，心功能不全合并感染，属于疑难重症。

基本病机　哮喘是肿瘤后期病死的主要原因，喘证分内外，由于外感六淫，劳倦肺脾肾三脏亏虚，痰湿内生，肺失宣降，情志失调，久病劳损，气失所主，肺气不足，血性不畅，气滞血瘀，肺病及肾，精气内夺，阴虚火旺，肾气受伤，真元虚弱，根本不固，气失摄纳，上出于肺，呼多吸少，上逆为喘，病位在肺，兼及脾肾，肺为实，肾为虚，后期出现本虚标实。

治疗原则和方药 实喘由外感风寒者，以发散风寒，宣肺平喘，方用麻黄、杏仁、甘草、苏子、葶苈子、莱菔子、桂枝、厚朴、细辛、五味子等为主；痰热郁肺，疏散风热，止咳平喘，方用麻黄、石膏、甘草、杏仁、黄芩、薄荷、桑叶、桔梗、连翘、芦根、瓜蒌、地龙、桑白皮等为基础，清肺泄热，解毒，化痰泄浊，降逆润肠；痰湿阻肺的，以祛痰降逆平喘，方用苏子、陈皮、半夏、当归、前胡、桂枝、厚朴、甘草、茯苓、莱菔子、瓜蒌、杏仁、苍术等为主，以理气化痰，下气平喘，燥湿健脾降逆，敛肺通腑润肠；虚喘属于肺气虚，以补肺益气平喘，方用太子参、黄芪、升麻、柴胡、五味子、陈皮、白术、茯苓、甘草、白果、五味子、杏仁、桑白皮等为基础，以健脾补中，培土生金，敛肺行气消痰，化痰平喘；阴阳两虚，分别以养阴润肺和温肺化饮；肺脾气虚，补益肺脾，化痰止咳平喘，方用党参、白术、甘草、茯苓、黄芪、麻黄、杏仁、陈皮、天竺黄、瓜蒌、当归、川芎、红花、丹参等为基础，润肺化痰，行气消痰，涤痰祛瘀，以杜生痰之源；而肺肾两虚者，以益肾纳气平喘，以五味子、蛤蚧、胡桃仁、肉苁蓉、熟地、麦冬、沉香、补骨脂、枸杞、人参、丹皮、泽泻、山药、枣皮、茯苓等为主，以健脾益肾，滋肾温肺化痰平喘。

临床经验总结 肿瘤在手术及抗癌治疗中出现的哮喘，大多为虚证，呼多吸少，不能纳气，肺失气主，相傅受损，水道不利，首先以定喘去痰，通利呼吸，恢复心肺功能，以用太子参、黄芪、细辛、防己、葶苈子、天麻、南星、贝母、枳实、鱼腥草、冬瓜子、泽漆、代赭石、胡萝卜、马兜铃、枇杷叶等作为基础方加减化裁进行治疗，适用于水气凌心、肺肾阳虚、痰热阻滞、肺气壅塞、痰饮等各种肿瘤肺部感染所引起的气喘之证。

中医治疗肿瘤所致的各种喘证之目的在中西结合治疗和抗癌放化疗的基础上，进一步减少肿瘤并发症，延长带瘤生存，减少痛苦，属于恶性的体腔积液，以利尿和胸腔灌注化疗和免疫调节剂，中医以温阳利水，活血理气，莪术制剂进行腔内灌注，可使积液吸收，具有副作用少，耐受性好的疗效。关于上腔静脉综合征，西医选用放疗，中医以宽胸理气，温阳利水，常用葶苈大枣泻肺汤，苓桂术甘汤、小陷胸汤等加减治疗。关于心力衰竭，去除病因，减轻心脏负担，加强心肌细胞的营养，增强心肌收缩力，控制感染，中医认为是心肾阳虚，血瘀水气凌心射肺，以益气温阳，活血痛络，泻肺利水，不断地提高疗效。

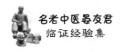

第十八节　眩晕

主要症状　眩晕如坐舟车，动则加重，闭目稍减，伴见恶心呕吐，头痛身痛，全身酸痛，疲乏无力，精神萎靡，失眠多梦，饮食减少，耳鸣心烦，舌质淡红，太白腻，脉滞涩。在恶性肿瘤的发展过程中，是由于颅内本身的肿瘤和其他脏器的转移所致的主观感觉障碍，眩晕与呕吐同时出现，颅内的压力增高，可以是消化道肿瘤所致的出血而贫血，长期卧床，泄泻，气血虚弱。

主要病机　中医认为是由于风火痰虚，本虚标实，肝肾气血虚，肝风痰火湿瘀之实邪，相互转化肝阳上亢，痰浊中阻，瘀血阻滞，肾精不足等，眩晕之证变化多端，在治疗过程中可以数法并施，扶正祛邪，抗肿瘤与治疗眩晕相结合，权衡轻重。

治疗原则及方药　在辨证方面首先是下元不足，肾精亏损，填精补髓，滋养肝肾，方用熟地、山药、枣皮、枸杞、杜仲、菟丝子、知母、黄柏、龟板胶、附子、牛膝、地骨皮、淫羊藿、五味子、金樱子、天麻等为主进行治疗，以补益肝肾，滋阴潜阳，温肾助阳，益智开窍，平肝收敛；痰浊中阻，以健脾助运，燥湿化痰，方用陈皮、半夏、茯苓、甘草、天麻、白术、泽泻、枳实、竹茹、菖蒲、远志、贝母、南星、蝉蜕、代赭石、茵陈、菊花等为基础，以利水渗湿，清热化痰，潜阳定眩，清肺理气消食，和胃降逆，重镇安神，清热以化湿；肝阳上亢者，以平肝潜阳，宁心安神，方用天麻、钩藤、寄生、石决明、夜交藤、杜仲、陈皮、枳壳、菖蒲、枣仁、白芷、藁本、白蒺藜等为主，以镇肝熄风，定眩滋补肝肾，祛风止痛，安神开窍和胃降逆，行气消食开胃；肝肾阴虚者，滋补肝肾以定眩，方用丹皮、泽泻、枣皮、熟地、山药、茯苓、枸杞、菊花、合欢皮、夜交藤、代赭石、半夏等，以平肝潜阳，滋阴清热，强肾益精，安神和胃降逆；气滞血瘀的，以活血化瘀定眩，以桃仁、红花、当归、川芎、生地、赤芍、麝香、大枣、葱白、干姜、丹参、菖蒲、天麻、藁本、天麻等为基础，以通窍活血，补血活血，散结开窍，益气通络，祛风止痛，理气宽胸，通阳散寒；气血亏虚者，健脾益气补血，方用党参、白术、甘草、茯苓、当归、伏神、远志、木香、龙眼肉、干姜、大枣、熟地等为主，养血安神，平肝定眩，健脾化食。

临床经验总结　肿瘤所致的眩晕之病是以痰瘀虚火上扰，清空失养，气滞血瘀阻滞，以南星、半夏、代赭石、仙鹤草、磁石、黄连、菊花、防风、葛根、焦三仙、穿山甲、蜂房、蛇六谷、七叶一枝花、王不留行、藤梨根、夏枯草为基础等，治疗痰毒内聚脑肿瘤、肝肾阴虚、瘀血停滞、气血不足、痰火上蒙、阴虚阳亢、痰湿中阻的各种肿瘤所致的眩晕。眩晕单独利用抗肿瘤治疗，难以取效，主要是辨证施治加上辨病相结合，才能取得较好的疗效，眩晕是肿瘤发展过程中的并发症，而颅内高压又是眩晕的主要原因，严重时可出现呕吐，不能进食，西医采用脱水剂以降低颅内压，维持出入量电解质的平衡，排除颅内的肿瘤，由于其他原因引起的眩晕，采用相应的内科中西医治疗。

第十九节　昏迷

主要症状　突然昏倒，不省人事，目合口开，呼吸急促，手撒遗尿，饮食难进，二便失禁，舌质红无苔，脉危欲绝。颅内外各种疾病累及上行性网状激活系统的任何一个环节，引起意识障碍，脑干出血、肿瘤、梗塞、占位、炎证而致昏迷。

基本病机　昏迷的形成与心脑神有关，清窍失灵，神明失用，由邪热炽盛，痰蒙上窍，气滞血瘀，阴枯阳竭，有外感和内伤，由多个脏腑病变猝然暴病，瘀热阻塞神窍，意识障碍而致。肿瘤的压迫和转移是引起昏迷的主要原因，而昏迷在肿瘤的晚期阶段，继发脑疝，血管破裂，脑室及其附近的肿瘤闭塞脑脊液的循环通路，晚期出现内分泌代谢紊乱，尿毒症，肝性脑病，肺性脑病，低血糖，肾上腺肾上腺皮质功能减退性昏迷，可以减少肿瘤的并发症，延长了生命期，为肿瘤的治疗提供条件。

治疗原则及方药　本病是危急重症，辨证明确，用药及时，尽快苏醒，进行抗肿瘤治疗，必须辨明闭证和脱证，分别寒热和阴阳，加以治疗，首先是热扰心神，以通腑泄热下结，方用大黄、枳实、厚朴、芒硝、黄芩、银花、生地、丹皮、钩藤，清泻阳明，清热解毒，养阴疏肝，开窍醒神。痰浊内阻，化痰开窍，方用菖蒲、郁金、半夏、陈皮、茯苓、甘草、远志、党参、甘草、苏合香丸、玉枢丹以涤痰开窍，降浊醒脑，健脾助运化痰。而热闭心包，解毒开窍，方用牛黄、犀角、黄芩、黄连、栀子、丹皮、郁金、珍珠母、安宫牛黄丸等清泄心肺，疏肝清热，安神调气机。阴竭阳亡者，以救阴敛阳，回阳救逆，急用人参、麦冬、五味子、丹参、炙甘草、龙骨、牡蛎、附子、干姜等以煎灌之，或胃管少量吸入，以益气养阴，益阴敛液，通

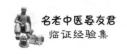
脑利脉，敛阴潜阳，大补元气，复脉固脱，敛潜浮阳。

临床经验总结 肿瘤所致昏迷是由痰瘀蒙蔽清窍，阻塞元神之府，首先是苏醒开窍，恢复生命体征，防止中风和遗留残废，中脏腑闭证脱证的发生，我们的经验是用安宫牛黄丸加生理盐水、大黄等以保留灌肠，8小时一次，或用菖蒲、郁金、琥珀、牛黄、沉香、人参、檀香、佩兰、浙贝母、芙蓉叶、蛇酶、大黄、麝香、红花等水煎服。

针灸取水沟、内关、三阴交、极泉、尺泽、委中、合谷等，采用雀啄法至流泪为度，提插捻转平补平泻法，适用于脑梗塞昏迷、肝性、颅内占位、痰蒙清窍、多发性脑梗死、元阳欲厥的各种昏迷，肿瘤的昏迷中西医结合急救方法，可以采用针灸，十宣、涌泉、水沟、百会等，必要时进行中西医结合治疗。

第六章 常见的恶性肿瘤治疗

第一节 肺癌诊治

目前是恶性肿瘤的第一大杀手，中医称肺积，《黄帝内经》在"奇病论""邪气脏腑病形篇"有专门的论述，认为肺中结块与正虚邪侵，气机不畅，痰瘀搏结而成，新的医学认为与吸烟、职业的致癌因素，电离辐射，大气污染、生物学细胞遗产物质的改变所致，肿瘤直接侵犯压迫沿血管淋巴管转移，从而累及纵隔、胸膜、喉返神经、心包、食管、淋巴结、肺肝肾及肾上腺、骨等组织器官，从形体上分中央、周围和弥漫性，组织学分为鳞、腺、大细胞、小细胞、类癌，世界上最倾向于小细胞和非小细胞癌，治疗上分手术、放化疗为主，早期以手术根治，由于多数确诊时已成晚期，放化疗毒副作用多而采用中西医结合治疗。

一、病因病机

中医认为正虚与邪实是发病的主要原因，本质是一所不节，劳倦过度，七情内伤，感受六淫之邪，痰热壅滞、肺气郁闭，宣降失司，气机不利，气血瘀阻，津聚为痰，气血痰相互搏击，日久形成症块，因虚致实，出现本虚标实，气阴两虚，故而出现气滞血瘀痰凝毒聚的病理变化。

二、辨证分型

（一）气滞血瘀者，以活血化瘀，软坚散结，方用牛膝、柴胡、枳壳、蜂房、菖蒲、郁金、南星、海藻、蚤休、鳖甲、桔梗、甘草、桃仁、红花、当归、川芎、生地等为基础，反复咯血加仙鹤草、蒲黄、藕节、三七，口干加石膏、知母，食少气短加党参、白术等。

（二）热毒炽盛的，以清热泻火，解毒散肿，方用陈皮、南星、茯苓、甘草、海藻、瓜蒌、薤白、半枝莲、石见穿等，胸水咳喘的加葶苈子、大枣；痰热盛而黄者加黄芩、鱼腥草；兼见瘀象者，加郁金、川芎、延胡索；纳呆加鸡内金、白术；

（三）痰毒郁滞，宜清热化痰，活血解毒消肿，方用桃仁、薏苡仁、冬瓜仁、芦根、桔梗、半夏、瓜蒌、赤芍、当归、丹参、龙葵、半枝莲。痰多加鱼腥草、杏仁、龙胆草；低热加青蒿、胡黄连等。气阴两虚，益气养阴解毒消瘤，方用北沙参、茯苓、甘草、白术、麦冬、百合、玄参、八月扎、石见穿、夏枯草等为基础进行治疗。痰少而黏加贝母、杏仁；阳气虚加仙茅、淫羊藿、巴戟天，痰中带血加仙鹤草、小蓟等。

（四）阴虚者，以滋阴润燥，软坚散结，方用二冬、二地、桔梗、炙甘草、白芍、当归、枸杞、花粉、玉竹、枣皮等。咯血加童便、三七、茜草；便秘加麻仁、玄参、郁李仁、桃仁；盗汗加白薇、青蒿、五味子、地骨皮等。

（五）脾虚痰湿者，以健脾除湿，化痰散结，党参、甘草、茯苓、白术、陈皮、半夏、海藻、贝母、石见穿、牡蛎等。肺脾气虚，健脾益肺化痰消症，方用黄芪、丹参、党参、茯苓、甘草、升麻、柴胡、黄精、山药、牡蛎、夏枯草、蛇六谷等，痰多者加陈皮、半夏，气短者加蛤蚧。气血亏损者，益气生血以消症，方用当归、川芎、熟地、赤芍、人参、茯苓、甘草、白术、黄芪、鹿角胶、补骨脂、砂仁、龙骨、牡蛎、紫河车等，贫血而白细胞减少者，加阿胶、女真、枸杞、肉苁蓉，脉结代加鳖甲、龟板。肺肾两

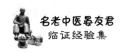

虚，温补肺肾，滋阴潜阳，方用淫羊藿、仙茅、威灵仙、肉苁蓉、锁阳、石见穿、铁树叶、木胡蓉、山豆根等进行治疗，阴虚者用麦味地黄丸，阳虚者用张景岳的右归丸。

临床经验总结1　肺痿肺积之证由瘀痰湿饮为患，我们的经验为以黄芪、人参、漏芦、熟地、土茯苓、鱼腥草、蚤休、白花蛇舌草、山海螺、无花果、蜂房、灵芝、山慈菇、洋金花、麝香、牛黄、蟾酥、鸡血藤、鸡内金、败酱草、白毛藤、冬虫夏草等为基础进行治疗，或以汤剂、蜜丸、散剂等缓缓图之，适用于中晚期肺癌、放化疗的非小细胞肺癌、晚期原发性气阴两虚型、不宜手术的晚期肺癌、术后复发、原发性支气管肺癌、放化疗后的毒性反应、体弱不能支持放化疗的肺癌。

目前国内中医药研制的成药有，鸦胆子油用于肺癌脑转移颅内压增高症状及瘫痪的肢体功能有恢复的作用，通过血脑屏障在肺、肝、脑均有较高的浓度，对于肺肝癌脑转移有较高的疗效，薏苡仁酯注射液，治疗原发性肺癌气阴两虚、脾虚痰湿之证，明显地增强体质，改善症状，提高生活质量，对免疫功能和血象有保护和改善作用；莪术提取物治疗不适应手术的中晚期肺癌的气滞血瘀型，改善症状和体征，抑制肿瘤细胞，快速诱导肿瘤细胞程序性死亡，从而提高机体的免疫功能。猪苓粘多糖注射液，与化疗同用，改善症状，提高免疫功能，改善生活质量，提高细胞免疫的功能；茯苓多糖治疗肺癌是具有的抗肿瘤促进细胞免疫增强，调整T细胞亚群的比值，增强抗感染能力。还有就是大蒜素治疗原发性肺癌的气虚效果较好。华蟾素结合动脉内灌注化疗可以提高白细胞、镇痛、利尿、抗菌抗癌增强非特异性免疫功能，提高肺癌介入的治疗作用。

三、中医治疗

中医在肺癌辨证施治中，主要是针对肺脾两虚，气阴两虚性进行治疗，选用抗癌的药物主要是草河车、龙葵、白花蛇舌草、蒲公英、鱼腥草、黄芩、银花、连翘、半枝莲、蟾皮、铁树叶、腾梨根、紫草根等。亦可采用以北沙参、麦冬、玄参、百合、生地、鳖甲、人参、黄芪、炙甘草、夏枯草、石上柏、石见穿、白花蛇舌草、补骨脂、淫羊藿、肉苁蓉、附片等为基础以温阳、滋阴、益气、软坚解毒，可以减少放化疗的毒副作用，缓解和稳定病灶，T淋巴细胞转化率、巨噬细胞的吞噬率显著增高，使血清唾液酸及血清抑制因子含量降低。

临床经验总结2　温通辛散之法治疗肺癌，从整体到肺脾肾的阳虚寒盛，选用黄芪、附子、王不留行、肉桂、大枣、莪术等为主，可以不断地提高生存质量，若出现气阴两虚者，应用补气养阴配合活血化瘀以黄芪、麦冬、熟地、白术、白芍、当归、川芎、丹参为基础长期服用，可以延长生命2—3年，以补中益气汤加漏芦、鱼腥草、二冬、二地等保守治疗晚期肺癌，显著提高免疫指标，延长寿命。

在中西医治疗中提高远期疗效，减轻痛苦，降低复发转移，在晚期时更显优越性，我们的经验为在放化疗配合应用鸦胆子油、绞股蓝、白术、茯苓、甘草组方应用，白细胞减少、消化道症状、肝肾功能破坏、癌痛等明显减少，我们应用以黄芪、鸡血藤、女贞、枸杞、鸡内金、半夏、茯苓、白术、竹茹等为主方配合。

对放化疗的解毒增效作用，而补中益气汤对长期应用可以抗肿瘤抗突变作用，提高化疗的抗癌活性，降低毒性，以补气扶正，改善细胞免疫，提高外周血活性，纠正细胞亚群的失衡状态，亦可应用参麦剂配合放化疗，减轻心律失常症状和恶心呕吐等，中医的扶正补气方剂可以增强肺癌的经期疗效，防止淋巴转移缩小淋巴结，改善疲劳等亚健康症状，减少食欲不振、体质下降程度，拮抗放疗的核细胞增殖反应的抑制和放射增敏作用。单纯应用中医药的黄芪、人参、麦冬、五味子山药、女贞等组方，长期应用可以抑制致癌的因子，稳定病灶，抑制肿瘤生长，提高红细胞受体活性，降低红细胞免疫黏附促进因子活性和复合含量，从而提高机体的免疫功能，降低抑制因子活性，用黄芪、当归、川芎、红花、莪术为主水煎服，可以降低肺癌转移率，改善血液的高凝状态，预防和破坏癌细胞的周围血栓，促使机体发挥抗肿瘤转移和增殖的防御功能，改变癌基因的表达，影响癌细胞的增殖而实现，降低DNA聚合酶的含量，增加NK细胞的活性，抑制肿瘤生长，诱导和促进肺癌细胞凋亡的作用。

肺癌到了中后期正气虚损，六淫邪毒乘肺，气机不利，血行受阻，津聚为痰，痰凝气滞，瘀阻脉络，痰气瘀毒胶结，久而形成肺部肿块，初起以驱邪为主，佐以扶正，晚期邪盛正衰，当以扶正为主，驱邪为佐，以早期发现，早期肿瘤，预后较好，三、四期预后较差，所谓鳞癌预后较好，而腺癌预后较差。

四、肺癌并发症辨治

（一）胸水

首先是胸水，癌症发展到中后期，出现悬饮，邪毒痰瘀积聚于肺，肺脾

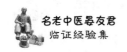

肾三脏功能失调，水液代谢不循常道，癌细胞浸及胸膜，毛细血管通透性增高，其蛋白分子进入胸膜腔，胶体渗透压增高，常出现低热，贫血和低蛋白血证，在长期用益气消水，以黄芪、人参、茯苓皮、山药、葶苈子、桑白皮、猪苓、白术、白茅根、半边莲、鬼针草、龙葵、冬凌草、肺经草等为主。

（二）上腔静脉压迫综合征

其次是上腔静脉压迫综合征，肿瘤压迫管腔狭窄阻塞，血液回流受阻，声嘶眩晕昏迷，水肿，呼吸困难，发绀青紫，以活血化瘀，利水消肿，以麻黄、益母草、麝香、桃仁、红花、川芎、赤芍、大枣、葱白、生姜等为主进行治疗，先放化疗后，再行中医辨证。第三是肺部感染，是支气管分泌物增加引起感染，咳嗽咯血发热，以宣肺化痰，清热解毒合抗感染治疗。肺癌疼痛是肿瘤侵犯胸膜、神经、血管使脉络阻滞，不通则痛，治疗以通为根本大法，选用蜂房、两面针、延胡索、穿山甲等为主进行治疗，可以配合蟾酥膏外用和吗啡止痛等更能提高疗效。

第二节　肝脏的恶性肿瘤诊治

一、肝癌的形成

是由肝炎、脂肪肝、肝纤维化、肝硬化进一步发展而来，中医认为，由于饮食不结，肝气郁结，肝病久治不愈，脾失健运，痰湿中阻，气滞血瘀，水液代谢失调，病理产物积聚，上泛下流，皮里膜外，五脏六腑受累的恶性循环过程，一旦肝癌被确诊，病情发展快，预后差，生成时间短，多属晚期，失去手术和放疗化疗的时机，中医药治疗肝癌，药性缓和，副作用少，应用范围广，通过扶正祛邪，辨证施治以提高早中晚期患者的生命质量延长生存期，在临床治疗效果不断地提高，具有对癌细胞的杀伤与抑制作用，对癌细胞形态学的改变，提高机体的免疫功能，对肝癌细胞蛋白质合成的抑制，增殖周期性的影响，影响癌细胞膜分化的环核苷酸生长调控，诱导肝癌细胞的凋亡出现程序性死亡，对肝癌基因的逆转、关闭、降低表达的水平，达到治疗肿瘤的目的。

二、肝癌的辨证施治

（一）肝癌分型

根据疾病的发生发展转化的特点，在临床上分为肝气郁结、气滞血瘀、热毒内蕴、肝胆湿热、肝肾气阴两虚等五型，分别采用疏肝解郁、活血化瘀、清热解毒、清热利湿泻火、补益肝肾、补气养阴等，根据肝癌的体征亦可将肝癌分为症块型、黄疸型、腹水型、热毒型，分别采用软坚化症、清热利湿退黄、健脾利水、清热解毒等法，在中西医结合过程中为了便于西医人员的配合，我们又将病理分期和临床分型为炎证型、单纯型、硬化型，主要以清热解毒，疏肝理气，健脾和胃，软坚散结等法以治疗，又可以影像学诊断分型为巨块型、结节型、弥漫型、早癌型等，以气滞血瘀、肝气郁结、湿热蕴结、肝肾阴虚多散见于各型之中。

（二）肝癌治法

关于肝癌的治法，本病病情复杂，虚实毒郁瘀互见，气血虚损之虚象，在临证时，必须明辨虚实，慎重权衡，辨证辨病相结合，首先是健脾理气法，从治未病和防变的思维入手。

1.健脾补气　病位在肝，其变在脾，实践证明，健脾补气之剂有抗癌增效保护正常细胞，反突变，对肿瘤的转移有抑制作用，使肿瘤生长减慢，瘤体缩小，症状改善，生长期延长，提高T淋巴细胞和NK细胞调节作用，保肝使cAMP含量增加，cGMP下降。清热解毒法，疾病的发展过程中，或由放化疗中，毒热瘀滞而致，以田基黄、白毛藤、仙鹤草、山豆根、凌霄花、白花蛇舌草、水红花子、龙葵、蚤休等，具有抗菌抗病毒、解热抗炎、清除自由基、调节增强机体免疫功能、保护修复组织、抗癌抗瘤防变、抑制癌基因转录调控其表达。

2.活血化瘀之法　疏通经络，破瘀散结，祛瘀生新，得到消症散结，恢复气血运行，可以直接杀灭癌细胞，改善血液流变学的异常，消除微循环的障碍，提高放化疗的敏感度，抑制机体纤维母细胞生成，预防和减少放化疗引起的组织纤维化，增强免疫，调理神经和内分泌功能，常用的有穿山甲、丹参等活血化瘀之品，能促进纤维组织软化，吸收和疏通肝内胆管闭塞，改善肝内血循环，利于肝硬化的修复，抑制癌细胞生长，抗凝溶纤作用，防止减少癌栓形成和转移，不宜多用，易于引起出血，肝破裂和消化道出血等。

3.滋阴养血法　癌肿形成常易耗损阴血，本法是肝癌最为常用的方法，特别是肝肾阴虚，有非常好的增强免疫功能的重用。温阳法，肝癌晚期，脾肾阳虚，不能推动温煦血脉，瘀血内阻，阳虚血瘀，寒凝气滞，温阳以化瘀，以杀死癌细胞，癌细胞受热，配合使用蟾酥、守宫、泽漆、蜈蚣、二乌、麻黄、木香、乳香、没药、三棱、莪术等为末热敷，附子、大黄、槐花、牡蛎水煎以保

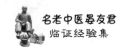

留灌肠，可以温肾泄浊，降低血氨，对肝性脑病有特殊的疗效。

4.临床经验 肝癌属于疑难重症，以气滞血瘀痰凝积聚于肝，可以数法并用，照顾病机的复杂性，不同药物相互配合，产生相互作用，如以清热解毒和活血化瘀合用，并可与化疗药物配合进一步增强疗效，显著抑瘤，我们的治疗经验是，清热解毒与补气健脾同用，益气养阴和活血化瘀合并，具有较好的抗癌强体的功效，拟定基础方以穿山甲、太子参、大黄、三棱、莪术、牡蛎、丹参、白花蛇舌草、半枝莲、八月扎、石见穿、海藻、昆布、鳖甲等，长期服用三个月为一疗程，症状减轻，瘤体缩小或消失，可以延长寿命，亦可用茵陈、大黄、生地、桃仁、马钱子、胆南星、水蛭、甘漆、青皮、郁金、鳖甲、龙葵、血竭、壁虎、山慈菇、鼠妇等为基础，为末为丸，长期服用，有明显缩小瘤体，无转移作用，还可利用蟑螂提取物、猫儿草、蕲蛇、蛇胆、大蒜、猪松果体、藁本、山豆根、柳枝、荜拨、蜂房、喜树、无名异、雄黄、大戟、麝香、大枫子、冰片、姜蚕，成膏外用，有明显缩小瘤体的作用，稳定病情等功效。

三、肝癌并发症的治疗

（一）肝脾肿大伴疼痛

疼痛持续性阵发性加剧，本证多由肝失疏泄，气滞血瘀，在肝癌中晚期疼痛是最难治的症状，肿块在肝右叶上者，癌瘤侵犯膈肌，牵至右肩背疼痛，下者疼痛牵及右腰部，可在深夜加重，影响睡眠，若出现肝破裂者，可出现疼痛难忍的剧痛，中医药治疗肝的癌痛副作用小，无依赖成瘾性和截断症状，由于疼痛急而剧烈，必要时常用中西医治疗，中医的外治法药物峻猛，经皮肤黏膜吸收作用慢而持久，外敷面积宜大一些，加用促透剂和性味浓烈之麝香等以使药力达病所。

在辨证施治的原则下以止痛，早中期以疏肝解郁以止痛，可选用以柴胡、赤芍、当归、川芎、八月扎、枳壳、郁金、五灵脂、蒲黄、桃仁、丹皮等为主加减，晚期则用鳖甲、鼠妇、茵陈、延胡索、乌药、大腹皮、人参、乳香、没药等。

临床经验 根据肝郁脾虚，肝热血瘀形成肝脾肿大，后期由实转虚，肝肾阴虚，以三棱、莪术、穿山甲、黄药子、藤黄、蚤休、三七、仙鹤草、八角金盘、雷公藤、川楝子、鸡屎藤为基础，软坚散结消痞止痛。可以单独应用或组合配伍，水煎服，短期内得到完全止痛之功，服药期间禁酸辣食物，口服含化，由于此类药物有毒，从小剂量开始，密切观察毒副作用，预防高敏体质人群对各种药物的适应性，2—6小时内可以止痛。

肝区外治止痛，将柴胡、白芍、赤芍、鳖甲、蟾酥、乳香、没药、麝香、三棱、莪术、青皮、穿山甲、山慈菇、半枝莲、白花蛇舌草、白芷、冰片、七叶一枝花浓缩成膏外敷，或由大黄、姜黄、山慈菇、南星、附子、川乌、白芷、全蝎、阿魏、草乌等制成膏肝区外敷，具有活血化瘀消肿止痛功效，穴位外敷，神阙穴以鲜七叶一枝花、田螺肉、冰片共捣如泥外敷，一日一次，共三天，甘遂、乳香、没药、马钱子、麝香、冰片、山奈、大黄、白芷细末，以期门疼痛为中心，四周敷贴，三日换一次，十日为一疗程，可以更好地发挥药效和迅速止痛，穴位针刺止痛，对百会、阳陵泉、阴陵泉、足三里、章门、三阴交等选2—3个穴，缓慢进针，5—10分钟行针一次，亦可长期留针，对缓解癌痛时间长，改善症状，增强免疫功能，消癌抑癌，延长寿命等都有良好的作用。

（二）发热

由于肿瘤细胞的浸润血浆中游离胆原烷醇酮增高，激活白细胞释放致热源，代谢产物的变形坏死，阴阳失调，气血虚弱，痰瘀湿毒内聚，蕴久化火，出现本虚标实之象，肝癌之病邪伏膜原，少阳三焦被遏，以和解少阳和甘温除热，补中益气之法，治疗癌肿的发热，都有较好的疗效，小柴胡汤、补中益气汤基础上加青蒿、鳖甲、半枝莲、白花蛇舌草、二冬、二地等治疗非感染性发热有较好的疗效。

（三）腹水

我们在临床上使用以赤芍、丹参、三棱、莪术、车前草、泽泻、半边莲、太子参、麦冬、茵陈、栀子等活血利尿法，对于原发性肝癌胸腹水，有较好的临床疗效。关于出血，肝癌的破裂，在肝包膜下腹腔出血，由于肝火湿热损伤脉络，热烁伤阴，血液离经外溢，以赤芍、王不留行、三棱、莪术、麦冬、鳖甲、仙鹤草、枣皮、郁金、熟地、白芨、黄芪、蒲公英等治疗肝癌肝肾功能衰竭肝破裂出血、晚期上消化道出血，以养血止血，攻补兼施等法均有较好的效果。

（四）肝癌的中西医结合治疗、中医药的治疗原则

1.中医内外治疗方法

具有对癌细胞具有细胞毒的作用，抗癌增效保护正常细胞，反突变，对肿瘤细胞转移有抑制作用，使肿瘤生长减慢，瘤体缩小，症状改善，生存期

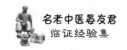

延长，提高T淋巴细胞，NK的调节，保肝等作用，清热解毒，活血化瘀，养阴温阳等几个常法的中医药治疗，配合放疗、化疗以增强疗效，降低毒性，配合介入治疗，在诊疗细胞坏死、脱落，经皮肝脏瘤体内注射，化疗灌注栓塞，激光高温治疗，冷冻及放射性核素等综合治疗方法。中药在围手术期介入化疗具有局部血药浓度高、疗效好的特点，但易于引起胃肠道反应，骨髓抑制，肝肾伤害等副作用，导致病人耐受力下降，应用围手术期中医药治疗在于防止并发症，提高疗效。在辨证施治基础上，分成脾虚、肝郁、阴虚、湿热四型进行治疗，可提高中晚期癌症病人的生成率。

中药在介入治疗的直接应用，可以用白芨粉为血管栓塞剂，进行肾动脉栓塞，能均匀地栓塞动脉主干及外周分支，有止血和抗肿瘤作用，改变癌组织坏死，纤维组织增生及炎细胞浸润，可用大蒜、白花蛇舌草、半枝莲制成注射液进行瘤体内注射，甲斑蝥素、藤黄酚从肝动脉肝实质给药，排泄慢，显著提高局部的有效血药浓度，产生明显的组织效应，鸦胆子油或莪术油对肝动脉灌注栓塞肝终末小血管，肿瘤的微循环及边缘新生血管。

普遍认为，麝香、冰片、明矾制成注射液注入瘤体，抗癌提高治疗效果，或莪术、乳香、没药进行瘤体注射，优于化疗效果，延长生存期，应用丹参注射液进行动脉灌注，能减毒增效，改善微循环症状和体征，肿块缩小，提供肝脏多种有益因子，提高免疫功能。对不能手术的晚期肝癌，皮下植入喜树碱药泵经肝动脉和门静脉，减少全身毒副作用，组织相溶性好，中药在肝动脉栓塞应用，鸦胆子油、莪术油、白芨胶栓塞剂等具有永久性的栓塞作用，阻滞侧支循环的建立，抗癌、低毒、改善肝功能，疗效确切，可以控制毒副反应，具有减毒的作用，有介入化疗增效剂的作用，不耐药，多途径抗癌免疫功能。

2.肝癌的辨证施食

对于治疗肝癌具有的辅助作用，肝癌的形成与饮食有密切的关系，诸如生冷饮酒厚味炙煿，损伤脾胃，湿热凝聚，气血瘀阻，痰火气血湿食病理产物积聚，症瘕积聚于胁下，所以饮食防癌和治疗肝癌，具有药食兼施的作用，天然的防癌物质，有生姜、胡萝卜、大蒜、白菜、韭菜、莴苣、芹菜、茄子、番茄、辣椒、豌豆、黄瓜、冬瓜、西瓜、丝瓜、苹果、香蕉、荔枝、梨子等新鲜瓜蔬，具有氧化还原特性，消除亚硝酸盐作用，猕猴桃和梨有丰富的维生素C，可以排除尿铅、减少无机泵载消化道吸收，诸如银耳、木耳、香菇、花盖菇、猴头菇、冬虫夏草真菌和芦笋能调整机体的免疫功能，诱生干扰素，提高NK细胞活性获得抗癌作用，茶叶是人类三大无酒精饮料，可以抑制多种化学致癌的苯并吡、黄曲霉素、亚硝基甲脲、甲基胆蒽、烟草、焦煤、熏鱼提取物、X腺等物质的致突变作用，可以参考美国八条防癌饮食指南，正确选择食品，加强身体锻炼，保持适当的体重；不要食一成不变的食物，每天保证3—5种蔬菜，2—4种水果，含维生素A的绿黄色蔬菜及维生素C含量丰富的水果，高纤维素食品谷物豆类水果蔬菜，日纤维20%—30%，降低总脂肪摄入30%卡路里，饱和脂肪酸10%卡路里，胆固醇不超过300毫克，限制酒精含量及饮料消耗，限制粗制盐、烟熏和硝酸盐食物的消耗，慎用食品的添加剂维生素E腌制品、人工干酪、咖啡、胆固醇和高温烘烤食品。

临床经验 我们通过对肝癌辨证用膳，肝癌晚期，为正虚邪实，气阴两虚，实则气血瘀结，宜扶正培本，活血散结，气虚的饮食宜忌，以大枣、龙眼肉、扁豆、胡桃仁、羊肉、狗肉、鸡肉等具有温补作用的食物，亦可制作点心或菜肴，人参、黄芪、扁豆、山药、大枣、羊肉、粳米、薏苡仁、生姜、陈皮等分别制成粥、煲汤等服用；阴虚的饮食宜忌，选用甘凉生津的食物，以白木耳、绿豆、丝瓜、番茄、冬瓜、甲鱼、梨、苹果、柑、香蕉、甘蔗等为代表，可做成生地、枸杞、黄精、麦冬、玉竹粥、汤、饮等，宜忌大枣、龙眼肉、鸡肉、羊肉、河虾、大蒜、大葱、韭菜、辣椒等；气阴两虚的饮食宜忌，以人参、麦冬、黄芪、五味子、猪肝、当归、生地做成粥、汤等忌寒凉热性食物。活血软坚的饮食疗法，宜选用海藻、紫菜、海带、海蟹、甲鱼等做菜肴，以桃仁、山楂、海蜇、紫菜、白萝卜做成汤粥等，在实际工作中，要进行对证用膳，腹水和下肢水肿，选用西瓜及皮、赤小豆、鲤鱼、黑豆、鲫鱼、冬瓜等。

第三节 肾癌病诊治

中医的石疽、症积，由饮食失宜，劳倦过度、外感六淫，过食辛辣醇酒厚味，脾胃虚衰，中气虚寒下陷，湿邪阻于经络，湿瘀互结，阻于腰腑，房劳伤肾，使心脾肾气阴损伤，肾虚不能化气行水，水湿不化，湿毒内生，积于腰腑，脾虚不摄，血溢脉外，气滞血瘀瘀毒蕴结，外感六淫，湿热寒湿蓄毒于内，并互结于水道，气滞血瘀，凝聚成积，现代医学认为是与激素、黄曲霉素、放射、病毒和吸烟有关。

基本病机 病理特点是本虚表实，虚则脾虚及肾，脾肾两虚，水湿不

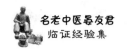

化，湿毒内生，积于腰腑，实则寒湿热邪毒蓄积下注膀胱，内外合邪，结于腰腑，气滞血瘀，凝聚成积，气机阻滞，不通则痛，阴损及阳，阴阳衰败。

治法及方药　若属于湿热蕴结的，以清热利湿，方用萆薢、瞿麦、滑石、甘草、车前草、黄柏、半枝莲、马鞭草、白毛藤、土茯苓、生地等为主进行治疗，瘀血内阻者，活血祛瘀理气消积，方用鳖甲、柴胡、青蒿、大黄、水蛭、莪术、黄芪、桃仁、三七、蒲黄、阿胶、侧柏叶、仙鹤草等为主方进行治疗；肾阴不足者，滋阴补肾，方用青蒿、白薇、银柴胡、地骨皮、杜仲、寄生、续断、狗脊、首乌、菊花、熟地、枣皮、鳖甲等为基础；肾阳不足者，温阳补肾，肉桂、附片、熟地、山药、黄精、黄芪、菟丝子、白花蛇舌草、穿山甲、淫羊藿、鹿角、五味子、金樱子等；气血两虚，补气养血，蟾酥、陈皮、菟丝子、太子参、大枣、白芨、阿胶、升麻、柴胡、熟地、半枝莲等为基础进行治疗。亦可用八月扎、猫人参、川椒目、葫芦巴、淫羊藿、鸡内金、赤芍、木馒头、三七、全蝎、附片、红参、五灵脂、桃仁、杏仁、海金沙、威灵仙、地榆炭等适用于肾癌气血瘀结者、阴虚出血合并感染、阴阳两虚者、伴尿血不止者、中晚期肾癌或术后有蛋白尿者、广泛转移伴腹水者。

临床经验总结　症瘕肠覃痨瘵之证为本虚标实，气化主水藏精之能损伤，脾肾不足而瘀毒蕴结者，当以补肾祛瘀，以鹿角、附子、黄芪、熟地、肉桂、薏苡仁、败酱草、淫羊藿、菟丝子、白术等长期治疗，消除腹水，缩小包括，改善骨转移，减少蛋白尿，愈合术后伤口等均有非常好的临床疗效，单用贝母和鸦胆子装胶囊口服，抑制癌细胞生长，阻断其发展，诱导癌细胞的凋亡有较好的疗效，还可用藤黄、麝香、南星为细末，以酒醋各半，调成糊状，外敷肾区，有明显的止痛效果，用白芨粉进行肾动脉栓塞治疗，具有栓塞持久，阻止肿瘤发展具有较好效果。

肾癌正气虚损是内在本质，邪毒侵袭是发病的条件，由于在正气虚的前提下，脏腑功能失调，经络阻滞，气滞血瘀，痰凝毒聚，疾病初起，当扶正祛邪，预后较好，中期，在扶正的同时加强祛邪的力度，除积正复，预后亦较好，在后期祛邪易伤正，扶正易滞邪，治疗难度大，预后不良。肾癌易于出现间歇性无痛性血尿并发症，脾虚不摄和下焦湿热有关，脾虚者常以人参、黄芪、大枣、白术、山药、仙鹤草、槐花、阿胶等为主进行治疗，补脾以摄血，下焦湿热以用小蓟、生地、藕节、蒲黄、茜草、丹皮、栀子、木通、竹叶、滑石、白茅根、侧柏叶等以清热利湿等进行治疗。

第四节　膀胱癌病诊治

在男性多见，属于中医的"癃闭"之证，即所谓膀胱不利，点滴难通，时可出现淋漓涩痛为血淋，为正虚邪实，虚为本，实为标。现代医学认为与膀胱结石、芳香族类，长期炎证刺激作为重要的诱因，在中西医治疗过程中，首先是手术、以局部灌注化疗、电切和激光、动力学以及中医药等治疗等。

基本病机　临床上虚实夹杂，肾虚与湿热并存，气虚湿阻，治疗以攻补兼施，由外感湿热毒邪，饮食高粱厚味，辛辣烟酒，七情内伤，气机阻滞，痰湿气血瘀滞，先天不足，后天失养，房事过度，肾膀胱三焦失于温煦，血流不畅，阻络生瘀，形成本病。

治法及方药　邪实者首先是肺热壅盛，以清肺利尿。凉血止血，方用黄芩、桑白皮、麦冬、车前子、木通、茯苓、栀子、小蓟、白茅根、桔梗、核桃树枝、石韦、莲子心、北沙参、黄连、白花蛇舌草等为主进行治疗，膀胱湿热者，清热泻火利水，凉血止血，荞麦、蒲黄、牛膝、甘草梢、当归、栀子、大黄、芒硝、白茅根、菟丝子、竹叶、大蓟等为基础方；肝郁气滞，疏肝理气，凉血止血，方用滑石、当归、沉香、槟榔、乌药、枳实、王不留行、冬葵子、橘皮、蛇莓、龙胆草、夏枯草等为主；而血瘀内阻的，化瘀散结，活血止血，核桃壳、大黄、桃仁、当归、牛膝、五灵脂、石韦、三七、小茴香、青黛、琥珀等为主；虚者，脾胃气虚，健脾益气、养血止血，方用人参、白术、白芍、黄芪、当归、伏神、远志、酸枣仁、木香、龙眼肉、大枣、干姜、柴胡、升麻、砂仁、石斛等为主进行治疗；肾气不固，补肾益气，固摄止血，方用熟地、枣皮、菟丝子、巴戟天、牛膝、五味子、赤石脂、仙鹤草、蒲黄、小蓟、山药、肉苁蓉、龟板、鳖甲、附子、干姜等进行阴阳双固，寒温并用；肾虚火旺，滋阴降火，凉血止血，方用知母、黄柏、熟地、枣皮、山药、白茅根、藕节、小蓟、玄参、枸杞、地骨皮等为基础进行治疗。而虚实之间相互错杂相兼，在治疗过程中有针对性的辨证与辨病相结合，才能取得较好的疗效。在临床上还可用蟾酥煮成肉酱，兑入无花果、木通、香蕉、大枣、薏苡仁、赤小豆等煎水兑服，还可用龙葵、白毛藤、蛇酶、土茯苓、白花蛇舌草、天芝麻、黄花刺、半边莲、醡浆草、佩兰、鸡内金、苦参、山豆根等为主，治疗湿热证、气滞血瘀、邪毒蕴结、热毒湿聚之

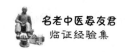

证，还可用半枝莲、木鳖子、二蓟、乌贼骨、蜈蚣、蛇蜕、象牙粉、蕲蛇、鹿角、黑芝麻、乌梅、斑蝥、蜂房、穿山甲、蜣螂、野葡萄藤、蟾酥等炼蜜为丸，治疗中晚期膀胱癌。还可以用无花果、薏苡仁、木通、香蕉、大枣、赤小豆等进行食疗。

中医药在治疗膀胱癌的现代研究认为，清热解毒的龙葵、白毛藤、蛇酶、海金沙、土茯苓、灯心草、威灵仙、白花蛇舌草、山豆根、蚤休等为主治疗膀胱癌，促进癌组织脱落，肿瘤缩小，数目减少，免疫功能提高，延长生命，具有较高疗效，在辨证施治时，应用清热解毒，软坚散结，化痰消瘀，具有较高的临床效果。

临床经验总结　癃闭积聚之证，后期则是正虚邪实，固护正气于祛瘀消症并用，我们长期在临床实践中，自拟以牡蛎、昆布、海藻、木鳖子、黄芪、穿山甲、半枝莲、寄生、人参、猪苓、大黄、食醋等治疗膀胱癌的黏膜脱落再生，增加白细胞，健脾和胃，理气降逆，补肾解毒，利尿消肿，扶正化症，减毒增效都具有重要的作用，应用针灸治疗膀胱癌，以脾胃、肾、膈俞、大椎穴艾灸隔姜温灸治疗白细胞减少，提高疗效，改善症状。

中西医结合以黄芪、茯苓、女真、白花蛇舌草、河白草、金花茶、野葡萄根、蜣螂、犀角、桃仁、人参、鳖甲、龟板为主的中医治疗，配合以山豆根制剂，喜树碱膀胱灌注或瘤体注射，配合化疗，得到益气补肾，解毒凉血，活血止血的作用，通过治疗，纠正正虚脾肾不足，改善气滞血瘀，热毒痰湿的蕴结，防止浸润和转移，正气恢复预后较好，而正邪交争，治不及时，正衰邪盛病情加重，预后不良，而疾病的后期，体虚而邪无所制，中西医在治疗上相当棘手，周围及多器官转移预后亦很差。膀胱癌易于出现血尿、感染、梗阻、肾功能的衰竭的并发症，由于下焦热盛和脾肾不足，以大蓟、小蓟、藕节、蒲黄、滑石、木通、生地、栀子、甘草、当归、黄柏、知母、丹皮、牛膝、赤石脂、仙鹤草、白芨等以清除血块，保持尿道通畅，膀胱内灌注药物及电凝止血，以萆薢、扁蓄、滑石、木通、车前草、大黄、栀子、甘草、柴胡等治疗膀胱癌兼感染者，若出现梗阻癃闭者，属于热毒壅盛，气滞血瘀，脾肾不足，采用清热解毒，宣肺利湿，行气活血，调补肝肾，亦可针刺足三里、三阴交、中级、阴陵泉强刺激，配合手术治疗，扩张输尿管，经皮肾造口术，以缓缓解病情，而应用温补脾肾，和胃降逆治疗肾功能衰竭，用大黄、附子、干姜、人参、甘草、吴茱萸、大枣、生姜等，配合饮食控制，限制蛋白摄入，纠正水盐电解质平衡失调，或采用透析治疗等。

第五节　前列腺癌病诊治

中医的癃闭、劳淋癃闭之证，张仲景描述为"小便如栗状，小腹眩急，痛引脐中"，本病在西方国家男性多见，性激素紊乱、癌基因、饮食习惯、化学等致癌因素，其手术治疗适用于早期，内分泌治疗适用于晚期，瘤体较大的可进行冷冻疗法，饮食情志和劳倦是发病的主要病因。

基本病机　属于肺热、脾虚、肝旺、肾亏，小焦湿热、气滞血瘀、痰湿凝聚等为主要病机。

治法及方药　湿热蕴结的以清热化湿，软坚通利，方以土茯苓、白花蛇舌草、扁蓄、荞麦、滑石、败酱草、车前草、铁苋草、胡桃、泽兰、蛇酶、人参、黄芪、麻仁等为主进行治疗；瘀血内结者，利水散结，活血化瘀，方用当归、川芎、马鞭草、穿山甲、赤芍、蒲黄、五灵脂、红花、旱莲草、沉香、土鳖、水蛭、三菱、莪术、阿胶、郁金等为基础进行治疗；肾气亏虚者，补肾健脾，通窍利水，方用丹皮、泽泻、路路通、生地、枣皮、山药、牛膝、穿山甲、女真、菟丝子、葫芦巴、王不留行、淫羊藿等为主。

临床经验总结　湿热毒瘀积于下焦，闭阻水道，由他脏转入，或原发于本脏，日久而痹涩不通，我们在治疗本病的过程中亦可用肿节风、百药煎代茶治疗晚期前列腺癌；用徐长卿、蜂房、乳香、没药、乌梢蛇、甘草、海风藤治疗前列腺癌转移者，以皂角刺、山慈菇、牛膝、琥珀、青藤香等治疗湿热夹瘀滞者；以桑螵蛸、覆盆子、益智仁、乌药、人参、龟板、肉桂、山药、乌梅、半枝莲、白芥子等治疗前列腺癌小便不禁者；以石韦、木鳖子、海藻、海蛤壳、昆布、苦参、蒲公英、附片、水牛角、丹皮、穿心莲治疗前列腺癌发热者；以祁蛇、水蛭、虻虫、没药、延胡索、青葙子、阿魏、蜂房等为主治疗骨转移性疼痛之证；以龙葵、五灵脂、蚤休、蔗虫、白毛藤、猕猴桃皮、核桃树枝、赤芍、丹参、橘核、枝核、拳参等为主治疗前列腺癌转移者；以七叶一枝花、白花蛇舌草、人参、黄芪、冬虫夏草、蛤蚧、全蝎、三七、王不留行、牛膝、大黄、白芍、炙甘草、阿胶、巴戟天、草薢、车前草等为主治疗前列腺癌晚期；以黄芪、黄精、白术、五味子、羌活、百合、龟板、千里光、赶黄草、过路黄、天麻、川芎、肉苁蓉、郁金、川贝母等为主治疗前列腺癌睾丸摘除术后的内分泌失调者；以卷柏叶、侧柏叶、龙葵、三七花、厚朴花、葛花、鸡内金、全皮、仙鹤草、急性子、楮实子等为主治

283

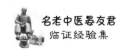

疗前列腺癌晚期，我们在治疗中积累丰富的临床经验。

目前在治疗膀胱癌的进展，仍然需要早期发现，中医的治疗主要是采用补肾益气，祛瘀散结综合治疗，在临床亦有不少诸如前列腺髂窝淋巴结转移、膀胱和骨转移、睾丸摘除术后以及早期发现者治愈，并存活10年以上未复发。本病初起为实证，湿热瘀血互结，正能胜邪，进一步发展，邪盛正衰，虚实夹杂，后期而正气大衰，脾肾衰败，病情险恶，预后不良，中晚期积极地治疗，对于延长生命、提高生存质量具有积极的意义。对于并发症的处理，主要是尿路梗阻，以行瘀散结，通利水道，方以大黄、当归、生地、桃仁、穿山甲、芒硝、肉桂、牛膝等为基础，配合针灸强刺激和反复捻转，完全性梗阻者，可以进行留置尿管引流，睾丸切除，激光、放射治疗，或膀胱穿刺造口术引流等。

第六节　白血病诊治

属于中医"温病"和"血证"，现代医学认为是病毒放射化学遗传等因素，造成血器官增生失控浸润机体各组织，阳气严重的血液系统的恶性肿瘤，35岁以下的人群多见，西医分类复杂，临床表现为贫血、出血、感染、发热，淋巴结和肝脾肿大，分成急慢性大的分类，肿瘤主要以化疗和骨髓移植，慢性者主要是放化疗肾上腺皮质激素，干扰素，细胞分离术等治疗具有较高的疗效，经中西医结合治疗后会进一步提高疗效。

基本病机　本病为因虚致病，伏邪温病，胎毒和相和妄动，造成本虚标实，邪毒伤髓，虚实错杂，气血阴阳脏腑受累，温湿瘀毒互结，急性为邪盛，慢性而稳定期以正虚为主，外感六淫从皮毛进入机体，内传脏腑，化火生热，络营入血，动血耗血，瘀血内阻，内伤则是禀赋不足，脏腑虚损，气血生成不足，气虚不摄，出血渗血，瘀血内停，水不涵木，肝肾亏损，加之外感而"邪之所凑，其气必虚"，机体进一步虚损，病邪深入骨髓，从骨髓到血分，造成动血伤津，扰神闭窍的危象。

治法及方药　血热毒邪炙盛，营血损伤，肝肾阴虚火旺，当以清热凉血，方用犀角、生地、丹皮、赤芍、蒲公英、紫花地丁、金银花、连翘、石膏、芦根、栀子、麦冬、野菊花等，重则用钩藤、全蝎和三宝；湿热内蕴，以清热除湿，方用龙胆草、柴胡、生地、夏枯草、白茅根、茜草、青黛、白矾、栀子、仙鹤草、佩兰、木瓜等；气阴两虚者，以益气养阴，方用党参、黄芪、熟地、白芍、麦冬、五味子、枸杞、酸枣仁、远志、龙骨、牡蛎、代赭石、紫草、阿胶等为基础；脾肾阳虚，以温补脾肾，方用附片、菟丝子、覆盆子、鹿角胶、补骨脂、蚤休、人参、乌梅、肉苁蓉、枣皮等为主进行治疗；瘀血内结，活血化瘀，软坚散结，方用海藻、夏枯草、浙贝母、鳖甲、穿山甲、丹参、牡蛎、瓦楞子、川芎、生地、桃仁等为主。

临床经验总结 白血病血热毒盛，邪热深入下焦，肝肾损伤，由实转虚，我们的证治经验是在缓急期亦可采用猪殃殃、羊蹄根、板蓝根、三棱、莪术、丹皮、仙鹤草、谷麦芽、神曲等为主治疗慢淋巴细胞性白血病；还可用雄黄、当归、猫爪草、苦参、紫花地丁、青蒿、䗪虫、水蛭、水牛角、三七等炼蜜为丸，治疗慢性粒细胞性白血病；以丹参、党参、黄芪、紫河车、白花蛇、熟地、补骨脂、枣皮、羊肾等为主治疗急性白血病缓急期；以雄黄为主配以巴豆、草乌、川乌、乳香、生地、丹皮、羚羊角、没药、郁金、槟榔、朱砂、大枣制成丸剂，治疗急性白血病；以丹参、党参、二冬、二地、白花蛇舌草、蒲公英、皂角刺、白芷、牛黄、雄黄、黄柏、蟾酥、三尖杉、黄芪、益母草等为主治疗虚劳阶段；以黄芪、黄连、黄芩、白花蛇舌草、紫草、升麻、鳖甲、麻黄、辰砂、枯矾、蜈蚣、黄药子、守宫、白姜蚕、三七、狗舌草、青蒿、龙胆草、龙葵等治疗急慢性白血病康复期延迟复发者。

我国在20世纪就有用青黛提取物制成抗癌药物治疗慢性粒细胞性白血病，又从砒霜中提取物治疗后发性白血病，可以诱导肿瘤细胞的凋亡，在白血病瘟热阶段以清营凉血，泻火解毒，滋阴清热，补气养血，健脾益胃，活血祛瘀，清热凉血等法辨证治疗，可以缓解恢复白血病在放化疗综合治疗的各个阶段，还可以使用针灸取上星、曲池、合谷、阳陵泉、足三里、条口、脐周四穴，胸前六穴，背部六穴，用泻法，每日一次，治疗因化疗后恶心呕吐，白细胞血小板减少的急慢性白血病，中医药对化疗的减毒增效，骨髓抑制，免疫低下，胃肠道的反应，肝肾功能伤害，心脏的毒性的副作用，清热利湿，养阴补肾，补气养血，清热解毒凉血等法解除因放化疗过程中的毒副作用，中医治疗白血病的机理抑制和杀伤白血病细胞对肝脏的浸润，降低白血病细胞的绝对值，保护红髓免受侵害，延长生存期，具有诱导和分化白血病细胞的作用。通过中西医结合治疗大大提高了白血病的治愈率。

本病属于全身性疾病，正气不足，外感温毒，毒性深入骨髓，卫气营血证俱见，变化迅速，宜于早期诊断，否则阴津枯竭，阳气衰微，甚则孔窍

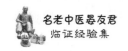

出血，肌肤溃烂，神昏谵语，预后极差。关于并发症的处理，首先是发热，在热毒炽盛时，以大剂量的清热解毒凉营透气之剂以解除高热，然后中病即止，养阴清热补液，控制感染降温，保持水盐电解质平衡。出现血证，泻火凉血止血，同时应用止血"三联"，及时使血归于脉络，防止血小板减少等。口腔糜烂，以清热养胃，滋阴降火，控制肿瘤细胞的浸润，防止感染，肺和尿路感染，以和胃健脾，芳香化浊治疗恶性呕吐，用补益气血，血肉有情之剂，强壮滋肾等纠正骨髓的抑制。

第七节　纵膈肿瘤病诊治

中医的胸痹和喘证，本病有良性和恶性之分，胸腺、淋巴、生殖细胞形成前纵膈肿瘤，发生在中纵膈一般为肺癌转移，神经源性发生在后纵膈形成肿瘤，是最常见的一种，可常发生在30—50岁之间，纵膈肿瘤大多数初起没有症状，重则咳嗽呼吸困难，胸痛，声音嘶哑的临床症状。

基本病机　首先是正虚，后表现为气滞血瘀，痰浊阻滞，胸阳不振，热毒壅滞，饮食不节、情志内伤、起居失宜、五脏失养、津液不能运化、蒸腾，痰浊阻滞气机，血郁而痰凝症块形成，日久化热而热毒凝滞。

治法及方药　在辨证治疗中，我们的诊治思维第一是阳虚寒凝，以温通胸阳，散寒消结，方用檀香、半夏、延胡索、炙甘草、赤芍、丹参、薤白、川芎、葶苈子、葱白、生姜、附子、桃仁、人参、黄芪等为主；气滞血瘀的以活血化瘀止痛消积，鳖甲、全蝎、䗪虫、水蛭、五灵脂、丹参、枳壳、桔梗等；痰浊壅肺，则以通阳泄浊，豁痰开结，方用瓜蒌子、半夏、南星、白芥子、蛤壳、海浮石、砂仁、连翘、独活、夏枯草、细辛、附子等为主；肺虚瘀结，以补肺养阴，活血散结，方用党参、丹参、黄芪、白术、茯苓、当归、赤芍、花粉、石斛、芦根、泽泻、枣皮、没药等为基础；肺气壅滞，以宣畅肺气，软坚化痰，方用射干、细辛、半夏、南星、佛耳草、鱼腥草、冬凌草、葶苈子、大枣、旋覆花、五味子、麻黄、前胡、浙贝母、穿心莲等为主进行治疗。

临床经验总结　结胸痰饮肺痿之证，聚于心肺，气滞血瘀，当以宣散通涤法合用，我们的诊治经验是还可用枇杷叶、鸡内金、花蕊石、三七、竹茹、蚤休、天龙、海藻、昆布、白花蛇、山豆根、蜈蚣、黄芪、天葵、薏苡仁、丹参、川贝母、紫花地丁、合欢皮等为主，对纵膈肿瘤放化疗期间脾失健运，气血亏虚，咳嗽胸痛，咯血纳差者有较好的效果。本病应早期发现，及时手术和中西医结合治疗，预后较好，若发现较晚，难以根治，造成上腔静脉综合征、重症肌无力。胸腔积液则预后较差，中医以及时的宣肺健脾，止咳化痰，活血化瘀软坚，可以用川贝母、芦根、北沙参、玉竹、百合、矮地茶、冬瓜子、防己、三七、猪苓、夏枯草等为基础进行化裁。应用苓桂剂在放化疗中配合以治疗胸腔积液，积极地预防和治疗并发症，有利于疾病的好转和延长生命，提高生活质量。

第八节　胰腺癌诊治

中医的黄疸，症瘕的范围，在诊断上并不难，B超可以首选，部位可以分为头、体、尾、全胰腺癌，在早期争取手术治疗，对无法根治者，姑息和分流胆汁，解除胆道梗阻放化疗中医等治疗。

基本病机　饮食不节，七情所伤，脾胃虚弱，肝肾两虚，造成脾失健运，气机失调，气血痰瘀相搏，胆热蕴结，湿热毒邪壅滞中焦，瘀毒内结成块，阳虚而正气虚损，湿浊内聚，形成症瘕积聚。

治法及方药　湿热毒邪蕴结肝胆胰腺，以清热解毒利湿为主，方用黄连、黄柏、茵陈、大黄、栀子、柴胡、赤芍、黄芩、木香石见穿、石打穿、荜拨、岩柏、龙胆草、蒲公英、紫花地丁、枳实、厚朴、合香等为主；气滞血瘀者，以行气化瘀，软坚散结，方用柴胡、牛膝、虎杖、鹿含草、穿山甲、八月扎、望江南、徐长卿、柿蒂、没药、丹皮等为主；湿浊内困者，健脾利水，化浊解毒，方用茵陈、泽泻、茯苓、赤芍、苍术、甘草、桂枝、砂仁、佛手、乌药、延胡索、川楝子、红曲、金花茶、红豆杉等为基础；气血亏虚者，益气养血，化瘀散结，方用红景天、人参、黄芪、茯苓、猪苓、鸡血藤、鳖甲、枸杞、石斛、槐花、大黄、地榆、浙贝母等为主进行治疗。还可以铁树、漏芦、海带、郁金、瓜蒌皮、五灵脂、海螵蛸、穿山甲、红藤、龙葵、八月扎、灵芝菌、皂角菌、莪术、大黄、焦三仙、徐长卿、田基黄、罂粟壳、肉豆蔻等水煎服和以蜜为丸，或装入胶囊，用于胰腺癌胆道受侵，有转移者、气滞血瘀的各期各类型部位的胰腺癌，有较好的疗效，本病恶性程度很高，病死率高，经回顾性治疗看，以调整阴阳平衡，增强免疫力，以中医辨证为主，可分为湿热蕴结、气滞血瘀、脾虚湿盛、阴虚内热等四型进行治疗，大大地提高生存期，部分病人通过治疗病灶完全消失、好转、痊

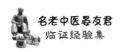

愈，最长生存期在5年，1年以上的可以达到3成。

临床经验总结 蛊胀症瘕积聚痞母之证，以疼痛胀满，鼓胀为急，必须缓解胀痛瘀结，中医在治疗过程中，常常在辨证基础上进行辨病治疗，应用一些抗癌的中草药，进行单方治疗，结合证型予以辨证加减，使肿瘤达到了有效的控制和治疗。在中西医结合治疗中，手术放化疗加中医，治疗毒副作用，提高近期和远期疗效，发展复发和转移，重点是提高疗效，我们长期的临床实践证明，增强放化疗的敏感度，单一治疗劣于综合治疗，中医在治疗胰腺癌的疼痛，减少吗啡的用量，毒副作用、成瘾性依赖性逐渐被替代，中药之没药、乳香、徐长卿、三七、冰片、七叶一枝花、金地锁莲、南星、附片、化血丹、延胡索、川芎、肉桂、细辛、草乌、川乌、木鳖子、土鳖、全蝎、蜈蚣、穿山甲等对于各期疼痛都具有良好的效果。

目前可以证明的中医药对胰腺癌细胞的凋亡，提高免疫功能，直接抑制肿瘤生长，本病预后较差，多数因黄疸、消化道梗阻致全身衰竭而死亡，若出现黄疸，常见于发生于胰头部的胰腺癌的胆囊转移，在辨证过程中区别热重于湿还是湿重于热、湿热并重、急黄等进行清热利湿，芳香化湿，燥湿健脾，凉血清热解毒退黄等法，而出现发热并发症，正虚邪实，津液大伤，瘀毒互结，有血瘀气滞的以活血化瘀，兼清热透气凉营，而阴虚发热者，以滋阴清热，加补气透达募原，调和营卫，辨别是感染性发热还是肿瘤发热，配合西医抗感染，解热等治疗。

关于胰腺癌之疼痛，有邪毒内结和气滞血瘀，按照疼痛之"三阶梯"的原则配合中西医止痛剂。对胃肠道出血者，以清热消肿止血，我们的经验是常用大黄、白芨、三七、血余炭、旱莲草、侧柏叶、荆芥炭、地榆炭、黄芪、太子参等补气摄血之品，配合止血和补充血容量等治疗措施。消化道梗阻，可选用大黄、枳实、厚朴、代赭石、党参、生姜、芒硝、莱菔子、路路通等，荡涤实热，导滞通腑，完全性梗阻进行胃肠减压，经胃管滴入大承气汤，或胃空肠吻合术，以方便补充营养成分。

第九节　直肠癌诊治

中医的锁肛痔，脏毒和肠癖等证，由于平素性情暴急，高粱厚味，煎炒炙煿，蕴毒结于脏腑，火热流注肛门，结而为肿，肛门坠胀大便秘结，关隔壅塞，热毒下注而成症痔，与家族遗传多发性息肉癌变有关，慢性炎症刺激，饮食习惯，以便血、脓血、粘液便为其主要临床症状，腺癌多见，应与痔疮、痢疾、结肠炎、血吸虫等加以鉴别，治疗以放化疗为主，对手术切除有困难和经济拮据者，有转移复发者，采用姑息治疗。

基本病机　直肠癌有虚实两端，邪毒和正虚，痰湿、热毒、气滞瘀滞，脾肾阳虚，肝肾阴虚，气血亏虚，日久而形成症积，脾失健运，肝气郁结，升降失司，湿热内生，烁津为痰，热毒蕴结，湿热流注肠道，瘀血痰积搏结，形成积聚为癌。本病仍以扶正祛邪为宗旨，注意整体与局部治疗相结合，升清降浊相配合，以下为主，清温润下，活血化瘀，下瘀血之法以治之。

治法及方药　直肠癌在辨证治疗中属于气滞血瘀者，以活血祛瘀，疏肝解郁，解毒散结，方用槐花、酒大黄、麻仁、白花蛇舌草、白芨、地榆、桃仁、红花、川芎、生地、牛膝、赤芍、郁金、香附、延胡索等为主；湿热蕴结者，以清热利湿，解毒散结，方用葛根、马齿苋、白头翁、秦皮、黄连、薤白、木香、黄柏、红藤、败酱草、半枝莲、没药、泽兰、蚤休等为主进行治疗；气血虚弱者以益气补血，方用太子参、黄芪、白芍、白术、茯苓、甘草、当归、川芎、生地、升麻、柴胡、鸡血藤、半枝莲等为主；脾肾阳虚，健脾温肾，方用赤石脂、肉豆蔻、补骨脂、骨碎补、附片、干姜、白芍、白术、苍术、吴茱萸、五味子等为主；阴虚内热，补益肝肾，滋阴清热，方用知母、黄柏、二冬、二地、芦根、丹皮、泽泻、熟地、枣皮、山药、槐花、地榆、仙鹤草、地骨皮、龟板、女贞子等为基础。

临床经验总结　症瘕肠覃关格便秘之病，气滞血瘀食阻便结，以通为主，保证正常的生活质量，我们常用蛇床子、藤梨根、乌梅、苦参、薄荷、鸦胆子、白矾、冰片、徐长卿、乳香、没药、甘遂、五倍子、硇砂、二蓟等灌肠熏洗，治疗晚期大肠癌，用白花蛇舌草、槐花、龙葵、仙鹤草、穿山甲、黄药子、漏芦、虎杖、肿节风、蜂房、蛇蜕、石见穿、白花蛇舌草、石斛、蚤休、忍冬藤、青黛、肉豆蔻等治疗直肠癌术后泄泻、肺气虚、气阴两虚、气滞血瘀、晚期肛门的菜花样癌溃疡者。在治疗大肠癌中，首先是辨证，其次是对证中西医结合治疗。主要是十分重视毒邪在发病中的作用，瘀毒、湿毒、外来毒邪，成为癌瘤生存发展转移复发的病理基础，解毒通便是治疗本病主要复发，重视内治与外治相结合，口服与保留灌肠相配合进行治疗，重视活血祛瘀，在初中晚期始终贯穿着这一治法，局部用药的特殊性以调理脏腑、清除病理产物，用抗癌渗透性强的药物，使药力直达病所，达到

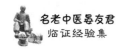

软坚散结，破瘀收敛癌毒，使之萎缩软化的目的，可以将中药制成汤剂、栓剂、熏洗保留灌肠等局部用药有较好的疗效，本病发病年龄愈小，其恶性程度愈高，早期发现，及时治疗，无转移预后较好，病属晚期，多处转移预后较差，发病较高的直肠下三分之一，复发率高，合理的饮食，避免长期的炎症的刺激，对血吸虫病、肝硬化等高危人群要定期复查。

在治疗过程中，要及时地处理好并发症，犹如癌性疼痛，以活血祛瘀止痛口服，外敷有较好的临床效果，尽量避免过度地使用阿片类止痛剂，减少成瘾性和赖药，给抗癌带来难点，当癌肿已穿孔时，及时地中西医结合修补，中医活血化瘀止痛，促进其愈合，防止膀胱和阴道的内漏。出现癌性腹水时，及时应用中医之苓桂剂以温阳利水，外敷腹部，重则配合穿刺抽腹水，离心、灭活后以白介素诱导再做腹水回输治疗。

第十节　鼻咽癌诊治

中医之鼻渊、失荣等证，岭南地区发病较高，与遗传因素有关，感染病毒、环境、饮食因素存在联系，临床上与感冒、眩晕、耳鸣、鼻衄鼻咽部增生结节、黏膜结核、纤维血管瘤、囊肿等加以鉴别，以放化疗手术配合中医药治疗为主。

基本病机　本病由外感六淫肺失宣降，七情所伤，气机失调，气郁化火，肝胆火毒上逆，肝横侮土，胃失和降，脾失健运，痰湿凝滞，本虚标实，虚实错杂，肝肾阴虚，气阴两虚，先天禀赋不足，后天脾胃失调，肺胃阴虚，阴虚火旺，痰毒瘀滞，上结于鼻而形成鼻渊。

治法及方药　鼻咽癌由于邪毒肺热，宜宣肺清热，消痰散结，方用苍耳子、银花、连翘、桔梗、蚤休、夏枯草、野菊花、辛夷花、山豆根、板蓝根、浙贝母、牡蛎、细辛、蜂房、佩兰等为主；肝气郁结者，清肝泻火，方用龙胆草、黄芩、栀子、白花蛇舌草、合香、佩兰、谷麦芽、鸡内金、生地、苍术、土茯苓、虎杖等为基础；痰气郁结者，以化痰解郁，软坚散结，方用夏枯草、虎杖、海藻、昆布、牡蛎、半枝莲、苍耳子、王不留行、天竺黄、猫爪草、半夏、香附、浙贝母、南星、白芥子等为主；气滞血瘀者，化瘀散结，理气通窍，方用桃仁、红花、地龙、当归、川芎、生地、八月扎、蜂房、茜草、蜈蚣、藁本、仙鹤草、藕节炭、二蓟、大叶菜、茜草根、天龙等为主；气阴两虚者，养阴生津，益气清热，方用沙参、麦冬、天冬、花粉、石斛、玄参、蛇莓、白花蛇舌草、太子参、水道、山楂、鸡内金、火麻仁、黄芪、枸杞子等为基础；肝肾阴虚者以滋补肝肾，滋水涵木，方用枸杞子、菊花、丹皮、泽泻、熟地、枣皮、山药、旱莲草、女贞子、菟丝子、灵磁石、瘪桃肝、淫羊藿等为主进行治疗。

临床经验总结 热毒凝聚，痰滞上焦，阻塞肺窍，我们在治疗鼻渊中的经验是以消散化为主，以葵树子、走马胎、山慈菇、皂角刺、硼砂、白毛藤、珍珠母、枣仁、石上柏、辛夷花、全蝎、金樱子、穿石破、蛇泡勒、老鼠勒、地金牛、铁包金、八角金盘、鹅不食草、苍耳草、丝瓜络等为基础，治疗鼻咽癌晚期、口腔炎、放射性水肿、瘀毒邪盛，火毒蕴结、颈部淋巴结转移者。中医对放疗的解毒作用，以清热泻火解毒，养阴润燥，有较好的疗效，在辨证施治过程中，可以根据临床症状和诊疗经验进行分型，常见的有肺阴虚、气血虚弱、胃阴亏虚、阴虚内热、热毒内蕴、湿热阻滞、脾虚痰湿型等，通过长期的临床总结，扶正祛邪解毒，对增强人体的免疫功能，巨噬细胞的吞噬功能，保护造血干细胞，恢复放射后细胞损伤都具有较好的疗效，采用活性化瘀养阴生津法治疗在于增强放疗的敏感性，防止淋巴转移，降低血液黏稠度，改善微循环，增强癌细胞对放射的敏感性有较高的临床疗效。

本病的预后，与正气之强弱，邪气之盛衰诊断和治疗当否有关，初起正气尚强邪气盛者，当以祛邪为主，预后较好，而病在中期，正胜邪亦盛，当然是邪去则正安，到了晚期而正虚邪却，而预后较差，治疗失败的原因是反复和转移，在治疗过程中常常会出现口腔炎、脊髓损伤、出血和感染，放射的热邪灼液伤津，毒盛而气阴耗伤，以清热解毒，养阴生津为主，脊髓损伤的潜伏期较长，甚则出现瘫痪失语，肝肾虚弱，经脉失养，瘀血阻络，滋补肝肾，佐以活血祛瘀止血，而血热妄行，阳络损伤，气不摄血，血不循经，属胆脾湿热熏蒸者，以清热解毒控制人感染，配合抗菌、局部处理和营养神经药物等加以治疗。

第十一节　胃癌诊治

中医之伏梁、噎膈，与饮食习惯和亚硝安、多环芳烃化合物有关，在治疗上有放化疗、手术、中医药等，宜予早期手术，密切配合姑息治疗。

基本病机 本病是由正虚邪实，情志内伤，恼怒伤肝，肝郁气滞，饮食不节，损伤脾胃，食滞胃中，胃气上逆，气机不畅，痰湿血瘀阻络，积聚于

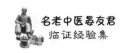

中焦，津液敷布失司，脾肾阳虚，命门火衰，日久而形成症瘕。

治法及方药 胃癌根据病因病机的不同阶段，在肝胃不和时，当以疏肝和胃，理气降逆，方用柴胡、枳壳、郁金、半夏、川芎、丹参、赤芍、白芍、延胡索、川楝子、吴茱萸、黄连、三七、砂仁等为主；气滞血瘀者，以疏肝理气，活血化瘀止痛行滞，方用柴胡、乌药、桃仁、红花、丹皮、赤芍、延胡索、当归、川芎、三棱、莪术、山楂、莱菔子、三七、白芨、仙鹤草等；而痰气交阻，以健脾化湿，理气化痰，宽中散结，方用海藻、昆布、浙贝母、半夏、陈皮、茯苓、甘草、瓜蒌、旋覆花、代赭石、鸡内金、龙葵、土茯苓等；脾胃气虚，以补气健脾，消食化瘀，方用木香、砂仁、陈皮、半夏、茯苓、甘草、丹参、党参、白术、白豆蔻、三七、薏苡仁等为主；胃阴不足者，以清热解毒，益胃养阴，方用北沙参、麦冬、石斛、扁豆、桑叶、玉竹、甘草、花粉、银花、竹茹、太子参、地榆等为基础；脾胃虚寒，温中散寒，温补脾肾，方用附片、党参、干姜、白术、猪苓、补骨脂、陈皮、草豆蔻、杜仲、三七、乌药、泽泻、桂枝、炙甘草等为主进行治疗；气血两虚，以补益气血，解毒化瘀，方用人参、白术、白芍、当归、川芎、熟地、茯苓、甘草、枳壳、枸杞子、肉桂、菟丝子、三棱、莪术、山慈菇、全蝎、蜈蚣、大腹皮等。

临床经验总结 伏梁肥气之证，是长期燥湿升降共济失调，饮食不洁，淤血食滞腐熟太过，运化受纳失职所致。我们的经验是胃癌放化疗稳定期用鸡血藤、女贞子、喜树子、丁香、黄芪、肉桂、三七、阿胶、人参、石斛、九香虫、守宫、蜂房、瓦楞子、白花蛇舌草、泽漆、柿蒂、犀黄粉、鹿衔草、水杨梅根、猕猴桃根、天仙藤、八月扎等为主治疗胃癌进展期、晚期胃癌腹腔动脉插管化疗后骨髓抑制者、热毒内盛化疗前、术后腹泻、癌痛、瘀血内结、阴虚燥结、便秘者、肝郁脾虚化疗后、便血及中晚期胃癌化疗期间等。根据中医脾胃为后天之本，气血生化之源的理论，以健脾补气之法治疗胃癌有较好的临床效果，对于提高生存质量，反基因突变，抗转移，增进饮食，提高机体的防御功能，强壮体质具有很好的效果，采用辨证施治治疗晚期胃癌，提高了5年甚至最长有10年的生存率。

在治疗过程中用单味野葡萄根、猕猴桃根、八月扎、绿萼梅长期服用，同时提高生存质量，利用针灸治疗方法治疗胃癌，在辨证原则指导下，取足三里、肝、脾、胃俞、中脘、华佗夹脊穴等，根据寒热虚实的情况进行；配穴补泻捻转留针治疗，在采用放化疗结合中医药不断地提高疗效，特别是清热解毒肿瘤胃癌与放化疗配合，明显地减少并发症，改善营养状况，治疗感染有较好的临床疗效，对放化疗的减毒增效对正常细胞的保护，防治并重是治疗胃癌极其重要的措施。本病在预后是在长期正气旺盛，采用积极的中西医结合治疗，预后较好。

胃癌到了中晚期正气虚弱，脏腑功能低下，邪盛正虚，祛邪扶正，可望正气旺而使病衰，预后一般不良，视其转移和进展状况而定。本病在治疗过程中易于出现出血、梗阻、腹水等并发症，脾胃气虚、脾不统血者要及时采取补脾摄血止血为主加上大黄炭、大蓟炭、野山参、十灰散，配合西医补充血容量，止血剂，H2受体拮抗、质子泵抑制剂和内窥镜下止血等治疗，在梗阻方面，幽门和手术吻合口形成完全或不完全性梗阻，以荡涤急下通腑为要，或胃管缓慢滴入，亦可用硇砂加水缓慢滴入，水肿者庆大霉素加水缓慢滴入，三黄泻汤口服，内科难以解决的可进行胃肠减压手术和放置支架等综合治疗等。

胃癌后期多器官障碍转移出现腹水，积极进行利尿消肿，活血化瘀，扶正祛邪，补气行水，若出现眩晕心悸恶心呕吐的，所谓西医倾倒综合征，为气血虚弱所致，宜补益气血，和胃止呕，调和胃肠，配合缓慢进食餐后平卧，生长抑素，血管活血肠肽等治疗。

第十二节　乳腺癌诊治

属中医的乳岩、乳癖，在我国发病有不断上升的趋势，本病与饮食营养、七情内伤、激素水平、遗传因素等有关，主要症状是肿块、溢液、淋巴结肿大三大症状，西医以外科、免疫、放化疗、内分泌治疗等。

基本病机　情志内伤、冲任失调、气滞痰瘀、脏腑亏损、气血运行失常、胸胁脉络气机不利，脾虚而痰浊内伤，气滞痰瘀交凝，结滞于乳中，核块痞阻，胞络失养，气血不能上濡于乳而形成癌块。

治法及方药　乳癖之证当肝郁气滞时，以疏肝理气化痰散结，用柴胡、海藻、香附、八月扎、郁金、白芍、山慈菇、荔枝核、橘核、莪术、昆布、王不留行、玄参、浙贝母等为主；肝经实火，以解郁泻火解毒，方用丹皮、栀子、当归、赤芍、柴胡、茯苓、白术、甘草、薄荷、银花、夏枯草、土茯苓、半枝莲、白花蛇舌草、蒲公英、牡蛎等为基础；肝肾不足、冲任不调者，以补益肝肾，调补冲任，方用当归、白术、白芍、柴胡、淫羊藿、仙

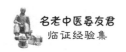

茅、巴戟天、菟丝子、鹿角、香附为主；而气血两虚，当归、生地、川芎、白芍、浙贝母、香附、党参、茯苓、陈皮、凤尾草、北沙参、麦冬等为主进行治疗。亦可用蜂房、石见穿、三七、王不留行、穿山甲、莪术、没药、山海螺、香茶菜、乳香、绞股蓝、仙人掌、瓦松、野菊花、肉桂、乌药、桔梗、络石藤、夜明砂、山慈菇、皂角刺、花粉、了哥王、猪殃殃、木瓜、螃蟹等为基础治疗乳腺癌晚期之肝气郁结、脾虚不运、气滞血瘀、痰浊内结几个方面。

临床经验总结 乳癖之证水湿痰凝气滞血瘀，少阴阳明经脉受阻而成，我们反复的临床实践在辨证和辨病相结合，调整气血，扶正祛邪，攻补兼施，改善症状，提高生命质量，延长寿命，补气抗癌，固本增强体内NK细胞的免疫功能，促进手术创伤康复，抑制残留的癌细胞，增强激素的调节作用，控制复发。在放化疗过程中，常见的消化道症状和骨髓抑制、身体衰弱，是由于热毒过盛，津液被伤，气血虚弱，肝脾失调，肝肾阴虚，分别以清热解毒，补益气血，活血化瘀，祛痰软坚，滋补肝肾等法综合治疗，减轻放化疗的毒副作用，以提高疗效。扶正祛邪在治疗乳腺癌，调动机体免疫主动性，防止因虚致实，因实更虚，正虚而邪实，扶正之品用量超常，祛邪之品宜用量宜轻，反之亦然。经过辨证施治，本病属阴毒之证，局部是胃和肝经循行的部位，痰核气血瘀热毒邪阻遏，早期以消为主，固护胃气，调补气血，温经通脉，活血化瘀，益气养阴等得到治愈效果。

在中西医结合治疗中，以根治手术放化疗后再进行中医辨证，清扫不彻底的淋巴结，预防肿瘤的复发，放化疗期间注重和胃降拟，健脾化湿，养血柔肝等，不断地提高生存率，同时具有保护正常细胞解毒增效的作用，与单纯使用西药比有较高的临床疗效，诊断治疗及时，手术放化疗中西医综合积极治疗，早期无转移预后较好，一般生存时间最长达10年以上，禀赋不足，治不及时，手术不彻底，有多处转移，预后较差，多功能多器官衰竭，正虚而邪未去，病势危急，乳腺癌有术后伤口不愈，脾胃虚弱，生化无源，当以大剂量健脾补气，活血化瘀养血生肌血肉有情之品，防止感染，腐肉不脱。出现上肢水肿，术后脉络损伤，气机壅滞，气滞血瘀水停，风水泛滥，当以通经活络，补益气血，利水消肿。出现癌性胸水者，可配合埋管抽尽胸水，大剂量的苓桂剂加补气之品予以治疗。

第十三节　卵巢恶性肿瘤

中医之肠覃、症瘕、积聚，是妇科恶性肿瘤的首位，与病毒、化学污染、遗传等有关，西医是以手术为主，放化疗等，卵巢癌应与子宫内膜异位证、盆腔炎、肝硬化腹水、肠系膜肿瘤加以鉴别。

基本病机　七情内伤，饮食不洁，外感邪毒，脏腑功能失调，气血不和，气滞血瘀，蕴结于胞宫，形成症积，胞脉亏虚，血瘀浊液留滞于小腹，日久形成包块，发为肠覃症瘕之证。

本病在气滞血瘀时，以行气活血消瘀化症结，方用蒲黄、五灵脂、延胡索、川楝子、三棱、莪术、龙葵、牡蛎、黄芪、半枝莲、郁金、桃仁、红花、苦参、车前子、赤芍、大腹皮等为基础；湿热郁毒者，以清热利湿解毒，方用茵陈、大黄、枳实、黄连、黄芩、陈皮、茯苓、猪苓、半枝莲、白花蛇舌草、土茯苓、黄柏、当归、川芎、郁金等；痰湿凝滞者，以健脾利湿，化痰软坚，方以山慈菇、夏枯草、厚朴、车前子、附子、南星、陈皮、半夏、茯苓、甘草、败酱草、水红花子、水蛭、穿山甲、龟板、旱莲草、蒲公英等为主进行治疗；阴虚火旺者，以滋阴清热、软坚散结，以生地、丹皮、枣皮、芍药、山药、泽泻、茯苓、桃仁、赤芍、乌药、延胡索、甘草、当归、川芎、五灵脂、红花、枳实、香附、牡蛎、夏枯草等为主；肝肾阴虚者，以滋补肝肾、软坚散结，方用当归、川芎、赤芍、桃仁、红花、枣皮、枸杞、补骨脂、夏枯草、菟丝子、杜仲、牛膝等为主；中气不足者，以人参、白芍、白术、黄芪、当归、伏神、远志、枣仁、木香、龙眼肉、干姜、大枣、陈皮、薏苡仁等为主；气血两虚者，益气养血，扶正祛邪，方用当归、川芎、生地、赤芍、白芍、人参、茯苓、甘草、白术、黄芪为主进行治疗。

临床经验总结　妇女气机失调，气血逆乱，冲任督带经脉受损，生殖机能破坏形成肠覃，我们的治疗经验是可用穿山甲、莪术、黑丑、麝香、鸡血藤、玳瑁、鸦胆子、阳起石、云母片、山楂、七叶一枝花、白毛藤、龙葵、丁香、山奈、藤黄、阿魏、八月扎、蜂房、硇砂、轻粉、石上柏、穿心莲、山豆根等为主，以蜜为丸，或入胶囊缓图治之，适用于卵巢癌术后化疗期间气阴两虚者、中期证见包块者。

本病尤其年老而恶性程度高，预后不良，还与分期、转移、治疗当否

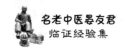
有关，中医在治疗本病提高了放化疗的疗效，减轻病人的痛苦，改善生存质量，消除腹水、降低肿瘤标志物、减毒增效，特别是应用益气养阴、温补脾胃、软坚消症、补气养血等法有效地控制卵巢腹水的形成，减轻放化疗的毒副作用，在放化疗手术前后期间密切配合，不断地提高了生存质量。在疾病发展过程中，易于出现癌性腹水，根据具体情况进行辨证治疗，采用健脾利水、清热利湿、理气活血、解毒补益肝肾等联合应用，进一步提高疗效，而对癌痛治疗，以通则不痛的原则指导，配合西医三阶梯止痛给药，达到缓解痊愈的目的。

第十四节　骨肿瘤

　　是中医的骨疽、骨痨病证，由于阴阳失调、正虚邪入、气滞血瘀、痰凝毒聚、外感邪毒等蕴结而形成肿瘤，西医认为是于先天残存胚胎组织瘤化、发育异常、遗传因素、放射性、病毒、良性肿瘤恶化、化学致癌等因素，内分泌功能失调，免疫功能低下，主要是以手术放化疗中医药治疗为主，尽最大的可能保留肢体，延长生命，根据正虚邪实的特点，采用攻补兼施的原则。

　　基本病机　先天不足，真元下虚阴寒邪毒乘虚而入，客于肾经凝滞于经络筋骨，经脉不利，导致肾精亏虚，骨髓损伤，毒邪内攻、腐骨蚀络、积聚成瘤。

　　治法及方药　饮食失调，积食湿生痰，气血瘀阻成瘤骨关节肿瘤阴寒内盛者，温阳开凝，通络止痛，以肉桂、干姜、鹿角、补骨脂、透骨草、骨碎补、威灵仙、草乌、路路通、活血龙、白芥子、黄芪、地龙、木瓜、羌活、独活等为基础，严格掌握二乌炮制加工，不麻口从量小开始，禁风油腻辛辣，防止中毒；毒邪蕴结，清热凉血，解毒消壅，以银花、连翘、白花蛇舌草、半枝莲、透骨草、丹皮、赤芍、丹参、天冬、麦冬、生地、寻骨风、紫花地丁、秦艽、石膏、知母等为主；湿毒滞留者，以健脾利湿，解毒止痛，人参、茯苓、白芍、白术、炙甘草、陈皮、半夏、竹茹、南星、白芥子、薏苡仁、乳香、黄花地丁、鸡内金、没药等为主；瘀血内阻者，以活血化瘀散结，方用桃仁、红花、当归、川芎、生地、赤芍、乳香、没药、延胡索、骨碎补、补骨脂、透骨草、寻骨风等为主；以瘀毒内结者，清热解毒，化瘀散结，忍冬藤、蒲公英、白花蛇舌草、紫花地丁、猫人参、透骨草、徐长卿、刘寄奴、半枝莲等为主；肾虚火郁，滋肾填髓，清热解毒，方用丹皮、泽泻、生地、山药、枣皮、茯苓、猫人参、骨碎补、自然铜、寻骨风、透骨草、半枝莲、补骨脂、蒲公英、青蒿、银柴胡、夜交藤、枣仁等；脾肾两虚者，以温补脾肾，气血双补，以当归、黄芪、太子参、熟地、赤芍、白芍、狗脊、杜仲、续断、山药、肉豆蔻等为主进行治疗。

临床经验总结 骨痹痰核之证，病深骨髓，为疑难之病，我们在实际工作中采用凤尾草、铁树叶、龙葵、鹿蹄草、木馒头、鸡蛋、板蓝根、海藻、昆布、麻黄、鹿角胶、钩藤、蔗虫、附片、罂粟壳、龟板、鳖甲等治疗恶性肿瘤骨转移肾虚毒聚、阴寒凝滞痰瘀互结、阴虚血亏瘀毒交结、骨肉瘤风火上扰者、肝郁脾虚、淋巴结核、截肢术后、放化疗期间等治疗。中医治疗恶性骨瘤有悠久的历史和经验，在辨证施治原则基础上，根据正虚邪实的特点，以扶正祛邪为主，选用以半枝莲、白花蛇舌草、寻骨风、透骨草、骨碎补、补骨脂、杜仲、巴戟天、狗脊、续断、淫羊藿、徐长卿、莪术、乳香、没药、人参、红花等抗癌药具有比较肯定的疗效。

应用活血化瘀、疏肝理气、祛瘀通络、宣痹止痛、解毒散热、温阳散寒祛痰等治疗有明显缓解骨疼痛和转移，增强和保护骨髓干细胞都有较好的疗效，改善患者的免疫功能提高抗病能力，减少放化疗的毒副作用，改善心肝功能，保护机体对药物的耐受性，增进食欲，缓解疼痛都有较好的疗效。及时治疗中西医配合、放化疗中医联合作战，早期诊断和治疗预后较好，但有其他肿瘤的骨转移和原发性的肿瘤广泛转移者，预后较差。本病在中后期易于出现肺转移和病理性骨折致残，采取切除病灶，牵引复位制动人工关节等配合中西医结合治疗，不断地巩固疗效，得到提高生存率的作用。

第十五节 脑瘤

脑瘤属于中医脑鸣、头痛、厥逆病之中，与遗传和放射化学致癌、病毒有关，原发瘤大多为脑胶质瘤，其次为脑膜瘤、垂体瘤、神经鞘瘤、先天性血管性肿瘤等，继发性转移性来自于肺、乳腺、消化泌尿系、黑色素、白血病、女性生殖器、鼻咽癌等可以蔓延到脑部。本病易与神经性头痛、癫痫、脓肿、脑积水等加以鉴别。在治疗上主要以放疗手术中医结合为主，由于头为诸阳之会，全身十二经以及阳经脉络交会于头部，六淫之邪入脑，风寒至随，尤以风寒火毒最易伤及头部，使清阳不升，浊阴不降，浊毒之邪积于脑

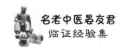

则为瘤。

基本病机　先天禀赋不足，邪毒内侵，七情内伤，饮食不节使脏腑功能失调、气滞血瘀、脾肾阳虚、肝肾阴虚、肝风内动，痰湿瘀毒互结而形成脑肿瘤。

治法及方药　以化痰降浊、消积开郁、软坚滋补肝肾、攻补兼施之法进行治疗。脑瘤等肿瘤中医有特殊用药，半夏、南星、黄药子、海藻、昆布、牡蛎、浙贝母、冰球子、水红花子、丹参、三七、菖蒲、远志等常用之品，属气滞血瘀者以活血化瘀，以柴胡、红花、桃仁、川芎、赤芍、白芍、黄芪、地龙、甘草、桔梗、枳壳等；脾肾阳虚，温补脾肾，填精补髓，方用熟地、山药、丹皮、泽泻、枣皮、菟丝子、鹿角、杜仲、当归、肉桂、附片等为主；肝肾阴虚者，以滋补肝肾，方用枸杞、菊花、丹皮、泽泻、枣皮、山药、熟地、北沙参、麦冬、天冬、当归、川楝子等为主；痰湿内阻者，燥湿化痰，消肿软坚，方用枣仁、五味子、半夏、竹茹、枳壳、陈皮、南星、茯苓、菖蒲、芒硝、桂枝、生姜、人参等为基础，肝胆湿热者，清肝泻火，解毒化瘀，方用龙胆草、栀子、黄芩、柴胡、生地、车前子、泽泻、木通、当归、甘草等为主；肝风内动者，镇肝熄风，方用白芍、天冬、牛膝、龙骨、牡蛎、代赭石、玄参、川楝子、龟板、青蒿、麦芽、甘草、羚羊角、钩藤、天麻、益母草等为主进行治疗。

临床经验总结　气滞血瘀痰凝于清空，元神受损，窍闭神蒙，我们主张以蟅虫、穿山甲、白附子、南星、水蛭、礞石、瓦楞子、牡蛎、三菱、莪术、蛇六谷、蛇果草、半边莲、石见穿、茶树根、柳树叶、黄芪、白芍、夏枯草等为主治疗痰湿型脑瘤、脑胶质瘤，亦可以用三七、当归、莪术、藤黄、章丹、香油浸泡，制成黑膏药，贴百会、涌泉穴治疗脑膜瘤及胶质瘤等。

经长期应用中医药配合治疗脑肿瘤，通过对瘤细胞损伤性的改变、防止肿瘤复发转移改善生活质量、溶解和破坏、失去平衡和支架、核蛋白溶解和染色体消失的作用。本病病程进展迅速，预后较差，容易并发颅内高压，头痛剧烈，可采用脱水剂中医大剂量苓桂剂进行治疗，出现发热者，除物理降温外，采用中医的三宝针对具体情况以熄风止痉，清热凉血退热等防止病情进一步恶化而加以治疗。

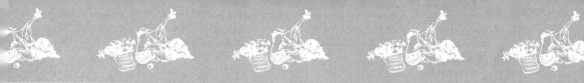

第五篇

老年病的证治

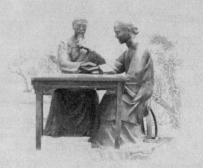

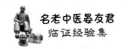
在人体一生中，有生长壮老已。早在两千多年前的《黄帝内经》将人体年龄"男不过八八、女不过七七"定为能否有子的阶段，说明男子在64岁时就进入老年，与现代65岁退休是符合的，而女则49岁不能生子，也说明身体开始退化衰老，根据妇女的生理特点，50岁后脱离家务劳动，重新回到社会，到了60岁真正进入老年，所以世界上女子60岁正式退休。一旦进入老年，生理心理都发生着质的变化，正如《素问》"今五脏皆衰，筋骨解堕，天癸尽矣，故发鬓白，身体重，行步不正""天地之精气皆竭矣"，对因"恬淡虚无，真气从之，精神内守""虚邪贼风，避之有时"，加之"志贤而少欲，心安而不惧，形劳而不倦，气从以顺，各从其欲，皆得所愿，故美其食、任其服、乐其俗、高下不相慕，其民故曰朴，是以嗜欲不能劳其目，淫邪不能惑其心，愚智贤不肖，不惧于物，故合于道，所以能年皆度百岁而动作不衰者，以气德全不危也"。当人体进入老年后，保持健康，达得到延年益寿的目的。

古人主张调摄和保养，在"天人相应"的观点指导下首先是顺应自然，顺四时而适寒温，服天气而通神明，春夏养阳，秋冬养阴，否则逆着自然界变化就会发生疾病，其次是调摄精神、情志，恬淡虚无，积精全神，精神内守，从而形体不蔽，精神不散，以保养和强壮正气为主的"正气内存，邪不可干"的预防思想，在《内经》的有关养生和顾护正气上古天真论、四气调神论中进行详细的论述，达到"僻邪不至，长生久视"的目的，效法阴阳自然变化的规律，用锻炼身体气功武术按摩方法来调和身体，不能违背常规的心劳和动劳，遵循了中医的养生之法，就能活到百岁，寿命的长短，与能否善于应用正确的方法保养身体，对于那些"以酒为浆，以妄为常，醉以入房，以欲竭其精，以耗散其真，不知持满，不时御神，务快其心，逆于生乐，起居无常"的违背自然，不爱护身体，不增惜生命，是不可能长寿，甚至易于英年多病，浪费和牺牲生命，更谈不上度百岁，不到半百身体就会衰竭，与此同时，在生活的调养方面，得到"美其食，任其服，乐其俗，高下不相慕，其民故曰朴，是以嗜欲不能劳其目，淫邪不能惑其心，愚智贤不肖不惧于物"的对养生有高度修养的人，做到平常安静心中无杂念，思想闲静，精力充沛，无恐惧而少贪欲，食什么东西都香甜可口，穿什么样的衣裳都感到舒适，随乡入俗，在什么样的环境生活都觉得快乐，不管高低贵贱都能左右逢源，相处自如，得到质淳之朴，任何淫欲贪嗜都不能动摇自己的心智，不为外物所惊扰，就不会受到衰老的危害，防止衰老保全身体。

人体的生长发育生殖，是由肾气的盛衰决定的，在整个生命活动中，之间影响着人体的生长壮老已，特别是性机能和生殖能力，决定人体盛衰的重要方面，在妇女的冲任督带，月经和生殖都起着源动力的作用，是老年医学重要的理论基础，中医药十分重视肾与五脏，"天癸"和肾，以先天之精和后天气血生化及其关系，脾肾对人体生命的重要性，能仿效阴阳自然的变化规律，辨别星辰位置气象变化，保全人体的精气神，做到精神内敛，保持肌肤的青春活力，使自觉精神专主于大自然，意念通达于天地之间，使自己耳目聪明，顺应效法四时气候的变化，四面八方的各种自然的影响，使之天人相应，才能合于养生之道，对于老年未病可以先防，已病者可以通过调养基础进行针对性的治疗，能够有效地达到恢复。

做21世纪的健康人，是有力的心脏，聪慧的头脑，强健的体魄，充沛的精力，美好的心境，有序的生活，合理的膳食，适量的运动，戒烟限酒，心理平衡，踏上健康基石，拎起科学的菜篮子，"青、黄、赤、白、黑"，过好健康每一天。"养心八珍汤"让您诚实做人，认真做事，奉献社会，享受生活，危害至少1亿中国人的心脑血管病，都源于动脉血管硬化，知晓血脂、血压、血糖三匹害马之群，高血脂不只是胖人的专利，也可以危害瘦人，投身血脂革命，总胆固醇每降1%，冠心病危险度降2%—3%，高密度脂蛋白每升高1克，冠心病危险度下降2%—3%。快走、慢跑、游泳、骑车、爬楼、登山、跳舞、扭秧歌，使大腿肌肉群关节持续强度低，有节奏、不中断的耐力运动，就是增强人体吸入、输送使用氧气的有氧代谢运动，健康是金子、健康是快乐、人活百岁不是梦，健康是你的权利，尊严与财富，要想不生病，必须先治未病，因为每个人都有不生病的权利，找到病根就找到生机，如此我们才不怕生病，信步走到天年。

锻炼身体要先脏腑到肢体，天气环境不好不能运动，气血不足更不能运动，无论年龄大小都要唱、跳、玩、笑，不要饿了才吃、渴了才喝、困了才睡、累了才休息、病了才看、老了才锻炼。人不注意补充气血，都是因为不良的生活习惯消耗气血，就如滥闯红灯，虽不一定马上出事，但危险是肯定要发生的，有病了不要胡乱求医，要求于食物和人体自有的径路和天然的修复系统，认认真真、快快乐乐地过好每一天，可以有更充足的精力去追逐自己的梦想，实现自己的人生价值。

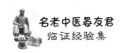

第一章 老年人的生理特点

人体的衰老和退化，是根据内经的描述男子在"五八，肾气衰，发堕齿槁，六八阳气衰竭于上，面焦发鬓颁白，七八肝气衰，筋不能动，八八天癸竭，精少，肾脏衰，形体皆极，则齿发去"。女子则"五七阳明脉衰，面始焦，法始堕，六七三阳脉衰于上，面始焦，发始白，七七任脉虚，太冲脉衰少，天癸觉，地道不通"。男女之间在衰老的时间相差十五年，说明了人体的寿命在不断地延长，但是还是非常的短暂，养老保健医疗的任务就是延长生命和阻断衰老的速度，激活人体的肾与五脏，气血和阴阳，不断地适应顺从自然规律，与天人相应，改造自然而适应自然，所以人体的衰老的标志是面目、肌肉、皮肤、筋骨、毛发、牙齿等，最后表现在精神、形体、姿态、行为能力、生殖能力等。当人体在形体和生理结构发生退性变化，逐渐地发展，最后形成不可逆转，由于每一个人的变化都不一致，性别以及个体之间存在着很大的差异，机体逐渐衰老，生理功能明显下降，衰老就愈严重。

内环境处于失衡状态，外环境的适应能力也不断下降，全身脏腑组织处于功能不全以亚健康状态，微小的环境变化可能引起强烈反应，由于机体的储备能力下降，全身体重减轻、组织萎缩、皮肤弹性等生理功能普遍下降，过度的疲劳易于出现肾血流量减少，出现感染休克肾功能不全等严重后果，与此同时到了老年抵抗能力下降，削弱了老年人多种器官代偿能力，白发脱落，白眉以及胡须等多处毛发变白甚至脱落，额部、口角、外眼角、上下眼睑、颈项出现皱纹、眼袋、白内障、老年面容、老年斑等面部明显的衰老化，骨质疏松，脊柱弯曲弓背，体重下降，身高下降呈现老态龙钟的体形，生理功能减退，出现老光眼，视力减退，光感减弱，视野变小，听力下降，嗅觉迟钝，食之无味，严重影响老年人周围环境观感，反应迟钝，表情淡漠，而动作呆板的情况。

在心理和行为的变化，处于焦虑恐惧、失落、孤独、消沉和没落的状态，精神空虚，抑郁寡欢，沉默寡言，焦躁易怒，体力不佳、视听减弱，行动不便，而孤立无援，体弱后易于生病，旧病复发，新感又起，思想精神压力加重，有时担心恐怕罹患重大疾病，而诚惶诚恐，恐癌、恐瘫痪、恐心梗、恐中风的心理状态，需要得到鼓励帮助，心理干预，逐步建立和提高自我抗压能力，树立正确的生死观，了解新陈代谢过程，生老病死是必然结果，是每一个人必须面临的客观事实的观点，从而寄托情思，知足常乐。老年人在消化方面具有与一般人不同之处，再生和修复能力下降，需要按照个体的生理情况进行营养饮食和补充增强气血津液，精气神的功能之剂，优质蛋白和维生素，限制糖和脂肪，粗纤维加工宜精细，利于消化。老年人胃肠细胞减少和萎缩，胃酸、蛋白酶分泌减少，对电解质维生素吸收障碍，脾胃后天之本薄弱，运化水湿水谷能力差，易于出现贫血和骨质疏松等老年病。

第二章　中老年四季的养生进补原则

第一节　春季的健康与疾病

一、春季规律

春天是指立春到谷雨三个月，《黄帝内经》指出："春三月，此谓发陈，天地俱生，万物以荣，夜卧早起，广步与庭，被发缓形，以使志生，生而勿杀，予而勿夺，赏而勿罚，此春气之应，养生之道也，逆之则伤肝，夏为寒变，奉长者少。"春季是推陈出新，万物复苏，生机勃勃，草木繁荣，早卧早起，散发散步，舒张形体，勃发神志，愉快心志，对大地生长的嫩枝苗叶，不要去扼杀它，赠予别人的不能懊悔，春天生长之气与人体遥相呼应的，从形体到脏腑、情志、气血阴阳春季物候濡润浸染，违背了天人相应的规律就会伤肝，供给夏季物质基础不足，全身的阳气就会不足，防御功能下降，出现一系列季节疾病。

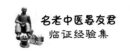

二、春季的食疗

重养阳气、养肝、调养脾胃。早春气温较为寒凉，饮食以高热量为主，选用黄豆、芝麻、花生、核桃、鸡蛋、虾、牛肉、鸡肉以增强人体耐寒能力，到了中春，由寒转暖，细菌病毒开始滋生，应食足量的维生素和无机盐，食新鲜的小白菜、油菜、西红柿和柑橘、柠檬等水果，以维生素C为主抗病毒，胡萝卜、苋菜、菜花、卷心菜等黄绿色青色蔬菜水果含维生素E提高人体的免疫功能增强抗病毒能力。

三、春季疾病的预防

春天易于旧病复发，温暖多风，利于病毒及微生物繁殖传播，出现感冒较多，使血压增高，头痛、咳嗽、眩晕、失眠，可以多食香蕉和橘子、柠檬、芹菜、大枣、绿豆芽煎汤代茶以含钾而降血压。其进补原则，应以清柔平补为主，用扶正气，益元气，人参以晒参、西洋参为好，即大补元气，生津养液，脾胃气虚阳虚而寒盛的以红参为主，气阴两虚者用西洋参为要，每次5克，切片冰糖炖和煲汤服，每日一次，以早上阴消阳长之时服用，我们的经验亦可选用党参、黄芪、大枣、首乌、鸡肉、生姜炖服，一周一次，滋阴颜体，健脾胃，补气血之功，鸡蛋、牛奶、豆浆宜常服，蜂王浆、蜂蜜性甘平宜长期适量服用，补虚损强身益寿之效，多食新鲜的蔬菜水果、鸡肝、鲫鱼等满足身体各方面的需要。

宜春捂秋冻，即厚衣以防外感，早增衣，午减衣，晚厚衣，做好环境卫生，卧室空气流通，衣被紫外线消毒，减少感染机会。居室内外宜适当盆栽牵牛花、吊兰等，净化空气，吸收有毒气体，不宜在室内摆放的有兰花、紫荆花、含羞草、月季花、百合花、夜来香、夹竹桃、松柏、郁金香等，易于引起过敏，气味芳香刺激肠胃，兴奋中枢诱发咳嗽。春季全身机能活跃，适当适度的性生活有益健康，自珍节欲保精，养神延年益寿，不可纵欲，春季不宜久睡，不利于气血运行畅达，困倦气滞，影响人体新陈代谢，适当午睡可以消困，老年人可以日光浴，增加维生素D，减少骨质疏松，紫外线促进钙磷的吸收，血压下降，胃液的分泌，红外线刺激血管扩张，改善皮肤组织的营养，可见光线促进氧气的吸收和二氧化碳的排除，选择在春天10以前，每次10—15分钟，在高山、田园、海滨、清洁干净、绿化好空气流通的地方活动。

初春不宜隔玻璃窗日光浴，在树荫下利用反射光线进行数日空气浴，穿着相对单薄，发热和高血压、肺结核、心力衰竭者不宜，饭后和在阳光下看书报不宜，日光浴和不宜用肥皂洗澡，有条件者进行森林浴慢步和锻炼，吸收氧气和负离子，春季的服饰宜浅色清新，方便宽松，舒适轻柔，上大下紧，自由时宜得体，鞋袜防寒保暖，透气防湿，女性忌穿裙子，风寒之邪易于侵袭骨骼关节和肌肉，反季节给季节带来负面影响。

四、春季的运动

运动具有改善新陈代谢，增强呼吸功能，促进骨骼生长，调节情绪，晨起宜伸懒腰，中医认为"人静则血归于肝，人动则血流于诸经"，室外散步，郊外旅游，户外活动，老年人锻炼不宜早、空、露、激、急，以慢为好，宜预防传染病的发生，呼吸道、消化道、感冒、流脑、肺炎、肺结核、心肌梗塞、鼻出血、漏肩风、面瘫、皮炎、雀斑、过敏、哮喘、上火、精神病、旧伤疼痛等。

第二节　夏季的健康与疾病

一、夏季的气候规律

夏季是指从立夏5月5日前后到大暑7月23日前后，小满、芒种、夏至、小暑，《黄帝内经》上说"夏三月，此谓蕃秀，天地气交，万物花实"，夏天天日之气上升，地日之气下降，天地焦合，万物开花结果，繁盛秀丽的时光，气候炎热，从汗液中丢失大量无机盐，微量元素及水溶性维生素，高温的生活工作增加了人体的能量消耗，抵抗力下降，应及时补充水分和营养物质，重视色、香、味以提高食欲感，适当用咸鸭蛋、皮蛋、豆制品、芝麻酱、绿豆、新鲜蔬水果，调节体温，消除疲劳，以清热祛暑的苋菜、茄子、藕节、绿豆、丝瓜、黄瓜、西瓜可生津止渴养阴清热，天高气温湿热横行，久雨久晴，神经处于紧张状态，消化分泌的腺体受到影响，饮食宜清淡易消化，采用少量多饮的饮水方法，以免一次性饮水过多，增加心脏和肾脏的负担。

二、夏季清暑进补

暑为阳，酷热逼人，邪热伤阴，补气养阴，清热祛暑利湿，可食用鸭肉、西瓜、绿豆、扁豆、海参、海带、梨、蜂蜜、大蒜。立夏后的四月，芒种后的五月，小暑后的六月为长夏，暑气夹湿，炎热多雨，为三夏，又为炎夏，暑性炎热，新陈代谢旺盛，汗液外泄，津精气阴易于耗损，当以祛暑益气，生津止渴，养阴清热，性凉多汁的新鲜瓜果蔬菜，芳香开胃，健脾化湿的食品，以清

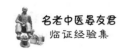

补解热，顾胃益脾为主，具有降血脂，降血压，护血管作用，饮食宜定时、清淡、合理搭配、卫生、药粥（绿豆、扁豆、荷叶、薄荷）等。禁生冷生食、不宜过饱，宜食味苦的食物，夏季预防食物中毒，不食发霉的洋芋、未炒熟的四季豆、鲜蚕豆、金针菜、鲜木耳、未成熟的西红柿等。

三、夏季的运动

预防中暑，合理补水，科学降温护肤，运动适量，循序渐进，避免阳光直射，多食含碱性的食物，在运动过程中，严禁立即停下来休息，立即冲凉、立即吹风、立即吃饭、冷饮降温、立即喝啤酒等。宜选择在凉爽太阳出来之前，或下午3—7时，可在室内、河边、公园庭院活动，不宜在商业圈、马路边、立交桥边等健身活动，可进行早晚散步、游泳，山区漫步、健身球、钓鱼等。夏天老人八戒，不宜过分的剧烈运动、单独运动、高温下运动、过早运动、坏天气运动、单一运动、不做准备运动等。老年病人的夏季运动，适当选用太极拳等，冠心病人以散步为主，心率控制在分钟120次以内，出现运动后劳累胸闷，胸痛，立即停止运动；高血压适用于气功、太极拳、慢跑、自行车、散步、徒手操、锻炼减肥，运动不能过度，以静为主；加强医务监督，糖尿病的运动，不宜剧烈，否则易造成缺氧乳酸堆积而成酸中毒，能量消耗而成低血糖，可做气功、散步等。

四、慢性疾病的预防

慢性支气管炎做呼吸保健操，以深度呼吸锻炼呼吸肌，改变肺内压力，增加换气量。慢性腰腿病的老年病，走跑交替，走1分钟，跑100米，每周增加一次，直到10次为限。肥胖病老人的运动，运动不要透支，量力而行，要持之以恒。塑身减肥，可以有氧运动、负重阻力训练等。夏季酷暑时节科学的防暑降温，不可以冷刺激、出汗过多，不宜饮冰淇淋，多饮温开水预防缺水。夏秋季节预防偏头痛、低血糖头痛、情绪性头痛、颅内低压性头痛的发生。预防夏季皮肤病，如痱子、晒伤、暗疮、光敏性皮炎、荨麻疹、足癣股癣、汗斑、湿疹、接触性皮炎、凉席性皮炎等。夏季皮肤不宜过度骚抓，热水烫洗皮肤患处，不能乱用药物，及时到医院就诊，必须明确诊断，积极预防肠胃病，如伤寒、细菌性痢疾、食物中毒、肠炎、胰腺炎，预防肠胃病老人小儿是重点，避免病从口入，注意饮食卫生。预防夏季情感障碍证，烦躁、低落、古怪、食欲不振、疲倦，故应起居有常，清淡饮食，多食解暑食品，心理调节，静心、安心戒躁、息怒，心静自然凉，转移情绪冷处理。预防水中毒、空调病、上呼吸道感染、腹泻、过敏性鼻炎、哮喘、感冒发热，高血压病人少用空调，多喝水防止胆结石。

有慢性疾病的中老年人，应冬病夏治，中医有善补阳者，必以阴中求阳，善补阴者，以阳中求阴，使阴阳气血顺应四时气候的变化而协调平衡，即内经中的春夏养阳，秋冬养阴，冬伤于寒，秋必痎疟，冬不藏精春必病温，也有热哮喘的，当然可以夏病冬治，夏天可常备些合香、薄荷、佩兰、香薷、青蒿、荷叶、西瓜皮、梨皮、竹叶、丝瓜皮等以解暑。

第三节　秋季的健康与疾病

一、秋天的气候规律

从立秋到霜降三个月，经历了处暑、白露、秋分、寒露等节气，是冬季风和夏季热的过渡，干燥寒冷，湿热潮润，秋季气候宜人，有利于调养生息。《黄帝内经》说："秋三月，此为容平，天气以急，地气以明，早卧早起与鸡俱兴，使志安宁，以缓秋刑，收敛神气，使秋气平，五外其志、使肺气清，此秋气之应，养收之道，逆之则伤肺，冬为飧泄，奉长者少。"秋季万物成熟，天气劲急，地气清明，神志保持安定，疏缓三秋肃杀之气，保守精神，使秋气得以和平，意志不外驰，肺气清肃，与秋气相呼应。

二、秋天宜滋阴养液

饮食宜用银耳、百合、滋阴润肺养胃，生津止渴，润燥，清心安神，蒸煲加糖服用，健脾补气之莲子、南瓜、桂圆肉、黑芝麻、大枣、核桃、山药、扁豆等以抗衰老，提高抗病能力之效。秋天汗液蒸发快，皮肤干燥，注意补充水分和维生素新鲜蔬菜水果，冷热不和，秋雨连绵，易患感冒，应每天早上喝山药、大枣煮粥一小碗。有神经衰弱和支气管炎的老年人，核桃加蜂蜜密封装瓶，每天早上一勺，以补脑补肾抗疲劳，纳气平喘，适当选用以白糖、葡萄干、核桃、瓜子仁、白果、莲子、桂圆肉、红豆杉、山药、青梅等为主，煎汤代茶；黑米、大枣、核桃、麦芽成八宝粥或饭，提高人体的免疫功能，增加微量元素，安神定志，防止衰老，增强记忆，从8月7日前后开始气温下降，气候较为干燥，饮食进补宜甘平为主，注意清肝和胃，少食姜、葱、韭、蒜等辛辣之品，许多如甲亢、糖尿病、高血压、肾病、更年期等为阴虚之体，进行养阴

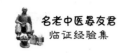

补虚，调理阴阳，滋补肝肾，食用芋头、红薯、包心菜、鱼肉、胡萝卜是老年人秋季进补的佳品，补充磷钙、维生素D和钙铁矿物质。

三、秋天的疾病预防

若违背了这一规律，肺就会受伤，冬天来临出现腹泻，体能储备减少，潜藏之气就会虚弱。秋季以养阴滋肺，常笑宣肺，沐浴益肺，补水润肺，丸药养肺，润肠通肺，宜以保暖、静心、运动、调理为主。适时秋冻，适度的性爱，防止秋愁，忧郁心理活动，讲究睡姿和方位，如春夏向东，秋冬向西，顺着地球转动方向和太阳起落方向，有利于气血循行。睡前八忌，如辛辣和高脂饮料、情绪激动、娱乐、言谈、蒙头睡觉、张口吹风等，浴身保健，凉水洗脚洗脸、擦身，冲淋，浸泡等，可以加强神经兴奋性，加强皮肤血管的收缩，正气泻火功能，亦可以冷空气浴，不宜勤洗澡，运动缓解疲劳，增强体质。

四、秋季的运动

提高睡眠质量，释放心理压力，为入冬打基础，防寒保暖，锻炼运动防止拉伤，空腹运动，中老年和亚健康及在疾病状态下以慢跑为要，登山，宜科学运动，进行运动监护，如呼吸、心律、饮食、睡眠、疲劳、体重等进行检查，忌闭气运动、争强好胜、急功近利、晃摆旋转、情绪激动等。预防旧病的发生，诸如胃肠道、心血管复发，乙脑、感冒、肺结核、面瘫、口角病、寄生虫等病的发生。

第四节　冬季的健康与疾病

一、冬天的气候规律

从立冬的11月8日前后到小雪、大雪、冬至、小寒、大寒到次年的1月20日前后止，冷空气活动频繁，次次连续降温，在大风和雨雪过程中，常常会出现三日寒，四日暖，寒暖交替等天气变化，对于血压、血清钙、代谢率、心理等方面都有明显变化，在寒冷的冬天易于出现依赖、吝啬、封闭、空虚的心理状态，对老年养生极其不利。《素问》指出："冬三月，此谓闭藏，水冰地坼，无扰阳，早卧晚起，必待日光，使志若伏若匿，若有私意，若已有得，祛寒就温，无泄皮肤，使气极夺，此冬气之应，养藏之道也，逆之则伤肾，春为痿厥，奉生者少。"在生机潜伏的季节，天寒地冻要伏藏五脏神志，僻寒就温，违背这个规律就会伤害肾气，即是冬不藏精，春必病温的道理，发生痿证、阳虚的厥逆之证，春生的能力就会不足，阴盛阳衰，提高老年人的耐寒能力免疫功能十分重要。

二、冬季的饮食调养

寒凉会直接影响人体的肾上腺素、甲状腺素的分泌，饮食宜增加热量为主，如瘦肉、鸡蛋、鱼肉、乳类、豆类、土豆、胡萝卜、绿豆芽、圆白菜、大白菜、心灵美等，用虾、芝麻酱、猪肝、香蕉等，冬天的进补应顺应自然，注意养阳，提高人体的耐寒能力，狗肉和羊肉都是人体冬季进补的佳品，每天早上以人参和黄芪酒一小杯，可防风御寒活血，常食炖母鸡、蹄筋、牛奶、豆浆、牛肉切块加黄酒葱姜，以砂锅炖羊肉汤为好，羊肉和萝卜同煮，加肉苁蓉、枸杞子、巴戟天同煮，羊肉温阳益气，补肾强壮，使阳气收藏于体内，吸收营养成分储藏脏腑，以增强抗病能力。高血压、糖尿病、冠心病者可常服黑芝麻、桑葚糊，黑木耳、柿饼、冰糖煮烂食之。风寒咳嗽者用萝卜、梨、生姜，加冰糖、蜂蜜煮熟服之。

三、冬季的日常将息

冬季早睡晚起，经常要清除过敏原，保持室内的湿度，常开门窗，勤晒被褥，调节温度，忌养鸟类，节制性爱，老年人要在生活上幽默，心怀希望。冬季睡眠有讲究，环境要安静舒适，室内空气流通，被窝温暖，防止过热冷的刺激，浴身保健。还可以进行日光浴、足浴、冷空气浴、冷水浴、热水浴等，但温度不宜过高，时间不宜过长，次数不宜过多，可用中性的香皂以保护皮肤。冬季忌生冷寒凉、燥热食物、油炸、烈性白酒、过咸，吃萝卜宜削皮，防止有些保鲜之剂的残存。

四、严冬的运动

冬季宜参加运动和锻炼，以增强抗寒能力，促进维生素D的合成。促进身心愉悦，防寒保暖，晨练不宜太早，进餐后酒后不宜锻炼。不宜在马路边、冒烟的庭院和胡同里、硬路面，宜空气新鲜的地方进行锻炼。运动量每分钟脉搏在170次/分钟，40岁在160次/分钟、50岁以上在140次/分。运动时半张口呼吸，空气从牙缝中出入。冬季的耐寒的运动，适量地进行滑冰、冬钓、滑

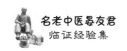

雪、冬泳、跑步、跳绳等。冬季还可进行瘦身运动，骑马、自行车、排球、拉丁操、健身操、瑜伽等。时间可选在下午3—5时，冬季要早卧晚起，不宜过早，免受雾霾及冷空气露水对人体的不利影响。空腹、疲劳时不宜运动，不宜参加有危险的运动。运动后加强营养，防止受伤，肌肉、腹部、肩关节、膝关节、骨折等。

五、冬天的疾病预防

预防感冒和鼻出血，冬季警惕疾病和死神，冠心病、脑血管病、高血压、心肌梗塞、冠状动脉粥样硬化、脑溢血中风、支气管哮喘、胃十二指肠溃疡、尿毒症等，做到规律运动，缓解压力，充足睡眠，温水足浴，足、背、头等保持暖和，预防冻伤和旧病复发，主要是鼻炎、哮喘、风湿、糖尿病、关节炎、支气管炎、肺炎、心力衰竭、中风、冠心病、心肌梗塞等病的发生，预防感冒、胃肠疾病、室内的空调病，预防五官病、唇耳的冻伤、青光眼和雪盲证等，还要预防冬季瘙痒证，是由于缺锰和过敏造成，因锰是促进蛋白质吸收，在代谢过程中游离于皮肤引起瘙痒。20种延年益寿的食物，大蒜、芝麻、红薯、鸡蛋、萝卜、海带、蜂蜜、大豆、核桃、大枣、长生果、醋、香菇、狗肉等。八种使人衰老的食物，含铅添加剂的食品、腌制品、水垢、油炸反复的过氧脂质、霉变食品、高温油烟、烟雾、酒精饮料等。

第五节　老年人的调养

由于老年人的生理功能与一般人不同，各个组织器官和系统走向衰老退化，饮食习惯、心理健康、适量运动、预防保健就显得十分重要，老年病人的保健和养生长寿，古今科学家推算，人类的正常寿限是120—150岁。所以目前人类的平均寿命离应该活到的寿限还差得很远，何况多数人在五六十岁就迈入老境，还有不少人带病延年，防止早老、早衰使人们既健康又长寿是我们每一个老年朋友所期待的。健康包括心理、生活方式、身体没有疾病、与他人和谐快乐相处。老年的身体器官出现的变化，生理上逐渐衰老，由于生理上的变化进一步影响心理上的变化，老年人处在社会与家庭的特殊时期，他们既是家庭的顶梁柱又承担着社会中的重要角色和责任，在生理衰老期和心理高压期等多种因素下，往往易患多种疾病。

老年人养生保健方案有饮食营养、运动健身、中医药、疾病康复、心理、日常生活、护理、疾病预防保健等。营养涵盖了蛋白质、脂肪、糖类，一是来源于饮食动物优质蛋白和植物五谷杂粮。二是各种维生素矿物质，B1、B2、B3、B6、B12、C、D、E、H等，分别来源于各种饮食物中，所以调整均匀营养搭配就十分重要，一日三餐的热量分配为：早餐25%、中餐40%、晚餐35%。老年人的健康饮食应该是饭菜香、质量好、数量少、食物杂、饭菜熟烂、菜肴味淡、水果品种多样、饮食温热、吃时宜慢等。老年人要科学进食，速度、饱度、温度、硬度均匀。合理膳食，尽量咸淡适度，每天喝一瓶牛奶，一个鸡蛋，每周吃海鱼一次，鸡鸭肉代替猪肉，增加豆制品摄入量，每天500克蔬菜，多食菌菇类食品，饭宜八分饱，天天有葱姜蒜、花生红枣，以利于肠道吸收和排泄，保持动态平衡。

第六节　烟酒与健康

维多利亚健康公约健康标准第一就是戒烟限酒，吸烟喝酒特别是对老年的健康极其不利，年轻人是时髦潇洒，中年人应酬交往，老年人是减压，烟酒的刺激、兴奋释放的麻醉功能，满足了各种年龄的需要，吸烟时血管发生痉挛，局部的血供减少，营养素和氧气供给减少，呼吸道黏膜得不到氧气的供给，抗病能力下降，肺气失于宣降，血液循环障碍，痰湿瘀毒阻肺，形成气滞血瘀痰凝，呼吸受阻，日积月累，全身气机不利，累及五脏，三焦不通，病则入于膏肓，伏于募原，积聚于肺胃心肝形成难治之证。烟雾是人类最大的公害，给人类带来痛苦、早逝、贫穷、精神折磨、生离死别的境况。如肺癌成为疾病死亡的第一大杀手，支气管炎、哮喘、冠心病、糖尿病、肺气肿、心肌梗塞、中风、高血压等随之产生。我国有近五亿烟民，每年死于吸烟形成的相关疾病达到5000万，吸烟有害健康，缩短寿命，吸烟量大一倍，危害大四倍，吸烟量大二倍，危害达九倍，健康专家认为饭后一支烟，危害大无边，烟草中的羟酸色素、尼古丁、链烷烃、类脂物组成，香烟在不完全燃烧发生分解和热合成的化学反应，形成大量新的物质，其中有毒成分是3000多种，尼古丁、焦油、一氧化碳，在肺和支气管浓缩黏附被机体逐渐吸收，心跳加快，吸烟增高，动脉粥样硬化，降低红细胞的输氧能力，这些致癌物质，积于体内逐渐形成肺、口腔、喉、食道、膀胱癌的发生，烟雾被周围的人肺和支气管大量地吸收，造成比吸烟人更大的伤害，引起肺、消化等一系列慢性疾病，所以吸烟是死亡的加速器。我们在临床工作中亲眼看到

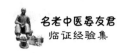

年轻的肺癌病人临死求生的欲望，当把烟戒掉时，已经来不及了。所以吸烟不仅是肺癌的高危因素，而且与各种肿瘤的发生都有关。

饮酒可以引起胆固醇增高，《内经》上说"膏粱之变，足生大丁"，醇酒炙煿，湿热毒邪聚集于体内，气滞血瘀，痰凝脏腑功能失调，阴阳气血脉络失养，水液代谢阻滞，各种疾病在量变的基础上发生质变。饮酒是肝癌的高危因素，一旦生病，便是晚期，不可救药，少量饮酒可以改善血液循环，但每天不超过15克为佳，葡萄酒在50—100毫升以内，但酗酒容易导致犯罪和车祸的危险，引起肝硬化、酒精性心脏病、精神病、脑卒中、肿瘤、帕金森氏病、道德的沦丧，形成饱餐酗酒、激动当天死亡三联征，有四分之一直接吸收在胃黏膜，全部吸收在十二指肠黏膜，二小时进入血液中，酗酒和少量饮酒、不饮酒的平均寿命为5岁比15岁，死亡率增加25%，高血脂高40%的危险、动脉粥样硬化高50%，所以戒烟限酒，有利于健康长寿，吸烟酗酒，影响呼吸系统的健康，在日常生活中多品茶对人体健康有益。

第七节　老年人得"富贵病"

近年来一个时髦的词汇叫"富贵病"，它包括肥胖、糖尿病、高血压、高血脂症、痛风（高尿酸血症）脂肪肝等一系列慢性病。其实，"富贵病"并不是一个合适的称谓，所谓"富贵病"更多的是代表不合理的生活方式，即包括饮食不均衡、很少运动、工作精神压力大、心理失衡、酗酒等因素的综合作用，证明了不良的生活方式是可以致病的，良好的生活方式可以防治疾病，这是近些年来医学界的共识。可惜的是，医学界的共识并未真正成为普通大众的共识，很多人的生活方式仍旧不健康并为此付出了巨大的代价。

2004年国务院公布的《中国居民营养与健康状况调查》结果显示，我国的高血压、高血糖、高血脂患病人数在迅速上升，成人高血压患病率18.8%，估计全国患病人数约增加7000多万人。高血脂患病率18.6%，估计患病人数达到1.6亿多。大城市里20岁以上的糖尿病患病率由4.6%上升到6.4%，中小城市由3.4%上升到3.9%，全国有4000多万糖尿病人。如果我们真正建立起以合理膳食为基础的健康生活方式，全球人均寿命将在今天的基础上平均增加9岁，发展中国家增加16岁，英国著名医学家研究指出2000年全球早逝群体中有47%来源于饮食失衡。心脑血管疾病对于以下食品要谨慎服用，既伤心损脑，造成自由基堆积，微循环障碍，三高之证叠见。油炸食品易上瘾，炸油饼、油糕、油条是很多人早餐的必备食品，炸鸡、炸薯条更是孩子的最爱，含有较高的能量，易患肥胖及相关的高血脂、冠心病、脂肪肝、糖尿病，产生大量的致癌物质，每周油炸食品不超过2次，晚餐不宜进食油炸食品，以免能量蓄积，不要购买路边店油炸类食品，不要用当天一锅油反复煎炸的食品，宜多食蔬菜水果，以求营养平衡。

不宜长期食罐头类食品，其营养价值会大缩水，营养素含量重度缺少，肉类及水果类营养素大量破坏，蛋白质变形，消化吸收率降低，较高的糖分被人体吸收，胰腺负荷加重，危害心血管健康。

不宜长期服用加工过的肉食品，有易致癌的危险，腌制食品亚硝酸盐极高，存在致癌的风险，防腐剂、增色保色剂造成肝脏负担加重，高盐食品导致血压波动肾功能伤害。

宜限量服用肥肉和动物内脏，因高脂肪和动物的内脏含有大量的饱和脂肪酸和胆固醇，大幅度地增加心血管疾病和恶性肿瘤发生风险，推荐每周进食二次。

选择性的食用奶油制品，由于好多奶制品能量密度很高营养素含量不丰富，常食易于血糖增高及心血管疾病发病的风险，高脂肪和高糖分影响胃肠排空，食管反流，出现泛酸烧心等。

不宜长期服用方便面，高盐、高脂、低维生素、低矿物质，香精对肝脏有潜在的影响，增加肾负荷，血压增高，防腐剂增加心血管负担，造成"富贵病"的发生，人造脂肪对人体的危害也较大，不宜多食。

第三章　老年病的证治

第一节　感冒病诊治

感冒是所有人都可以患的疾病，老年人抵抗力低下，更容易患感冒，使旧病复发，而且感冒比一般人要重，给治疗带来困难，特点是体温不高而全

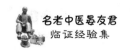
身症状重，头身疼痛，鼻塞咳嗽，眩晕，身软乏力，无汗，腹痛腹泻，口唇疱疹，心悸胸痛，舌质淡红，苔薄白，脉浮而无力等主要症状。

60岁以上的人感冒当以清轻宣散，透热和解，方用柴胡、黄芩、半夏、炙甘草、党参、干姜、大枣、薄荷、紫苏、桑叶等为基础，若头痛者加防风、白芷、蔓荆子，以散寒止痛，伴见咳嗽者，加桔梗、百部、前胡，以宣肺止咳，汗出恶风者加桂枝、白芍，发热者加水牛角、银花，根据气血阴阳的盛衰情况进行加减化裁。煎药方法以微火煮取，热服，热粥以助药力，以微汗者益佳。

在日常生活中注意休息，遇到各种外感疾病和时行疾病要及时治疗，减轻症状，避免病邪深入，外感六淫之邪从皮毛而入，口鼻而侵犯人体，老年人一定要有耐心，静养一周以观后效，及时调整治疗方案，必要时进行中西医结合治疗，以消除感冒症状，但由于机体虚弱易于复发感冒，给治疗带来困难，此时必须在解表基础加上人参、黄芪、红景天、冬虫夏草、大枣、北沙参、紫河车、灵芝粉等增强防御功能补益气血之品，以期达到预防复发感冒的疗效。

临床经验 我们在临床上观察到，有些病人一年到头都在感冒，这就是肺卫之气太虚，整体虚弱，元气大伤，大病久病之后，或病后初愈，或坏病传变，失治误治之后，反复外感，病邪有素体阳虚而成为风寒，表寒里热，阴虚而成为风热，肺热壅盛，郁于营卫之间，少阳三焦，募原夹脊的皮里膜外，和太阳少阳同感，少阳兼表证，枢机不利，外邪伏于肌腠、经络、关节、经脉不利，遵循仲景治疗伤寒之"观其脉证，知犯何逆，随证治之"，调其气血，疏其经络，扶正祛邪，使病邪即早而愈，"正气内存，邪不可干，邪之所凑，其气必虚"，所以在发病过程中要仔细把握治疗是否正确，是老年疾病治疗的关键，尽可能在治疗过程中辨证准确，选药精当，疗效可靠，疾病就不会传变。

感冒是人体对自然界变化的一种应激适应性反应，在体质强壮时不易感冒，但在体质由实转虚时，病情由表及里，由轻变重，不仅表现在五官九窍出现症状，而且可以引动旧病而加重，机体调动全身各系统进行自我保护，所以我们要帮助机体祛除病邪。我们在治疗过程中要精当地辨证，采用补气、养血、滋阴、温阳、散寒、清热、解暑、化湿、芳化解表等法进行治疗，中医学的核心竞争力就是要有病早治，无病先防，已病防变治未病的预防思想。在天人相应观指导下，人一旦患病，发病与痊愈有其七日制规律，

314

慢性病患感冒有月节律、季节律、年节律和五年期节律。故我们在临床上不可轻视，感冒不是小病，中国医学临床辨证鼻祖张仲景治疗外感就非常讲究，治疗非常严密，他提出"但见一证便是，不必悉具"，抓着一个主要症状为矛盾的主要方面，使次要矛盾迎刃而解，"使上焦得通，津液得下，胃气因和，身戢然汗出而解"，邪伏于少阳者，"必蒸蒸而振，却发热汗出而解"，当太阳病发于阳发于阴时，出现中风和伤寒，邪郁于表，治不及时，出现虚证实证，虚实兼夹，误汗误下后，出现上焦郁热，邪热伤津，协热下利，寒热错杂，进一步发展出现心阳虚，水气病，脾虚证，肾阳虚证，阴阳两虚证，蓄血，蓄水，寒热结胸陷胸证，脏结痞证，水饮、痰饮、溢饮、支饮、悬饮、火逆证等证的发生。

临证心得　外感极其复杂，引起高度的重视，若治疗及时，发生严重的并发症，注意休息，很快可以痊愈，否则可延续较长时间，所以休息对外感的治疗非常重要，是药物起不到的作用，饮食起居上要多喝水，不要去追求治疗感冒的特效药，若并发支气管炎、肺炎者，及时地配合中西医治疗，按照仲景治疗外感热病的经验，经过发汗和调和营卫，化气调阴阳，解肌调和外证时，发汗以微汗，使全身汗透，表邪尽，汗少或不汗者，要捂被汗出，饮粥助汗，而且感冒后要禁辛辣油腻面食黏滑之品，不可过汗，大汗而易于亡阳虚脱。仲景还告诫太阳与阳明合病时不可发汗，上焦热毒盛时、下焦湿热下注者、疮家、衄家、亡血家、阳虚者、营气不足者不可发汗。病邪深入，虚邪内扰，脏腑功能进一步紊乱，气机失调的病理状态。所以在治疗过程中，透汗后助胃气和营卫，顾护卫表，等待正气来复，强化免疫功能，邪不得入。

第二节　支气管哮喘诊治

中医的"哮证和喘证"，它是有多种细胞参与的慢性支气管炎，由于阳气虚弱，脾肾不足者为易感，反复发作喘息、气促、胸闷和咳嗽等症状，一般在早晨和夜间发生，尤以冬春发病为多，仍有少数在夏秋季发病，对空气、粉尘、杂草、鱼虾、花粉、精神、运动、药物、食物等发生过敏，或有慢性的肺心病变，和有感冒而触发，四季以及任何年龄都可以发病，但老年人发病重而危险，因为老人的耐受能力和机体免疫功能差，表现的症状危重。是严重影响老年健康的一种疾病，反复发作可以并发慢性支气管炎、阻

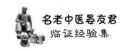

塞性肺气肿、肺源性心脏病，主要症状以呼吸困难，哮鸣气喘，呼吸急促，痰气伏于肺，遇感而诱发，痰阻于气道，肺失于肃降，可表现于邪实之证，日久而气阴耗伤，肺脾肾渐虚，全身衰竭而危及生命。

发作时表现为正虚邪实，以攻邪为主，分别寒热以温化和清化宣肺，平时以补虚为主，以补肺健脾益肾，在寒热转化过程中，重视相兼寒包热、寒痰化热、热证寒化，表现的喘息不已，张口抬肩，摇身扯肚，喉间痰声漉漉，气紧，胸膈闷如窒，面色晦青，胸高胁胀，咳呛阵作，鼻塞流涕，不能平卧，动则加重，甚则喘脱，心悸，舌质淡，舌体胖嫩，脉浮弦紧，由于外感六淫，内伤七情，病久体虚，病位在肺肾，与肝脾有关，病机有寒热虚实之分，实则肺气壅盛，宣降失司，以祛邪利肺，虚则精气不足肺肾出纳失常，以培补摄纳为主，在治疗时，注意寒热转化和互见，外寒内热以解表清里，化热痰浊蕴肺，以清热解毒化浊。邪实而正虚者，下虚上实的，疏泄其上，补益其下，权衡指出轻重加以施治。虚则补治，尤当补肾或肺肾双补为要，辨清阴阳，分别采用温阳和滋养，或阴阳两补。而喘作不解，汗出肢冷，烦躁谵语，心阳欲脱者，需及时的中西医抢救。

支气管哮喘的治疗，虽然不能治愈，但可以达到控制，我们在临床上自拟了发作时方用麻黄、杏仁、石膏、甘草、银花、连翘、矮茶风、肺经草、葶苈子、苏子、白芥子、地龙、羌活、独活、穿心莲等为主，根据寒热虚实情况进行加减，平时以太子参、红景天、灵芝、浙贝母、五味子、紫石英、阳起石、蛤蚧、黄芪、百药煎、炙甘草、枣皮、熟地为主进行加减化裁。分别肺脾肾阴阳虚弱程度，加入人参、冬虫夏草、胎盘、九香虫、红豆杉、附片等温阳血肉有情之品，达到强壮肺肾，使百脉朝于肺，肺旺而百脉丽，而促肺肾康复。西医治疗哮喘是抗炎，辅助支气管扩张，糖皮质激素，抗组织胺药，激动剂和茶碱类等，进行阶梯式治疗，发作时以加强终止发作，缓急后以降级治疗。中西医结合治疗和有规律适度的体育锻炼，以及空气浴、海水浴等非药物的方法以增强机体的免疫功能，也具有相当重要远期的治疗意义。可以用曼陀罗叶制成卷烟，吸入以缓急哮证，亦可地龙焙干装入胶囊服用治疗热哮，蜓蚰、浙贝母共捣为丸，蟋蟀加糖水化服之；皂角水浸白芥子焙干每次服1克，在发作时服用；姜蚕浸姜汁焙脆加细茶开水送服；冬病夏治，每年在夏至前后一周可服用桂附地黄丸汤剂二帖，或黑锡丹加减二剂，白芥子、延胡索、甘遂、细辛、麝香等细末和匀姜汁调敷肺俞、膏肓、百劳穴，每日1～2小时，连续三天。

临床经验 气管哮喘还可以针灸、割治、埋线等都有不同程度的疗效，本病极为顽固，反复发作，迁延不愈，老年体弱病久，肾气衰弱，发作频繁不易根治，平时亦颈短胸高，哮鸣气喘，而大发作时，喘急鼻扇，胸高气促，张口抬肩，汗出肢冷，面色青紫，肢体浮肿，烦躁昏昧的喘脱危象，宜扶阳固脱，镇摄纳气。以大剂量的人参、附片、麦冬、五味子、龙骨、牡蛎、黄芪煎水灌服，需及时抢救。若脉浮大无根而急促，下虚上盛，阴阳离绝，孤阳浮越预后较差，对本病应重视预防为主。防寒保暖，预防外感，禁烟、气体和尘埃、杂草、花粉、生冷、肥腻、海蟮等以杜生痰之源，防止疲劳和情志刺激，减少发作机会。

第三节　高血压诊治

高血压是指血压在140/90毫米汞柱和18.6/12千帕（收缩压/舒张压），有原发和继发性，主要是家族遗传，食盐、吸烟、环境情绪、不良的生活习惯，有些也并发于慢性的肾病，出现的头痛、眩晕、耳鸣、眼花、失眠、健忘、胸闷乏力、心悸、脉弦数、舌质淡、苔黄的脉证，属于中医的眩晕、心悸的范围，出现的有肝肾阴虚，气滞血瘀，阴虚风动，肝阳暴张，痰气郁结仍然属于本虚标实，上盛下虚，虚实兼加等病机演变，风痰火虚，肝阳上亢兼肝肾阴虚，血虚加肝阳上亢，肝阳上亢加痰浊，阴虚加气滞血瘀等错综复杂的证候，其单纯者较为少见。

高血压在治疗发作时以息风、潜阳、清火、化痰以治其标，平时以补气养血，补肾养肝健脾等法以治其本，老年病人肝阳上亢引起眩晕，肝火亢逆，风动可猝然扑倒，由中经络到中脏腑的发展过程，所以除保持血压的稳定外，积极治疗眩晕采用中医的定眩、滋阴潜阳、息风止痉、调和脏腑、调和气血、平衡阴阳、疏肝解郁化痰等法治疗，以平稳协调心、肝、肾的动态，达到治疗的目的。我们的临床经验是在平时采用以白芍、牛膝、代赭石、玄参、龟板、麦芽、钩藤、杜仲、天麻、丹参、山楂、寒水石、水蛭、红豆杉、三七等为主进行治疗，以滋阴潜阳兼活血祛瘀，发作时以羚羊角、水牛角、羌活、独活、蜂房、当归、鳖甲、磁石、生地、丹皮、防风、桃仁、全蝎、桂枝、白芍、甘草等为主，以镇肝息风，解痉养血，使眩晕停血压降。

临床经验 高血压的预防，首先是彻底戒烟，肥胖人实施科学减肥，减少食盐摄入，禁蒜味腊肠、腌黄瓜和含盐量高的食物，盐制土豆及干果，加

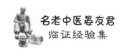

工熟食及蒸馏食品，限量饮酒或戒酒，易加重高血压而形成肝硬化，可参加静坐和瑜伽锻炼，使用利尿剂时要加钾，减少含胆固醇多含糖量高的食物，食含钾高的饮食可预防中风和高血压，如瘦肉、鱼类及海产品，蔬菜有小白菜、油菜、黄瓜、南瓜、西红柿、土豆、山药、葱、蒜，水果类有橘子、香蕉、葡萄干等，西医分为轻型高血压在160/105毫米汞柱，临床上没有心脑肾的损害，而中度者血压在180—105毫米汞柱，伴有一项以上的心脑肾的损伤，其功能可以代偿，重度者血压在180/150毫米汞柱，心脑肾有一项或一项以上损伤，功能失去代偿。在治疗过程中，以降压为主，以抑制高级中枢神经，抑制血管运动中枢，阻断交感神经节的兴奋性，直接抑制血管平滑肌等几方面，所以在治疗中，应增强患者战胜疾病的信心，保持乐观的情绪，消除顾虑，配合治疗从而降低血压。

第四节　低血压诊治

属于中医之虚劳和眩晕范围，脏腑亏损，阴阳气血不足，烦劳过度，损及五脏，饮食不节损伤脾胃，大病久病，失于调理，因虚致病，因病致劳，或因病致虚，久病不复成劳，一脏气血阴阳虚弱损及他脏，气虚不能生血，血虚无以生气，气虚阳亦渐虚，血虚阴亦不足，阳损及阴，阴损及阳，功能不足，心律血流缓慢，脾胃生化之源不足，而形成虚劳，由于高级中枢神经调节血压的功能紊乱，体循环动脉血压不足，收缩压低于100、舒张压低于60毫米汞柱，其临床症状表现为自汗短气，食少倦怠乏力，面色萎黄，大便稀溏，心悸怔忡，失眠多梦，健忘，眩晕，肢体麻木，舌质淡苔白，脉息弱结代等症状。

临床经验　低血压的出现属本虚标实，气血阴阳虚为纲，五脏虚候为目，益气养血滋阴温阳之补法，血者补之，护理饮食营养也十分重要，我们在临床上以人参、黄芪、附片、白芍、白术、熟地、枣皮、阿胶、鳖甲、龟板、银耳、丹参、三七、红花、赤芍等为主进行治疗，以补益气血，活血通络，升压，温通血脉，调节心营为主。找到发病原因，采取相应的治疗方法，促进血压恢复。在临床上有心衰、休克、失血或原发性低血压等疾病的出现。分别采用强心、利尿、减少心脏负荷、增加血容量、体育锻炼等，以增加心输出量再加强营养，补血和扩容，改善血循环，从而达到血压恢复的目的。

第五节　心绞痛诊治

心绞痛属于中医的胸痛、心悸的范围，与老年体虚，七情内伤，寒邪内侵，有虚实两端，虚为心脾肝肾虚，寒凝气滞，血瘀痰阻，痹阻心阳，阻滞心脉，其心虚胆怯与精神因素有关。以调畅气机疏肝解郁定悸止痛为主，心血不足以益气养血止痛，阴虚火旺的以滋阴养血止痛，心阳不足温阳益气活血止痛，心血瘀阻者，活血化瘀通络，水饮凌心的蠲饮化气止痛之法进行治疗。初起治疗及时，预后较好，失治误治，可由实转虚，由轻转重，年迈体弱，心病及肾，真气亏损，预后较差。心绞痛发生的长短与治疗是否及时有关，要避免精神刺激，充分休息，环境安静，少食辛辣，预防外感的发生。当出现胸闷痛，胸背彻痛，短气喘息，不得平卧，阴寒痰浊血瘀交互时，总则以辛温通阳，活血化瘀，泄浊豁痰，治其标，温阳益气滋阴补肾扶正以治其本。其典型者胸骨后或心前区，压迫感、紧缩感闷痛，并有透不过气，严重者，濒临死亡窒息感，汗出和面色苍白，持续2—3分钟，休息和去除诱因后缓解，放射到肩背上肢，无名指小指，下颌咽部、牙齿、上腹等，及时的就地休息，到医院就诊。体力活动强度大，情绪激动，吸烟、饮酒、饱餐、逆风行走时都可以诱发。不典型的心绞痛，由于痛觉迟钝，无明显的胸痛，出现左臂痛、肩胛痛、上腹部疼痛、气急胸闷、软弱无力等，尤当明辨，以免贻误病机。

临床经验　我们的经验是平时在老年人未发作期，根据具体肝肾阴虚、气滞血瘀、心阳不展的体质情况进行预防为主。以瓜蒌、半夏、赤芍、丹参、檀香、山楂、白芥子、白芍、川芎、柴胡、栀子、淡豆豉、葱白、桔梗等为主，以活血祛瘀，调畅气机。发作时配合西医以柴胡、乳香、没药、枳壳、瓜蒌、桃仁、红花、生地、乌药、五灵脂、佛手、香附、青藤香、炙甘草、白芍等以活血化瘀止痛为主。可根据寒热虚实的具体情况进行加减，控制发作，应注意休息。西医治疗在发作时，立即用硝酸酯类药物以扩张动脉，降低阻力，立即用硝脂类药物，或鼻部吸入，以扩张冠状动脉血管，降低阻力，增加冠脉流量，对周围血管的扩张，减少静脉回流，降低心室容量和心排血量，降低心脏前后负荷和心肌的需氧，从而缓解心绞痛。受体阻滞剂的应用，以减慢心率，降低血压，减低心肌收缩力和耗氧量，减低运动时心肌耗氧量，使不缺血的小动脉阻力缩小，血液通过侧支循环流入缺血区，

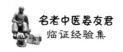

达到控制心绞痛的目的。然后是钙通道阻滞剂、冠状动脉扩张剂的应用，如中医的丹参滴丸、冠心苏合丸、毛冬青注射液、苏冰滴丸、栝蒌片等皆可应用，都可以缓解心绞痛的作用。

第六节　高血脂诊治

高血脂指血浆中的中性脂肪胆固醇、甘油三酯等增高超过正常界限，胆固醇应在5.2毫摩尔/升，大于或等于5.7为升高，低密度脂蛋白在3.12和3.64为正常，甘油三酯1.7以下为正常，高密度脂蛋白在0.91以下为正常。临床上分为高胆固醇型、高甘油三酯型、混合型两种均增高者，散见于心悸、胸痹、消渴、眩晕、中风病之中。由于肝肾阴虚、痰湿阻滞、气滞血瘀、心肾阳虚、肝郁气滞等，素体痰湿过盛，饮食不节，气机不畅，肥甘美味，煎炒炙煿，房事不节，疲劳过度所致。反复长期的烟酒无度，脾失健运，痰湿中阻，升降失调，宣降失司，三焦气化失常，水液代谢紊乱，病理产物积聚，阻滞脏腑经络，从而心不能主血脉，脾不统血，肝不藏血，气血逆乱，阴阳失调，脏腑功能紊乱，血液不循常道，经遂不通是主要的病机演变从而出现高血脂之病。

本病的治疗首先以限制热能的饮食供应，饮食平衡尤为重要，阻止热量转变为脂肪，减少饮食中动物脂肪和胆固醇的摄入量。多食蔬菜水果，增加纤维素的含量，降低血液中的胆固醇。改善生活方式，减肥，戒烟限酒，防止动脉粥样硬化，有氧运动，保持心理健康。

临床经验　高血脂一旦确诊，我们的经验是采用以牛膝、赤芍、三七、丹参、山楂、虎杖、苍术、茵陈、红豆杉、金花茶、石韦、藕节、川芎、血通、路路通、石见穿、伸筋草等为主进行治疗，水煎服，四周为一疗程，日二次。本病的临床症状，轻度者可以没有症状，有些是肥胖，继发性的有糖尿病的三多一少、甲状腺功能低下、肾脏的一系列的病变。冠心病，中风，脑梗塞，帕金森氏病等都可出现高血脂。在治疗上，西医以高胆固醇者胆酸螯合剂、消胆安、他丁类、普罗布等调脂药物，高甘油三酯者，以非诺贝特、吉非罗齐等进行治疗。而混合型则以阿西莫司、立平脂等，降脂药物对肝肾都有副作用，需定时复查肝肾功的情况，出现异常立即停药。

第七节　中风诊治

中风是老年常见的脑血管疾病，突然急性的脑血管的血液循环障碍而出现意识障碍、偏瘫失语等症状，在高血压、脑动脉硬化的基础上发生。本病发病急症状重，病情变化快，直接威胁老年人生命，中医称为卒中，与风善行而数变有关。临床以猝然昏倒，不省人事，伴口眼歪斜，半身不遂，语言不利，或不经昏仆而蜗僻不遂为主。从古到今历代医家对治疗中风有丰富经验，具有外风学说、内虚邪中、心火暴盛、正气自虚、湿痰生热、精血衰耗、水不涵木、肝阳化风、气血并逆直犯于脑、素体气血亏虚，心肝肾三脏阴阳失调的复杂病机变化。加以忧思恼怒，嗜酒饱食，房事劳累，外邪侵袭而诱发，从而导致气血运行受阻，肌肤经脉失于滋养，阴虚于下，阳亢于上，阳化风动，血随气逆，挟痰挟火，横窜经络，蒙蔽清窍，阴阳不能维系的危急证候。概括起来有虚、火、痰、气、血、瘀六个方面，以肝肾阴虚为本，有外邪的为外中风，为真中风，无外邪的为内风，又为类中风。在临床上有中经络、中脏腑之分，中脏腑有闭证和脱证之分，而闭证又有阳闭和阴闭的不同，最后还有中风的后遗症，半身不遂、语言不利、口眼歪斜三个方面。

中风的治疗十分复杂，不能以一方统之，若外风入中经络者以养血祛风，活血通络为主，选用羌活、独活、肉桂、赤芍、川芎、三七、防风、麻黄、细辛、黄芪为主进行加减化裁。内风中脏腑的，以平肝息风，镇静解痉，潜阳，兼以活血祛瘀，选用熟地、生地、天冬、麦冬、秦艽、牛膝、龙骨、磁石、牡蛎、玄参、鳖甲、龟板、钩藤、地龙、全蝎等进行治疗。出现闭证以紫小丹、至宝丹、安宫牛黄丸三宝、苏合香丸进行开窍宣闭、芳香化湿之法。脱证的以大补元气，回阳救逆，选用人参、附子、黄芪、炙甘草、干姜等为主进行治疗。

对中风后遗症的半身不遂者，为气虚血滞，脉络瘀阻，以补阳还五汤，加全蝎、乌梢蛇、桑枝、土鳖、续断等。二便失禁者，加桑螵蛸、山萸肉、肉桂、益智仁、五味子。下肢无力者，加桑寄生、鹿筋等。上肢无力者，加桂枝、威灵仙，四肢水肿者，加茯苓、防己、薏苡仁、泽泻等。肢体麻木者加陈皮、茯苓、甘草、胆南星等。便秘加麻仁、郁李仁、肉苁蓉等。而肝阳上亢，脉络瘀阻的，火升风动，气血并逆于上，络破血溢，经脉阻塞，头痛

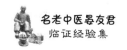

眩晕者，面赤耳鸣，舌质红，苔薄黄，脉弦有力，以平肝潜阳，息风通络，方可用镇肝息风汤或天麻钩藤汤加减治疗。语言不利，以祛风除痰，宣窍通络，以天麻、全蝎、胆南星、白附子、远志、菖蒲、木香、羌活、佩兰等为主。伴见肾虚精亏以育阴补肾利窍，以知柏地黄丸加杏仁、桔梗、木蝴蝶、牛蒡子等开音利窍。而口眼歪斜的由风痰阻于络道，以祛风除痰通络，以白附子、姜蚕、全蝎、白芷、细辛、桂枝、麻黄、防风等为主进行治疗。

临床经验 对于中风先兆要予以积极预防。《证治汇补》指出："平人手指麻木，不时眩晕，乃中风先兆，须预防之，宜慎起居，节饮食，远房帏，调气情志。"《卫生宝鉴》："凡人初觉大指次指麻木不仁或不用者，三年内有中风之疾也。"在临证时，对在四十岁以上的人，经常出现头痛眩晕，肢麻肉瞤，一时性语言不利者，多属中风先兆，除饮食调摄外，针对病因进行药物治疗。进行适当的锻炼，气功和太极拳，以增强体质，提高疗效。积极预防治疗高血压、高血脂、糖尿病、冠心病，定期检查体格，保持良好的精神状态，情绪紧张，良好的生活习惯，合理的饮食，培养好的文化修养和生活情趣，防止便秘，避免剧烈运动，脑部血压增高而造成脑血管溢外，预防脑动脉硬化的提前到来。一旦有先兆症状，及时到医院确定治疗，不得贻误治疗。西医治疗在急性期，以脱水纠正电解质紊乱、溶栓等治疗，抗凝治疗在发病6小时时应用脑细胞活化剂，若大面积梗塞和积水时，可考虑手术治疗。恢复期加强功能的锻炼，用促进神经代谢的药物、抗血小板凝聚剂等以防止复发。

第八节　老年骨质疏松症诊治

即骨代谢病，骨质吸收增多骨组织减少，骨小梁数量减少，脆性增加，负重时易于发生骨折，转身可发生股骨骨折，弯腰可致脊柱骨折，咳嗽可引起肋骨骨折，手扶地可致桡骨骨折等。肌肉及骨疼痛，乏力，易于误诊为劳损，45岁以上为常见，生活精神肉体诸多不方便，发病率高不易治愈。属中医的骨痹、痿证、虚劳范围。由于先天禀赋不足，劳累太过，久病体虚，年老体衰，或房事不节，肾精亏损，无以濡养经脉筋骨而发生疼痛痿软之证。肾藏精，生髓主骨，精气虚而邪客之，内伤为肾虚，外感六淫，寒湿之邪入侵于肌肉、经络、筋骨、虚邪相搏，久客于骨骼，气滞血瘀，湿浊之邪黏着于骨络，留恋不解，痹阻不行而形成本病。又肝肾阴虚而不能濡养筋骨肌肉，精髓不足，而全身骨骼脆弱，目发失养，髓枯筋痿，大肉消脱之证。

临床经验 治疗骨质疏松证当以补益肝肾，强筋健骨，方用牛脊髓、鹿角胶、猪脊髓、枸杞子、虎骨、猴骨、黄芪、人参、鸡血藤、补骨脂、巴戟天、肉桂、附片、紫河车、黄豆等为主进行治疗。根据寒热虚实的不同而加入温阳、滋阴、散寒、补气之品。

本病由于经常发生骨折，要止痛和休息，适当的室内活动，久卧易于加重骨质疏松造成废用性骨萎缩。补充维生素，戒烟戒酒，补充钙质。食疗方面以牛奶、鸡蛋、豆制品、鱼、虾、排骨、带皮、猪蹄、芝麻酱、瓜子以及含维生素多的水果。绝经期的妇女补充性激素，保持相当的骨量，减少尿钙排出和骨吸收，纠正负钙平衡，从而降低骨质疏松。根据骨质疏松具有的疼痛、驼背、身长缩短、骨折呼吸功能下降四大特点，治疗首先是饮食、户外紫外线光照，每周三次为一个生物剂量，维生素D的补充等进行长期的治疗。

第九节　老年痴呆病诊治

属于中医中风、郁证、癫证范围，由于年老体衰，肝肾阴虚于下，气滞血瘀，虚阳亢奋于上，上盛下虚，清窍失养，气血痰火上扰，七情内伤，抑郁寡欢，焦虑谵妄，由于阴阳失调，七情内伤，痰气上扰，气血凝滞，病变在肝胆心脾肾，精神抑郁，沉默寡言，喃喃自语，表情淡漠，神志痴呆，或语无伦次，不思饮食，神思恍惚，魂梦颠倒，心悸易惊，善悲欲哭，肢体困倦，失眠，情志不舒，舌质淡，苔薄白，脉弱等，气机郁滞，肝郁抑脾，生化乏源，气血不足，心脾两虚，化火伤阴，累及于肾而阴虚火旺，出现多种虚弱性症状和体征。

临床经验 在治疗上首先是"木郁达之"调畅气机，化痰开窍，补益心脾方选用菖蒲、郁金、栀子、淡豆豉、陈皮、半夏、茯苓、胆南星、竹茹、白芥子、蔓荆子、细辛、远志、酸枣仁、伏神、人参、五味子、当归、浮小麦等为主进行治疗，水煎服或以蜜为丸，日服三次，次5克，三个月为一疗程。

患本病后生活质量下降，不识家人，穿戴不能自理，幻听幻觉，为老年病人致死的主要疾病。与社会和遗传有关，到了五十以上，出现老年斑细胞代谢功能下降，脂褐质素积聚于细胞内的心肝肾上腺脑等组织，使脑功能

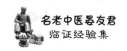

不全，导致记忆、思维发生程度不同的障碍。对于本病的治疗首先是以预防为主，生活要有规律，戒烟戒酒，低盐饮食，多食维生素含量高，保证大脑的营养供应，避免使用铝制炊具，加强体育锻炼，散步、健身操、活动手指，勤学好动，培养娱乐兴趣。防止高血压、糖尿病、高血脂、脑动脉硬化等慢性疾病。本病常常表现出抑郁的情绪，轻则情绪低落，活动减少，自我评价低，重则自责自罪，有自杀倾向，以幻听为主。行为上表现为多为偷窃嫉妒、疑心和妄想，记忆力下降，理解判断能力下降，可出现攻击性行为，四处游荡，大喊大叫，本能活动亢进，追逐异性，收集异物，食欲亢进和拒食，意识不清，兴奋躁动。还可出现触觉定向障碍，睡眠不好，节律倒错等。西医的治疗是减轻疾病过程中的症状，延缓痴呆的发展，分别以抗精神、抗抑郁药。严重的自杀倾向者，可进行无抽搐的电痉挛治疗等。患老年痴呆者体质较差，肾功能减退，易于在体内造成药物蓄积，产生毒副作用，用药以小剂量开始。注意药物的反应，用量限制在成人剂量的三分之一，不要盲目加量。加强营养，保证充足的维生素和电解质的平衡，一般最好家庭护理治疗为宜，有社会行为者可以住院治疗。

第十节　老年银屑病诊治

中医的"牛皮癣"，是一种常见的慢性皮肤病，与遗传、免疫功能、感染、代谢障碍有关。为营血不足，化燥生风，肌肤失养所致。可以好发于四肢，颈部，肘膝踝腕部，易于摩擦血液循环较差的部位。表现为奇痒难忍，皮肤变厚成牛皮样，由于搔抓后易于感染，形成干型、松皮型、脓疱型、红皮型、关节型。有急性发作，慢性经过，反复不断的病理过程。

临床经验　根据本病阴血虚失于润燥风行皮里膜外的病因病机，我们的经验是以当归、熟地、胡麻仁、首乌、百合花、白芨、玉竹、花粉、枣皮、乌梅、蜂房、羌活、肉桂、白鲜皮、地肤子、炙甘草、阿胶等水煎服可连续一个月为一疗程进行治疗。外用以大枫子、紫荆皮、白芷、皂角刺、雄黄、麝香、藁本、红景天为末凡士林调成油膏外用。亦可用梅花针敲打，反复可用三个月为一疗程。还可用维生素A，维生素B_6，维生素B_{12}，维生素C，激素皮质类固醇治疗。局部治疗可用硼酸软膏、水杨酸、白降汞软膏等治疗。可用紫外线照射等，均有较好的疗效，但易于反复发作，在治疗时尤当持续性给药，减少搔抓和反复摩擦，以免皮肤不断地增厚，给治疗带来困难。

第十一节　老年前列腺肥大

是老年人最常见的疾病之一，50岁以上的人尤为多见，年龄越大发病率就越高。临床上出现的症状排尿困难，分段排出，等待时间长，余沥不尽，尿停顿，逐渐发生尿潴溜，夜间排尿增多，个别出现尿血，长期排尿困难可以出现输尿管积水，肾积水，最终出现尿毒症，重则进行手术治疗。

本病主要由慢性炎症，性生活过度，盆腔反复充血，前列腺是围绕尿道的腺体，增大而压迫尿道，排尿阻塞不畅，尿液存积，而泌尿系的感染所致。有的发生膀胱结石，中医认为是癃闭、淋证，与排尿有赖于三焦的气化，肺脾肾三脏功能失常有关。肺主宣发，肃降，通调水道，上焦的水液不断地下输于膀胱，保持着小便的通利。肺失于宣降，不能通调水道，下输膀胱所致。脾主运化，脾在运化水谷的同时，把人体所需要的水液运送到五脏六腑，表里上下。而脾失转输，不能升清降浊，肾主水而司二便，与膀胱为表里，肾的气化正常，则开阖有度，水液是通过胃的受纳、脾的转输，肺之肃降，是通过肾的气化，使清者上归于肺而布散到全身，浊者下输膀胱而排出体外，维持正常的水液运化。气化失常，关门开阖不利，肝气郁结、气血瘀阻，亦可导致三焦气化失司而癃闭。还可由于湿热之邪蕴结于膀胱和肾，由初期的实转为虚，虚实夹杂，致膀胱气化不利，进一步发展导致脾肾两虚，从而出现热、石、气、劳、血、膏淋之证。

临床经验　前列腺肿大为尿滴沥不畅和阻塞不通，癃闭之病为本虚标实，以温补脾肾，疏调气机，通利小便，方用沉香、冬葵子、石韦、葵茎、王不留行、附片、肉桂、细辛、赤芍、三七、穿山甲、麝香、黄芪、生甘草等为基础进行治疗。若热盛者加生地、栀子、虎杖、五灵脂、黑白丑、冰片、黄柏。肺热壅盛者，加桑白皮、地骨皮、竹茹、连翘等。肝气郁结者加佛手、乌药、香附、柴胡等。尿路结石加海金沙、金钱草、鸡内金、牛膝等。中气不足加升麻、人参、大枣等，肾阳衰惫的加鹿茸、巴戟天、淫羊藿等进行治疗。

癃闭之证还可以进行针灸、按摩，取涕探吐法进行治疗，开肺气，举中气，通下焦。还可采用鼻中取涕喉中探吐，皂角末吹鼻取涕等治疗。外敷以大蒜、栀子、盐、炒热贴脐；布包食盐半斤加热熨脐；还可以进行简便的长期温水坐浴和葱白、麝香热熨15分钟、冷敷15分钟外用以及导尿法等治疗。

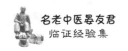

癃闭之证，尿量增多是病情好转的标志，若失治和误治，转为关格者，需及时治疗，否则易于导致衰竭死亡。平时主要是预防前列腺肿大的发生，节制性生活，老年戒房事劳逸，不能在劳累后过性生活。积极治疗阳痿和遗精，彻底治疗前列腺炎。外生殖器要保持卫生，坚持锻炼打太极拳、气功等。

第十二节　更年期综合症

男性更年期综合症，中老年的过渡时期，睾丸素减少，内分泌腺代谢功能失调，精神神经系统功能失调出现的证候群。在八八阶段功能失调，甲状腺、肾上腺、睾丸素、垂体、下丘脑、大脑皮层功能失调，以及社会因素和心理因素所造成。可由于生活嗜好，不良习惯，诱发本病。其病程长短不一，数月或数年，影响日常生活。属于中医的虚劳、郁证、心悸的范围。由于年老衰弱，体质不健，心肾不交，心火不能下降，肾水不能上升，水火不能济既，阴阳失调为其主要病机。气血亏虚，脏腑功能失调，精血不能转化，神不守舍，血不养精，心火独亢，肝郁化火，肝气不疏，脾胃不运，气机不畅，痰湿热瘀血互结而造成内稳态失衡，从而出现绝经前后诸证和六八肝肾衰弱的更年期病证。

脏燥郁证更年期之证以交通心神，和解少阳三焦，调畅气机，养心安神，以柴胡、黄芩、人参、半夏、炙甘草、干姜、菖蒲、远志、伏神、大枣、桂枝、栀子、淡豆豉、白芍、竹茹、枣仁、青蒿等为基础。虚则加黄芪、熟地、浮小麦、枣皮等。实则加鸡内金、大黄等。寒则加淫羊藿、细辛。热则加地骨皮、龙胆草等。及时的治疗和稳定血压、血糖、血脂，安定好睡眠。根据有性功能减退，尿频、便秘、易于疲劳，行动迟缓，立足步态不稳，骨质疏松，情绪烦躁，易怒，抑郁失落，发热多汗，多梦不寐，头痛眩晕，耳鸣心悸，健忘疲乏困倦，腰痛酸软疼痛，肢冷，关节疼痛，疲乏瘙痒灼热，舌质红，苔白腻，脉浮大中空等脉证，临床上不难辨别。而在治疗上代谢紊乱，阴茎萎缩，睾丸缩小，西医以对症治疗，解除精神紧张，激动，焦虑，安眠剂等。全身疼痛的以止痛，适当运用睾丸酮，眩晕头痛的调整植物神经功能紊乱等。建立有序的生活规律，饮食、睡眠、工作、学习有节奏，参加社会公益活动，文体活动，社交防止孤独，保持愉快稳定的情绪，避免强烈的精神刺激。少食肥甘厚味及刺激性食物。本病起病缓慢，解除精神紧张，激动抑郁、焦虑，进行对症治疗，止痛安神等治疗。

女性更年期综合症，是妇女生殖功能由盛到衰的生理过程，与男性不同，重则一般可持续10年，45—55岁左右。因激素减少，及机体的衰老所引起的植物神经功能紊乱为主的身体不适，表现为潮热出汗，心悸，烦躁，心慌，失眠，记忆力减退，注意力不集中，情绪不稳定，舌质淡，苔白腻，脉虚弱等症状。有15%有突出的症状，由于卵巢功能的衰退，卵泡发育不全，丧失排卵能力，雌激素分泌减少，至月经紊乱绝经，中枢神经递质代谢分泌失常，故而出现情绪异常，心理状态不稳定，心脾两虚，冲任失调，带脉失约，督脉失养，气机不畅，肝肾阴虚，气滞血瘀，痰湿阻滞的病机演变。

临床经验 妇女更年期之病以心肾不交为主，以调畅冲任，温养督带，补益心脾，疏肝解郁。我们的经验为以柴胡、栀子、淡豆豉、合欢皮、柏子仁、浮小麦、知母、石膏、全皮、青蒿、鳖甲、龟板、炙甘草、大枣、旱莲草、女贞子、牡蛎等为主进行治疗。若心悸烦躁加五味子、茯苓、桂枝等；便秘者加首乌、郁李仁、路路通等；食差加砂仁、稻芽、隔山撬等。

在日常生活中要加强卫生宣传，了解和正确对待更年期，心情愉快开朗，克服拘谨、抑郁、内向、多虑的不利心理因素。生活有规律，劳逸结合，加强营养，多食维生素B和蛋白质，参加体育锻炼，增强体质，适度的性生活，利于生理心理的健康。由于女性激素水平减少，加上心理社会环境等因素，从而出现闭经、月经不规则，阴道萎缩等功能和器质的变化。反应出潮热汗出，血压增高，外阴痒痛，性交痛，尿路刺激征，子宫阴道脱垂，尿失禁，子宫盆底松弛，皮肤毛发干燥的临床表现。到了五十岁时易于发生心绞痛、冠心病。易于发生骨折、腰痛等证。乳房松弛下垂，疲劳眩晕头痛，易激动，忧虑，抑郁，失眠多梦，神情淡漠，紧张不安，情绪波动，代谢障碍，肥胖，关节痛，骨质疏松，累及腰椎故腰背疼痛等复杂而怪而离奇的表现。西医的治疗主要是对症治疗，消除顾虑，镇静剂，抑郁焦虑者用兴奋剂，调整植物神经剂等进行治疗，必要时进行中西医结合治疗，慢慢调整阴阳、调整气血、调整脏腑功能，达到恢复各种症状和亚健康的目的。

第十三节　老年性白内障和青光眼诊治

一、老年性白内障

白内障是老年致盲的主要原因之一，全身各组织器官老化，晶体代谢功能减退的疾病。与遗传、紫外线、高血压、糖尿病、动脉硬化、营养状况

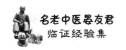

等因素有关。晶状体的囊性渗透改变及代谢紊乱，房水的成分改变，晶体变为混浊所造成。中医之圆翳内障，白翳黄心内障，老年体弱，肝肾亏虚，风轮、水轮失养，精血不足，脾失健运，气血津液精不能上承所引起。特别是肝血严重不足，阴虚火旺，肝经实火，湿浊上蒸所致。

临床经验　翳障之疾将以滋补肝肾，养肝明目，方用熟地、山药、山茱萸、泽泻、茯苓、楮实子、菟丝子、车前子、夜明砂、木贼、草决明、千里光、三七、红花、菊花、青葙子、蝉蜕、石斛、合欢花等为主治疗，根据全身寒热虚实的不同进行加减化裁。可以在手术前后服用均可，可以连服三个月。

若服中药不效者，可以进行手术治疗。西医治疗低盐饮食，维生素C等对证治疗。老年人因营养吸收和代谢减低，经常容易脱水，使晶状体营养不足，而加重白内障。及时地治疗各种原因引起的腹泻、呕吐、汗出等可以有效地预防白内障的发生。一般在45岁以后可发病，临床上可分成4期，初发期为晶状体赤道出血乳白色放射状混浊，发展缓慢，经数年数月，雾障遮睛，从而影响视力；膨胀期，混浊逐渐扩大，向瞳孔区深部发展，晶状体呈乳白色，膨胀，前房变浅；成熟期，膨胀消退，视力减退加重，有熟鱼眼睛之象，是白内障摘除的最好时机；过熟期，晶状体脱水，囊膜松弛，晶体脱入玻璃体内，易于继发青光眼。在初起阶段，可滴入白内障的眼药水，白内停、法可林等，手术可以晶状体囊外摘除术，囊内摘除术，超声雾化吸入术，晶状体的切割术等治疗。

二、老年性青光眼

眼压升高而引起的视神经损害，视野缺损的病变，房水生成过多，排出减少，眼压增高，房水排出障碍。表现为房角入口处阻塞，形成闭角性青光眼。由于劳累情绪波动、环境黑暗、引起瞳孔扩大，以中老年女性为多，而进行性房水排出障碍与遗传有关。角膜炎、虹膜睫状体炎、先天性发育异常障碍、白内障、外伤、眼肿瘤等，可使房水排出障碍而发生青光眼。中医之肝肾阴虚，气滞血瘀，禀赋不足，营养失调有关。嗜好烟酒，肥甘美味，醇酒炙煿，气血痰火瘀相搏而造成毒热火上攻，而烁伤肝肾之窍，木火轮阻滞熏灼而成。

临床经验　肝肾的严重亏损精血无以养睛，水气不化，我们的经验是以补益肝肾，活血祛瘀，祛痰利气，调畅气机。方用菊花、补骨脂、牛膝、没药、丹参、丹皮、羊肝、獭肝、夜明砂、石斛、急性子、甘草、枸杞、黄芪、桃仁、土鳖、百合花、康乃馨等为主进行治疗。再根据脏腑功能、阴阳、气血情况进行加减化裁。

当眼压增高时，视力模糊，有眼胀，休息后可以缓解。若眼压突然增高，剧烈头痛、呕吐、易被误诊为急性结肠炎。其次是视力视野缩小，眼压缓慢升高，长期逐渐加重，压迫视神经，最后形成管状视野，视力下降。眼压愈高视力下降愈厉害，治疗以保护视功能，降低眼压为主。闭角型阻止虹膜填塞用缩瞳剂，1%毛果云香碱滴眼长期用，防止闭角青光眼的发作。受体阻滞剂、碳酸酐菌抑制剂、高渗脱水剂等进行治疗。先眼部后全身药物治疗，不能用减低眼压和不能耐受药物治疗，对视野有伤害，应及早地进行手术治疗。若继发性青光眼以治疗原发性疾病为主，当眼压增高时才能进行药物及手术治疗，先天性青光眼应进行手术治疗。

第十四节　老年性喉痹、牙痛和鼻渊诊治

一、喉痹

咽部的黏膜发炎，由病毒和各种细菌感染引起。由空气中直接传染，病毒细菌口鼻而入，受凉疲劳烟酒过度，化学粉尘的刺激，免疫功能低下，外邪乘虚而入所致。喉痹为常见的呼吸道温热病，春夏及四季都可以发生。咽喉的红肿热痛，半见咳嗽吞咽加重，发热，恶寒，头痛身痛，舌质红，苔薄黄，脉浮数等症状。可由风热温毒上扰，蕴结肺胃，痰气郁结，火热熏蒸所致。

临床经验　我们经常应用清热解毒，化痰利气，利咽散结之法治疗。以方用银花、连翘、牛蒡子、石膏、丹皮、玄参、射干、板蓝根、木蝴蝶、山豆根、蚤休、知母、青果、胖大海、甘草、桔梗等为主进行治疗，连服五天，防止反复。在急性期，用硼砂液漱口，六神丸含化，抗菌素和解热镇痛。

慢性炎症，以盐水漱口，淋巴滤泡，可冷冻电烙，以减轻咽部刺激，慢性炎症不可妄用抗生素。在日常生活中，保持空气流通，湿润和清洁，少食辛辣煎炸刺激性食物。少说话，注意休息饮水，锻炼身体，增强体质，防止呼吸道感染，戒烟戒酒，加强劳动保护，防止粉尘吸入，积极治疗鼻炎，保持口腔卫生。

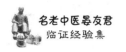
二、牙痛

牙痛的发生是牙龈炎证的慢性刺激，其局部红肿溢脓、出血疼痛，糜烂增生，咀嚼刷牙容易出血等症状。是由于牙周纤维和牙槽骨的破坏龈沟加深，形成牙周袋，牙齿松动，咀嚼无力，牙龈萎缩，牙颈暴露而遇冷热疼痛加重，口臭，牙间隙增宽而食物嵌塞等因素。加之老年人牙齿周围慢性炎症的破坏，并逐渐加重，牙石的反复刺激，健康状况和抗病能力差，遗传、内分泌、营养等也与牙痛的发病有关。

临床经验　胃为肾之关，肾为胃之本，阳明热甚，少阴水亏，本病为相火妄动，虚和上炎，肺胃郁热，肝肾阴虚。治疗以滋补肝肾固齿，祛风止痛，清热泻火。方用升麻、骨碎补、全皮、青蒿、羌活、白芷、蜂房、藁本、香附、甘草、石膏、枸杞、没药、牛膝等为主急性治疗。根据全身的寒热虚实阴阳气血和老年人的情况，进行加减化裁。

要去除牙结石，局部刺激，手术去除牙周袋，固定松牙，拔出不能保留的病牙。注意口腔卫生，积极治疗全身疾病，定期检查，及时治疗牙周炎。对于不明原因的牙齿松动及时治疗和拔除。避免单侧咀嚼食物，以免废用对侧的牙龈、牙槽、牙周膜而发生继续退行性变。经常叩齿，使牙齿坚固，牙周组织保持健康。

三、鼻渊

鼻渊之病由外感六淫之邪，积聚于肺卫，肺之宣发肃降功能失常，痰瘀气机不畅，上呼吸道，鼻黏膜下组织发生炎症，内外相引而急性发作，或出现过敏性鼻渊。由于伤于风寒暑热，毒邪内阻，我们也常以宣肺利窍，疏散风热，清解热毒之法。

临床经验　过敏性慢性鼻炎，长期的反复外感，肺卫气虚，当以宣散通痹，方用细辛、辛夷花、白芷、木通、藁本、防风、蜂房、藿香、佩兰、黄芩、鱼腥草、甘草、鹅不食草、银花等为基础进行治疗。

根据有无原发病及病之新旧急性加减化裁。鼻渊易于反复发作，若治不彻底，产生肥大增生和过敏，缠绵难愈。鼻渊的发生还与空气污染、贫血、糖尿病、风湿、慢性的便秘使鼻腔血管长期充血瘀血而成有关。

可以经常使用热水泡脚和热浴，生姜红糖水，预防感冒，抗菌素控制感染。鼻眼净、麻黄素滴鼻，下鼻甲烧灼烙、微波凝固、冷冻等进行有效积极治疗，重则进行手术切除鼻甲。注意劳逸结合，防止疲劳，加强锻炼，冷水脸冷水浴，增强免疫功能。原发呼吸道感染，保持空气新鲜，积极防止全身性疾病，治疗临近组织器官的扁桃体、咽喉炎、龋齿等疾病，以免相互感染而发生系统性疾病。

第十五节　老年性痔疮和便秘诊治

一、痔疮

便秘、腹泻、饮食不节、痔静脉淤血是痔疮发生的主要原因。由于暴饮暴食饮食不洁，实热内生，久坐、负重和远行，湿热火毒下注大肠，气血瘀阻，气血瘀热痰毒相互搏击，盘脉交错，结滞不散而为痔。在肛门周围附近隆起正常的血管，静脉曲张，易于发生出血、栓塞或团块脱出。临床上有内、外、混合痔之分，亦可同时存在。有便秘和盆腔的感染、肿瘤、年老体弱、久病消瘦，肠道的慢性炎症，维生素缺乏，怀孕、遗传、和腹泻等都可造成。

临床经验　痔之为病以清热解毒，活血化瘀，萎缩痔核，枯散瘀团之法治疗。我们经常应用以槐花、荆芥、银花、蒲公英、地榆、乌梅、枳壳、川芎、赤芍、甘草、冬瓜子、红藤、败酱草、千里光、核桃树枝、猕猴桃根等为基础方治疗。以枯矾、大黄、芒硝、白芷、苦参等外用坐浴。平时要养成良好的生活习惯，保持大便通畅，不暴饮暴食，少食辛辣刺激的食物，多饮水和蔬菜，每晚用热水洗涤一次肛门。

痔疮的发展一般分为三期，首先是排便出血，无疼痛和脱出，色红，表面有溃烂，第二排便时有间隙性的出血，用力痔核脱出，可以自行回收，感染时疼痛下坠，最后是排便用力咳嗽步行过久肛门下坠或脱出，不能回纳，用手才能托回。生长在外痔在齿状线以下，表现出有血栓性、结缔组织性、静脉曲张和炎性等，肛门疼痛红肿，行走不便，站立不安，数天后缓解，瘙痒下坠，异物感，并有压痛，皮赘伴肛裂，分泌物增多，肛门潮湿等，治疗上首先通便、止血、抗感染，液态冷冻，硬化萎缩剂，化痔膏、止痛膏、栓剂消炎止痛等治疗。

二、便秘

中医的阴结、阳结、脾约之称，由风气热寒湿热所致。大肠传导功能失

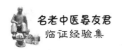
调，脾胃积热，升降燥湿气化失济，燥热内结，津液内伤，七情郁滞，劳倦体弱，气血不足，无水行舟，是由于素体阳盛，肠胃结热，下元虚损，阳虚体弱，阴寒内盛为主要病变。

临床经验 老年病的便秘以阴血虚肠燥津枯为主，治疗则以增液生津，行气导滞，泻下实浊，我们常用以玄参、麦冬、熟地、牛膝、芦荟、大黄、枳实、厚朴、黄芪、北沙参、芝麻、白蜜、松子仁、麻仁、泽泻、沉香、甘草等为基础进行治疗，多食蔬菜水果，饮水，运动，腹部按摩，定时蹲厕，蜜煎导法，饮食宜粗细搭配，玉米、红薯、小米、红豆、荞麦面，多食纤维素及产气食物，萝卜、韭菜、芹菜、燕麦、大麦、黑芝麻、大豆、菠菜、豆荚、卷心菜、洋葱、土豆、芋头、南瓜、海带、紫菜、香蕉、李子、柿子、核桃、黄瓜、番茄、竹笋等，每天早上喝一杯阴阳水，保持肠道的水分，多食含维生素丰富的食物，禁食辛辣温燥的食物，烟酒和浓茶，咖啡等。

第十六节　老年性帕金森氏病

本病为老年的震颤麻痹，中医的眩晕、痿证、筋痹、中风范围。老年气血阴阳失调，脏腑虚损，元神失养，上盛下虚，风痰瘀血气火交相辉映。病理产物阻滞经络血脉，任督阴阳不相顺逆，而出现不由自主的血虚失养风动震颤麻痹状态。属中医的痉证、拘挛、瘛疭的范围，虚实寒热错杂，缓慢久延，难以根治。

临床经验 老年拘挛痿证之为病在辨证过程中首当以固守下元根本，祛风通络，养血解痉，温通血脉等多法合用以治疗。我们经常选用方用白芍、赤芍、炙甘草、地龙、蜈蚣、牛膝、细辛、桂枝、石见穿、伸筋草、刘寄奴、泽兰、红豆杉、脑脊髓、人参、枸杞等为基础方。根据病人的寒热虚实的情况进行加减化裁。失眠者加枣仁、远志，眩晕加天麻、钩藤，心悸加黄芪、五味子、茯苓等。饮食差者加砂仁、神曲、麦芽、莱菔子等。便秘者加麻仁、肉苁蓉、芦荟。咳嗽加马兜铃、紫菀、白前根、杏仁等。

本病为中枢神经系统的疾病，大脑中脑的核质纹状体变形，神经介质的多巴胺减少而出现的病证。与颅脑损伤、脑炎、脑动脉硬化、慢性肝脑变形、二氧化碳及药物中毒亦可引起帕金森氏病类似症状。

本病缓慢发展，逐渐加重，四肢肌肉痉挛，逐渐发展至下颌口唇、头部、躯干。震颤在静止时出现，运动时停止，注意及时控制。

第四章　老年人的合理用药

　　药物是防治疾病的武器，在临床上要合理用药，否则效果不佳，治疗失败病程就会加重甚至导致严重的后果。不管中药西药既有治疗作用有又毒副作用，所谓的对症下药，是在明确诊断的基础上，科学合理用药，减少误诊，以快速及时准确的治疗。在治疗过程中得到标本兼治，病人和医师都有义务掌握药物的功用和性质。

　　不同的药物有不同的作用，相同的药物有不同的特性。体内的吸收、剂量、给药途径也有不同，两种药物合用就会有相互作用，做到相互协调而不是抑制和抵消，甚至加重病情破坏机体的组织机构，造成功能和器质的伤害。同时影响药物的疗效还有年龄、性别、疾病的轻重浅深、体质的差别等。在治疗过程中用药尽量做到个体化，了解药物剂量有效期。而长期用药会给机体带来不良反应，增加耐药性。在服药期间按照要求停药、减量、防止毒副作用的产生和成瘾性。在疗效好的同时要注意用药安全，使医患之间承担最小的医疗风险。

一、选择适合药物

　　要选择价廉效高的药物，考虑用药的经济性。老年人的用药要尽可能的做到少而精，选择合适的药物和剂量，按体重和健康状况施药。了解病人用药史、解毒与排泄功能、择优选用味轻药效高的药物。老年人对药物的耐蚀性低，用量在成人的一半，按治疗剂量缓慢增加，达到治疗量时不要增加剂量，并选择恰当的剂型和给药途径进行治疗。得到能中医的不用西医，能局部不全身，能口服不肌注，能肌注不点滴，能门诊，不住院的原则。治疗期间补充足够的维生素，防止水盐电解质的紊乱，增强抗病能力。

　　尽量做到非药物治疗，饮食、锻炼、针灸、按摩、心理等治疗，以加快疾病的康复。合理的停药，注意服药的时间，切勿过早体停药，掌握服药的

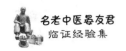

最佳时间。不同的药物在体内的吸收、排泄、半衰期在血液中的有效浓度不同，其用药的次数和时间是根据人体的生理功能决定。半衰期长的药物在体内的停留时间长，服药时间的间隔就长，若磺胺类的药物，每日1次或2次，抗病毒药在体内停留的时间短，则每日可服4—5次。服药还要顺应人体生物钟的变化，根据疾病的部位选择。病在胸膈以上者，心肺头面宜饭后服用，在心肺以下者以饭前服用。药物易于接近病灶，病在四肢宜清晨空腹，利于药物吸收及时到达病所，病在筋骨肌肉，应在饭后饱餐后或夜间服用，降低药物在胃肠内的刺激。人体的代谢趋缓生长激素分泌旺盛，使肾的重吸收和精髓的缓慢吸收。温补性的中药，淡渗利水药，祛痰活血、补气健脾之剂，在清晨服用，利于增强药效。发汗解表升阳疏散之剂在上午服用，利于外邪出表。泻下之剂和安蛔药物，在夜间空服，夜半之前或鸡鸣之时，有利于实热虫毒之邪的排除。安神药宜在睡前，急重之证应立即给药，如发热、中风、心悸、怔忡、胸痹，病情复杂而严重者可1日服2剂，或2剂交替服用。服用中药时，一般为1日3次，或1日2次。还有吸入直肠给药，局部的外用，漱口、吹耳、点眼、吹喉、洗坐浴、外敷等。解毒止吐清热宜凉服，对真寒假热亦可凉服，发汗解表药，滋补药宜温服，增强体质补气健脾之剂宜热服，伤风感冒，散寒通经之剂宜少而温。

二、选择能中不西的药物

老年人头痛关节疼痛，脾胃虚寒，以达到发表散寒，通络止痛之效即可。风热上扰的上呼吸道感染咳嗽头痛者可用中药泡水服，如菊花、薄荷、银花、麦冬甘草、桔梗等，疏散风热、生津止渴、利咽散结，用纱布过滤，除去杂质，使药液清香可口。若肝肾阴虚和下腹部病变，宜在饭前服的药物，药物直接达病所。滋补强壮之剂，心肺胸膈上腹部疾病，对胃肠有刺激的药物，毒副作用较大药物宜饭后服；通便，活血化瘀药，一次性服完即顿服，药力专宏，充分发挥药物疗效；频服，对于呕吐、喉痹、剧烈的咳嗽，应每日多次缓缓服用，使药物达到最大治疗效果；滋补泻下、驱虫剂，宜空腹或隔夜服；安眠药养心安神药睡前服用。

老年人处于亚健康状态，胸肺心血管的病变，胃脘痛饮食结滞的病人服药宜仰卧，五官剂颈椎头面的病变应去枕而卧，上腹部、两胁肋的病变宜右侧卧位。

三、煎药方法得当

老年朋友熬中药煎法也很有讲究，宜用砂锅和陶瓷锅煎熬。自来水、井水、没有污染的河水、长流水、澄清的雨水、高寒的雪水、夏秋季节的早晨的露水为上池之水，煎熬时搅拌过后的潦水等。熬药时水位高出药物3厘米，开始用文火，再以武火，防止熬焦变质。滋补之剂可达1小时，发汗解表清热解毒宜20分钟即可，一般汤药2次或3次煎后的药液，混匀后分2天服用，每次100—150毫升，小儿和老年减少一半。一些中药需要先煎，对于有毒的需要加温久煎才能去除毒性，析出有效成分的如附片、磁石以及贝壳类药。时间可根据其药物性味和治疗作用趋势如1小时、20分、30分等的不同。对于有芳香化湿挥发的轻清宣散浮越药物要后下，药物煎好后3—5分钟再下。凝胶类宜分开单独溶化兑服。对贵重粉末药材宜分次药液冲服，有刺激的花粉绒毛的品种宜白纱布包煎等。

四、服药方法

在服药时还要注意对牙齿有腐蚀的药物宜以吸管吸入。补血药物含铁剂宜忌茶，以免阻碍药物的吸收。止咳糖浆对呼吸道的黏附作用，喝后不宜多饮水，冲淡药物而降低疗效。发汗利尿和止痛磺胺类药物，服后要多饮水，以增强药物疗效，及时排除毒素。健脾养胃刺激食欲的药物在饭前，促使胃液分泌。服用强心甙的药物心率低于每分钟60次，应立即到医院诊治。服用的姿势宜站立为好，防止其他体位使药物停留在食道而影响疗效。

口服药物的不足之处是要经过胃的排空进入小肠才能吸收。特别是如肾上腺素、胰岛素等易被消化酶破坏而丧失疗效，应采用其他给药途径。而舌下给药，吸收快，不受消化液的影响，如治疗心绞痛的硝酸甘油、喘息定含化2分钟疼痛即可缓解。直肠给药，治疗肠道的疾病，便秘、痔疮、结肠炎、发热等都有较好的疗效。

五、老年人的感染的调护

老年人因各种原因有了伤口或疮疡肿毒，为了减少不利于伤口愈合的因素，不要换药太勤，保护好创面，加快愈合。没有渗血感染可延长换药时间，新鲜伤口不宜太勤，以免影响伤口的愈合。有脓血分泌物炎性渗出物可勤换敷料，缝合的伤口宜在三天或48小时更换。有引流的宜清洁开放伤口，无感染无死腔的肉芽组织创面宜4—7天更换，感染者可1—2天一次。

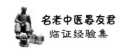

老年人在喝药酒时，注意对证选用。中药泡成的各种药酒，有走窜辛温行血的作用，在医师指导下配方，掌握好用量。对有脾胃阴虚、溃疡、肝炎、肾炎、心血管疾病、妇女月经期、妊娠、真热假寒者，一般药酒宜少量5—10毫升饭前饮用。切忌不要两种或多种药酒混合使用，药酒中的沉淀物不要食用。一些老年人有高血压病，宜长期、终身、规范用药。既要注意治疗效果，又要提高生活质量。睡前不宜服药，因为夜间脑动脉血流减少，血压降低使动脉硬化加剧，形成脑血栓。高血压宜联合用药，尽可能使用长效制剂，血压稳定，血管不过度扩张。

六、老年人西药常识

老年病人服用中枢性降压药，因为有抑制中枢神经的作用，中枢及外周神经抑制致性欲减退、阳痿等性功能减退。受体阻滞剂可使部分患者气管痉挛及哮喘，有阻塞性肺气肿的人不宜服用。慢性之疾病服药要注意药物的成瘾性，一些药物对人体是有依赖性，特别是镇痛和安眠抗焦虑药如吗啡、杜冷丁、可待因、复方甘草片、安定等都具有成瘾性，其量越来越大，形成依赖。还有诸如维生素A、B、C、E也有一定的依赖性，一旦停止就会有戒断症状，切记不能擅自用药。不可长期用一种药物，最好几种药物换用，避免形成赖药。服药期间特别注意忌口，服用抗菌素和清热解毒药物宜食奶制品、豆制品、海味、鸡鱼含钙高的食品，因钙质难以消化而降低药效，以致停留时间长而苦寒害胃，产生毒副作用。磺胺药忌食酸性食物，酸碱中易于形成泌尿系结石。抗结核药忌食鱼虾，是组织胺堆积而中毒。服用补气补血药物维生素B族忌茶，以降低药效。服用热性药物忌生冷凉性食物，寒凉药物清热药时忌食热性食物。使用钙剂及强筋健骨药物时忌食菠菜，而形成草酸不易接收。

由于药物的相互作用，在临床上常常出现诊断性用药和治疗性用药。在治疗过程中容易产生与治疗无关的不良反应，使组织器官产生功能和器质的损伤，造成药源性疾病。特别是有些如洋地黄、抗菌素、胰岛素、利尿剂等，造成过敏性休克、皮肤及胃肠道的影响等。长期使用激素造成粒细胞的缺乏、再生障碍性贫血、红斑狼疮、低血钾、体位性低血压等。长期使用中药的木防己、龙胆草、马兜铃、含汞的制剂等引起肾功能不全。在治疗其他疾病过程中，出现脏器的损害，在弄不清是哪一种药物时，应立即停止一切用药，以观察其毒副作用产生的原因，防止药物继续损害。一旦发现有药源性疾病停药后不需特殊处理，重则对症治疗。对抗和促进毒性排泄，过敏者要防止继续复发。

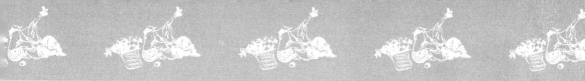

临证医论

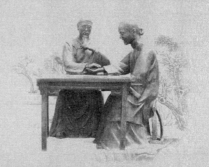

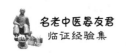
第一章　陈修园的"调经论"

修园先生是我国清代著名医学家，一生孜孜不倦，伏案著书，才华横溢，医识渊博，他的调经学术思想散见于《女科要旨》《医学三字经》《金匮浅注》《时方妙用》之中，由于他的文字质朴洗练，切合实际，其临床思维路径被后世所借鉴和沿用并产生了深远的学术影响，特别是对妇科"月信"不调而采用的重后天，调阴阳，温痛经脉使经月而有信的"调经论"值得加以继承弘扬和光大。

第一节　除"敦阜"补"卑监"而经自调

中焦为气血生化之源，燥湿既济，升降相因，"土太过则敦阜，其高而有厚用平胃散加大黄、白芍、桃仁。"燥湿运脾，行气和胃平"敦阜"以调经，脾失健运而证见心腹胁肋胀满疼痛，口苦无味，胸满短气，呕哕恶心，呃气反酸，面色痿黄，机体瘦弱，怠惰嗜卧，身重体痛，自利，月经前期、后期、衍期，舌苔白腻而厚，脉迟缓。是湿浊得化，气机调畅脾胃复健，气血生化有源，再加大黄破经道，白芍以护阴血归营顺经路直下使之开合有度，桃仁以荡血削泄高厚之"敦阜"而各走其道，冲任血海满盈，督带信而不衍其期月事按期而至以时下。

临床心得　长期在临床实践中，对月经不调而用多种调经方药不效者，应用本方法而屡见屡效。"而土不及则卑监，则令培补宜六君子加芎归柴芍及归脾之类。"由于脾胃气虚经水不调，脾气下陷湿遏阻滞经遂，冲任虚衰，带脉失约而月事不信，余见一张姓女子二十八岁，月经愆期，或续断淋漓不尽，证见面色萎白，语音低微，四肢无力，食少便溏，舌淡脉细，用益气健脾加疏肝活血之品十剂而痊愈。

第二节　阴平阳秘而经水自调

阴阳的盛衰变化不仅影响人体生理功能，也直接对妇女月信的潮止，女子以血为本，易于阴常不足，阳常有余，阴道虚阳道实，在脾胃阴阳土的太过不及，出现了"敦阜，卑监"太阴和阳明的虚实。他强调："阴阳二字，专指脾胃而言，太阴之湿土不得阳明燥气以调之，则寒湿盛而阴道胜，阴道常虚，既《内经》卑监之旨也，胃者阳明之燥土也，不得太阴湿气以调之则燥热盛而阳独甚，阳道常实，《内经》敦阜之旨也。"他指的阴阳是脾胃之阴阳，以四物汤补养阴血，加香附使气行则血行于海，茯神宁心补气养血而归脾，炙甘草辅补气之品乃气旺生血之意。

临证心得　我们长期在临床中用本方为基础治疗月经不调，每每良效，阳虚阴盛者干姜以温中散寒使血流诸经，附子温阳化气强壮督脉煦通全身经脉，肉桂温养脾肾之阳充心血使冲任带得以润养而蓄满月事以时下，吴茱萸温太阴脾暖带脉之血使之经调；桃仁破血化瘀而调经；阳盛阴虚者加知母入奇经知其本也节血流开阖而序，黄柏降相火制约经血过多先期而防崩漏，黄芩燥湿除却敦阜的腻秽之邪清中焦湿热，黄连清利血道热邪除中上焦湿热而经水自调，麦门冬滋润经血养肺肾水道朝百脉而主生殖之精。先生忠于《内经》阴阳互根学说，应用在调经方面指的阴阳是脾阴和胃阳，强调"脾胃和则血自生，血生于水谷之精气也，若精血之来前后多少有无不一谓之不调，则为失信也"，体现从宏观到微观、整体到局部妇科诊疗思维方法，指导着临床实践。

第三节　治病与调经相结合的调经论

因病而经不调者，先治病而经自调，经不调而病者调其经而病自愈，审察病机尤为重要，急则治标，缓则治本，或者标本兼治的原则，修园先生认为："妇人月水循环纤痾不作而有子，若兼潮热腹痛，重则咳嗽，汗呕或泻，有潮热则血愈消耗，有汗咳呕则气往上行，泻则津偏于后，痛则积于中，是以必先去病而后可以滋阴调经，就中潮热疼痛，尤为妇人常病，盖血滞积入骨髓便为骨蒸，血滞积瘀与日生新血相搏则为疼痛血枯不能滋养百骸则消蒸于内，血枯胞络大盛或夹痰气湿积寒冷则为疼痛，凡此诸病皆阻，经

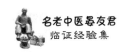

候不调，先必去其病而后以调经也。"在错综复杂的疾病演变证候群中去探索其本质，是由于疾病引起月经不调，从本证看为血虚而气滞血瘀痰气湿阻遏，冲任二脉失调月经延后量少、痛经、不孕、闭经、崩漏、症瘕积聚等证，要以急则活血化瘀祛痰温阳散寒再补益气血，然后经可自调目的。为指导后世妇科的辨证论治奠定了基础，妇女以脏腑经络气血为本，其经孕产乳都是脏腑经络气血化生的表现，气血是物质基础，脏腑是气血生化之源，经络是气血通行的道路，脏腑安和，气血旺盛，经脉通畅，任脉通，太冲脉盛，月事以时下，临证务必审清他病和本病的关系，治病与调经先后相结合，方可切中病机，药到病处。

第四节　《金匮》温经汤是调经之总方

温经汤是为冲任虚寒兼有瘀血少腹有残留血阻的腹满疼痛而引起的崩漏而设，年五十而冲任皆虚，月经应停而复下血数十日不止，或因半产阴血耗损益甚，瘀血不去新血不生津亏失濡而薄暮发热、手掌烦热的阴虚生内热之征。后世经长期反复临床实践成为调经之名方，先生有但见经不调者擅用本方为基础进行化裁，使瘀血得温而行，温养血脉、养血和营去瘀、扶正祛邪的功能，无论寒热虚实崩漏、带下、月经不调均可用本方加减应用，他认为，方中当归川芎芍药阿胶肝药也，丹皮桂枝心药也，吴茱萸肝药也，半夏胃药亦冲药也，麦门冬甘草即胃药也。人参补五脏，生姜利诸气，病在经血，以血生于心，藏于肝也，冲为血海也，胃属阳明，厥阴冲脉丽之，然译方意阳明为主，吴茱萸用至三两，祛阳明中土之寒，即麦门冬用至一升，滋阳明中土之燥，一寒一热，不使隅偏，所以谓之温也，半夏用至半升，生姜用至三两者以姜能祛秽而胃气安，夏能降逆而胃气顺也，其余皆相互而成其温之用，绝无逐瘀之品，过期不来者能通之，月经来过多者能止之，少腹而不受胎者能治之，其神妙不可言矣。

临证心得　我们长期在临床实践中应用温经之法治疗月经每都效验，一少女年22岁，12岁初潮时开始痛经，轻则腰腹疼痛卧床不起，重则疼痛难忍，月经前后无定期，遇冷则加重，尤以小腹疼痛为主，舌质淡苔白腻，脉弦紧，用温经汤艾叶30克，没药10克1剂水煎温服日3次，次150—200毫升，连服3月，每月月经来潮前一周服药一剂，为一疗程，温经散寒，通络止痛而痛经痊愈。先生谓："温经一方无论阴阳虚实闭塞崩漏老少善用之，无不应手取效。"实为高度的评价。

第五节　温补心脾之阳经自调

心藏神而主血，脾主思而统血，思虑过度，劳伤心脾，食少倦怠，面色
萎黄，月经提前量多色淡淋漓不尽，崩漏带下。先生认为："二阳之病发心
脾，有不得隐曲，女子不月其传为风消，其传为息贲者死不治。""有女子
不得隐曲之事，郁之于心，故心不能生血，血不能养脾始焉，胃有所受，脾
不能化而继则渐不能受，故胃病发于心脾也，由是水谷衰少无化精微之气而
血脉遂枯，月事不能时下也，余拟用归脾汤加芍药、柴胡。""传为风消者
归脾汤加丹皮、枝子、地骨皮，传为息贲者用《金匮》麦门冬汤。"修园先
生继承发扬宋严永和《济生方》中之归脾汤，扩大了治疗经带崩漏病症，对
已传为"风消"和"息贲"分别采用归脾汤、麦门冬汤加味化裁，同时也可防
止传变，脾司统血摄血，脾气虚而统摄无权，血海不固，湿浊下注，心血暗
耗，心失所养，故而以参芪术草姜枣甘温补脾益气，当归甘辛温养肝而生心
血，其余交通心肾，甘平安神定志，唯方中木香理气醒脾防滋腻碍邪，先生谓
"按方中全赖木香一味"，共奏益气与养血相融，养心与益气并进之方。

临证心得　《金匮》麦门冬汤是为肺胃阴虚而设，虚火上炎气机逆乱，
而出现的倒经、逆经之证，以滋养肺胃之阴，阴津得充，虚火自降，中气健
运，津液自能上输于肺，胃得其养，肺得其润，"培土生金"气机通畅血归
于诸经，而月事以时下。我们长期在临床实践中应用归脾汤治下，麦门冬汤
治上的调经方法，都取得了较好的效果，值得加以弘扬和薪传。

第六节　结语

修园先生作为医学理论之大家，具有严谨的治学态度，特别是对经典
古方的方证功能机理研究值得吾辈学习继承和发扬，他的调经理论是从脾调
气为先，阴阳为纲，脾胃和则血自生，寒湿困脾则阴道虚，燥热伤胃则阳道
实，虚则"卑监"实则"敦厚"常用四物加味，痰湿阻滞胞脉闭塞者，平胃
散加大黄，后世也用于死胎不下，脾胃气虚阴血不足，归脾及六君子汤加
味，尤对《金匮》温经汤推崇备至，善用气药以调经。他说："大抵气行血
行，气止血止，血病以行气为先，香附之类是也。"非常青睐丹参、香附、

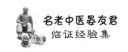

益母草、何首乌、鹿茸、熟地治疗妇人月经不调功用，他认为"女子无子皆由经水不调"所致，如果经调而不孕证者，是由于肥胖"脂满子宫而不纳精也"，瘦者"子宫无血而精不聚也"。痰湿用二陈汤加味，气血具血则以八珍汤之类，还拟定了男子不育证的"广祠丸、五子衍宗丸、增损地黄丸、调经丸、十补丸"等，他的健脾化痰、解郁调经、补益气血使"真元媾和，如鱼得水，虽素不孕者，亦孕也"，验之临床无不应手取效，对后世的启发和教益是巨大的。

第二章　王孟英的湿热论

湿热病外由夏秋季节天暑下逼、地湿上腾，人处气交之中感而成病，在内由饮食不节，运化失司，湿邪停聚，郁久化热，酿成湿热。本病是清代温病学家王孟英先生以"轩岐仲景之文为经，叶薛诸家之辨为纬"集温病学之大成，将一瓢先生"湿热病论"四十六条辑入《温热经纬》之中，明确指出薛氏"湿热"、吴氏"暑之湿者"统称为"湿温"，对于湿热病证治开创了先河，是湿温病的传世之作。

第一节　湿遏卫表　微表宣化畅中

湿热之邪可从皮毛口鼻入侵人体，鞠通先生谓"内不能运水谷湿，外复感时令之湿，外邪入里里湿为合"，称暑兼湿热为湿温，薛氏强调"太阴内伤，湿饮停聚，客邪再至，内外相引故病湿热，此皆有内伤，再感客邪"。湿热初期表现为身热不扬，体重身倦，胸闷脘痞，苔黄腻，脉缓。孟英先生主张分阴湿在表未化热用芳香辛散、化湿透邪的香茹、苍术、藿香，头痛兼风羌活等，暑热甚者则是禁药。薛氏湿热证提纲指出："湿热证始恶寒后但热不寒，汗出胸闷，舌白，口渴不引饮。"治在太阴不可发汗，徒清热则湿不退，徒祛湿则热愈炽"，阴湿即湿邪伤表尚未化热，卫阳被遏，邪在肌表，头为高巅之上，唯风可大，《医原》藿朴夏苓汤、《温病条辨》三仁汤都是芳香宣化、清轻透郁、淡渗利湿、苦温燥湿、开上、畅中、渗下，体现了"治湿不利小便，非其治也。"湿热之邪难解难分，若治不得法，易于传变转化。

临床心得 故鞠通先生说"汗之则神昏耳鸣，甚则冥不欲言，下之则洞泄，润之则病深不解"的三大禁忌，说明了湿温病的治疗的难度，凡是暑温燥火或者六淫化热都禁忌应用羌活、香茹、苍术之辛温升阳燥烈之品，孟英先生赞同和主张选用薄荷、藿香、牛蒡子、荷叶、茯苓皮、白通草、桔梗、滑石之类，湿温初期虽有表证，毕竟以脾湿不化为主，不可滥用汗法解表，湿邪在表，故以微汗为佳。

第二节　湿郁上焦　清散越之苦降

湿热伤肺，肺气不得宣降，咳喘不得眠。孟英先生认为："病在上焦，浊邪未结，故可越之。"暑伤肺气虚喘，肺络被阻而实喘，"咳嗽昼夜不安，甚至喘不得眠者，暑邪入于肺络，宜葶苈、枇芭叶、六一散等味"。泻肺逐痰，降气和胃，清热渗湿，上焦肺经湿热得消，肺气降，咳喘自平，若出现壮热口渴，脘闷懊恼，时谵语的气分热盛，湿热之邪蒙蔽上焦，扰及神明，故用栀子豉为主，为《内经》"高者越之"之意，以开胃阳畅心胸之络，浊邪瘀结，以辛开苦降，清宣上焦气分热邪，再用枳壳、桔梗、葛根、菖蒲、藿香、郁金使气化则湿化。在此基础上亦可加入黄芩、石膏、知母、竹叶、佩兰、紫苏等辛寒清气之品，"提壶揭盖""逆流挽舟"之法亦可应用，注重辨别湿热之邪在心、在肺、在经、在络、湿和热的孰轻孰重，把握病机，切断方药，防止传变，若已传入中焦和寒痰饮证、热重于湿者，切不可用"引越"之法，因势利导地纠正热入胸膈，痰热蒙蔽，昏愦谵语，使巧利湿化、神清，心宁肺气平，使邪在气分湿热留恋上焦得解。

临床心得 慎用辛温解表之品，防止助热伤阴，蒸湿化热，引邪入络，加重病情，若头痛较重而非用不可者，如白芷、蔓荆子、羌活等则中病即止，及时改用甘平燥湿淡渗利湿之品以防化热入里。既能请轻宣散治上不犯下，达到"上焦如羽，非轻不举"的目的。使上焦无形之湿热得以清利，有形之湿得以分泄，有上焦得通，津液得化，脏腑得和，辑热然汗出而解之意。

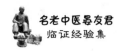
第三节　湿裹中州　宣透燥湿健脾

湿热之邪侵入中焦，阻遏募原寒热如疟，初起发热，汗出胸闷，口渴舌白，湿伏中焦，兼邪在少阳湿热内阻，宜宣透募原，辟秽化浊，用柴胡、厚朴、槟榔、草果、苍术、半夏、菖蒲和六一散，具有苦温燥湿下气宽中，疏利壅滞，散逆降气，芳香化湿，清热利湿，病机是由夏月凉暑外束，脾胃湿阻，营卫不和，邪伏半表半里募原，湿遏热伏而近于中焦之证。若湿热所致胸痞，发热汗出，口渴舌白，湿伏中焦，孟英先生强调："苔白不渴，须询其便溺不热者，始为宜温之证也。"确定未化热者，还当审其小便热否，是湿滞阳明药宜辛开的依据，而湿恋化热辛泄佐以清热以救阳明之液，加大豆、黄卷、连翘、绿豆衣等，湿热参半，凭验舌以投剂，实为临证之要诀。如果湿热之邪阻遏于中上二焦，湿热俱盛胸闷不知人，应辛通开闭为急务，症现痧证可加入芫荽、皂荚祛痰湿宣痹通透利窍，给邪以出路，湿热继续深入出现伤阴口大渴，舌光如镜，脉细数，胃液受劫，胆火上冲，用四汁三香一乌之类，滋养胃阴，疏肝解郁，降气宽胀，先生认为凡是湿热之复杂证"阴虚气滞者，可以仿此用药"。阴虚宜滋，气滞宜疏，滋养而不壅滞，香散而不耗液，若失治或误治，湿热内留，木火上逆，改用温胆汤加瓜蒌清热化痰，碧玉散疏肝利胆渗湿，透阳明之于少阳达表，痰饮内聚，肝胆之郁火清降，中焦守衡，胆胃平和，脾胃生化如常。

临床心得　湿热之证移热肺胃黄连三四分、苏叶二三分，孟英先生谓："此方药止二味，分不及钱，不但治上焦宜小剂，而轻药亦可以愈重病，所谓轻可以去实。"湿热症壮热口渴胸闷气分实热夹湿脉洪大白虎加苍术汤，清阳明实热理太阴脾湿，"余于虚血加生地、精虚加枸杞、有痰者加半夏，用之无不神效，治暑邪炽盛者，热渴汗泄而痞满气滞者，以白虎加厚朴极效。"湿热弥漫中焦，燥湿清热，宣透渗湿健脾，以恢复气血生化之源和气机升降功能。

第四节　湿遏下焦　导湿秘别清浊

湿热深伏下焦，孟英先生说："卫阳暂亡，必由误表所致。"出现的自利尿黄，口渴汗出，手足冷，茎痛，脉细欲绝，他指出："湿热仍结，阴液已伤，故以四苓加滑石导湿下行，川连、生地清火救阴，芪皮固其卫表，用法颇极周密。"下焦属阴，太阴所司，湿盛阴道虚，脾不转津而湿滞下焦，小肠不能分清泌浊，以淡渗利湿，源清而流自洁，若气分不解而深入营血，壮热口渴，舌红苔黄，发痉神昏谵语，斑疹胸痞腹痛自利，或血症，重则昏迷不知人，脉滑数，邪烁心包，营阴已耗，初期可清热解毒，养阴凉肝，用犀牛角、羚羊角、连翘、生地、玄参、鲜菖蒲、钩藤、银花、至宝丹等，热邪充斥表里三焦，热毒燔于血分，急大剂凉血清热开窍化痰如白虎、紫雪、神犀丹竹沥为妙。

若热入血室，男女皆有，仲景之阳明病下血谵语者，由于心主血，血分热毒侵犯心神，经水适来，湿遏热毒内陷，血行凝滞而胸腹疼痛，宜大剂凉血解毒，辟秽开窍女则加茜草根行血化瘀，男者加承气以荡涤瘀热，以使热退神安，血室湿利热除。湿热之邪入血分，热逼而上下失血，溢于肌肤则为肌衄，遵《内经》"热淫于内，治以寒咸"在方中加入寒咸味之品。湿热之证七八日，口反不渴，声不出，神识昏迷邪入厥阴可用三甲散，地鳖虫、鳖甲、穿山甲、姜蚕、桃仁，当活血通络，破滞散瘀，加柴胡升举阳气，引邪外出。若湿热侵入经络脉遂中，宜地龙、秦艽、威灵仙、滑石、苍耳子、丝瓜藤、海风藤、黄连，宣通经遂，祛风止痉，疏肝胜湿。若湿热壅滞胸膈出现腑实证，宜仿承气微下，先生谓："若阳明之邪，假阳明为出路一言，真治温热病之金针也，盖阳明以下行为顺。"若湿热之邪使营阴大伤，厥阴风火上升，宜羚羊角、蔓荆子、钩藤、玄参、生地、女贞子等，此湿已化燥，血不荣经而痉，投以息风止痉治其标，补血养阴治其本。

临床心得　湿热之为病，鞠通先生说"汗之则神昏耳鸣，甚则目冥不欲言，下之则洞泄，润之则病深解"，指出了湿热病治疗的难度和三大禁忌。

第五节　结语

湿温病是由湿热不邪引起的外感热病，多发生于夏秋季节，临床以发病较慢，传变较缓，病势缠绵，病程较长，脾胃证候显著为主要特点。孟英先生将湿热例入《温热经纬》的纬之中，后世都以此为模板，将湿热病用三焦辨证进行治疗，继承发扬了薛氏和孟英先生理论和诊疗思想，如芳香化浊法、宣透膜原法、清宣金脏法、涤暑调元发、宣清导浊法、苦辛通降法等，都是对湿温病理论化系统化的弘扬发展，由于时代和环境的变化，值得我们去实践和创新。

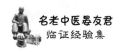

第三章　张锡纯的治肝之法

张锡纯先生是清代著名的医学家，鸦片战争时西洋医学流入我国，中医药学者和临床医家普遍不能接受，在长期的临床实践中逐步开始有了认识，先生就是当时具有代表性的进步学者，他试图将两个不同医学体系进行结合，撰写了有名的《衷中参西录》，在他的杏林生涯中，比较有亮点的是治肝的诊疗技艺之法，值得我们继承和发扬。

第一节　《崇内经》厥阴求阳明

肝为厥阴风木之脏，主疏泄调达，气机升降，润燥于脾胃清浊，协调于上焦心血肺脉宣朝，少阳内寄相火，温煦心肺脾阳，以达"上焦开发，宣五谷味"和"中焦受气取汁，变化而赤"。锡纯先生遵从《内经》"厥阴不治，求之阳明"，一是大凡肝病，从胃论治，二是由他病传肝者，再者是重肝失治误治者，求之于脾胃（阳明），同时符合仲景之"见肝之病，知肝传脾，当先实脾"治肝思想，西医消化系统中也涵盖胃肠，肝作为最大的消化腺，完成消化吸收必须有肠肝三羧酸循环过程，肝体阴而用阳，全赖肝之疏泄，方能藏血调达，五脏六腑四肢百骸上下内外皆以受濡，若太过为湿（实）为热，表现出两胁胀满疼痛，嗳气反酸，面目发黄，腹痛便秘，发热多恶寒少，口干苦渴，汗出，头重身困，胸闷心烦，溲黄短少，舌质红苔黄腻，脉弦数；若不及则表现为虚（寒），证见胁肋疼痛胃脘部痞胀，干呕嗳气，面目黄而晦暗，气短难言，腹痛绵绵便溏，恶寒多发热少，口干苦不欲饮，偏身汗出，神疲乏力，心悸胸痛，小便清长，舌质淡苔白腻，脉弦数。

先生治肝原则是升脾降胃，培养中宫气化，从而恢复脾燥胃润得到肝体柔和肝气常宁，善用小柴胡汤和吴茱萸汤。他指出："二方中人参、半夏、大枣、生姜、甘草皆调和脾胃之要药。"厥阴少阳脏腑相依，调其中气使之和平。

临证心得 我们长期在临床实践中，根据先生治肝指导思想，应用清脾汤治疗症瘕、结聚、黄疸、惊痫、眩晕等肝系疾病，方中柴胡、草果仁、青皮疏肝解郁利胆行气宽肠厥阴少阳同治，使肝气和平而推陈致新，白术、炙甘草、茯苓升脾降胃使中宫气化复常，肝木疏理自如，黄芩、半夏清肝胆胃之热，燥厥阴阳明少阳之湿邪，生姜调脾胃升降之机，使"脾气上行肝气随之上升，胃气下行则胆火随之下降"的目的，符合《内经》治厥阴"调其中气，使之和平"。临证时可根据寒热虚实的不同情况分别给予加减化裁。

第二节　来复汤　敛气以补肝

肝为将军之官，谋虑藏魂脏，主决断，乙癸同原，精血互换，肝身兼数职，肝血调配制节繁禄，为罢极之本，再加之饮食寒暑和思虑七情所伤，疏泄不至或至而不去都可形成肝血暗耗，血不化精，精不生血的肝气失敛，肝肾不足的功能亏虚衰竭之象，表现出大汗出，气短喘促心悸怔忡不能自主，寒热往来，两眼上视不露白睛，脉危欲绝，先生主张用来复汤，方中山茱萸补肝敛肝，滋补肾阴以水生木，人参、炙甘草大补元气回阳救逆，使血汗回纳于心肝脾，升补肝脾之气，使气旺而肝血，白芍敛柔肝阴，龙牡重镇潜敛肝阳，有降胆胃之火之意。

临证心得 我们长期在临床中，以本方为基础治疗因癃闭、鼓胀、肝痞、积聚、胁痛、血蛊等病，若黄疸加虎杖、茵陈，便秘加大黄，转氨酶增高加牛膝、赶黄草、田鸡黄、苦乔头，肝硬化腹水加金花茶、金荞麦、猪苓，肝癌疼痛加没药、红豆杉、核桃树枝，肝肾功能衰竭加冬虫夏草、高丽参、蚕茧、水红花子，慢性肝炎肝功能异常加鳖甲、龟板、鸡谷草、垂盆草、猕猴桃树枝等，本方还可用于防化疗中的毒副反应和西药的副作用，以及病后恢复的调养，收到非常好的疗效，治疗肝病必须使肝胆脾胃四者保持住动态平衡，升降有序，燥湿相因，疏泄有度，精血互化，使水生木，木疏土，生克制化热如常。

第三节　黄芪汤　暖肝之阳气

五脏六腑皆分阴阳，肝也不例外，传统认为肝阴常不足阳常有余，锡纯先生认为肝失疏泄而致肝气郁结使胃气下降，腹满胀气，胃气上冲而胃脘满

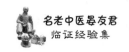

闷，胸中烦热胁下胀痛，呃逆呕吐，便秘，脉沉细，"肝气郁结，迫胃气下降，冲脉上隶阳明，肝主左而宜升，胃主右而降，肝气不升则先天之气化不能由肝气上达，胃气不降则后天之饮食不能由胃下输，此证之病根正因当升不升"之故，无论肝的疏泄太过和不及都可引起肝气之左升胃之右降，冲脉不利而冲气不平，出现阶段性过程性气虚，气血衰少壅滞而气滞血瘀和气虚血瘀之证，以黄芪为主加味治疗肝气虚而引起的胸中大气下陷，治妇人阴挺加当归、知母、柴胡、乳没，佐以少许川芎以升肝舒郁调肝；肝气上冲胃脘痛胀之肝气郁兼胃气不降加茵陈以升肝，代赭石、半夏、竹茹以降胃即以安冲，续断补肝助肝气之上升，山药助胃气下降，鸡内金以运诸药之力；肝气不升之白带增多也可重用黄芪而使肝中相火冉冉升，肝气虚得以温煦。

临床心得 治瘘废之脑缺血加入补血之品而重用黄芪多服皆能奏效，若脑出血可在镇肝息风汤方中加黄芪，可与代赭石、䗪虫并用使气旺益水水能生木；治血痹加丹参、当归使痹阻之血畅行，若大气下陷而怔忡加桔梗、知母以补升中气，气阴之品同气相求，使肝心脾肺四脏血流畅通木能生火，木能疏土，土生金，从而金水相生。我们长期在临证中在多方中重用黄芪，或者以黄芪为主治疗肝硬化腹水、肝肾功能衰竭、恶性肿瘤晚期、肺源性心脏病、妇女崩漏带下等肝阳气虚、肺肾气虚、心脾气虚进行治疗都有非常高的临床疗效。

第四节　肝木硬　急软肝柔肝

肝为刚脏，主藏血而调节分配血液于五脏六腑，它侮其所胜刚性具现脾胃受病而胀满泄泻，土不生木，肝疏泄不及而肝血壅滞，心血不足心血瘀阻，肝气不疏脾统血无力而摄纳失权，冲任失养，血液随气、水、痰、瘀充斥于脏腑、皮里膜外，最终集聚于肝而呈肝体木硬失用，先生用和肝丸"治肝体木硬，肝气郁结，肝中血管闭塞及肝木横恣侮克脾土，其现病及胁下胀痛，肢体窜痛，或饮食减少，呕吐吞酸，或呃气不除，或嗳气不除，或呃逆连连，或头痛目胀，眩晕痉痫种种诸证"。方中有芍药甘草汤以柔肝缓急，气阴双补，连翘清热解毒散结，肉桂温通肝经行血利机枢，薄荷疏肝轻宣，冰片芳香醒脾解郁通络，朱砂重镇潜阳平肝散瘀，临床用于肝硬化、脾功能亢进、肝癌、慢性肝炎、药物性肝损害、血吸虫肝硬变，可适当加入鳖甲、龟板、海蛤壳、昆布寒咸软坚之品，若有黄疸者加茵陈、虎杖，便秘者加大黄、芦荟，肝肾肺气虚加红参、黄芪、桂圆肉等。

临证心得　肝体木硬是由量变到质变的气鼓、水鼓、血鼓的由聚到积的漫长过程，而血不归经邪留脏腑，阻塞周身经络之气化，三焦气化不行，初起张氏强调用《金匮》下瘀血汤，加野山参，中期可加丹参、三七、山楂和红糖水调服，亦可改丸散剂，故在治疗上需要较长阶段疗程，根据疾病转归和演变，动态进行加减化裁，选用切中病机药物，从而缩短病程，改善病证质量恢复体质。

第五节　肝苦急　食甘以缓之

肝居下焦为藏血之脏，主疏泄而喜条达厌抑郁，酸入肝，焦苦入心，脾主甘而喜湿恶燥，肝失于疏土，胆胃被侮，四旁失于输利，气机壅滞，病理产物积聚，气血痰火湿水阻遏，首先肝要得以舒展而后恢复疏泄，使五脏得以运转正常，肝病在妇人尤多，是因冲为血海，任主胞胎，肝失疏泄易于出现经带胎产的诸多疾病，一般善用柴胡、香附、川芎等辛散温通之品，《内经》谓"肝苦急，急食甘以缓之"。肝之升降出入受限全身上下都可出现痉急性疼痛、两胁疼痛、头痛关节疼痛、足腿疼痛，气血忽然相并于肝中，急迫而难缓，肝体木硬，宜于甘缓之法缓其急治其痛之，缓急而痛自止，恢复木性条达气化。

治肝之法以缓散为补，肝恶燥喜润，肝体柔和肝火宁静，补中益气，甘缓健脾以得"见肝之病，知肝传脾，当先实脾，四季脾旺不受邪"的治肝原则，因土能溉及金木水火四脏，他认为"脾气升，肝气随之上升，胃气下行，胆火随之下降，调其中气使之和平"。

临证心得　遵循这一理念我们在临床实践中，健脾补气甘缓佐以酸之配伍治疗各种牵扯行痉挛性疼痛及妇女之痛经等，以锡纯升肝舒郁汤为基础加芍药甘草汤，方中黄芪甘缓补中益气以养肝，川芎辛散活肝血，知母甘苦寒入养肝阴，当归辛散补肝血，乳没活血祛瘀，柴胡疏肝郁，芍药甘草缓急止痛柔肝，共奏酸疏肝健脾，降胆火，升肝脾之气，肝缓胆宁脾健的目的。

第六节　结语

肝为人体生命活动中藏血，运化水谷，先后天精血转换，三焦气化，肝木为龙，龙性难训，变化莫测，肝为万病之贼，肝主一身之里，七情之病

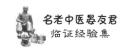

必由肝起，意志情感思维，内环境情绪的调节，妇女经孕产乳，生长发育生殖都有重要的生理作用，肝应春为气化发生之始，肝之为病，牵一叶而动全身，锡纯先生为治肝之家，治肝求阳明、敛肝气、升举肝脾之气、甘缓以润养肝阴、暖肝以温相火，都值得我们弘扬，特别是来复汤、和肝丸、升肝疏郁汤等方用之于临床每多效验，在发掘整理中加以光大，进一步扩大肝病的创新理念，服务于临床。

第四章　《柳州医话》中的良方

魏之琇先生是清代医家，他著有《续名医方论》，本书脱稿不久就因病去世，终生忙于临床著述，推崇经典，善于收集整理民间单验方，为传承先生的医技，后学孟英先生将散乱缭草整理成《柳州医话》，使之源流至今。我们在长期的临床实践中，对书中简便效廉的方剂进行应用，有较好临床疗效，其中有些处方成了后世经久不衰有名的良方，屡验屡效，值得借鉴和弘扬。

第一节　一贯煎滋阴疏肝之名方

魏先生在临证与军中一将士诊治胃脘痛，经用济生四磨汤、千金五香汤未效，他断诊为肝木乘土，自创一贯煎投之应如桴鼓，"可统治胁痛吞酸、吐酸、疝瘕一切肝病"，本方由北沙参、麦门冬、干地黄、当归、枸杞子、川楝子水煎服，治疗肝肾阴虚，去滞不运，胸挽胁痛，吞酸吐苦，咽干口燥，舌红少津，脉细弱或者虚弦，具有滋阴疏肝理气，使肝体得养，肝气条达，则胁肋胃脘之痛自愈。口苦则加酒黄连其效尤，大便秘结加蒌仁，有虚热及汗多加地骨皮，痰多加贝母，舌红而干阴虚过甚加石斛，胁胀痛按之硬加鳖甲，烦热而渴加知母、石膏，腹痛加芍药、甘草，脚弱加牛膝、苡米仁。本方特点是少佐川楝子之苦寒燥湿之品配在滋阴养血方中，使滋而不腻，又使苦而不伤阴，相互作用，彰显出滋养肝肾，疏泄肝气治疗肝阴不足，气郁生热，郁热不散而犯胃之胁肋疼痛之证。

临证心得　我们多年来在临床实践中，应用本方治疗肝阴虚性的胃脘痛、肝痞、症瘕、鼓胀、隆闭、积聚、神经性胸胁肋疼痛等。余治一成姓男五十岁肝症之病，确诊肝癌两年，中见胃脘痛及两胁肋痞满疼痛，嗳气吞酸，口苦咽干喜冷饮，汗出恶风，眩晕耳鸣，饮食少，胸闷胀，神疲乏力，舌质红少苔，脉细数，每年行放化疗一次，毒副作用叠现，肝肾阴虚，血燥气郁之证无疑，投以一贯疏肝解郁方沙参30克，麦冬12克，枸杞15克，生地15克，当归10克，川楝10克，黄连6克，红豆杉3克，预知子10克，水煎服，日服三次，两日一剂，每周停药两天，连服两月，诸证全除，随访一年未发，且癌痛症状消失，癌肿在原来基础上明显缩小，生活生命质量不断提高。对恶性肿瘤治疗50余例，在减毒防副，增效抗癌，提高免疫功能，疏肝理气止痛具有重要的治疗学意义。

第二节　简便效廉单验方

孟英先生收集整理了魏氏的简便效廉单验方载入《柳州医话》之中，他在临证治疗血证衄血、吐血用蚌粉、朱砂各二钱研细分两天，日服三次，白开水送服，以重镇潜敛而止血；牙衄以苦竹茹四两，加醋煮沸后含漱，以清热凉血止血，清胃化痰降火；舌衄用赤小豆一升杵碎加水三碗捣汁煮沸冷却后服，再用槐花末涂之以凉血清热解毒化浊生肌连续三天即愈；对于咳嗽痰喘久不愈者，以五味子10克，白凡1克熟猪肺蘸细咀白汤下，敛肺平喘，止咳祛痰；偏头痛以南星、半夏、白芷等分为末，生姜、葱白杵烂和捏为饼贴太阳穴，祛三阳之风散寒止痛通络，每日早晨七时贴一次，连续两周而愈，又蓖麻仁同乳香、食盐捣贴头风畏冷久不愈者，活血通络止痛；头痛如劈久痛入络化热，故以寒因寒用，酒制大黄为末茶调反佐，每次服三钱，日两次，三日愈；烂弦风眼黄连、竹叶各一两，柏树皮以清热燥湿疏散风热，干湿各一两杵碎加水湿润滴目眦及洗疮烂处，日三四次；鼻渊以瓜蒂、细辛等分细研以羊脂棉缠塞之温通化浊开窍，七日而愈；牙龈肿痛用黑豆以酒煮汁漱口消肿解毒，反复三天，日数次而愈；胃脘心腹寒痛以栀子炭一两，生姜五片寒热并用，安胃利胆，煎服立效。鹤膝风关节炎用乳香，没药各一钱，地骨皮三钱，无名异五钱，麝香一分，各为末，车前草捣汁，入老酒少许和敷，以透骨祛风止痛，退热消肿。

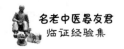

治疗脚气肿痛流注以甘遂研细水调敷，另浓煎甘草汤口服以解毒，以利湿敛疮，消肿除脚气，二物相反相成，对立统一用之立效；马齿苋外敷治疗不愈之恶疮，再以葱白花椒汤洗净，以松香一两、轻粉三钱，乳香、细茶各五钱，共捣成膏，布摊厚贴，以托毒透脓，解毒化腐生肌敛口；头面部及耳疮用夏枯草、甘菊、贝母、忍冬藤、地丁草等分大；剂量饮之以清热解毒散结化痰疗疮，下疳槐花、小蓟、地骨皮各五两洗净浓煎鲜者肝更妙久沁即愈，再黄柏、黄芩、珍珠粉、冰片研末敷之；跌打损伤肿痛生姜、米醋、牛皮胶同煎溶入马勃末搅匀如膏以薄纸摊贴患处即效。癣证芦荟一两、炙甘草半两研细和匀敷之，冻疮黄柏烧成性鸡蛋清调涂日一次，连续两周；犬伤栀子研末芦菔汁调敷加用玉真散一周。先生还有很多外用的一些处方，都有值得借鉴之处。

第三节　疑难重症诊治方略

柳州先生治学态度严谨，勤于临床，诊治经验丰富，对于疑难危险重症在学术和诊疗中有众多的告诫，他认为在错综复杂的疾病出现寒热真假时往往容易忽略内真热而外假寒，误认为是真寒而乱投辛热之剂使津液大伤，阴虚燥渴，从而贻误病机；伤寒初愈脏腑余毒未清，慎防火虽熄灭而灰中有火，误用参芪术附温补之剂，治伤寒以救阴为主，燥脉多凶，是治传经证之秘旨，治房劳外感属阴虚，切不可妄投热药；凡病尸厥呼之不应，脉伏者死，暴病不得喧闹，大扰则正气散乱而死，上盛下虚者不可误用东垣补中益气汤，本则阴虚，气有余便是火，易于贻误病情，变生他病，阳升误表必成痨；肺气败脉右寸厥厥然如豆，小水全无，两足肿溃临床实践的断言。他认为呕吐大多都由肝火上逆而致，肝肾亏损气喘急促应用枣仁、枸杞子应如桴鼓，肝肾及目病不能用泽泻、茯苓、山茱萸，不利于阴虚火旺之证，以免闭门留寇，助湿邪壅滞。

香附、郁金治肝之要药，但气药不宜用于血病，肝胆相照，肝病则胆亦病，肝病为万病之源，肝木为龙，龙性变化莫测，肺主一身之表，肝主一身之里，五气之感皆从肺入，七情之病必由肝起；二地腻膈，不宜用于痰凝气滞之上焦病变；妇女带浊之证多由肝火炽盛上蒸乘肺，肺气虚不能布散津液火性下迫带脉失约，肝之疏泄烦禀其令而痰水下泻，故在治疗上疏肝宁肺止带之法。

临床心得 一旦肝肾阴虚，肝风内动，肝阳上亢之风病不可用风药，温热辛香生风之品易于加重病情；二便俱混宜补肺润肠，滋其血枯，清浊自分，进一步增强肺主制节功能，他提倡不宜温补燥热，易于伤津耗液，血热妄行，肝胃不和，中气受损，食谷难化而纳呆；肿证多由湿热为患，必省其小便长短清浊，大便溏燥浓淡以施治之，总之疑难杂病的诊治和方略，魏先生都做了谆谆告诫，在学术上对前贤的一些偏颇不断地进行了纠正和合理的评价，以启示后学兼收并蓄，很多学术观点都达到温病学家共鸣，推动医学的不断进步。

第四节　结语

魏之琇先生的《柳州医话》中所载的"一贯煎"使后学者一以贯之地沿用至今，受到医患间普遍青睐，是阴虚肝郁的第一方。简便效廉的内服外用的方药，如夏枯草研细调麻油外敷治疗跌打损伤木不知痛之症，不仅在当时的历史条件应用有较好效果而且现在也非常实用。在治疗疑难危险重证，也体现了他严谨的治学态度和胆大细心丰富诊疗经验名医素质，他认为："伤寒邪热甚则正馁，不可误认为是虚，伤寒初愈脏腑尤多热毒，时师不测，骤投参芪术附温补，其遗患可言哉。"当然他还有一些祝由说教等封建迷信色彩，在继承时加以批判地吸收，真正为现代临床服务。

第五章　叶天士之"阴虚论"

叶天士是清代著名的中医学家，他世代业医，少时就能吸收众家之长，医名盛极，为大江南北的一代宗师，上承《内》《难》，下及历代各家学术，确立了卫气营血辨证大法，发展前贤三焦分证之理，总结了温病辨舌验齿诊疗经验，他的"阴虚论"辨证认识论，采用甘寒育阴，重镇滋阴以潜阳施治之法，并制定诸多的方药，值得我们后学加以继承和发扬。

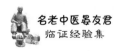

第一节　阴虚发热　君相火动

　　人体的生理功能是在阴阳盛衰变化导致脏腑功能紊乱、气血津精失调，病理产物积聚从而发生疾病。而疾病的发展有是一个虚实相移的变化过程，历代医家十分重视阳气有阳常不足，阴常有余，或阴常不足，阳常有余之说，桂先生阴虚论认为："太极动而生阳，静而生阴，阳动则变，阴动则合五行，各禀其性，惟人得备形气之正，所受天地气生，阳气为气，阴气为血，身中之神元气之根，根于内者名曰神机，根于外者名曰气立，与天地参而在气交之中，随天地之气而升降沉浮"，进一步阐明了阴阳二气动静变化，代表着人体功能物质的对立统一的形神禀性，体现在"气立"和"神机"动能演化，阴阳之性合物感失调，外守内使无度，精神外驰，嗜欲无节阴气耗散，阳无所附，遂至病作，出现恶寒非寒，恶热非热，这种似是而非便为阴虚发热，虚动亢奋火热，有君相之别，君火在上与自然界六气共处天地间，形气相生于五行，配于五脏。

　　相火在下温煦柔和，长养燔繁脏腑经络，藏于肝肾，以信命性和目动，冲和助生元气以生先后天，由于阴阳失调，脏腑经络偏盛偏衰，一胜一负，势不两立，阴虚火动，内生五邪，"五乱俱施，金危木盛，土固水横，迭相为治，母子背违，阳强不密，阴气乃绝"，"肝为相火，有泻无补，肾为真水有补无泻"。肾为水脏，元气之根，人生之本，病变时多表现为肾阴虚，肾精亏虚，根本不固，冬不藏精，而春必病温，夏月阳气亢盛，人体就会表现阴虚及阳，肾水为五脏之源，脾土为水之母，相互滋生济养，使之生生不息，但又相互克伐，气机失常，郁而不得伸展，生机和造化停息。先生十分重视固护存阴，强调生命活动的物质基础在脏腑功能中的重要性，以此理论为基础，是临证实践的重要依据。

第二节　肝肾阴虚　阳化内风

　　乙癸同源，肝肾相生，同居于人体下焦，先生提出"中风非外中邪，阳化内风，身中阳气之变动，总与厥阴肝木有关，体阴用阳性主升动，全赖肾水以涵之，血液以濡之"，肝受阴血之润，以平和肺金清肃之令，使"上焦开发，宣五谷味"，中焦脾胃得以培之，反之身中阳气变动，肝失条达，刚劲而不柔和，肝肾阴虚阳亢不潜致风，肾精不足而水不涵木，阴不制阳，以补肝肾之阴和阳，重镇固摄潜阳，辛甘化风，滋阴苦润息风，常用生地、女贞子、旱莲草、麦冬、熟地、阿胶、白芍、枣皮、天麻、首乌、肉苁蓉、牡蛎、龟板、石决明等，主要症状半身不遂，口眼㖞斜，头晕目眩颠仆，昏不知人，移时始醒，醒后不能复原，失眠多梦，身软乏力，口渴心烦，潮热腰腿酸软，耳鸣，肌肉疼痛，面色如醉，舌质红少苔，脉细数，营阴不足，血虚生风，益心气通肝络，加枣仁、柏子仁、伏神，营阴内耗，心火上亢加犀角、黄连、竹叶、西洋参、丹参等。

凡中风都为内风引动，肝为厥阴风木之脏，体阴而用阳，主升主动，全赖肾水以涵养，肝阴之血以濡润，而肺清肃制节亦赖中焦脾胃肝胆之疏泄条达和燥湿既济，气机升降相因，使中州运转自如，刚劲柔和得体，肾缓肝风歇，柔润涵养肝木，滋肾液以清热，必当以介类潜阳酸收厚味之品治之，为后世之平歇内风之凉肝息风，镇肝息风，滋阴潜阳，补益肝肾，养血柔肝治疗中的方剂开创先河。

临证心得　我们长期在临证时对中风诊治，以阴虚为本，阳亢血虚动风、气血瘀阻脉络、气血瘀痰火湿实是病理产物积聚为标的病机特点，急则重祛风活血佐以甘寒滋阴，缓则大剂量的重镇潜阳肝寒育阴之品，佐以活血通络祛风之剂。在较长的慢性诊疗过程中，切断方药，延缓疾病的发展，改善瘀阻生风恶性环境，从内治的角度去阻止阴虚风动的条件，如在饮食起居情志调养，适时的针灸、按摩理疗加强功能锻炼，减少致残率，减轻家庭及社会负担，医患之间紧密配合，提高生命生活质量等，痊愈者也十之八九，都能起到非常好的治疗效果。

第三节　阴虚火旺　虚劳遗精

在多种慢性衰弱性疾病由于政府亏损，阴阳气血严重不足，特别是物质基础的缺失，表现出头目眩晕，心悸，面色㿠白，浮肿，气短难言，神疲乏力，潮热盗汗，五心烦热，咳嗽咯血，舌红五苔，脉细数，我们遵循先生以取质味凝厚，重镇甘缓酸收，滋补培本之原则，以熟地、枣皮、茯神、五味、龟甲、秋石、龙骨、金樱为基础，炼蜜为丸缓缓图之，淡盐开水送服，三周为一疗程，连服三个疗程，根据虚劳在各脏腑经络的不同，如虚损在上焦心肺用西洋参、二冬、二地，中焦红参、黄芪、玉竹、白芨、海螵蛸，在下焦加紫河车、阴起石、百合、玄参、牡蛎、鳖甲，若整体虚劳非血肉有情

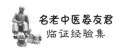
之品不能治其虚，虚劳之证多由大病久病之后，禀赋不足，后天失养，积劳内伤，久血不复急性失血，各种术后，妇女崩漏功能性出血，恶性肿瘤晚期等，使阴阳得以平衡，水亏火旺得以涵滋，在治疗过程之需要守方，周期足量，一般三个月到半年，动态观察，补虚与治病相结合，分清主次，兼顾治疗，根据疾病发生发展进行加减化裁。

临床心得　阴虚火旺，肾精亏虚，房劳过度，君相火动，心肾不交，心火动越，肝火随动，精关不固扰动精室，证见少寐多梦，梦则遗精，板有心中烦热，头晕目眩，精神不振，体倦乏力，心悸怔忡，善恐健忘，口渴，小便短赤，舌红脉细数，心火内动，神不守舍，火扰精室，精不养神，火耗心血而阴伤，同时下移小肠，阴不恋阳，以滋阴镇摄收敛，固中州助运化，畅气机，以熟地、山萸肉、五味子、龙骨、湖莲、茯神、远志为基础以水煎服，或以蜜为丸，早晚空腹，淡盐开水送服，八日为一疗程，临证时少年补而坚阴，中病即止，中年补而畅达，交通心神，重在健脾，老年慎泻，以填精补髓，固摄止遗，适当运用血肉有情之品，以增强体质提高生命质量。我们长期运用本基础方加减治疗遗精，每都有非常好的疗效，总之上则清心安神养阴，中则条其脾胃滋阴，升举阳气，下则益肾固精，使机体恢复平衡，阴生阳长，五脏安和。

第四节　滋补肺肾　淋浊哮喘

肾阴亏虚，精浊之液失于固摄，脂液下流，证见小便乳白如脂或洞胶，精神委顿，消瘦无力，腰酸膝软，头晕耳鸣，烦热口干舌红，脉细数，方用细生地、阿胶、黑绿豆皮、赤芍、丹皮、童便一小杯冲服，肾为藏精之脏，精血互为生化，肝肾之阴促进脏腑气机、生理生殖、消化吸收、经孕产乳、精关开阖、三焦气化等功能，肾精亏虚，精关不固，下焦相火妄动，煎熬湿浊，清浊混杂，酿成淋浊下流，牵延日久，易于造成阴阳两虚，使下元虚冷，命门火衰，更进一步加重淋浊，形成劳淋，除滋阴降火外，可加入分别清浊药物，萆薢、猪苓、车前草、白术，给邪以出路使水道通畅而淋浊痊愈。而哮喘之证多本虚标实，邪实正虚，身体虚弱，反复发作，发作时以邪实为主先治标，缓解时以正虚为主治本，哮喘可单独出现，亦可相继同时出现，病根在下焦肾，表现在上焦心肺，呼气和纳气功能严重受阻，久病必虚，穷必及肾，肾阴虚弱，脾失健运，卫阳以虚，平时以培土运痰，土旺则肺气冲，壮水纳气益肾，可常服以姜汁熟地、生白芍、怀山药、丹皮、茯苓、紫衣胡桃肉、咸秋石、泽泻之蜜丸桐子大日三次，再服以人参、熟半夏、新会皮、茯苓、枳实、地栗粉、金石斛健中运湿汤丸法治疗。

临床心得　由于本病为反复性发作性疾病，本质虚变化快，易于受六淫外邪影响，重则危及生命，注意标本虚实动态变化而加以施治，我们在临床实践中，密切关注气息脉象的变化，呼吸困难、张口抬肩，脉浮大急无根，汗出如珠，面赤躁扰，为阴阳离厥的危象，应必须加以抢救，抓着肺为气之主，肾为气之根，治喘运脾利气化痰，补益肺肾之阴，增液生金濡肾，切中病机，取得非常好的治疗效果。先生十分重视肺肾阴液物质基础和功能活动的阳气，金水相生的重要作用。

第五节　结语

叶天先生的"阴虚论"认为天地日月四时盈虚并同，阴平阳秘，形志以宁，阳本在外为阴之卫，阴本在内为阳之守，性合物感，精神外驰，嗜欲无节，阴气耗散，阳无所附，遂至病作。他对哮喘、淋浊、遗精、中风、虚劳病证有深入的研究，从整体观出发，以肝肾阴虚为主线，联系脏腑经络，健脾运湿、调畅气机、疏肝解郁、利肺祛痰、滋肾阴降心火，使金能生水，水能涵木，木能疏土，木生火，火生土，水火既济，土养万物，而使脏腑安和。在治疗阴虚时，善于用甘寒滋润、重镇潜阳、酸收厚味、柔凝为核心进行加味，开创治疗如中风、哮喘等疑难危险重证先河，运筹帷幄、把握病机、抢夺治疗先机。

第六章　东洋医学与中医

20世纪90年代，我们随中国医学代表团来到日本大阪、广岛、成田、东京等地进行医学访问，考察了相关民间诊所、药厂和从事诊疗的医者、学者，结果东洋医学的渊源仍是中医学，在长期的发展过程中形成了明显的学

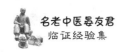

术特点和流派，受我国的金元医学流派的影响，开始出现后世派古方派和折中派中西医结合派，古方派为其主流占统治地位。其中后世派代表田代三喜，在15世纪留学12年于中国，专攻金元刘、李、张、朱四大家学术思想，重点推崇李张学说。古方派由吉益东洞崇尚仲景《伤寒论》，终生对《伤寒论》学术思想日本化，提出"万病一毒论"六淫、七情、饮食、劳倦等都是聚物生毒体内毒动所致，随证处方，主张方证相对，成为日本汉方医学一大主流于今。折中派遵奉古典重视新方，以丹波康赖之后裔元简为代表，创办学馆，著书立说，广收门徒。受中西医结合的影响，主张汉方医与西医相结合。这几种学术共存为所谓东洋医学。

第一节　汉方医学的诊断与治疗

　　日本的汉方医学是以《伤寒论》第16条"观其脉证，知犯何逆，随证治之"并引申为随证处方，不拘病因，万病一方，一病万方的"随证疗法"和"方证相对疗法"，严格按《伤寒论》方证，但见口苦咽干目眩嘿嘿不欲饮食就用小柴胡汤原方及其剂量服法，煎法也原封不动照搬应用，按照"但见一证便是"为指导原则，对《伤寒论》的条文非常熟练，从错综复杂的证候中抓着主要症状，确定方证指标，善于应用汗、吐、下和四法。诊断也是应用四诊所收集的临床资料进行辨识的，望诊是望营养、色泽和舌，都体现在与证方相对应上，如营养状况好，咳嗽、哮喘面红，舌红苔黄，多实证属麻杏石甘汤、小清龙加石膏汤证，大柴胡汤证、承气汤、三黄泻心汤证，在问诊方面较为详细，从发病经过、发热恶寒与否、饮食二便、咳嗽呼吸、呕吐口渴、心悸眩晕、头痛肩凝、胸痛腰痛腹痛、血证四肢温度等二十问。切诊重点浮沉迟数大小长短虚几类。重点在于腹诊，包括了胸腹胁肋脐部、回盲结肠膀胱部、耻骨联合、头项肩脊腰臀，主要诊察皮肤的色素皮下组织、浅层肌肉筋膜筋鞘以及肌肉深层了解瘀血和寒凝的情况，以知心下痞硬、腹满心下满、胸胁苦满、腹皮拘急、少腹不仁硬满、心下脐下悸、肠蠕动、振水声、脐痛等情况，都一直贯穿方证统一，随证治之，以方套证，以证套方，对照符合《伤寒论》条文中的哪一条对应，便处以某方。整个诊疗过程与中医药不同，无八纲、六经、卫气营血、三焦、脏腑、经络辨证的概念，不注重五行、五官面色研究，但其腹诊内容十分丰富，通过望腹部的形态，听腹中的声音，触摸腹部所得到的诊察内容和体征，作为方证对应的依据，它运用了望闻问切四诊而自成体系。

第二节　汉方医学对病因的研究

疾病的发生发展是有因果联系的，汉方医学认为疾病由气滞而易于感受内外之毒而为病，"百病生于一气留滞"，创始人后藤艮山认为，气滞关键不在病因本身，而是人体元气动则为阳，静则为阴，循环不息，内外相贯，养活其形，形气不离，气逆而不顺而病，气既是一种防御功能，又是指气的顺应畅行充实清爽健壮，包括虚瘀两个方面，虚则邪入而留滞，形成虚郁不行，此虚彼郁，虚郁并见，疾病的发生皆由一气留滞机体上下内外而出现轻重浅深的不同症状，由此应当应用"顺气剂"治疗，使一气回转则愈，"回转顺气"有虚者壮，郁者通之意，与中医的行气不同，它包括了针灸、温泉、熊胆、番椒，认为熊胆醒脾脱气，气味香活，标本俱用，常用桂枝汤防御寒邪及内外各种致病因子病入侵以增强卫气，以病因为中心，联系临床以吉益东洞为代表的提出"万病一毒论"，外感六淫、七情内伤等都转化为郁而成毒而致病，毒邪"在心下为痞，在腹为胀，在胸为冒，在头为痛，在目为翳……千变万怪，不可名状矣"，其病重程度与毒之多少有关，不用分外感内伤、脏腑经络、升降沉浮、四气五味，体内聚毒是发病的根本原因，东洞并否定气虚和"一气留滞说"，"其气必虚，苟除其所凑之毒，则气自流通焉，今邪毒凑则气不流通，其毒之所凑"。

东洞之子吉益南涯对"万病一毒"大加发挥，提出"气血水论"，体内气血水毒乘之则为病，可单独为病亦可综合为病，以此理论来研究解释《伤寒论》，活用仲景之方。气毒是由天气（呼吸之气）、地气（水谷之气）出现异常而为病，精神抑郁、各种慢性疾病以及恶性肿瘤神经官能症、更年期等，表现为气上冲、气郁两种，可用奔豚汤和甘麦大枣汤半夏厚朴汤治疗。血毒症气滞血瘀机体各部淋巴、血液、心血管疾病，直接认为热入血室，遗传溶血，月经异常等综合因素。

学术感悟　水毒症的形成是由非生理的体液偏聚和停留在脏腑经络，从而出现局部和全身症状，常见于肾炎、心暴积液、胸腔积液、肝硬化腹水等，属于我们的痰饮、风水、真武、青龙、五苓散、越婢汤证范围，所以气血水学说是汉方医学特有的理论，与中医的气血津液理论有异。

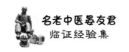

第三节　汉方中的有关证候理论

汉方医学的理论基础都来源于《伤寒论》，在学术界重方轻论，非常重视证的研究，它的含义是指证据、证候、症候群、疾病过程、诊断标准、病位等，由症状（自觉和他觉）决定，"证"代表了症候群、病型、疾病时间过程、诊断标准等，"证"是根据症状决定的，重视自觉症状诊治疾病信号，从而判断疾病发展能量多少、病变部位冷热情况、循环及水分代谢如何，根据判断选择适合的方药，标准为阴阳、气血水、虚时、表里、寒热作为正确的判断。同时还有三个特殊的证，就是"阴虚证"，阴证中的虚证，相对于中医的"里寒证"阳气虚证，《伤寒论》的三阴证，而"阳虚证"阳证中的虚证，又指太阳中风证。其次是"实证"指体质壮实而病者为之，若体质不明显者为"虚实间证"，相对于中医理论的虚实夹杂。再就是"潜证"指在的症状，表现虚实阴阳的多种证候，特别是虚寒证用电温针和灸法试验，以耐温的时间长短决定阳虚寒的程度从而选用温阳散的方药。

汉方的证以汤证为主体，"方证相对"为核心的。证候还包括了体质之证，体质是禀赋于先天，与生俱来，一是"瘀血证体质"，如高血压、脑血栓、心肌梗塞、肺心病等，在一身中瘀血症状未出现之前采用祛瘀血剂治疗预防，也叫治未病，根据临床表现的不同可分为桃核承气汤瘀血证，桂枝茯苓丸瘀血证，大黄蜇虫丸证，分别具有几个突出的症状。二是"脏毒证体质"，新陈代谢障碍蓄积的邪毒，风、食、水、梅毒外邪，常见肾炎、支气管哮喘、代谢紊乱性病变，也是在早期进行排毒、祛风水食治疗，预防本病的发生，相当于过敏性体质，易患糖尿病、肝硬化、冠心病等，青壮年患病较少。三是"解毒证体质"，指易患以黄连、黄芩、黄柏、大黄四黄解毒剂治疗病证的体质，最为常见的是结核菌毒、慢性肝炎、胃溃疡、抑郁症、肝硬化等，与脏毒证体质相反，是另一类过敏性体质，可表现在幼年、青年、中年期，汉方医学进一步分为易感的过敏性呼吸道炎证之柴胡清肝汤证；结核、抑郁之荆芥连翘汤证；各种肿瘤、泌尿系疾病的龙胆泻肝汤证。

学术感悟　最为核心的是汉方医学的"方证相对论"，吉益东洞先生认《伤寒论》论不可取而方可用，他苦心于《伤寒论》《金匮要略》的方证互对，遴选出200多受方编成《类聚方》，在日本影响很大，普遍推广。这种方随证转，一是指单一症状，"胸满"者桂枝加厚朴杏子汤，气"上冲"者桂枝加附子汤，"心下悸"者桂枝去桂加茯苓白术汤。二是指汤证，如小青龙汤证、真武汤证、小柴胡汤证等，方针对症状紧密结合。自觉症状和方证，用症状对照方，用方去导症状进行诊断治疗。为避免误诊，汉方医学必须准确采集症状，熟练药方知识，形成非条件反射，药方组成严格不能变动。另一方面，要分辨"主证"和"客证"，固定的主要症状与在方证内变动症状要详细加以辨识。如果主证和兼证或者有二种以上疾病，就有两种以上方证同时存在，就需要用两个以上方进行整合，在几种疾病中有急证者尽可能用单方，慢性病用合方，亦可在一天一周内交替使用两个以上处方，或者先单方一周后再行合方，从而采用合治和治，与中医学中急则治其标缓则治其本的辨证治疗区别。

第四节　汉方医学对《伤寒论》的研究

日本汉医界对仲景学术的传播，一是方证相对研究，二是以《内经》《难经》的基础理论研究《伤寒论》，逐渐发展成对三阴三阳作为理论主体研究，产生"四柱八汤"，从《易经》角度注重阴阳学说，把疾病发生发展分为表病（太阳）里病（阳明）、和病（少阳）、（太阴、少阴、厥阴）的四个阶段，分别采用发表（青龙汤）、攻下（朱雀汤）、中和（白虎汤）、补给（玄武汤），四方中有麻黄、石膏、大枣、附子为主药叫"四神、四柱"，其发表麻黄系，虚者属桂枝汤、柴胡汤、真武汤、承气汤，实则攻下十枣汤、白虎汤、补给四逆汤等八汤，体现了生存八卦三阴三阳的关系。又将疾病分为十二类，处方亦为十二种，即肌热缓病、肌热紧病、肠热缓病、肠热紧病、胸热、肠寒、肌寒、胸寒缓紧病等，分表里、寒热、缓急，指的是疾病部位和范畴。必备的五个指示症状，即寒热脉、寒热证、紧缓脉、紧缓证、特异证候等都是指疾病的进退范畴。

三阴三阳病期分类，三热病和三寒病六类。以六经提纲为准则，太阳病代表了肌热和表热病，有寒热脉证、肌热外证、寒热的临床症状。阳明病代表了肠热证和里热证，有脉证、潮热证和肠热外征，腹满气证、腹急血证。少阳病代表了胸热和半表半里热病，有脉弦证、往来寒热证、胸热外证。太阴病代表了肠里寒病，同时具有脉沉证、寒热表征和肠寒外证。少阴病代表了肌表寒证，具备脉微细证、四肢厥冷证、肌寒外证。厥阴病代表了胸寒里寒证，具有脉沉迟证、手足逆冷证、胸寒外证。

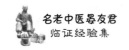
学术感悟 根据寒热和紧缓范畴将药物分成气剂、水剂、气水剂、血剂、紧剂、缓剂等，每一个处方组成都进行此种分类，以桂枝汤为例，桂枝为热气剂，芍药为寒气剂，生姜为热气水剂，大枣为热血剂甘草寒气剂，芍枣为紧剂，桂姜草为缓剂，把寒热缓紧结合起来，必须具备的是肌热脉浮，肌热证发热恶寒，缓脉缓证自汗，几个方面结合起来，形成了汉方医学汤证的基本构成。

临床心得 六经病的治疗原则，太阳病以降热发汗散发体温为主，机体的发热是杀灭病毒，药物是使肌肉收缩而产热阈值出现恶寒，汗出热散而愈，平衡助热和散热，达到"微似有汗者益佳"，严格遵守桂枝汤"温覆再服""热稀粥一升余，以助药力"煎服法，以达到双向治疗作用。少阳病为疾病第二时期，治疗提高产热以抑制病毒，用太阳病的温热药，配以黄芩、黄连中和清解，如大小柴胡汤、三黄泻心汤等。阳明病的治则，泻下清解热邪，选用石膏、大黄、芒硝凉性药，常用大小承气汤、白虎汤、桃核承气汤等。太阴病治则是，温热除寒，实证用大黄附子汤、桂枝加芍药大黄汤；虚证用小建中汤、人参汤、炙甘草汤、桂枝加芍药汤。少阴病选用附子、干姜、细辛，温热药组成处方，增强组织器官代谢热量和活力，变寒为温，常用真武汤、白通汤、四逆汤、附子汤等，厥阴病治则是温热除冷，修复低下机能状态，另一方面针对除中使用阳证药方，如通脉四逆汤、四逆加人参汤、通脉四逆加猪胆汁汤等，六经发病过程，可表现急性和慢性过程，急性期的发热头痛时可以去掉慢性缓药，慢性期时可以去掉急性的紧药。

第五节　结语

汉方医学源于中医学，但在中医药理论基础上也有所摒弃，与辨证施治、脏腑理论、阴阳五行大相径庭，去掉了中医的核心部分。但是东洋医学注重研究《伤寒论》中"证""病因学"仲景学术思想，能方之相对丝丝入扣地应用经方，并形成学术流派医学体系，多少年来受到日本人民的青睐，确是难能可贵的，有些方面如临证研究还比国内学者深入得更为详尽，"有是证，方用是药"虚不用实，寒不用热，气不用血药，紧不用缓，慢性病不必用急药的严谨的治学态度，由于日本药源有些需要进口，对于药物学的研究，成品药的研发，药厂、诊所、医院都非常规范，值得我们在弘扬、整理中医文化遗产时加以借鉴。

第七章　张景岳论郁证

　　我国明代著名医家张景岳先生对祖国医学经典非常尊崇，对阴阳气血脏腑的基本理论的研究造诣较深，擅长于虚证精深微妙论述，凡一切疾病都由虚所致，对后世有较大的影响，成为历史上虚证的一大医家。我们在整理和研究景岳学说时不可忽视的是七情内伤怒、忧、思三郁以及噎膈、积聚、腹痛等证的认识论独特的辨证思维方法，更值得发掘和探索。

第一节　"怒郁"者中气受伤也

　　《内经》把情志过度的异常发生疾病称之为七情内伤，其中"怒者气上"主要受累的脏腑首先是肝胆，气机逆滥，随气血津液湿痰瘀食等顷刻化火直上刑金，肝之气横逆犯胃，实火烁脾，土不养五脏，不能胃行其津液，阳明、太阳无水行舟，水亏火旺，血不养精，肝肾阴虚，三焦气化失司，水液代谢紊乱，妇女则冲任不调，带脉失约，十二经脉不相顺逆，从而产生一系列疾病，有些是可以自我调节而自愈，重则怒而不可逆转之证。景岳先生强调："怒郁者，方其大怒，气逆则实邪在肝，多见气腹胀，所当平也，及其怒后，逆气已去，惟中气受伤也，既无胀病等证而无倦怠少食，此以木邪克土损在脾也，是可不知培养，任加消伐，则所伐者谁乎。"情志活动是人的五脏"神"，只有在受到外界巨大刺激超越了人体所承受压力而产生疾病，是由大惊坠恐大怒而伤肝，冲破了疏泄功能而瘀遏，痰凝气滞血瘀食停实邪阻滞于大腹，上逆心肺气血壅滞，怒气平复后气逆而顺下，这个由生理到病理的复杂过程便消耗大量功能性物质，元气大量流散，最终中气损伤，腹部胀满渐渐消失，整体气虚凸显，中焦脾胃燥湿运化及升降功能失调，木旺土克，后天生化受阻，反之克伐使肝舒泄不畅，出现本为气虚，气滞表现为标，景岳主张以补气为主，不宜滥用克伐利气攻逐之剂，"怒郁之治暴怒

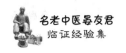

伤肝逆气未解而胀满疼痛者，宜解肝煎，陈皮、半夏、厚朴、茯苓、荷叶、白芍、砂仁、生姜，胁肋胀痛加白芥子，胸膈气滞加枳壳、香附、藿香"。

临证心得　我们长期临床实践中因怒而致的咳嗽咯血加青黛10克，海蛤壳30克，天冬10克三剂可愈，再用柴芍六君子汤复气元气；胃脘痛中气下陷者用基础方加黄芪30克、桂枝10克连服五剂而脾气健旺，中气横平修复；腹痛泄泻寒热错杂宜本方加黄连5克，吴茱萸3克，大枣30克服二周而愈；因怒而痛经、不孕、阴挺者以本方为基础加淫阳藿30克，熟地20克，肉苁蓉15克，乌药10克服八周而愈；由怒郁而致癫狂痫者用本方加菖蒲10克、远志10克，连服三周即愈。

第二节　"思郁"者心肺不摄也

七情中的"思"由脾所主，思虑不及易于出现气血痰水不行成"痰湿之体"气虚血瘀，气滞湿（液实）阻，神情呆滞，三焦气化失司，水道失调肺胀、隆闭、症瘕、积聚在所难免；思郁太过首先损伤心脾，暗耗气血，血不养神而不寐、头痛，遗精、血不养精不孕不育、月经紊乱崩漏带下，虚劳里急、心悸怔忡、眩晕中风等证，景岳先生认为都发生于少妇之女"积疑任怨，灯窗困厄"之故，用秘元煎、远志、山药、芡实、枣仁、金樱子、白术、茯苓、炙甘草、人参、五味水煎食远服，以补益心脾，养心安神，健运中州，分别根据不同病情进行加减化裁，腹部胀满，青筋暴怒之肝痞，在软坚散结基础上宜通利三焦加萆薢30克、通草10克，咳嗽喘促，胸满痰涎壅盛这，肺气失宣的加桔梗10克、杏仁10克，气血病理产物格聚的加白芥子10克、旋复化10克、红曲12克、红豆杉10克，"若思忆不遂致遗精带浊"失眠精关不固心肾不交加黄连5克、肉桂3克，气血肝风上犯巅顶头痛眩晕加细辛3克、藁本10克，由思郁而久久不孕脾肾虚而经不调者，加鹿茸12克血肉有情之品，止血固精用桑寄生30克、阿胶12克；心胆虚祛惊悸不宁者用茯神12克、桂枝10克、白术10克宁心安神平悸。他还指出："若心膈气有不顺或微见疼痛者，宜归脾汤加砂仁、豆蔻之类顺之。"

临床心得　胸痹心痛气滞血瘀用"神香散"畅达上焦之气，方能"宣五谷味"中气来源不在过思气血损伤不利不相顺逆，心气涣散，制节无序肺朝百脉功能失调，心肺不摄，心脾两虚，五脏气血来源不充而失养，从而造成的各种病变，我们在临证中常用秘元煎加减治疗上述病变，屡用屡效，具有较高的临床诊疗价值。

第三节 "忧郁"者大虚无邪实也

在五脏活动中，久忧成郁，气滞而血瘀，郁则伤肾，实质上忧直接可以伤及五脏，尤以心肾脾，造成先后两天功能失调，而化源不足的虚弱状态，脾胃虚寒，心阳不振，肾阳虚衰，这是忧而大虚无实的本质所在。景岳先生指出："若忧郁伤脾，而吞酸呕恶者，宜温胃饮或神香散。"方由人参、白术、扁豆、陈皮、干姜、炙甘草、当归组成，水煎食远服，治过忧之中寒呕吐吞酸，泄泻，不思饮食及妇人脏寒呕恶胎气不安，下寒带浊者，加补骨脂，气滞胸腹痛者加合香、丁香、木香、白豆蔻、砂仁、白芥子，兼外邪者加桂枝、柴胡，脾气陷而身热者，加升麻，胸腹痞满者，加茯苓，脾胃极虚大呕大吐者，倍用参术，仍加胡椒二三分，徐徐服之。忧郁主要出现神志思维意识方面和脾胃气虚运化失司两方面的改变，由于郁久成疾，久病必瘀，久病必虚，病程缠绵反复，本证属于焦虑证，更年期、神经衰弱证，心理脆弱负担重，精神生活上压力大，强迫症状突出，自我意识浓厚，除积极进行辨证对症治疗外，要进行专业的心理辅导。我们在临证中治疗绝经前后诸证，脏燥，不寐，泄泻，心悸而出现神情恍惚，潮热盗汗，五心烦热，失眠多梦，月经先后无定期，胃脘痞满，矢气则舒，舌质淡苔薄黄，用基础方随证加减。

临床心得1 遵景岳温中行气，疏郁气机，调畅上下，使气血畅行，脾胃健运，而忧郁之证可除，土旺而四旁如常，土健能生万物，七情内伤无外实邪，而脾胃为后天之本，中焦因忧郁而虚寒五脏失养是为大虚，故补中益气，温中散寒，温阳化气，温经通脉，温运气血是为大法，用之都会有非常好的临床疗效。

诸气胀满属气血郁滞，气机不畅，气血痰湿风寒湿热表里脏腑滞逆而壅阻，其病位在脾胃和三焦，肝气郁结由胃气之贼，使上焦肺气不利，宣降制节朝百脉功能失调，宗气涣散，积聚瘀阻异常，不能气雾养化上焦，中焦升降燥湿无度，"噎膈当以脾肾为主，初起微虚者以温胃饮加当归，厚朴，便结者无滞而止，血燥阴虚用五福饮、大营煎"，方中人参、熟地、当归、甘草、白术、生姜，治疗五脏气血亏损，温者加干姜、附子，散者加升麻、柴胡、葛根。大营煎方中当归、熟地滋阴养血，枸杞、牛膝补肾阴而强腰膝，

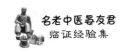

寒致经络加附子，气虚加人参、白术，带浊加补骨脂，痞满燥实、积聚阴络伤则血内溢，"治积者当先养正则积自除"，切不可妄用攻下，以致胃气日败，胸膈痞满呕逆噎塞饮食难下，宜调阴阳，有热加黄连、黄芩、桔梗、瓜蒌之类。

临床心得2 化痰下气而阴阳平衡，病无由作，仍不可过用耗气汤通利之品使燥结加重，宜补血润血而自行，下焦决渎气化不能，闭结责之于肾，治肾宜滋润，水道不行从而出现蓄水蓄血之证，"肾虚而兼痰者宜金水六君煎"，方中二陈汤燥湿健脾祛痰利气，熟地滋补肾阴，当归补血行血，通经络，使下元温固，精气神充沛，利于疾病的愈合。气滞首先伤及脾胃，以"五福饮"为基础的胃脘痛合"神香散"；胁痛加苏木、旋覆花；腹痛加金铃子散；泄泻加葛根、马齿苋等。郁在上焦胸痹加肉桂、半夏、丹参；心悸加桂枝、川芎；咳喘加葶苈子、大枣、桔梗、杏仁，或者六安煎即二陈汤加白芥子、杏仁；郁及下焦者，以金水六君煎为基础，出现癃闭加土鳖、白茅根；淋证加瞿麦、生地；月经紊乱加柴胡、香附；阳痿加九香虫、附子等治疗新的思维方法，取得了非常好的效果，和习惯的理气解郁，一味地攻伐香燥相较有其捷径不伤正、疗效可靠的优点，值得大加弘扬。

第四节　结语

景岳先生对郁证，七情内伤、气机失调所致的五脏功能紊乱以脾胃为中心的，三焦气化失司，代谢障碍，结果是气血阴阳虚，中气、元气、肾气功能低下，我们长期在临床实践中通过运用先生的解肝煎、神香散、五福饮、大营煎、六安煎、金水六安煎等方，进行辨证治疗，加减化裁，都有非常好的效果，特别是他对郁证之"凡诸郁证气血痰食风湿寒热表里脏腑，一有滞逆皆为之郁，若阳虚则气不能行，阴虚则血不能行，气血无非郁证，若用前法，则愈虚愈郁矣，大实非大攻不足以荡邪，大虚非大补不足以夺命"，怒郁中气受伤，思郁心肺不摄，忧郁大虚无实，气分诸胀病位在脾胃三焦，他采用的补气血阴阳的另类辨证思想，在临床实践中得到检验。

临床心得3 通过我们现在古方今用的验证，取得了另类的疗效，证明了景岳先生从理论到临床再从临床到理论的反复实践，成了杏林中宝贵财富，应进行有效的继承。由郁滞气机紊乱七情内伤而引起的如症瘕、积聚、噎膈、胸痹、心痛、肺胀、胃脘痛、腹痛、胁痛、癃闭等证，从气血不足到三焦气化失司，脏腑经络功能紊乱，以及在阴阳虚衰的治法，"此有阴阳相济之妙用也，善补阳者必于阴中求阳，善补阴者必阳中求阴，阳得阴助而生化无穷，阴得阳升而泉源不竭"的名言名句，为后医者所传诵，应当给予深入发掘和研究。

第八章　《内经》哲学、病证观

中医学的基本理论中虚实是对立统一的两个方面，是一对高度的哲学概念，是事物有无盈亏消长盛衰两个极端，宇宙间发生发展变化过程中量变到质变过程的概括。中医理论的产生就来自于事物发展变化规律总结，尤其是《黄帝内经》的记载发源了中医的说理工具，《内经》中的"虚"指正气虚，"实"指的是邪气实，在人与自然作斗争过程中，天、地、人之间的相互关系，就体现在"天人相应"的虚实推移胜负变化，当人体感受六淫邪而发生疾病时，就成了"八纲"中的病机二纲，还体现在生理天时治法等方面。

第一节　正气"虚"和邪气"实"

《素问·通评虚实论》指出："邪气盛则实，精气夺则虚"，"实"指邪气而言，有邪才有实，除了外感之邪外，痰水食积瘀气血火病理产物的邪实。"虚"指的是精气而言，人体的精神营卫、气血、津液等，如果这些物质基础来源不足或者消耗过多，都可导致正气虚。虚实是指疾病发生发展演变过程中病理机制，而虚证实证的形成，在发病与否关键取决于邪的性质和正气的盛衰。《素问评热论》"邪之所凑其气必虚"，这种邪正力量的对比，无论是正气的强弱，只要邪大于正，就表现反映出虚的征象，是在人体素质低下、饮食、劳倦、情志、寒热等因素，使卫外机能下降，外邪乘虚而入，或体质本不虚弱而某一局部存在薄弱环节，也可为邪之所凑，在疾病过程中虚实相互交错，可同时存在，各有主次，互为因果，互为转化，或由实

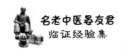

转虚和因虚致实。

学术感悟 在临床上都采用实则泻之，虚则补之的辩证关系，实证以祛邪为主，邪祛则正安。《内经》认为："大毒治病十去其六，常毒杂病十去其七，小毒治病十去其八，无毒治病十去其九，谷肉果菜，食养尽之，无使过之。"祛邪不可伤正，同时配伍扶正之品以帮助正气更好地战胜病邪，张仲景的《伤寒杂病论》中，小柴胡汤中人参、甘草、大枣、生姜益气和中，虚证以扶正为主，正胜则邪却，在饮食方面加强营养以扶正气，可以战胜余邪。阳明腑实形成大便燥结，急当荡涤实热，攻逐泻下之大承气汤，而温病后期肠燥津枯无水行舟，用滋阴增水行舟的增液汤，元气虚衰努便无力可加人参、肉苁蓉，或济川煎等。在补虚的同时也不忘祛邪，更能有助于扶正，我们用的六味地黄丸中就有三补和三泻清泄下焦湿热从而增进滋补肾阴之功能，以平衡"虚实"消长盛衰生理机体的内稳态，对于某些虚证，也用祛邪的治法，妇女的闭经出现干虚痨，气血虚而瘀阻，如《金匮》的大黄䗪虫丸，祛瘀生新，活血通经，通泻而气机通畅，人参可用于去邪实，大黄可用于补虚，即是补虚寓于泻实之中，祛实寓于补虚中，实中有虚，虚中有实变化之中。

第二节　脏腑经络的气血之"虚实"

人体有十二经脉、十五络脉、奇经八脉，遍布全身，内属于脏腑，外络肢节，经络中营卫气血渗贯流行，周而复始，如环无端，经脉气血在运转过程中，内外、上下、左右有盈亏在不停的动态变化之中，经脉的充盈和络脉的虚少，时而络脉的满实，经脉的偏减，受四季气候、饮食、昼夜、动静和自然界"天人相应"，太阳、月亮运动变化的影响，"人以天地之气生，四时之法成"。《灵枢经脉篇》："饮酒者，卫气先行皮肤，先充络脉，络脉先盛，故卫气已平，营气乃满，而经脉大盛。"卫气的运行昼日偏盛于体表阳分，夜间趋向于体内阴分。《素问脉腰精微论》说："春日浮，夏日在肤，秋日下肤，冬日在骨。"春弦、夏洪、秋毛、冬石的春夏盛于表，秋冬盛于内的现象，《素问血气形志篇》论述十二经脉气血的多少的常数，《素问五脏生成篇》指出："肝受血而视，足受血而能步，掌受血能握，指受血而能摄"，"热卧则血归于肝"。《五脏别论》则云："水谷入胃，则胃实而肠虚，食下则肠实而胃虚"的胃肠道虚实的交替变化，说明人体的经络脏腑气血胃肠的虚实，正如《素问离合真邪论》所说："此皆营卫之倾移，虚实之所生，非邪气从外入于经也。"在正常情况下，五脏六腑的虚实是气血运行过程中，在不同的时间和空间阴亏有别。《灵枢九针论》说："阳明多血多气，太阳多虚少气，少阳多气少血，太阴多血少气，厥阴多血少气，少阴多气少血。"

学术感悟　十二经气血的多少以及它们的表里关系，对临床的辨证论治，特别是针灸疗法，有重要的指导意义，运用虚实补泻方法，注意经络气血的多少，但可泻其多，不可泻其少，一阴一阳表里配合两经，在病理变化上每多相互影响，故在治疗上阳经的病变取阴经的穴位，阴经的病变取阳经的穴位，借以提高疗效。

第三节　阴阳四时之"虚实"

自然界天时、地理阴阳气化的变化，直接影响着物质五行的变化而对人的生理功能的虚实变化。《素问生气通天论》曰："天地之间，六合之内，其气九州九窍五脏十二节，皆通乎天气。""故阳气者，一日而主外，平旦人气生，日中而阳气隆，日西而阳气已虚，气门乃闭。"说明了天地人之间的关系。《灵枢岁露论》明确指出："乘年之虚，逢月之空，适时之和，因为贼风所致，是谓三虚"，而"逢年之盛，遇月之满，得时之和，虽有贼风邪气，不能危之也，名曰三实"。这里三虚三实，都是指自然界而言。年之虚盛，是指每年五运六气的不及和太过，运气的太过与不及，与某种疾病的流行有关，太阳、月亮、地球的运转，月圆为实月缺为虚，如对月经周期节律的影响以及对人体的生理功能病理变化，亦有密切的关系，可以反映在脉象、精神情志、妇女经孕产乳等方面，愈来愈为现代医学所证实。

学术感悟　《内经》中把正常四时之风称为"实风"，长养万物，异常气候之风为"虚风"，会伤人致病。这种"虚""实"是《内经》中的一种特殊的含义，"虚邪贼风避之有时"，六淫侵袭人体是在机体正气不足虚弱的情况下乘虚而入的，当其太阳经阳气虚弱风邪就从皮毛而入，而肺卫虚弱时邪气就从口鼻而入伤及人体的，自然界物质五行之间，生克制化的规律，就是虚实消长变化过程，用于推测五脏病的传变及预后，相生规律不虚者为顺传，子病传母虚者的为逆传，宇宙的运动变化规律决定了自然界的年、月、周的周期节律性，从而万事万物出现盛衰虚实的复杂变化，形成周而复

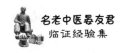
始循环不断虚虚实实动态之中。

第四节　治法中的"虚""实"

中医对"虚实"两端在治疗上采用虚则补之，实则泻之的治则，在八纲辨证中是正盛衰的两个纲领。《素问通评虚实》说："邪气盛则实，精气夺则虚。"人体的虚实和疾病之虚实，可以互相转化和出现虚实错杂的证候，虚实的辨证，了解邪正盛衰的情况，为治疗提供依据，实则宜攻，虚则宜补，辨证准确才能攻补适宜，勿犯实实虚虚之误。疾病在发生发展过程中，由体质、治疗、护理诸因素的影响，使虚证与实证之间发生虚实错杂，转化、真假，在治则上分别采用攻补兼施，先补后攻，先攻后补，"虚"其邪实，是攻逐之意，"实"其虚衰，是补益之意，补其不足，损其有余，从气血脏腑阴阳经络等的虚实，邪矛盾双方的斗争的胜负决定疾病的进退，补虚泻实就是改变正邪双方力量的对比，使疾病向痊愈的方向转化，补虚与泻实相互为用，泻实能排除疾病的侵害和干扰，使邪祛则正安，有利于机体正气的保存和恢复，而在调整阴阳方面虚实表现尤多，阴阳的平衡遭到破坏而出现偏盛偏衰的时候，《素问至真要大论》"谨察阴阳所在而调之，以平为期"，以补偏救弊，恢复阴阳的相对平衡，促进阴平阳秘，具体表现在损其有余，进一步还可反应在实热证"治热以寒""热者寒之"，而阴寒内盛寒实证，"治寒以热""寒者热之"是"实"者"虚"之延伸，补其不足，阴虚不能制阳，出现虚热证，以滋阴制阳为"壮水之主以制阳光"，而阳虚不能制阴出现阴寒证，则以"益火之源以消阴翳"温阳制阴，也是"虚"者"实"之具体延伸。

学术感悟　在治法中还体现调整脏腑功能，对脏腑功能紊乱应用"虚实"的补泻，调整气血经络功能失调而进行的"虚实"补泻，以及外感内伤所致的"虚实"补泻等。《内经》的"虚实"论，在中医理论中是多方面的，《灵枢九针十二原》《素问五常政大论》以及多篇述及"虚实"二字，字词含义是不同的，人体"虚实"和邪气"虚实"，治法"虚实"，一词多意，在具体运用中尤当注意，不惟虚实而已。

第五节　《内经》"气""火"论

春秋战国以前"气"作为物质的概念就已经存在，"气"是我国古代一个重要的哲学范畴。"火"为六气之一，它与热暑属于同一范围，火与热有程度的不同，暑有其季节性，是五行之一，构成物质世界的造成部分，劳动人民与大自然作斗争过程中，生产生活必不可少的物质。

一、《内经》"气"的含义

老子曾经指出"道生一，一生二，二生三，三生万物"，当天地玄黄，宇宙洪荒，日月盈昃，辰宿列张，寒暑往来，秋收冬藏，"周而复始，可以为天下父母，吾不知其名，字之曰道"。世界上的一切物质和生命都是由"道"产生的，"气"的前生是"道"，是构成物质世界的基本单位，极为细微，不断运动，肉眼难见，具有规律性，这就是早期人们对"气"的概念，其中"精也者，气之精，统天下一气耳"，精就是气。

（一）气是人体功能性物质　《内经》接受了古代哲学的这种概念，把它用于医学，说明人的生理功能，"恍惚之数，生于毫厘，毫厘之数，起于度量，千之万之，可以益大，推之大之，其形乃制"。这种细微的物质似有似无，由少成多，量变到质变，从而形成万事万物，《内经》认为"气始而生化，气布而番育，气终而象变"。事物的发生发展变易，始终集中在气的变化，可以"推之可十，数之可百"，以至大不可计数，大可到自然界，天地混沌一气，逐渐清升弥散为天，重浊凝聚沉降为地，"人以天地之气生，四时之法成""天地合气，名之曰人"，这种天人相应观是我们中医之精髓，人不仅靠自然环境而生存，而且靠"气"的运动变化长养化育。

（二）气是人体先后天之气综合体　在古代由于人们对自然界宇宙的认识，难以识别千差万别物质实体，把生命过程功能表现用"气"来加以阐述，"地气上为云，天气下为雨，雨出地气，云出天气"，一方面指的是地面的水汽，天空的云气，另一方面指的是地面的阴寒之气和天日阳光之气。《素问阴阳应象大论》："阳为气，阴为味，味归形，形归气，气归精，精归化，精食气，形食味，化生精，气生形，味伤形，气伤精，精化为气，气伤于味。"当人体饮入于胃变化的水谷之精微物质，生化成精气，而精形又转化成生命活动功能，"阳化气，阴成形"，使能量储存、同化和合成，得到释放分解和异化，这就是人体新陈代谢的生化过程。大自然之气，"地为人之下，太虚之中者也，大气举之也"，是正常的自然之气，而"大气入于脏腑者，不病而卒死也""大气皆出故命曰泻""大气皆去，病日已矣指的是六淫邪气。在《灵枢》中，"溪谷之间以行营卫，以会大气"，指的是宗

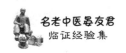

气和营卫之气，而"邪溢气壅，神客在门"，"神"指正气，"客"为邪气。"推阖其门，令神气存，大气留止，故命曰补。"针灸起针时按压针孔，使正气留止不外泄，是一种补法。还有经脉之气，"气之不得不行也，如水之流，如日月之行不休，故阴脉荣其脏，阳脉荣其腑，如环无端，莫知其纪，周而复始，其流溢之气，内溉脏腑，外濡腠理。"这种循环运行不休，濡养全身之经气来自饮食物的营卫之气，营行脉中，卫行脉外，经脉之气另一种意义是针刺的感觉，即酸、麻、胀、重的放射感，医者手下的吞鱼钩的感觉，为"得气"，是针灸有效的称谓，"刺之而气不至，无问其数，刺之而气至乃去之，勿复针，刺之要，气至而有效"，不断的提插捻转，以催得气，又称谓"候气"。

（三）**气是人体生命的始动力**　气还表现在脏腑之气，五脏之气，指脏腑多种功能和物质，肾气的盛衰表现在生长发育、生殖能力的功能方面，具体在齿、发、骨、筋肉、体力、智力、生殖器官的发育、性征、妇女月经、男子溢精以及水液代谢等方面，在特殊情况下，如"胃气"除指胃的消化功能外，主要是全身的元气，脾胃为后天之本，人赖水谷以生，这种元气指水谷之气，统称"胃气"，故有胃气则生，无胃气则死，还可反应在脉象上，从容均匀，和缓有力，有根有神，为胃气脉，而见刚劲逼指，虚浮无根，杂乱无论，是没有胃气真脏脉为凶险之象，有胃气的面色黄红隐现，润泽明朗有生气而含蓄，反之亦然，还有久病重病出现呃逆不止，也是胃气降绝之兆。内脏之气属于气机范围，中医言"百病皆生于气"，任何疾病都是由于气机失调，气机是五脏之气的总称，近年来人们对气的研究是物质还是功能说法很多，从辩证来看，就是功能性的物质。

二、《内经》中"火"的涵义

"火"的本义是，物质的燃烧，针灸中的"火焫"用火灸法，而哲学概念的火，正如《素问·阴阳应象大论》"水火者阴阳之征兆也"，抽象地变为阴阳的概念，用以解释事物对立统一的相互关系。通常火是指燃烧的、炎热的、光明的、茂盛的、焦苦的、兴奋的属性，"木得金而伐，火得水而灭，土得木而达，金得火而缺，水得土而绝，万物尽然，不可胜竭。"这是五行物质关系解释自然的相互关系。"火"还有气候的概念，在夏季溽暑炎热的气候，"岁火太过，炎暑流行"，"在天为热，在地为火"。《内经》运气6中，戊年是火运太过，癸年是火运太极，子午年是为少阴君火司天，寅年申年为少阳相火司天。

（一）"火"是气功能的升华　　"火"在疾病发生发展过程中，邪病侵袭人体，化热化火的病理机制，如病机十九条的"诸热瞀瘛，皆属于火"，"诸逆冲上，皆属于火"，"诸躁狂越，皆属于火"。在临床生又有虚实之别，虚火有阴虚和气虚，实火有心火、肝火、阳明实火、胃肠之火的不同。火仍有症状的意义，体温升高发热的症状，如"人之伤于寒也则为热病，热虽甚不死"，"体若燔炭，汗出而散"。重视外感症状，内伤亦有轰热面赤、口舌生疮、疮疡等为火毒上升的症状，还有指疾病的概念，"今夫热病者，伤寒之类也"，如"流火""火眼"，热病包括多种外感疾患。在辨别疾病过程中，观察病人的各种症状和病史，综合分析其病机，确定证候，当出现高热烦渴，小便黄赤，舌红脉数，或者疮疡肿毒，见证不同，都为火之热证。

（二）少火之气相互滋生　　火也有生理的概念，主要是指人体的阳气，与水阴精相对而言，"壮火之气衰，少火之气壮"。壮火是指过于亢盛的阳气，可以消耗人的元气，属于3病理范畴，"少火"是正常的阳气，是说明的动力源泉，属于生理，后世称命门之火。心肝之火为"肝一阳也，心二阳也，肾孤脏也，一水不能盛二火，故不能冻栗"。心肝二阳与肾水相互制约，只有在过亢的情况下少火转化为壮火成为病理。火还有治则的含义，《内经》中"热者寒之，寒者热之"，指的是病机和药物两种性质的不同。

《黄帝内经》是我国春秋时所产生的医学哲学思想，从辩证唯物的高度，阐明人与自然、人与天地的相互关系以及人体的生理情况和病理变化，"气""火"的含义涵盖范围较广，从宏观上认识说明自然界的变化规律中，物质世界生发、运动所产生的能量和功能，是物质存在必不可少的循环节律中演化的基本形式，具有灵活适用性。

第六节　《内经》中的病证学说

从我国的医学起源对有关病证的研究是《内经》开始以自然界的发生发展变化对人体的影响，出现外感和内伤的病因病机的概括并进行归类，"天人相应"的哲学高度，把人体视为一个有机的整体，由局部是整体的缩影，从内到外、从上到下、脏腑经络四肢百骸连成一个整体，所以在认识病证是从宏观到微观，由此及彼，由表及里，去伪存真，分析、综合归纳总结比类概括病证及其分型施治。

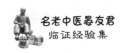

一、伤寒和温病论说

（一）《伤寒论》

《素问·热论》指出"今夫热病者，伤寒之类也"，是"伤寒"为外感热病的总称，为广义的"伤寒"，《难经》上说"伤寒有五，有伤寒，有中风，有湿温，有热病，有温病"，《素问·水热穴论》"人伤于寒而传为热"，此"寒"为狭义的伤寒，仲景《伤寒论》所指就是与此，《内经·热论》的伤寒是六经的分证，其所述的"伤寒一日，巨阳受之，故头项痛，腰脊强，二日阳明受之，其脉侠鼻络于目，故身热目痛而鼻干，不得卧也"，是以经脉热证实证为主，仲景以这一理论为基础由经脉推及脏腑，由实热证推演到虚寒证，创立了六经辨证。

（二）温病论

温热之病，最易伤精，故《素问·金匮真言论》明确指出"藏于精者，春不病温"。温病的转归取决于正邪斗争的盛衰，《素问·评热论》所述"阴阳交"汗出则复热，脉躁急，暴怒食，狂言失志等三死候，就是邪盛正衰的具体表现，温病的发生与时令有关，《素问·生气通天论》指出："冬伤于寒，春必病温。"《素问·热论》说："先夏至日者为病温，后夏至日者为病暑。"温热之邪入经络然后循经入脏，从皮毛口鼻而入，则可导致五脏热病，《刺热篇》将五脏热病划分为"先病""热争""气逆"三个不同阶段，表明了邪气由浅入深，由轻至重的发展过程。

第七节　《内经》中的"痹""痿""厥"病证说

一、痹证

痹证是感受风寒湿邪，导致脏腑经络气血闭阻不通，出现肢体关节疼痛，麻木，以及脏腑功能障碍的一类病证，其外因"风寒湿三气杂至"，闭阻经络，使营卫失调，内因由情志、饮食不洁、损伤脏腑，即所谓"阴气者，躁则消亡，饮食自倍，肠胃乃伤"。痹的辨证，辨不邪的性质，风胜为行、寒胜为痛、湿胜为著痹，辨病变的部位，五脏痹，三焦痹，肠、胞、筋脉、肌、皮、骨等五体之痹，给临床和后世治疗痹证的理论和实践提出了基本的治疗原则。

二、痿证

痿证是指四肢无力痿弱，不能运动，甚至肌肉萎缩的一类病证，痿证的病因病机有外邪所伤，"有渐于湿，以水为事，若有所留，居处相湿"，有情志所伤"有所失亡，所求不得"，"悲哀太甚"，"思想无穷，所愿不得，意浮于外"以及"始富后贫"引起的愁忧思虑，有劳欲所伤，"如房太盛，宗筋弛纵"，"远行劳倦"，各种原因导致五脏气热，耗伤精血津液，使筋脉失养形成痿证，《素问·痿论》指出"阳明虚则宗筋纵，带脉不引，故足痿不用"，阳明经的气血亏虚，宗筋弛纵，也是致痿的重用病机之一。

三、厥证

厥证是气血逆乱的病证，"厥者，气逆也"，《素问·方盛衰论》指出是以气多少，逆皆为厥，厥证的病机关键，在于气血逆乱，《内经》所论厥证繁多，其中最主要的指两种，一是指四肢逆冷的病证，即所谓"清浊相干，气乱于臂胫，则为四厥"，《素问·厥论》曰"阳气衰于下，则为寒厥""阴气衰于下则为热厥"，指眩仆昏厥的病人证，《素问·调经论》指出"血之与气，并走于上，则为大厥，厥则暴死，气复反则生，不反则死"，《素问·生气通天论》所述的"薄厥""煎厥""暴厥"都属于突然晕倒，不省人事的昏厥之证。

第八节　"积聚""胀""咳嗽"病证论

一、积聚

指胸腹腔内积块的病证，形成积聚的原因，有寒凝、气滞血瘀、痰湿水饮，《灵枢·百病始生篇》说"积之始生，得寒乃生，厥乃成积也"，"有寒汁沫与血相搏，则并合凝聚不得散，而积成也"。《内经》论述了多种积聚病证，第一是"肠覃""石瘕"，《灵枢·水胀篇》指出："肠覃……寒克于肠外，与卫气相搏，……癖而内着，恶气乃起，息肉乃生，其始生也，大如鸡卵，稍以益大，至其成，如杯子之状，久者离岁，按之则坚，推之则移"，其病在肠外，"故月事以时下"，"石瘕生于胞中，寒气克于子门，子门闭塞，气不得通，恶血当泻不泻，衃以留止，日以益大，状如杯子"，其病在胞中，故月事不以时下。第二是指"筋瘤，肠瘤，骨肉瘤"，《灵

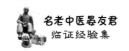

枢·刺节真邪论》邪气久居于筋而不去，气血郁结，则发为筋瘤，邪气与正气相搏，津液久留，凝聚在肠胃，则发为肠瘤，瘤肿形成较慢，数岁乃成，以手按之柔软，名曰昔瘤，邪气深入于骨，骨气与邪气相互抟聚，日渐长大，则为骨瘤，邪气中于肉，久留不去，有热则化为脓，无热则为肉瘤。第三是"伏梁"指下腹部脓血积块的病证，《腹中论》说"少腹盛，上下左右皆有根……裹大脓血，居肠胃之外"。"息贲"乃邪气闭肺而为肺之积，《奇病论》说："病胁下满，气逆，二三岁不已。""肥气"寒邪在肝而为肝之积。"痞气"乃邪气壅脾而脾之积。"奔豚"乃寒气入肾而为肾之积，《邪气脏腑病形篇》有"肥气在胁下，若覆杯""痞气，腹裹大脓血，在肠胃之外""奔豚足不收，不得前后"的详尽的描述。

二、胀病

为《内经》所述的气胀《素问·胀论》指出"气之令人胀也""厥气在下，营卫留止，寒气逆上，真邪相攻，两气相搏，乃合为胀也"。其发部位，"在于脏腑之外，排脏腑而郭胸胁，胀皮肤"，可分为五脏胀病和六腑胀病，"寒气克于皮肤之间，鼓鼓然不坚"的"胀肤"。另一方面指的是"水胀"，由水湿停留所起，《灵枢·水胀篇》指出："水始起也，目窠上微肿，如新卧起之状，其颈脉动，时咳，阴股间寒，足胫肿，腹乃大，……以手按其腹，随手而起，如裹水之状，此其候也"。再一方面是"鼓胀"，多系水停血凝，肝郁脾伤，土虚木乘之疾，《灵枢·水胀》谓其"腹胀身皆大，……色苍黄，腹筋起。"这些论述是中医认识"胀病"的理论基础。

（一）五脏胀　《灵枢》指出"心胀者，烦血短气，卧不安"，胸腹部及皮肤腠理之间胀满，心气阻滞，神明被扰，肺气壅塞失宣，出现"虚满而喘咳"的肺胀；肝失疏泄而"胁下满而痛引少腹"形成肝胀；气滞于脾，胃气上逆，脾失健运，出现"哕，四肢烦倦，体重不能胜衣，卧不安"的脾胀；气滞于肾，肾气不舒，"腹满引背央央然，腰髀痛"的肾胀证。

（二）腑胀证　胃胀是气停于胃，宿食不下，胃失和降，而现"腹满胃脘痛，鼻闻焦臭，妨于食，大便难"；寒气上逆，大肠传导无度，清浊相混，完谷不化，"肠鸣而痛，冬日重于寒，则飧泄不化"的大肠胀；寒气上逆则化物不出而"小腹瞋胀，引腰而痛"为大肠胀；气化不利，气结于膀胱，水气闭塞，"小腹满而气闭"为膀胱胀；腠理不通，"气满于皮肤之中"空虚而不坚实为三焦胀；肝气不舒，气郁于胆，"胁下痛胀，口中苦，善太息"为胆胀。

（三）水胀　水邪停留，邪气阻逆于内，气不行水，水气积聚，可以上行目窠面肿，下行足肿，阴股寒冷，寒凝气滞，水湿停聚，《素问》"诸有水气者，微肿先见于目"征候，表现出颈动脉怒张搏动，腹胀满，咳嗽和按之凹等特点。

（四）腹胀　腹部胀满而不坚有声中空而软，寒气入于肌肤，阳气阻滞，全身皆肿，以气滞为主，此所谓"腹大，身尽肿，皮厚，按其腹，腹色不变，此其候也"，以按而起者为气，不起者为水胀的鉴别。

（五）鼓胀　腹部有青筋暴怒，胀大如鼓，皮色苍黄，全身肿胀，出现心腹满外实中空，胀而不能再食，内伤脾肾，脾土气虚，不能磨谷，饮食不节，气机阻滞，腹胀及胸，形成鼓胀，气食为病易于复发。《内经》治疗鼓胀用鸡矢醴，《本草纲目》和《岳美中医案》都有记载，待考，仍以理气行滞，下气温化水饮，软坚消痞为大法。

临证心得　治疗各种胀证的重要意义是防止疾病转化为癥瘕积聚，胀证中尤以鼓胀为最重，久病必瘀，穷必及肾，量变到质变，在治疗中同时也要注意病变向鼓胀的转变。

三、咳嗽

其病发自于肺，《素问·宣明五气篇》"肺为咳"又与五脏六腑相关，《素问·咳论》"五脏六腑皆令人咳，非独肺也"。咳嗽的病因，有"燥气流行……甚则喘咳逆气"者，有"炎暑流行……少气咳喘"者，有"秋伤于湿，上逆而咳"者，有外受寒邪，内伤寒饮，"外内合邪……则为肺咳"者，都与肺胃关系密切，"此皆聚于胃，关于肺"也，咳嗽的辨证，《素问·咳论》提出五脏之咳和六腑之咳，并提出各自不同的兼证，对临床实践有重要的启发作用。

临床心得　《内经》重视运气对咳嗽的影响，燥气、炎暑、金郁之发、秋伤于湿、岁火太过、岁金太过流行，使肺失宣肃，肺气上逆，热盛而食气，水来乘肺，燥金伤肺，或湿瘀成热，上承肺金而为咳嗽，"邪气以从其合"，内外相引伤肺，不仅五脏六腑的病变都可致咳嗽，而且受"非其时"与五脏主令的四季六淫之邪相感有关，邪气"聚于胃，关于肺"，是咳嗽的关键，痰生于脾，储于肺，咳嗽日久而"移于六腑"，五脏通过相互表里脏腑相传，咳嗽进一步加重，治疗当切断方药，防止传变病深不解。

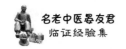

学术心得 《内经》的证候学说是根据症状、部位、形状、疾病的性质和程度而命名的,有许多老病名,现代已经不用了,病中有证,证中有病,病证结合,证候群和症状,主要症状和次要症状,主证和分证来加以命名的,现在的中医临床路径辨证分型,把标本缓急西医病名对照施治,但是对于疑难危险重证的治疗仍然要求助于经典,在内经中去求证。从《内经》时代到现在"证候学"已经形成一门专门的学科,是我们诊断和鉴别诊断主要工具,从审察内外、辨证求因、四诊合参的角度来分析比较证候的主次,不断地提高疗效,把《内经》中有关证候的理论的宝贵遗产继承下来,并且在实践中,运用现代科学的知识和方法,进一步整理研究,将它提高到一个新的水平。

第九节 《黄帝内经》的"因""机"论

中医学核心价值就是审证求因,根据疾病发生发展的过程把症状和体征用中医的脏腑理论发病的机理进行施治,而《黄帝内经》是西汉时四大医学流派医经派的代表之一,"平素问答之书"和"以枢为门户,神灵枢机之要"的精深微妙医学理论对后世影响深远,《内经》中病因病机学说,是我们继承发掘优秀中医文化的精髓,是我们天然原味的辨证施治的主线和沿流,《内经》是"医家之宗",应有义务古为今用。

一、病因病机的分类

《黄帝内经》的早期人门在认识疾病时首先是自然的变化对人影响而出现症状来审证求因的,导致疾病的因素是多种多样的,有外感六淫,内伤七情,饮食不节,起居失常,以及跌扑损伤,疫疠流行等。《灵枢·顺气一时分为四时》说:"夫百病之死生者,必起于燥湿、寒暑、风雨、阴阳、喜怒、饮食、起居。"《灵枢·调经论》将这些复杂的病因概括为两大类,即:"邪之生也,或生于阴,或生于阳,生于阳者,得之风雨寒暑,生于阴者,得之饮食居处,阴阳喜怒。"盖阳主外,阴主内,生于阳即病生于外,生于阴则病生于内,由此后世医家把阴阳两大类引申为外感、内伤两类,《内经》的这种归类法,为中医病因学奠定了理论基础,汉代张仲景《金匮要略》所谓"千般疢难不越三条",宋代陈无择《三因极一病证方论》所谓"内因、外因、不内外因"的三因学说,都是以此作为理论依据的。

（一）外感六淫

《内经》明确指出各种致病因素的特点，如外感六淫，风为六淫之首乃外感疾病之先导。《灵枢·骨空论》云："风者百病之始也。……风从外入，令人振寒汗出头痛，身重恶寒。"风散行而数变，故《素问·阴阳应象大论》"风胜则动"，《素问·痹论》说"风气胜则为行痹"，《素问·风论》"风之伤人也，或为寒热，或为热中，或为寒中，或为疬风，或为偏枯，或为风也，其病各异，其名不同，或内至五脏六腑"。风为阳邪，巅顶之上，惟风可达，易伤上部，故《素问·太阴阳明论》又云："伤于风者，上先受之"，寒为阴邪，易伤阳气，所谓"阴盛则阳病"，《素问·举痛论》："寒邪入经而稽迟，泣而不行，客于脉外则血少，客于脉中则气不通，故猝然而痛。""寒气客于肠胃，厥逆上出，故痛而呕。"寒邪受引，最易凝滞血气，所谓"寒则气收"就是这个道理。湿为阴邪，其性重浊，故《素问·太阴阳明论》云"伤于湿者，下先受之"，《素问·生气通天论》云"因于湿，首如裹"，《素问·痿论》指出："有渐于湿……痹而不仁，发为肉痿。"湿盛则伤脾，故《六元正纪大论》说："湿盛则濡泻，甚则水闭胕肿。"燥邪干燥，易伤津液，所谓燥甚则干，故《素问·至真要大论》说："燥淫所胜……嗌干，面尘，身无膏泽。"暑与火热，其性相同，《素问·五运行大论》所谓："在天为热，在地为火，……其性为暑。"盖暑性炎热，主升主降，故《素问·生气通天论》云："因于暑，汗"，《灵枢·岁露》亦云："暑则皮肤缓而腠理开"，《素问·举痛论》"炅则腠理开……汗大泄，故气泄也"，所以《灵枢·刺志论》："气虚身热，得之伤暑"。火热之邪，其性燔灼，故《素问·五常政大论》指出："谓火热淫胜，其性炎灼狂扰，……其变炎烈沸腾，其病疮疡、血流、狂妄、目赤，其病进。"传染病疫疬方面，《素问·刺法论》："五疫之至，皆相染易，无问大小，病状相似"，说明疫疬之气有强烈的传染性，可以形成瘟疫流行，这一理论，为后世"瘟疫论"奠定了基础。

（二）内伤七情

《灵枢·寿夭刚柔》指出："忧恐喜怒伤气，气伤脏，乃病脏。"凡情志过激就会影响气机，使气机升降失调，必然伤及内脏而发生相应病变，所以《素问·举痛论》云："怒则气上，喜则气缓，悲则气消，恐则气下，惊则气乱，思则气结。"阐明了情志伤及人体导致气机紊乱的病理特点。《素问·举痛论》说："饮食自倍，肠胃乃伤。"凡五味偏嗜，则损伤五脏，《素问·生气通天论》："阴之五宫，伤在五味。"凡恣食肥甘，则变生内

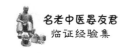

热，《素问·奇病论》："肥者令人内热，甘者令人中满。"《素问·生气通天论》所谓："高粱之变，足生大疔。"

（三）起居失宜　凡劳逸过度

皆能导致疾病的发生，《素问·宣明五气》指出："久视伤血，久卧伤气，久坐伤肉，久立伤骨，久行伤筋。"如高士宗说："或耗其精，或劳其神，或夺其气，种种皆致病之由。"

二、《内经》中疾病发生的机理

疾病是否发生，取决于邪正斗争的胜负，如果人体正气充盛，正能胜邪，则不易发生疾病。《灵枢·刺法论》说："正气内存，邪不可干。"若人体正气虚弱，正不胜邪，便容易发病，《灵枢·百病始生篇》指出："必因虚邪之风，与其身形，两虚相得，乃客其形。"可见《内经》十分重视人体正气在发病中的主导地位，因此《素问·评热论》强调说："邪之所凑，其气必虚。"由于人体正气的强弱和受邪的程度不同，邪气伤人，有时并为立即发表，而是潜伏体内，再由某种诱发因素触发，这种旧邪与新邪相加的情况，《内经》称之为"因加而发"。《素问·生气通天论》所云"春伤于风，邪气留恋，乃为洞泄，夏伤暑，秋为该疟，秋伤于湿，上逆而咳，发为痿厥，冬伤于寒，春必病温"，亦属于此类，后世医家称为"伏邪"发病，温病学家的"伏气"理论，是以此为依据的。

三、《内经》中的病机纲目

《内经》论病机宗旨，包括阴阳盛衰、邪正虚实消长、表里升降失常、脏腑气机紊乱等。

（一）五脏六气的病机

《素问·至真要大论》"病机十九条"对若干病证作概括性的归类，以作为审察病机的范例和疾病的分类的纲领，其中五脏病机五条，上下病机两条，六气病机十二条，每一条病机都是通过主证以寻求五脏、六气的发病机理，这是《内经》病机的主要特点，由于疾病变化多端，十九条不可能把一切疾病的病机都包括进，通过提示分析病机的两个方法，一是明确病变所在的脏腑部位；第二是明确疾病的寒热风火属性，由于不同症状病机不同有不同的属性，相同的症状往往病机各异。张景岳说："非谓病机之变，止于是也，夫规矩准绳，匠氏之法，一隅三反，巧则在人。"

（二）阴阳寒热病机

人体的阴阳二气失调，产生偏盛偏衰，乃是病机的关键所在。《素问·调经论》指出："阳虚则外寒，阴虚则内热，阳盛则外热，阴盛则内寒"，寒邪侵入人体，阻遏卫阳，产生外寒表证，后世引而发之，是谓人体阳气不足，卫阳虚弱，体表失去温煦，出现畏寒肢冷的虚寒证候，"阴虚则内热"是劳倦太过，损伤脾胃，清阳不升，浊阴不降，谷气留而不行，郁久化热。李东垣所谓"气虚发热"即属此类，后世医家推而广之，泛指肺胃肝肾等内脏之阴虚而不能制阳，水不济火，出现午后潮热，盗汗，口燥舌干，舌红苔少，脉细数的虚热证候，"阳盛则外热"本义仅指上焦不通腠理闭塞，卫气郁遏而发热，后世认为阳亢热盛，应包括表热和里热的实热证候，"阴盛则内寒"，本指寒气积于胸中，损伤阳去出现拟寒证，后世泛指一切内寒证，其内外、寒热、虚实以阴阳来分析的方法，给后世极大的启发，并为中医学的"八纲"辨证奠定了基础。

（三）邪正虚实的病机

疾病发展过程，始终贯穿着正邪双方的斗争，其结果反映病理的虚实变化。《素问·通评虚实论》云："邪气盛则实，精气夺则虚"，"实"指邪气亢盛，正气未衰，邪正相搏，表现出亢奋有余壅滞不通的病证，《素问·玉机真藏论》所述"脉细，皮寒，气少，泄利前后，饮食不入"的五脏虚，即五脏精气虚衰之候，《灵枢·海论》四海有余不足的病变，《素问·脏气法时论》所述的五脏虚实的病理变化，对于临床虚实的辨证均有重要意义。

《黄帝内经》对人体疾病的病因病机的论述，指导着诊疗的理论和临床，值得我们进行长期的深入的研究和整理，加以继承弘扬。

第九章　中医天人相应的健康养生观

中医的天人相应观，贯穿着祖国医学的核心价值的理念，这种学术思想

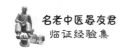

把自然界和人连成一个整体，人体与脏腑之间又是一个整体，天体大宇宙，人体小宇宙，四时气候的变化，和人体五脏六腑的变化是息息相关的，直接影响着人体的生命活动，所以我们顺应自然，适应环境，改造和抵抗自然的变化，对于人体在与自然作斗争的过程中，找到与阴阳变化规律的方法抵抗能力，就需要修复和保养我们机体功能的活动能力，用以不断地克服来自于自然的各种刺激和变化，来添加机体所需要的各种营养物质，使之更加地强大有力，这就是我们中医因时、因地、因人地进行休养生息。

人与自然是一个统一的整体，人体的脏腑功能与气血运行和气血变化是相互联系的，一年四季春温夏暑秋燥冬寒的气候交替，自然界万物就会生长收藏的变化规律，人体要顺四时而适寒温，春夏养阳，秋冬养阴的养生原则，四季是我们生活的主线，季节气候的变化更迭与饮食运动和起居尤为重要，养生保健饮食对于人体的健康防止早衰长寿都具有重要的价值。

第一节　子午时辰养生规律

日月星辰，寒暑往来，阴阳消长，四季循环，春夏养阳秋冬养阴，十二时辰制是起于西周，古人把一昼夜分成十二个时段，每一个时段为一个时辰，汉代命名为夜半、鸡鸣、平旦、日出、食时、隅中、日中、日昳、晡时、日入、黄昏、人定等。

有用十二地支来表示，子丑寅卯辰巳午未申酉戌亥，中医认为每日的十二个时辰对应十二经脉，不同的时辰经脉经脉中的气血盛衰不同，人要有意识地顺应这种规律，阴阳才能调和，身体才得以健康。

一、子丑时辰

每天24小时，分为12时辰，子时为子夜23—凌晨1点，为胆经当令，子觉之时，内经说"凡十一藏取决胆"，说明充足优质的睡眠对人体的胆保持相当的能量，所以胆气旺而肝气疏，气血调，脾胃健，神心定正，五脏安和。而丑时凌晨1—3时，为肝经当令，肝脏在此时当班，肝之藏血造血调节血量，疏泄条达，藏魂，精血在此时进行交换，不断地对水谷之精微进行加工改造，对有害物质进行解毒，故不宜酗酒，娱乐游戏，静心养气于护肝，使肝血徐徐充养心脾，深睡而柔肝充脾滋心而生化无穷。

二、寅卯时辰

寅时为3—5时，肺经当令，阴消阳长之时，稚阳初升，气血由静变动，初疏阶段，待以鸡鸣而心神复苏，气血流畅，使肺气得以宣降，呼吸动度开始吐故纳新，主制节朝百脉等新陈代谢得以启动。卯时5—7时，是大肠主令，肺气充而八脉丽，肺降充足的新鲜血液敷布到全身，促进大肠加入兴奋状态，完成吸收的食物水分和营养，排除残渣的代谢过程，早晨排便以排毒养颜洁肠以推陈致新，使新的阴液得以滋润。

三、辰巳时辰

辰时7—9时，胃经当令，少阳太阳温柔升起，人体开始进食，受纳水谷进入人体，足够的早餐营养，以供养上午机体的需要，此时的饮食物最易消化，以暖养胃气。巳时上午9—11时，脾经当令，脾主运化，为气血的主要来源，而统血而使四肢肌肉得以温养，成为人体的营养供给保障，称为后天之本，主持人体运化吸收敷布和转输，分配脏腑各部的营养物质，此时是人体最具活力之时，一天中的第一黄金时间，锻炼身体的最佳时段，学习各种效力的最好时机，脾气足则神清气爽，适应阳气逐渐上升而脾胃健旺。

四、午未时辰

午时于11—13时，心经当令，心属火，为主血脉之脏，心主持血液在脉管内的运行，主神明，心血养神、养精、养气、煦筋脉，正午之时，午饭午觉太极阴阳气化，阳盛则阴之转折，此时可以养心养神。未时13—15点，为小肠经主气，在人体是降饮食物进一步消化吸收，把清之清送入血液及脏腑，清之浊下降到大肠排出体外，具有再吸收重滤过的作用，此时可多喝水使血液稀释，充分保护心血管的作用，有未时茶歇泌清浊之说。

五、申酉时辰

申时为15—17时，是膀胱经当令，肾与膀胱相表里，三焦及肾膀胱的气化功能维持人体的最基本的生理功能，储存的水液和津液必须在阳气脏腑功能的膀胱的气化经过太阳经络运送到全身，循环到各个组织间隙，肾与膀胱之精气上注而神而明之，明则下安，不明则十二官危，在下班之前不断地提高工作效率，所以申时存津尿自畅。酉时为17—19时，是肾经当令，肾者主

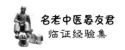
水，受五脏六腑之精而藏之，五脏盛乃能泻，生髓通于脑，主生长发育和生殖，为先天之本，与五脏关系密切，具有充养温煦全身组织的真元阳气原动力的功能，为了养护肾脏，注意晚餐少盐，半饱状态，适当运动走步，使气血关节通畅滑利，气血阴阳交融，在阳消阴长之时，藏精以养元气。

六、戌亥时辰

戌时为19—21时，为心包主令，为心之外膜，保护润滑心脏气血通行的膜系统，此时可扩胸伸展肢体的运动和深呼吸轻柔捶打胸背，具有护心神调气血循环的作用。亥时为21—23点，为三焦经当令，是入睡催眠最佳时辰，上中下三焦五脏六腑都处于相对由兴奋转入抑制安眠状态，为第二天回循环做好准备工作，是机体安然加油休息的最好时机，利于脏腑肢体消除疲劳以利再来的24小时的子午循环。

第二节 二十四个节候与健康

一、立春

立春是冬至之日起45天或46天作为立春之日，时值阳历2月上半月，是一年中第一个节气，自秦代以来，我国就一直以立春作为春季的开始。在气候学上，常以每五天的日平均气温定在10度以上的始日划分春季开始，因此，从气候学上看，2月下旬真正进入春季的只有华南地区。我国古代还将24个节气分成72候，每天为1候，立春15天的三候为：“一候东风解冻，二候蛰虫始振，三候鱼涉负冰”，这是说立春以后东风送暖，大地开始解冻，立春五日后，蛰居的虫类慢慢地在洞中苏醒，再过5日，洞里的冰开始融化，鱼开始在水面上游动，此时水面上的冰片还没有完全溶解，如同被鱼负着一般浮在水面。

立春过后，气温日照降雨等常处于一年中的转折点，人们会感觉到白昼长了，太阳暖了，但立春这是表示天气开始转暖，并不是说已经很暖和了。长时期，气候变化较大，天气乍寒乍暖，而且各地气候差异较大，华北春光多丽日，西北沙漠漫天屯，四川云雾天不开，江南春雨常林立，高原飞雪迎春到，华南风雨送春归。俗话说，“春天孩儿脸，气候常多变”，用来形容春季气候特征再恰当不过了，昨天还是艳阳高照，今天则裹住大衣，人们被这个季节折腾得不知所苦。

二、雨水

时值阳历2月19日，雨水时值阳历2月19日前后，此时，不仅表示降雨的开始，而且表示雨量的增多，正如杜甫诗说："好雨知时节，当春乃发生。随风潜入夜，润物细无声。"雨水是寒潮最多的时节，此时来自海洋的暖湿空气逐渐向北挺进，而冷空气并不甘示弱，与暖空气频繁地进行较量，但总的趋势是由冬末的寒冷向初春的温暖过度。雨水节气中的三候为："一候獭祭鱼，二候鸿雁来，三候草木萌动"，说明雨水节气中，水獭开始捕鱼了，将鱼摆在岸边如同先祭后食的样子，五天过后，大雁开始从南方飞回北方，再过五天，在春雨中，草木随地中气的上腾而开始抽出嫩芽。此时，黄河中下游地区，即华北地区，平均气温已经升到0度以上，而西北、东北地区雨水节气期间，依然没有走出冬天的范畴，仍以寒为主，且多有降雪，西南、江南地区，雨水期间除了云南南部地区已是春色满园以外，大多数地方还是一副初春的景象，但华南地区却也是春意盎然，百花盛开。春天气候变化多端，对人体生理和心理影响较大，故注意体育锻炼。

三、惊蛰

时值阳历3月上半月，反映物候的节令，此时，春光明媚，万象更新，适逢九九到九尽，天气渐渐回暖，但因为冷暖空气交替，天气不稳定，气温波动甚大。蛰是藏的意思，动物钻到土里冬眠过冬叫蛰，它们在第二年回春后再钻出土来活动，古时认为是动物被雷声振醒的所以叫惊蛰，从惊蛰日开始，可以听到雷声，蛰伏地下冬眠的昆虫和小动物被雷震醒，出土活动，此时，气温和地温都逐渐增加，土壤已解冻，春耕可以开始了。惊蛰三候为："一候桃始化，二候鹤鹉（黄鹂）鸣，三候鹰化为鸠"，惊醒了蛰伏在泥土中冬眠的各种昆虫的时候，此时过冬的虫卵也要开始孵化，由此可见惊蛰是反映自然物候现象的一个时节。惊蛰时节，我国有些地区已是桃花红梨花白，黄莺鸣叫，燕子飞来的时节，大部分地区已进入春耕季节，正如华中地区农谚所说："过了惊蛰节，春耕不停息。"气候学研究表明，春夏秋冬四季之中，春季的气温、气压、气流、气湿等气候要素的变化最让人捉摸不定，因而在春天常引起许多疾病的复发或者罹患新病，春天的自然条件适合于睡眠，春天易于出现春困。

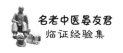

四、春分

惊蛰后十五日为春分，"分者，半也，当春季九十日之半也"，意即春天的一半表示"昼夜平分"的意思，正如谚语中说："春分秋分，昼夜平分。"春分这天，太阳光直射赤道，地球各地的昼夜时间相等，对北半球来说，从此以后，太阳光的直射点北移，白天时间都要长于夜间时间。常年平均气温8度左右，北方冷空气仍不断侵入，天气时暖时寒，终霜期鲁北一般在3月底4月初，降水量依然稀少，一般在5—10毫米，蒸发量明显增多，十年早春旱为常规。春分时节中的三候为："一候员鸟至，二候雷乃发生，三候始电。"意思是说春分日后，燕子便从南方飞来了，下雨时天空便要打雷并发出闪电。

春分时节，南方也是杨花竞开，柳枝呈绿，而我国西北大部、华北北部和东北地区还处在冬去春来的过渡阶段，晴日多风，天气乍暖还寒。"春日春风有时好，春日春风有时恶。不得春风花不开，花开又被风吹落。"这是宋代诗人王安石的一首诗，他把早春气候特点描绘得惟妙惟肖。春天是气候变化幅度最大，冷暖最不稳定且多风的季节。

五、清明

清明时值阳历4月上旬，"清明"的含义是气候温和、草木萌发、杏桃开花，处处给人以清新明朗的感觉。《月令七十二候》中说："物至此时，皆以洁奇而清明也。"《帝京岁记胜》中载："万物生长此时，皆清净明洁，故谓之清明。"清明时节，春意正浓，但这时正是冷暖空气冲突激烈的时候，海洋上空的冷暖湿空气日益加强，经常不断地与南下的冷空气相遇，形成忽冷忽热、时晴时雨的多雨天气。清明三候为："一候桐始化，二候田鼠化为鴽，三候鸿始见"，意思是在这个季节先是白桐花开放，接着喜阴的田鼠不见了，全回到了地下的洞中，然后是雨后的天空，可以见到彩虹了。

在生产生活中，清明作为一个重要的季节，更有"清明谷雨两相连，侵种耕田莫拖延，清明前后种瓜种豆"的说法，在城市里也有"植树造林莫过清明"之说，由此可见，不论在农村还是城市，清明都是一个值得让人们重视的日子。原发性精神分裂症、抑郁症等疾病的患者，对这些气候变化尤为敏感恶，易于出现激奋、躁动、暴怒、吵闹等病态，可见春天是一个多事的季节，故民间有"春天到痴子闹"之说，中医认为精神病人容易在春天发病，与春天阳气升泄太过有关。春天宜保持心胸开阔，情绪乐观，以适应自然规律。

六、谷雨

时值4月20日前后，谷雨时节，我国南方雨水较多，而且每年的第一场大雨一般出现在这段时间，但西北高原山地仍处于干季。谷雨时节，我国大部分地区气温回升速度加快，而且南方地区已是至暮春了，除了华南北部和西北部部分地区外，气温已至20—22度。谷雨三候为："一候萍始生，二候鸣鸠佛其羽，第三候为戴任降于桑"，是说谷雨后降雨量增多，浮萍开始生长，接着布谷鸟变开始提醒人们播种了，然后是桑树上开始见到戴胜鸟，每年的这个时候都会降下绵绵的细雨来，而且这时桃花正在开放，所以也有人称这时候的雨为桃花雨或桃花泛。自谷雨节起，是农事忙碌的开始，谷雨后的气温回升速度加快，从这一天起，雨量开始增多，其丰沛的雨水使初插的秧苗、新种的植物得以灌溉滋润，五谷得以很好地生长。

七、立夏

在阳历5月5日前后，我国习惯将立夏作为夏季的开始，夏原意为大的意思，自然万物至此皆以长大，故名立夏，此时气温显著增高，炎暑将临，雷雨增多，植物进入生长旺季，是一个重要的节气。常言道立了夏把扇架，此节气气温明显增高，按气候学的标准连续5天平均气温升高22度，为夏季的标准，全国各地夏季时间不一致，立夏后，大部地区平均温度可达18度左右，最高气温可达35度以上，南方地区刚跨进夏季，而东北和西北地区气温为20度左右，还处在"门外无人间花落，绿荫冉冉遍天涯"的暮春时节。立夏三候为："一候蝼蝈鸣，二候蚯蚓出，三候王瓜出"，即是说这一节气中首先可听到蜊蜊蝼蛄站在田间的鸣叫声（蛙声），接着就会看到大地上蚯蚓屈出，然后王瓜的蔓藤开始快速攀爬生长。人体最宜的温度为18至28度，气温达到和超过36度时，易导致体内神经组织和内分泌组织的调节功能异常，夏季是阳气最盛的季节，气候炎热而生机旺盛，此时为适应炎热的气候，皮肤毛孔开泄，排出汗以调节体温，但是汗液排出过多，易导致水电解质平衡失调，发生中暑。特别大量出汗使排尿量减少不利于排毒。

八、小满

时值阳历5月21日前后，它是一个表示物候变化的节气，标志着小麦大麦

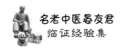

等夏收植物质粒逐渐饱满，但尚未成熟称为小满，小满时节南方地区平均气温一般在22度以上，北方白天温度也可达20度以上，古有大落大满小落小满之说，落是下雨的意思，此节气雨水充沛，光照充足，温度适宜，对小麦灌浆和春播作物生长有利，但有些年份降水少，干热风频繁，对作物生长尤其对小麦灌浆危害很大，有时大风伴有雷雨。需要注意的是，在这一时期，下雨后气温急剧下降，因此宜及时增加衣服，避免感冒。

小满三候为："一候苦菜秀，二候靡草死，三候麦秋至"，是说小满节气中，先是可以看到苦菜已经枝叶茂盛，并且可以采食了，接着是喜阴的一些枝条细软的草类在强烈的阳光下开始枯死，然后是麦子已经成熟可以收割了，夏季汗出是体内代谢产物的排出，所以人体必须要适宜夏天气候，使体内调节功能不因外界高温而失衡，只有这样才能保证人体身体健康，由于高温天气，易于引起情绪激动，人体的生理活动和外界的平衡遭到破坏，导致中枢神经系统功能不稳，精神不振，注意力不集中。

九、芒种

时值阳历6月6日前后，"芒"是指各种带有芒的作物，大小麦等，即是种子的意思，芒种意味着小麦、大麦已经成熟并在近期要收割，也是夏播作物播种时节，这时最适合播种有芒的谷类作物，如晚谷、黍、稷等，此时已进入典型的夏季，农时种作都以这一时节为界，过了这个时节农作物的成活率就越来越低，农彦"芒种忙种"说的就是这个道理。芒种三候为："一候螳螂生，二候鹏始鸣，三候反舌无声"，也就是说在这一节气中，螳螂在去年深秋产的卵因感受到阴气初生而破壳生出小螳螂，接着喜阴的白劳鸟开始在枝头出现，并且感阴而鸣，与此相反，能够学习其他鸣叫的反舌鸟，却因感应了阴气的出现而停止了鸣叫。

芒种后降水量大增，长江中下游地区持续阴雨，气温升高气候非常潮湿闷热，各种物品容易发霉，故称为梅雨季节，又正是梅子黄熟之时，所以也称为梅雨天或黄梅雨，虽然芒种以后天气已经热起来了，但由于北方冷空气的影响，气温仍不稳定，还可出现低温气候，故我国民间有"未食端午粽，破裘不可送"的说法，中医阴阳学说认为要使人体保持阴阳平衡必须注意在夏季保养阳气，顺从自然界夏长规律。

十、夏至

表示炎热的夏天已经到来，时值阳历6月21日前后，这一天太阳几乎直射北回归线上空，北半球白天最长，夜间最短，所以古代把这一天叫作日北至，是太阳运行到最北的一日，过了夏至太阳逐渐向南移动，北半球白天一天比一天短，黑夜一天比一天长。夏至为阳极之至，阳胜覆盖其上，而阴气始生于阴阳争分生死的时节，表示喜阴的生物开始滋生，喜阳的生物将逐渐死去。从夏至日起我国气温开始进入最热的阶段，由于夏至后的天气局部地区对流强，降雨范围小，所以有夏雨隔田坎的说法，夏至以后我国大部分地区就进入盛夏，俗话说夏至一阴生，就是说在此季节中，尽管天气炎热可阴气已经开始生长，使人显得极其脆弱，容易患各种疾病。

夏至三候为："一候鹿角解，二候蝉始鸣，三候半夏生"，麋与鹿虽属同科，但古人认为，二者一属阴一属阳，鹿的角朝前生属阳，夏至日阴气生而阳气始衰，所以阳性的鹿角开始脱落，而麋因属阴所以在冬至日开始脱落。蝉古代称蜩，蝉的种类很多，有良、唐、寒、夏蝉等，其中，夏蝉为知了，雄性的知了在夏至后因感阴气之生便鼓翼而鸣，夏至第三候半夏生，半夏是一种喜阴的药草，因在仲夏的沼泽地水田中生长而得名，也是一种阴性的植物，因此在炎热的仲夏一些喜阴的生物开始出现。祖国医学认为先夏至为病温，后夏至为病暑，正当天日之气上升，地日之气下降，病毒细菌湿热之邪大量滋生，避暑除湿，清凉解热，维持机体内外平衡，为过冬打下良好基础。

十一、小暑

正值阳历7月7日，此时天气较为酷热，但尚未达到极点，故称为小暑，此节气为绿树浓荫，时有热浪袭人之感，部分地区最高气温可达40℃以上，小暑是全年降水最多的一个季节，并会出现大暴雨、雷击和冰雹，有"大暑小暑灌死老鼠"的农彦，这段时间雨量很大。小暑三候："一候温风至，二候蟋蟀居字，三后鹰始鸷"，大地上不再有一丝凉风，而是所有的风中都带有热浪。《诗经》中描述蟋蟀字句有"七月在野，八月在宇，九月在户，十月蟋蟀入我床下"，八月指的是夏历六月，就是小暑季节，由于此时天气炎热，所以蟋蟀离开炎热的田野到庭院的墙角下以避暑热，在这一节气中，可以看到老鹰在高空飞翔，老鹰因地面气温太高而在清凉的高空中活动。

小暑开始，江淮流域梅雨先后结束，东部淮河秦岭一线以北的广大地区

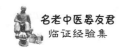

開始了來自太平洋的東南季風雨季，降水明顯增加，華南西南青藏高原處於來自印度洋南海的西南季風雨季中，長江中下游地區則為副熱帶高壓控制下的高溫少雨天氣，常常出現伏旱，此時應清熱解毒，燥濕辟暑，清涼防暑，芳香辟穢，降低室內外溫度和體內外溫度，以預防中暑的發生。

十二、大暑

時值陽曆7月23日前後，處於太陽黃經120，大暑是一年中最熱的季節，比小暑還要熱，所以稱之為大暑，此時我國江淮華北等地，常常是驕陽似火，風速小，濕度大，悶熱難耐，午後的最高溫度常在35度以上，尤其是受熱帶高壓控制的長江中下游平原更是一個大火爐，極端的氣溫對人體的生理和心理會帶來種種不利，甚至會引發痙攣和中暑等急性病症，此時正值二伏前後，長江流域的許多地方，經常出現40度以上的高溫天氣，在這酷熱難耐的季節，防暑降溫不容忽視。

大暑三候為："一候腐草為螢，二候土潤溽暑，三候大雨時行"，世上的螢火蟲有兩千多種，分水生和陸生兩種，陸生的螢火蟲產卵於枯草上，大暑時螢火蟲化卵而出，所以古人認為螢火蟲是枯草變的，《紅樓夢》中最短的一個謎面便是花答案為螢，即取草化為螢之義，第二後天氣開始變得悶熱，土地也很濕潤，第三候是說時常有大的雷雨出現，這大雨使暑濕減弱，天氣開始向立秋過渡。炎炎夏日，往往睡眠不足，睡眠質量已有所下降，從而使心情變得急躁，同時夏季噪聲增多，受聲音危害的機會也增多，容易使情緒煩躁，但這一危害往往不為人注意。當氣溫超過35度時，日照超過12小時，濕度超過80度時，對情緒調節中樞的影響明顯增強，若超過了心理承受能力，易導致坐臥不安，精神遲鈍，出現夏季情感障礙證。

十三、立秋

時值陽曆8月7日前後，秋字由禾與火組成，表示禾穀成熟的意思，立秋也就意味著禾穀開始成熟，因此，歷史中說，斗指西南為立秋，陰意出地使殺萬物，按秋訓示，穀熟也，如果按氣象學上以每五天的日平均氣溫穩定下降到22度以下的始日作為秋季開始，我國除了那些緯度偏北和海拔較高的地方以外，立秋時大部分地區仍處於炎夏之中，即使是東北大部分地區也難見到秋天的腳步，而華南卻要在9月中下旬才先後進入秋季，有諺語說立秋之日涼風至，即立秋是涼爽季節的開始，從這一天起，氣溫由最熱逐漸下降，總

390

的趋势是天气逐渐凉爽，此时暑天的闷热天气已经没有了，人身上也不再有黏热的感觉，尽管天气还处在炎热之中，但素有秋老虎之称的高温天气却已不同于使人烦闷的暑热。

立秋三候为："一候凉风至，二候白露生，三候寒蝉鸣"，就是说立秋过后，刮风时人们感觉到凉爽，此时的风已不同于暑天中的热风，接着大地上早晨会有雾气产生，并且秋天感阴而鸣的寒蝉已开始鸣叫，有些年份，入秋以后，夏季风尚未撤退而冬季风风势已强，冷空气频频南下，就会出现秋雨连绵的坏天气，有时可长达十多天。

十四、处暑

时值阳历8月23前后，处含有躲藏终止之意，处暑表示炎热暑天结束，《月令七十二集解》中说："处去也，暑气至此而解也。"即炎热即将过去了。处暑时，华南仍受夏季风控制，特别是长江沿岸低海拔地区，更会感到"秋老虎"的余威，西北高原此时秋意正浓，海拔3500米以上已成初冬景象，牧草渐萎，霜雪日增。处暑是华南雨量分布由西多冬少向东多西少转换的前期，这时华南中部的雨量常是一年里的次高点，比大暑和白露时多，高原地区处暑至秋分会出现连绵的阴雨天气，虽然，处暑前后，我国大部分地区日平均气温人仍处在22度以上，但是这时冷空气南下次数增多，气温下降逐渐明显。著有《清嘉录》的顾铁卿在形容处暑时讲："土俗于处暑后天气犹暄约在18日而始凉。"彦云："处暑十八盆，谓沐浴十八日也"，意思是说处暑后还要经历大约18天的流汗日。

处暑三候是："一候鹰乃祭鸟，二候天地始肃，三候苗乃登"，此节气老鹰开始大量捕猎鸟类，并且先陈列而如祭后食，接着天地间开始凋零，充满肃杀之气，而行刑。《吕氏春秋》上说："天地始肃不可以赢"，即是告诫人们秋天是不骄赢要收敛的季节。第三候苗乃登的苗字，指的是黍、稷、稻、麦、梁等类农作物的总称，登即成熟的意思。

十五、白露

时值阳历9月8日，历书记载："阴气渐重凝而为露，故名白露。"白露是个典型的秋天季节，白露是天气转凉的象征，候鸟将在这个季节南飞避寒，气候转凉，一天当中，早中晚温差变化较大，早晚凉中午热，因气温降低较快，夜间温度已达白露的条件，因此，露水凝结得较多、较重，呈现白

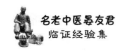

露，故而得名。白露时节，凉爽的秋风至北向南已吹遍淮北大地，此时炎热已逝，暑气渐消，我国大部分地区出现天高气爽，云淡风轻的天气，已逐渐开始了金色的秋季。

俗话说："白露秋分夜，一夜冷一夜。"这时夏季风逐渐为冬季风所代替，冷空气南下逐渐频繁，加上日照时间短，强度弱，夜间地面辐射散热快，故温度下降速度逐渐加快。同为白露节气，在我国的不同地区，其景致也有所不同，北方也是水汽凝结，而南方有些地区还是花叶四香，曾有"白露时分桂飘香"的说法。白露三候为："一候鸿雁来，二候元鸟归，三候群尿养羞"，是说这个季节是鸿雁和燕子等候尿南飞避寒，百尿开始存储干果粮食以备过冬。可见，白露时节是天气转凉的象征。

十六、秋分

时值阳历9月23日前届，此时太阳又直射在赤道上，即昼夜平分故称秋分，是农作物成熟收获的时节，因北半球天气转凉，候鸟、大雁、燕子都开始成群结队地从逐渐寒冷的北方飞向南方，从这一天起，阳光直射的位置继续由赤道向南半球推移，北半球开始出现昼短夜长。秋分是夏季风转为冬季风的过渡季节，随着北方冷空气势力的逐渐增强，与逐渐衰竭的暖湿空气相遇，会产生一次次降雨，常常是阴雨连绵，秋分以后，日降水量也不是很大，暴雨和大雨的机会较小，但降水的次数却增多起来，真是"一场秋雨一场寒，十常秋雨好穿棉"。

秋分三候为："一候雷始收生，二候蛰虫胚呼，三候水始涸。"古人认为雷是因为阳气盛而发声，秋分后阴气开始旺盛，所以不再打雷了，第二候中的"胚"字是细土的意思，就是说由于天气变冷，蛰居的小虫开始藏入穴中，并且用细土将洞口封起来，以防寒气侵入，"水始涸"此时降雨量开始减少，由于天气干燥，水汽蒸发快，所以湖泊与河流的水量变少，一些沼泽及水洼便处于干涸之中。所以秋季宜养胃，由于气温转凉，胃肠道对寒冷的刺激非常敏感，如果防护不当，就会引发胃肠道疾病和原有的胃病加重，因此秋季养生宜养胃，还应戒烟戒酒，进食时宜细嚼慢咽，以减少粗糙食物对胃的刺激，并注意饮食卫生，防止病从口入。

十七、寒露

时值阳历10月8日前后，历书记载："斯时露寒而冷，将预凝结，故名寒露。"寒露的意思是气温比白露时更低，地面的露水更冷，快要凝结成霜了，所以，有人说，寒是露之气，先白而后寒，是气候逐渐转冷的意思。此时，我国有些地区会出现霜冻，北方已成深秋景象，白云红叶，偶见早霜，南方已秋意渐浓，蝉禁葫残，由于此时阴天少，所以阳光充足，是全年日照百分率最大的节气，素有秋高气爽之称。此时，南方的广大地区已进入秋季，华南日平均气温多数不到20度，即使在长江沿岸地区气温也难升到30度以上，而最低气温可降到20度以下，东北地区已进入或即将进入冬季，西北高原大部分地区平均气温普遍降低到10度寒露以后，雨季结束，天气常是昼暖夜凉，晴空万里，但华南仍是绵雨的季节，湿度大，日照少，阴天多，雾日至此也显著增加，在高原地区寒露前后，是雪害最严重季节之一。

寒露三候为："一候鸿雁来宾，二候雀人大水为蛤，三候菊有黄化"，此节气鸿雁排成一字或者人字形对例大举南迁，大水指的是大海，古时海边的蛤贝类出现很多蛤蜊，并且贝壳的条纹及颜色与雀鸟很相似，第三候是菊有黄化，此时的菊花已普遍开放，古人认为秋季是土德当令，土为黄色花为黄色，菊花是我国很早就有记载的花卉。

十八、霜降

时节在阳历10月23日前后，古书记载："九月中，气肃而凝，露结为霜也。"此时天气变得寒冷，近地面中的水蒸气在地面及植物上，直接凝结而成的冰霜，俗称打霜，故称之为霜降。霜降是秋季最后一个节气，是秋季与冬季之间的过渡季节，黄河流域一般都出现初霜，最低气温可达0度左右，南方大部分地区，平均气温都在16度左右，还见不得初霜。霜是近地面空气中的水汽在地面和植物直接凝结成冰晶，色白且结构疏松，霜遍布在草木土石上，而霜覆盖的蔬菜，吃起来味道特别鲜美。

霜降三候为："一候豺乃祭兽，二候草木黄落，三候溓虫咸府"，这是说此季节中豺狼将捕的猎物先处理后才食用，大地上的树枝枯黄掉落，蛰虫也全在洞中不动不食，垂下头来进入冬眠状态之中。秋季宜养阴，阳气渐收，阴气渐长，人体生理活动也顺应自然环境的变化，机体的阳气随之内收，因此，秋季养生必须注意保养阴液，所谓的秋冬养阴，在秋冬季节顺应自然界"秋主收，冬主藏"的规律而重视蓄养阴津，以适应收藏的需要，为来年阳气生段打下基础，阴是指精、血、津液的总称，在冬季要慎重安排性

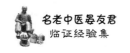

生活，适度以蓄养阴精，切不可一味地追求痴情纵欲，耗伤阴精，而导致贼年损寿。

十九、立冬

时值阳历11月8日前后，古人对立冬的解释是："立建始也，冬终也，万物收藏也。"立冬即万物开始潜藏。是指一年的田间操作结束了，作物收割之后要收藏起来的意思，习惯说我国民间常把这一天当作冬季的开始，立冬一过，我国黄河中下游地区即将结冰，各地农民都将陆续地转入农田水利基本建设和其他农事活动中，这是一个十分重要的节气，又是人们进补的时期，由于我国南北纬度之差，故真正意义上的冬季并非都以立冬为准，而是陆续几天气温低于10度以下为标准。立冬时节，南方地区绵雨业已结束，平均气温一般为12—15度，所以一般还不太冷，晴朗无风之时，常有温暖舒适的"小阳春"天气，但是，这是北方冷空气常频频南侵，可形成伴有雨雪的寒潮天气，高原地区已进入干季，湿度迅减，风速渐增。

立冬三候为："一候水始冰，二候地始冻，三候雉入大水为蜃"，这是说在这一节气中水已结成冰，土地已开始冻结，野鸡一类的大鸟便不多见，而海边可以看到外壳与野鸡线条及颜色相似的大蛤，所以古人认为雉到立冬变成大蛤了。中医学认为，立冬的到来是阳气潜藏、阴气盛极之时，此时，万物活动趋向休止，以冬眠状态养精蓄锐，为来春生机蓬勃而准备。

二十、小雪

时值11月22日前后，此时天已集阴，气温仍继续下降，开始降雪，但寒未深而雪未大，所以称小雪。小雪前后，黄河流域开始降雪，南方降雪要晚两个节气，而北方已进入冰冻季节，寒冷的西北高原，最低气温可达15度左右，南方地区北部开始进入冬季，华南地区由于秦岭和大巴山阻挡了冷空气入侵，还较为暖和。小雪三候为："一候虹藏不见，二候天气上升地气下降，三候闭塞成冬"，这是说此时不再有雨，彩虹不再出现，由于天空中阳气上升，地中的阴气下降，导致天地不通，阴阳不交，所以万物失去生机，天地闭塞而转入严寒的冬天。

人体生物钟随着四季轮回有序变化，同时也受外界环境的影响，因此，冬季人体的一些生理指标在气象因素刺激下，会出现相因的变化，即出现血压的昼高夜低，一年中则冬夏低，这是因为夏季天热，周围血管舒张，缓冲余地大，冬季寒冷，周围血管收缩，血压升高，血钙的变化昼高夜低和夏高冬低，冬季老人都有抽筋，与冬季夜间低钙有关，所以，老人应多喝牛奶，同时要多晒太阳，以维持体内的血清钙的正常含量。冬季免疫功能昼低夜高，而且冬季免疫功能最强，以后渐低，故冬季发病率与死亡率是一年中最高，因此，久病体衰、体质虚弱者和老人需谨慎过冬。

二十一、大雪

时值阳历12月7日前后，处于太阳黄经255度，"大雪"从字面上理解，就是表示降雪开始大起来，古人的解释说"大者，盛也，至此而雪盛也"，当地面有积雪，就是雪大的一种象征，北方有"千里冰封，万里雪飘"的自然景象，南方也有"雪花飞舞，漫天银色"的迷人图像，我国北方常有昼夜大雪，压断树枝，封锁道路的情况出现，在农业上有"瑞雪兆丰年"的说法，这主要是说雪铺盖在地上，因温度低，能杀死越冬的虫子，给农作物生长带来好处。大雪节气后，东北西北平均气温已达10度以下，黄河流域和华北地区气温也稳定在10度以下。

大雪三候为："一候鹖鴠不鸣，二候虎始交，三候荔挺出"，这是说此时因天气寒冷，寒号鸟也不再鸣叫了，由于此时阴气最盛时期，正所谓盛极而衰，阳气也有所萌动，所以老虎开始有求偶的行为，三候"荔挺出"是兰草的一种，也可简称为"荔"，也是由于感受到阳气的萌动而抽出新芽。四季对人体代谢的影响中，冬季代谢最低，而代谢是健康的基础，若冬季不重养生，则会造成体质亏损，这关系到来年的健康状况。

二十二、冬至

时值阳历12月22日前后，历代对冬至日都极其重视，古人将冬至日立为一年的开始，民间有"冬至大人如年"之说，冬至这天太阳几乎直射南回归线，北半球白天最短夜间最长，冬至以后阳光直射位置逐渐向北移动，北半球白天较长，故谚语云："立大冬，长一葱"。冬至前后，虽然北半球日照时节最短，接受的太阳辐射量少，但这是地面在夏季所积蓄的热量还可提供一定的补充，故这时的气温还不是最低，过了冬至虽然夜渐长，地面每天接受的热量还是比散失的热量少，短期内气温仍会继续下降，故民间有"冬至不过不冷"之说。

我国民间习惯从冬至起"数九"，每九天为一个小结，到三九前后，

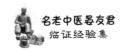

地面积蓄的热量最少，天气也最冷，所以说冻在"三九"。冬至期间，东北大地千里冰封，琼雕玉琢，黄淮地区也常常是银装素裹，大江南北这时平均气温一般在5度以上，动植物仍继续生长，正是："水国过冬至，风光春已生。"华南沿海平均气温则在10度以上，更是鸟语花香，面目春光。冬至三候为："一候蚯蚓结，二候麋角解，三候水泉动。"

二十三、小寒

时值1月5日前后，寒即寒冷的意思，表明已经进入一年中的寒冷季节，此时，冷气结久而寒，但还没有达到最冷的程度，因此称小寒。其实，从气象记录中可以看出，小寒却比大寒冷，是全年中最冷的季节，常有冷在"三九"的说法，而这"三九天"又恰在小寒节气内。由于节气起源于黄河流域，《约令七使二候集解》说："月初寒尚小，月伴则大也。"即当时黄河流域大寒比小寒冷，并且冬天的小寒比夏天小暑相当应，故称为小寒。

小寒期间，南方地区最低气温在10度左右，华南北部最低气温很少低于5度，华南南部0度以下的低温更不多见，东北北部地区平均气温在零下30度左右，内蒙古和新疆以北的地区及藏北高原，平均气温在零下20度左右。小寒三候为："一候雁北乡，二候鹊始巢，三候雌始鸲"。古人认为候鸟中雁食顺阴阳而迁移，此时阳气已动，所以大雁开始向北移，当然，此时大雁还不会迁移到最北方，而是离开南方最热之地，此时北方到处可见到喜鹊，并且感觉到阳气而开始筑巢。

二十四、大寒

时值阳历的1月20日前后，是二十四节气中最后一个节气，此时，天气寒冷至极，所以称大寒，大寒正处于四九、五九之中，气温往往比上一个节气有所回升，长江流域平均气温为2—4度，东北黑龙江流域气温可降至零下40度。此节气降水量稀少，常有寒潮，大风天气，气候比较干燥，

大寒三候为："一候鸡乳，二候征鸟历疾，三候水泽腹坚"，这是说一到大寒节气便可以孵小鸡了，而鹰之类的征鸟，却正处于捕食能力最强的状态中，盘旋于空中到处寻食，以补充身体的能量抵御严寒。在一年的最后五天内，水域中的冰一直冻到水中央，并且此时冰冻得最结实，尺寸也最厚。我国古代一般在小寒与大寒时取冰收藏以备夏天之需，从此物候中可以看出，尽管大寒一般情况下不如小寒气温低，但此时却是冰层最厚、冰土最深

的一个季节，所以名曰大寒也不无道理。大寒对于适应能力较差的老年朋友和危重病人来说，寒冷刺激更为明显，可使皮肤毛细血管收缩，循环阻力增加，左心室负荷加重，血压升高，易诱发加重高血压和心脑血管病。

第十章　《伤寒论》精义发挥

　　《伤寒论》是研究四时气候六淫为病因所致的外感热病个体化治疗的专书，仲景的学术思想贯穿着《内经》"天人相应"运气轮回、因故联系、四季阴阳、时间医学的周期节律性，三阴三阳对称平衡，正邪虚实的对立统一，春夏秋冬寒暑燥湿太过不及，应时而至与否，都有着时空演化规律，遵循这些有序变化过程，才能正确地探索疾病发生转化节奏和脉搏有效地进行治疗，为临床服务。

第一节　太阳病的周期节律性

　　足太阳膀胱经和手太阳小肠经受外感风寒邪气而病，正邪交蒸体表，或者由于少阴病寒盛伤阳脏邪还腑，阴病出阳，太阳与太阴为表里，太阳是人体的一道防卫屏障，卫外功能的强弱决定卫气的盛衰和营卫的协调，太阳病的病机是卫外不固，营卫不调，病理特点是营弱卫强，表现为太阳中风证、太阳伤寒证、表郁轻证。其疾病过程向愈时间是有本身规律的，《伤寒论》第七条："病有发热恶寒者，发于阳也，无热恶寒者发于阴也，发于阳者七日愈，发于阴者六日愈，以阳数七，以阴数六故也。"这是辨阴阳虚实的总纲，除了代表太阳病伤寒和中风证疾病的演变节律，同时说明了自然界事物运动变化的周期节律性，故"人以天地之气生，四时之法成"，仲景认为"天布五行，以运万类，人禀五常，以有五脏"，五行是天的演化，大自然敷布了五行之气，万物才生生不息，人禀受了五种天气的运动方式，化生了以五脏为核心的脏腑经络系统。

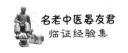
一、阴六阳七节律

《内经》上指出"五运阴阳者，天地之道也万物之纲纪，生杀之本始，神明之府也"，这就是自然界的生命本源，所以五行在天为气，在地为成形，五行之所生次序是水一、火二、木三、金四、土五，是五行的"生数"，天为阳地为阴，奇阳偶阴，可推之为天一生水、地二生火、天三生木、地四生金、天五生土、天六成水、地七成火、天八成木、地九成金、天十成土，阴阳相配，气化成形，水成形而下流，火成形固尘，木成形疏距，土成形聚地，金成形碎物，这就是五行的"成数"，阴阳的运动气化各有配偶而物质成焉，七是火的成数，六是水的成数，故《内经》"水火者，阴阳之征兆也"，水火最能代表阴阳的特性，也是"以阳数七，阴数六"的意义所在。

二、七日节律

《伤寒论》第八条指出："太阳病头痛至七日以上自愈者，以其经故也，若作再经者，针足阳明使经不传则愈。"当病情进入第二阶段可以传其他五经，从而针阳明如"足三里"强壮温散切断病程，是说太阳病未经治疗在没有合并症和并发症的情况下，到了第七天疾病自然痊愈了，是机体对疾病抗御能力和疾病本身自限的七日节律过程，临床实践证明，各种疾病发生发展痊愈都在一周为一个阶段，感染性疾病在七天会缓解，身体素质较好的人不经治疗可以痊愈，术后七日拆线进食，在伊甸园里的亚当、夏娃就开始周日消除疲劳方式，近代周五工作制，学生一学期以周节律计算，妇女妊娠以40个周期计算，每月经期为四周。

三、昼夜年节律

《黄帝内经》中记载了有七日节律、昼夜、四季节律在脉象表现为夏洪、秋毛、冬石、春弦，四季叠加为年节律，就是地球绕太阳公转一周的结果，七日是月节律的四分之一，一月之中，分为上弦和下弦、满月和黑月，六十年甲子节律，世间上的一切生物都是有其生活规律的，必须顺应自然变化而建立自身活动生长发育轨迹，而猫科动物的老虎妊娠十五周、小猫是九周、母鸡孵小鸡三周、兔子四周，妇女月经周期四周，恰是月球运动一周，我们在"天人相应"的时空，生物界及人类的运动变化是同步进行的，脱离这个规律就会变生他病或者重新建立自身规律。太阳病欲解时间在巳至未上

（9—15时），少阳病的欲解时在寅至辰上（3至9时），阳明病在申戌（15—21时），太阴病在亥丑（21—1时），少阴病在子寅（23—5时），厥阴病在丑卯（1—7时）。

第二节　周期节律对六经病治疗预后

六经的发病有阴阳之别，是因为体质和感邪轻重的不同，疾病传变加重与否，与将息保养治疗当否直接相关，疾病痊愈与是否有利时机针对病机有效地治疗，利用疾病周期节律性，发病时和欲解时，把握人的素体、病邪、时机治疗"三维"辨证法进行治疗，灵活运用疾病发病时和欲解时。

一、四季节律对六经影响

当春三月受邪时，顺应春季万物生长发育和萌动，适时运动，劳逸结合，三个月的六节气中，百草回生，百病易发，若逆之则伤肝，由此引起外感的肝经风热和以肝七情为中心的内伤疾病。

（一）春三月与经络

在初春一月，有深冬寒冷，正值立春、雨水之季，以温经散寒，调和营卫，佐以疏肝养肝，春二月惊蛰、春分阴阳昼夜平衡之时，温肝疏散风热为主，春三月清明、谷雨之节，逐渐阳气上升，不避外邪，六淫之邪易于滋生，治疗时以清热解毒，宣肺利气，正确判断病人体质阴阳类型，以利于选择适合方药。外感服药时间可在上午，每日服早中二次，每次90—180毫升，内伤七情疾病可在上午9点以前，日一次，次70—140毫升，连服三天，"天三生木"内伤休一日再服三日，故"地七成火"有木生火之意，对于煎法，宜盖壶闭熬，使药力达表入肝，以充分发挥疗效。

（二）夏三月与六经

夏季十二周，天地之气交合，万物开花结果，焦阳之暑热熏烁，在立夏、小满、芒种的六周，有春季遗留风温，阳气逐渐上升，太阳、阳明经府易于受邪，出现春方温病，宜散风清热凉血解毒，服药时间在白天三次饭前每日7时以前，后夏至、小暑、大暑六周进入仲夏，是一年中阳气最盛之时，阳明、太阴经府易于受邪，易于发生暑瘟、湿温病，温热之邪易于深入下焦肝肾，造成热深厥深的危重证候，以甘寒清热解暑，化湿芳香醒脾，在每天5时之前，成人每次150毫升，达到水生木，水火济既，金水相因目的。煎药方

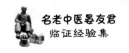

法宜揭壶煎熬二沸。

（三）秋三月对经络的影响

秋季的立秋、处暑、白露、秋分、寒露、霜降六个节气中，夏季风到冬季风的过渡，空气由温燥向凉燥转变，秋燥、腹泻、感冒多见，太阴、阳明易于受邪，一方面清热解毒，润燥救肺，清胃燥湿，疏肝道滞，适时补气，增强体质，以利冬季御寒，服药方法以早晚7时为宜，使病邪在机体阴消阳长和阳消阴长中，充分增强疗效。

（四）冬天对经络影响

冬天的三月有深秋的燥邪，空气肃敛凌固，寒冷气滞，经历立冬、小雪、大雪、冬至、大寒、小寒节气，处于阴中之阴阶段，三阴经易于受邪，肝脾肾都处于收藏，治疗上注重温阳化气，温肾壮阳，温经通脉，温脾健胃，温养肝脾，使先天生后天，后天养先天，土生万物，阳和气充，使阴阳气血脏腑经络得以温养，机体营养热能得以储备，精津髓液敛藏，"正气内存，邪不可干"，又为来年春季防御外邪的入侵。

学术心得　所以周节律的叠加为月节律，三月为季，四季为年，十二年为轮，六十轮为甲，在一生的生长发育规律过程中就有女子以七计数，地七成火，男子以八计算天八成木，奇阳偶阴，男天女地。《素问》说："男不过八八，女不过七七。"生长发育停止不能生育而进入老年，在颐养天年时，一甲的多，二甲的少，世界上还没有人突破三甲，故我们在适应自然改造自然与大自然作斗争过程中，以时间节律、环节、阶段、生数、成数进行调养，生存运动和劳作，能使生命与自然同在。

第三节　五运六气与六经病

五运主五时之常和变，对人体有德化之常和灾害之变，五运主岁有太过不及平气的不同，在平气之年，气候和平，疾病流行较少，《内经》认为"木曰敷和，火曰升明，土曰备化，金曰审平，水曰静顺"为五行平气之象，生化正常，故很少发病。若五行之气太过而有余，气候变化规律木运之气盛，德化政令变化，土气被抑制而疏松泄泻。木气通达，阳气温和而布化，阴气随之而动，生气淳厚，万物茂荣，气象生发秀丽，施政布散，政令疏畅调达，木运太过，金气司天，木易于生火，火曰炎上，眩晕巅疾，胁痛善怒，木旺克土而吐泄，出现本脏及相胜之脏病变，易发生三阳经证，注意调摄肝脾，和解少阳，切断病程，利用扶正祛邪。

一、五运与六经病

五运之气不及的委和之年，正气不足衰少，温和之气不能敷布，木气不和，土令之气反侮，土不畏木，木不生火，金胜木，万物早秀早熟，气候雾露寒冷，在人体易出现动摇恐惧生风病变，木运不及从金化，己所不胜侮而乘之，胁腹疼痛，肠鸣溏泻，五运不及易出现三阴经心肾脾的病变，固护健补脾肾，温散寒邪，回阳转阴。所胜来复，岁运太过，形成复气，郁结过久而为郁发，出现五行阴阳乘侮制化潜移。

二、六气与六经病

自然界六气的变化影响着人体六经的变化，六气顺着生长化收藏而发展，六气正变，太过不及使人致病，主岁之气燥金之气胜，金克木，风木受邪，病在肝，六淫胜复，三阴三阳之气，始于厥阴风木，终于太阳寒水，年复寒热温凉，淫胜变化，更生疾病，复气来胜气终，出现盛衰演化。客气厥阴司天，风气淫其所胜，阳明少阳病证见，其本在太阴，冲阳脉厥为不治，厥阴在泉，风淫过甚则地气不明，出现太阴虚寒，少阴阳虚，食不下全身沉重之证，主气固定不变，客气逐步流转，两者相加客主加临，是五行相克而病，君相二火，从下而上为逆，从上而下为顺，气胜克伐主气为逆，客气胜为顺，应天之五运之气，五岁一周期，应地之三阴三阳六气，六岁为一周期，天地之气相感上下相临，而变生三十年一纪。

三、运气对人体的影响

六十年一周的德化正令变化，动静相召，五运六气发生同化，春肝木风病、夏心火热暑病、长夏脾土湿温病、秋金肺燥病、冬肾水寒病气的同化，出现盛衰异常，在六十年运与发病关系中，天符与岁会对疾病的影响，天符之为病，属急性，岁会之为病属慢性，太乙天符之为病重而预后不良。五运六气的运动节律，就是"天人相应"具体表现人四时阴阳运动规律的相互关系，对于研究时间医学具有重要意义。

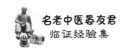

第四节　六经病与天干地支

五运配以天干（十干统运运从甲始），六气配以地支（十二地支气从子始），干支组成甲子，自然界五运六气的变化就是五脏六经的变化，天干地支都有阴阳五行奇偶属性，五行中有阴阳能运，阴阳中有五行能化，不断运动生化不息，循环往复，周而复始。

一、天地的"主运"和"岁运"

天上地下集合形成甲子，乙丑、丙寅等顺次相合，用甲子纪年月日，一年中"岁运"之气，是天地五运之气处于升降之中，一运为一岁，而无运之气分别主治五季（长夏）为"主运"，始于木运，终于水运，年年不变。

每运为一季，73.05刻，合计365日零25刻，正合周天之数，初运木运在大寒节当日交运，二运火运在春分后十三日交运，三运土运在芒种后十日交运，四运金运在处暑后七日交运，五运水运，在立冬四日交运，五运的太过不及要借助于五音健运，推算太过和不及，五年一转十年一周，太少相生，五步推运。而客运相对而言，年年不同，在主运之上逐年变迁。地支纪气，三阴三阳是地支的标象，风化厥阴，热化少阴，湿化太阴，火化少阳，燥化阳明，寒化太阳，主施一年的气候变化，主气一年分六步，一步主四个季节，始于厥阴，终于太阳，年年不变，必须得到下承之气的抑制，厥阴风木主令必得下承燥金之气的抑制，保持气温和不致过亢，天阳之气本身三阴三阳的盛衰变化的周期性。

二、运气的"司天""在泉"

互为司天在泉间气六年一轮值主司天气之令，位置在南方，主管上半年，在泉位置在北方，主管下半年，各自左间右间为"间气"，保持动态平衡，而每年轮值的客气六步，降司天之气加于主气之上，在泉加于主气的终之上的客主加临，了解推测四时气候变化顺逆的状况，五运之气流六气的主气，关系到天地的升降运动，运气的合治和同化，岁运之气与司天之气五行属性相符合，一个甲子形成天符，岁会与岁支的五行属性相会，六十年形成岁回，岁运太过之气与客气在泉之气相合而同化为同天符，而岁运不及之气与客气在泉之气相合同化的为同岁会，既是天又是岁回为太乙天符，五运六气阴阳自然界事物以及人体的脏腑经络气血的各种变化，都体现了"天人相

应""人以天地之气生,四时之法成"。四时气候的德化政令变化对人体的
影响是有规律的。

三、运气的德化常政

五运六气的常与变,对人体五脏六经,有德化常政灾害之变,根据规律
来制定未病先防,切断方药,生克制化,补虚泻实,在一年二十四个节气,
四季,阴阳,七日节律,月节律,二十四小时节律去研究和探索疾病发生发
展转归预防和诊疗的规律,特别是工业革命社会发展使气候季节变化无常,
太过不及干支不相顺逆,主客错位的现象,给我们的时间医学和气象医学研
究增加了难度,不过自然界气候的变化与人体生理病理以及健康和疾病仍然
是有规律的,值得进一步研究和发掘。

学术心得 张仲景《伤寒论》对太阳病以及六经病周期规律性研究,指
导着后世医者对外感热病诊治和发病学研究,他的阴阳虚实六经的辨证施治
理论思维方法认识论是严谨和科学的,代表是太阳病伤寒、中风麻黄汤、桂
枝汤、大小青龙汤、大小陷胸汤、大小建中汤、五个泻心汤、茯苓四逆汤、
厚朴生姜半夏甘草人参汤,阳明病的大小承气汤,少阳病的大小柴胡汤,少
阴病寒化、热化,厥阴寒热错杂、上热下寒干姜黄芩黄连人参汤、乌梅丸等
都贯穿着时间和气象医学,阴阳虚实的对偶排列特别是桂枝汤的煎服方法更
是淋漓尽致,发病诊断治疗预后是非常强的规律,方药中加减化裁更值得去
继承和发扬。

第五节 张仲景"热入血室"论

热入血室是汉代张仲景在《伤寒论》少阳病篇中143、144、145条中论
及,是由于"热入血室"的病机影响到少阳枢机不利,肝郁气滞,胆气不舒
而成,216条在阳明篇,仍然是"热入血室"病机演变过程中邪热伤及阳明胃
腑,在他的杂病专著《金匮要略·妇人杂病》中反复载入,从而在妇科与内
科之间融会贯通用于指导实践,本病在临床中常见多发,深入研究仲景理论
具有重要意义。

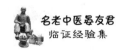

一、太阳中风的"热入血室"

六淫之邪是在人体正气不足时，乘虚而入的，当机体阳虚的情况下，卫外功能低下，寒邪随风侵入太阳经，营弱卫强，营卫不和，素体阳虚，卫外不固，寒邪在营卫经络之间稽留郁结而出现正邪相争，发热恶寒，循经入于冲脉血室。《伤寒论》144条指出："妇人中风，七八日续来寒热，发作有时，经水适断，此为热入血室，其血必结，发作有时。"首先是具有太阳中风的主要症状及特征，过后一周左右，寒热已退，又复出现寒热往来而发作有时，病在血分不在气分，这就是"发热恶寒者，发于阳也，无热恶寒者发于阴也，发于阳七日愈，发于阴六日愈"，阳虚遭阳邪之侵，妇女在感受寒邪过程中恰巧停止，血与热结，寒而化热，又出现寒热发作有时，邪热陷入血室，热陷未深而病偏于表，从而血气与邪相争，寒热如疟状，第二次处于正邪相争的阶段，血热进一步加重，冲为血海，为营血留止的所在地，经脉流行之处，也是胞宫经血直接脏器，邪热陷入血室，热乘血来而遂入之，俱留而不去，热与血相搏结，在未病之前，经水适来，血海空虚，七八天后寒热交作，病后经水方断，经水适断于寒热之时，经水未尽，热入则血结不行，余血未下，干结于内，用小柴胡汤使结血散，寒热除。

典型病例 余于临床诊得一妇女四十一岁，寒热往来，经期感寒，经水适断而停，胸胁少腹胀满，疼痛剧烈阵发性加剧，舌质红苔白，脉弦数，此为热入血室，适来月事，感寒中断，以小柴胡汤散血室之邪热，方药：柴胡12克、黄芩12克、半夏10克、西洋参20克、甘草10克、生姜三片、大枣30克、当归10克、泽兰10克、赤芍10克两剂，水煎服，日服三次，次服100毫升，饭前1小时服，次月月经周期正常，随访2年后，复发一次，以前方续用二剂而痊愈。妇女中风伤于寒，与常人调和营卫，温经散寒，惟经生适断，热入血室，行经之际，气血虚弱，邪热入于血室，血热相搏而经断血结，以小柴胡汤清解内陷之热，使邪从少阳枢转外出，加活血之品，散血室之邪热而病告痊愈。

二、太阳伤寒"热入血室"

热入血室之证是由太阳伤寒所致，《伤寒论》145条曰："妇人伤寒发热，经水适来，昼日明了，暮则谵语，如见鬼状，此为热入血室，治之无犯胃气及上二焦，必自愈。"患伤寒发热的妇女，经水适来，在这期间，"至虚之地，便是留邪之处"，邪热乘虚内陷，血热尤重，不同于一般的太阳伤

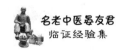

寒表证又不同于日常的阳明里证，在治疗时，既不宜发表又不宜攻里，治下焦血室，病必自愈。一方面和解少阳三焦，调和数利枢机，而谵语自止，切断病程向纵深发展，治上不犯下，在热入血室的情况下治禁方略，另一方面是治其血室瘀热而谵语自止，治下不扰上，邪热无出路，"心为君主之官，神明出焉"，心主血属阴，血为热扰，故入夜则神失昏糊，不属于阳明胃肠而白昼则神识明了，病在血而不在气，不可误用承气之法，用小柴胡汤加凉血破血之品而愈。告诫禁用汗吐下三法。有的医家认为可以先用小柴胡汤补差，再刺期门。

典型病例 我们在临证诊一妇人，年四十八岁，发热恶寒，口苦咽干，身软乏力，少腹疼痛拒按，日轻夜重，狂躁谵语，眼前鬼神缭绕，不避亲疏，不识家人，询其经期紊乱，先后无定期，一月二三次，或淋漓不尽，舌质红，苔薄黄，脉浮数，此为太阳伤寒热入血室，仍以小柴胡汤为基础加泄血热之品，方药：醋柴胡15克、黄芩酒制12克、酒炒大黄12克、法半夏12克、南沙参25克、丹皮12克、鲜生地20克、五灵脂10克、栀子15克二剂，水浓煎25分钟服，日四次，远餐服用，次120—150毫升，一天后便出黑屎二次，谵语腹痛全除，由于病员，月经不调，受凉正值经期和更年期而出现脏燥，再议小柴胡汤加甘麦大枣汤栀子竹叶汤连服五剂而痊愈，随访五年未发。

三、中风变证"热入血室"

太阳病中风发热汗出恶风而脉缓，病机是营弱卫强，素体阳气虚弱，正不胜邪而致病，而中风七八日愈期后，又出现"热除身凉，胸胁满，如结胸状，谵语者，此为热入血室，当刺期门，随其实而取之"，表证已罢，热深厥深，浅者留于少阳，但余邪由太阳支络传入少阳胆深陷厥阴肝，同时出现阳明症状，从而邪热侵入冲任扰动血室，与血相结。本证是在"妇人中风，发热恶寒，经水适来"之时，加之失治误治，或感邪太盛，阳虚邪热乘虚而入于血室，形成瘀热互结，奇经与肝脉络属相连，瘀热结于血室，血室属于肝，瘀热有致肝之经脉不利，而胸胁满痛如结胸状，阴被阳扰，邪热入而居之，实非其所实，血热上扰于心而神明不安故谵语，《医宗金鉴》说"血结胸"，热结深而病势偏重于里，治法当以刺期门，期门为肝经之募穴，位于锁骨中线第六肋间隙相交处，故刺期门泻其实而清瘀热，泄肝经邪热，肝藏血，肝脉络胸胁，瘀热互结气血易于瘀滞，故有热入血室刺期门的独特的治疗方法。

典型病例1 我们于20世纪90年代遇一女性病人，年二十六岁，因家庭

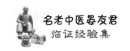

的纠纷，心情时抑郁寡欢，时狂躁妄动，喜怒无常，恶寒发热，一周后反复发作，胃脘及两胁胀满疼痛，舌质淡苔薄白，脉浮缓，此为太阳病中风变证"热入血室"，用小柴胡汤加桃仁10克、红花10克、土鳖10克、柴胡10克、黄芩12克、法半夏10克、沙参30克、甘草10克、桂枝10克、赤芍15克、枳实15克二剂，水煎服，日服二次，次服120—150毫升，在期门穴找静脉怒张处先消毒用三棱针刺瘀滞点出血，一分钟后止血，放血泄血分瘀热，半小时后，疼痛胀满止，神志清，连服四剂而痊愈。

典型病例2 另有一妇女，年35而未孕，自己及家人压力较大，性情抑郁，间断性出现"热入血室"的症状，每月经期恶寒发热交作，胸胁苦满，饮食欠佳，口苦咽干，眠差梦语，时有喃喃自语，舌淡苔白，脉弦，仍用小柴胡汤加活血清热化瘀之品每月经前一周服两剂，连服三月而经停怀孕，后生一男婴，随访三年未发。

四、阳明病的"热入血室"

太阳病失治或误治顺传入阳明，里热太盛，热邪陷入血室，出现下血谵语，里热熏蒸，迫血妄行的证候，《伤寒论》阳明病216条指出："阳明病，下血谵语者，此为热入血室，但头汗出，当刺期门，随其实而泻之，濈然汗出而愈。"阳明病热入血室，应当刺期门而泻其实热，使周身汗出而解，本证大便下血，血分失和，血为热扰，内热蒸腾而头汗出，血室隶属于肝，肝藏魂，热入而为所扰，肝热心亦热，热伤心气，既不能主血主汗，必刺肝之募，引血上归经络，推陈致新，使热有所泄，则肝得所脏，心得所主，魂有所归，神有所依，自然汗出周身，血不妄行，谵语自止。妇人病伤寒经水适来有热入血室之证，而男子病伤寒，也有下血谵语者，亦可是热入血室，若热随血去，必通身汗出而解，若血已止，其热不去，蓄于阳明，不得外越而上蒸，但头汗出而不解者，亦当刺期门，随其实而泻之，则亦必通身濈然汗出而愈。阳明下血应当不分男女，都可热入血室，便血为血室内虚，冲任起于会阴而上注于心，冲任气逆，故当刺期门，随其实而泻其热，实践证明，热入血室可以在女性月经来潮时或前或后感受外邪，造成少阳枢机不利，厥阴风木疏泄太过和不及，邪热下扰冲任，血室瘀热互结，流窜于上下内外，少阳三焦，表现出神志、情绪、腹痛、寒热往来的症状，阳明之热热入血室，刺双侧期门出血泄热外，还要和解宣透，辛寒泄热同用，择气偏重少阳的以小柴胡汤加化瘀泻热如前法，偏重于阳明气分热深合白虎汤加丹皮、赤芍，阳明腑实合调胃承气汤加土鳖、桃仁。

典型病例　我们在临床上治一男性便血紫暗病人，恶寒发热汗出，时而胡言乱语，面红耳赤热如醉，舌红苔黄，脉洪有力，此为热入血室，肝血妄动，木火上扰，充斥内外，刺期门急泄其血热，方用大柴胡汤加水牛角、丹皮三剂，一周恢复健康，小柴胡汤善其后。

临床心得　热入血室一病在临床上十分常见，本病是古病，张仲景先生论述非常详尽，常发生于女性，易于被月经病、脏燥、少阳病、阳明热证、血证所迷惑，不被医者所重视，忽略了内科病、老年病、男性病人等各科都有可能发生"热入血室"的病证，为了提高诊治疗效，遵《伤寒论》"观其脉证，知犯何逆，随证治之"，"但见一证便是"的训诫，对于结胸状用针刺期门法，热结肾而偏于里，如疟状内服小柴胡汤，病热结浅而偏于表，暮则谵语妄见的病势偏于二者之间，无犯胃气及上二焦必自愈，辨别它们之间的深重浅轻的不同，历代医家有"血室"是子宫、冲脉、肝脏三说，紧密结合临床"随证治之"，抓着发病原因所影响的部位，即可定性定位，病情虽不同，热邪内陷则是相同的，故治疗方法不论针刺或内服药，都以泄热为主，当然必须辨别血结与否，进一步区别治疗，如血未结的，宜清热凉血，血已结的，当清热行瘀，方药有较大差异。

第六节　《伤寒论》"结胸证"之辨治

"结胸证"是太阳病的兼证，临床上十分常见，在本病发生发展的各个病机环节中应实得其要领，明确仲景的学术本意，指导诊疗实践具有重要价值。本病的发生原因是素有痰饮内积，误治误下后邪热内陷，痰水热气相搏，有形之物实邪凝结于胸膈，感受外邪，入中于太阳，"病发于阳而反下之，热入因作结胸"。谵语症状是心下硬满疼痛而拒按，邪阻胸膈而呼吸困难，心中烦躁，懊恼不安，因热不得下泄，上蒸至头部汗出，其邪热盛者，从心下至少腹硬满疼痛不可近，口舌干燥而渴，大便秘结，日晡所发潮热，类似于燥屎内结的承气汤证，但不在肠而在心下的特点。证候轻重缓急的不同有热实的大小结胸，寒实而无热象成为结胸。

在《伤寒论》中就有十二条专门论述，而热实结胸，病位包括了上中下胸膈脘腹在内为大结胸，则以峻剂攻泻，祛其水饮热邪；若在上邪结位置较高胸满硬痛并出现项强，有似柔痉状，病缓以攻之，"在上者治宜缓"；

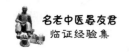

而结胸证，痰水邪热不甚，按之痛脉沉紧时而浮滑为小结胸证，以清热消痰散结，故结胸之证易于在慢性疾病的后期，而正不胜邪，预后多恶，初期太阳受邪，肺卫不固，失治误治而变为太阳变证，寒邪阻遏化热，聚于中上二焦，若阳虚则寒痰水邪形成寒实结胸，具有结胸证的症状，但没有热渴燥邪热表现，舌苔白腻而滑，应以祛寒逐痰开结。

一、高邪结胸　缓以丸剂

太阳病误治失治，邪实阳盛，热邪内陷，而出现结胸，第131条指出："病发于阳而反下之，热入因作结胸，病发于阴而反下之，因作痞也。所以成结胸者，以下之太早故也。"病在太阳，当解表，不能攻下，若下之过早，邪热易于内陷，与体内的水邪相结，则成为结胸证，正气旺盛感邪亦甚，两实相搏，实热之邪聚集于高位，上焦气机不利，宣降失司，而出现胸膈脘腹疼痛满胀，呼吸困难，辗转不利的邪实阻隔的症状；若机体较弱气血不足者，受邪使营卫不和，营弱卫强，都不宜攻下，如果误用攻法，造成中焦半上半下气机失调，便成脏结之"痞证"，仲景认为："结胸者，项亦强，如柔痉状，下之者和，宜大陷胸丸。"疾病偏结于上，胸部硬满而不能府，如同柔痉状，胸胁水热聚结而项强，水热去而自愈。

以大陷胸丸缓攻上部之邪，大陷胸丸由大黄、芒硝、葶苈子、杏仁、甘遂组成，本方三大特点，一是丸以缓之，使药力全面持续地进入病所，分解痉愈郁结的水热病邪，二是本方药力峻攻，除甘遂每剂1克外，余四味等量，1天一剂，加蜜水各一两，50毫升，或者浓煎粉末为丸，药效时间延长，药力作用温和，峻药缓攻，缓下肠胃，胸膈肠间水热邪气缓慢从二便排出；三是服药量蜜丸4—5克，冲服甘遂，顿服一次性服用，二便泻下通利则停药，不便则再服，第二次不宜再服甘遂，以免蓄积中毒。我们长期在临床实践中，应用本方加白芥子12克、金花茶12克、锦灯笼30克治疗脓胸、结核性胸膜炎、急性肺水肿，中医的"痰饮"肺胀、哮喘、胸痹等，证治关键在于"但见一证便是"，疾病在发展演变过程中出现"结胸证"大陷胸丸方证者，则可应用本方进行治疗，要点是实热水饮阻滞，出现胸膈胁肋脘腹至上重而下轻的疼痛拒按、项强如柔痉的症状，伴有发热汗出，头身疼痛等。

典型病例　我们在临证遇一咳嗽发热胸痛，头项强痛，无汗而喘，消瘦气紧舌红苔黄而水滑，脉弦而紧，经多家医院诊断为急性结核性胸膜炎伴少量积液，以抗菌消炎1月后未见好转，症状未解，反出现腹痛便难，方法如前，亲手制作，一剂而证除，用桂枝加厚朴杏子汤加黄芩、芦根、全瓜蒌、金花茶五剂，二周症状消失，二月复查痊愈，随访三年未发，这是一个典型大陷胸汤证。应用本方要中病即止，不宜久服，症状除大半改汤剂巩固善后，医患要紧密配合，在接受治疗的前提下，说明本方有毒而且药味苦寒泻下，实践证明对抗菌素已产生耐药而疗效更佳。

二、结胸热实　汤以迅疾

高邪结胸，以平陷下，太阳病伤寒结胸热实，短气，烦躁，心中懊恼，心下硬痛，是大结胸病偏于中，由于太阳病在表而误下后，无形之表热和素有痰饮水邪相结，气血阻滞，胃中空虚，里气被伤，邪气动膈，膈内拒痛，气机阻滞，郁热扰心，虚烦而懊恼，表邪内陷，病位在心下。仲景认为："太阳病，脉浮而动数，浮则为风，数则为热，动则为痛，数则为虚，头痛，发热，微盗汗出，而反恶寒者，表未解也。医反下之，动数变迟，膈内拒痛，胃中空虚，客气动膈，短气躁烦，心中懊恼，阳气内陷，心下因硬，则为结胸，大陷胸汤主之。"结胸水热互结于心下，重点在胃脘部，而"心下痛按之石硬"，"从心下至少腹硬满而不可近者"，"但结胸，无大热者，此为水结在胸胁也"，脉沉、心下痛、按之石硬为大结胸三证，是应用大陷胸汤的主要依据，在临床中，明显地感觉有压痛、反跳痛和肌紧张的急腹症腹膜刺激征，腹膜炎、肠梗阻、肠套叠、胸膜炎、胃扩张和穿孔、急性胃炎、饮食积滞的胃潴溜等。

大陷胸汤由大黄、芒硝、甘遂组成，有泄热逐水破结，甘遂的有效成分不溶于水，服用时宜冲服为要。本方有三大特点，一是药味少，煎煮的只有大黄一味，不宜久煎；二是热结阳明而大柴胡汤未效者，水热互结于胸胁；三是本方适应证的病位在中下胃脘连及少腹，是结胸重证，伴阳明腑实。

典型病例1　余遇一男性胸胁胀满疼痛，气紧，发热恶寒头痛身痛，胃脘痛拒安，时有汗出，呼多吸少，舌红苔黄，脉弦紧，被西医诊断为胸腔积液伴胃扩张，因病员大热天大量服用冰水和西瓜，加之反复乘凉感冒，经服用中西药未见好转，以大陷胸汤一剂，服一小时后水泻样便二次，约800-1000毫升，小便二小时约800毫升，症状大减，后用三仁汤加西洋参、芦根三剂善其后。随访痊愈。

典型病例2　又有一五十男性典型从心下至少腹疼痛胀满如鼓的结胸病者，西医诊断为肝硬化腹水伴肠梗阻，病人素有脏结，痞连脐旁，痛引少腹

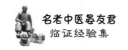

与结胸相伴，经住院利尿保肝等治疗，病家不愿做手术，要求中医救治，气血痰水互结，病久而气滞阴血，病情错综复杂，疑难危重，攻之伤正，扶正而碍邪，在告知病人及其家属服中药的利弊之后，用大陷胸汤二剂，分二天服，次顿服，煎服法同前，服后半小时自觉肚子咽咽作响，一个半小时开始大小便，3—4斤，胀满疼痛衰减十之九而梗阻通畅，而出现口渴乏力心悸，其间用西洋参30克、黄芪90克煎汤150毫升随服，待第二天精神转佳正气来复，将大陷胸汤原来的量减半，再服一次，二便1000毫升后用六君子汤善其后，结胸痞满梗阻痊愈，二年后而肝癌积聚症瘕全身衰竭病故，证明应用中医药治疗重险证是确有疗效的。

三、痰热互结　涤痰开结

小陷胸病在心下，按之痛，脉滑数，小陷胸汤主之，由半夏、黄连、栝蒌组成，后世常用于治疗胸膜炎，支气管肺炎痰热内阻者，太阳病误下邪陷，痰热水结，疼痛未及胁腹，故用黄连苦以泄之，辛以散之，半夏栝蒌泄热散结，邪结胸中则胃气不行，痰饮留聚，以化痰蠲饮，清降上焦之火。

临床心得　我们在临床上用本方为基础治疗凡是痰热阻滞的疼痛，心绞痛、肋间肌肉损伤、肋软骨炎、急性胃炎、胆囊炎、胰腺炎、胃与十二指肠炎痰热阻滞气机不畅之证。

典型病例1　余见一女性病人，年五十一，胃脘自觉有包块，状如鸡卵，按之疼痛，心疑有癌症，经胃镜查为浅表性胃炎，疼痛时作时止，诊得脉见弦滑，舌质偏红，苔黄白相间，心下按之软，大便四日未解，此为小结胸无疑，以小陷胸汤加乌药10克三剂，温服连三天，一日一剂，第二天泻下黏液便半盂，疼痛止而结胸消。

典型病例2　一男病人五十六岁，素有哮喘痰饮，遇感冒而发作，触得心下结痛，气喘闷胀，舌白脉滑，以本方合葶苈子30克、大枣30克二剂而愈，每当复发以本方本法一剂而效。又有一咳嗽女患者，年六十，胸腹胁胃脘部疼痛并自觉有内热，四肢发凉，脉洪滑，常感寒而加重，此仍痰热在胸下，方以小陷胸汤加旋覆花12克、香附12克二剂而愈。

典型病例3　再有一病员年36岁，男性，感寒周余头痛身痛，胸膈满闷，发热恶寒，气息结促，气机窒塞不畅，以小陷胸汤加大黄9克、枳实10克二剂而便通热立解随愈。可见陷胸治疗陷胸证轻小者，在临证要抓着太阳伤寒邪热内陷，气机受阻，病位在胃脘胸胁的痰热缊结的病机实质，联系疾病实际，阻断疾病进一步内传，祛邪热外出使气机通畅为要。

四、寒痰水结　温散逐实

伤寒入里从阳化热，热与水结，寒邪和痰水结于胸膈脘腹，具有胸脘疼痛结胸证的特征，宜温下寒湿。《伤寒论》："寒实结胸，无热证者与三物小陷胸汤白散亦可服。"本证是"病在阳，应以汗解之，反以冷水潠之，若灌之，其热被祛不得去，弥更益烦，肉上粟起，意欲饮水，反不渴者，服文蛤散，若不差者，与五苓散"。病在太阳应发汗解表，误治被邪水郁遏不得解除，更加烦躁不安，适应证是文蛤散，不愈再服五苓散，而是寒实结胸之证，水寒互结，寒痰冷饮结聚于胸膈，寒实结胸，证见胸胁心下硬满，水寒内结，胸阳气机不能畅达，津液不布，有畏寒喜暖，喘咳气急短气，大便不通，仲景用三物白散，由桔梗、巴豆、贝母组成。

本方有三个重要的特点，一是配伍和用量非常关键，三三一，贝母桔梗三分，巴豆一分，个人观点为0.5克炒黑去油研如脂泥，共为末首次用凉白米汤水送服。二是病在膈上必吐，膈下必利，说明了本方作用部位，具有催吐和泻下的作用，仲景严肃指出"强人半钱匕，羸人减之"，是指身体壮实的病者服0.5克，体质较差的人服0.25克。三是毒副作用的处理，"不利进热粥一杯，利不止进冷粥一杯。"热则助药力，增加津液泌别和药物的辛热作用，使肠管舒张，促进药物的吸收，中病即止，泻下利后不宜再服，以免发生利不止而蓄积中毒，如果利不止或者呕吐者，用冷粥以制约辛热的毒性，使肠道收缩，减少药物的吸收，中和药物的偏性，达到吐利止的目的。再者白饮也是解除和减少药物毒副作用的一种和解剂，这种药食共用的方法值得进一步研究。

学术心得　寒实结胸证常见于素体痰饮内聚，阳虚寒盛的慢性阻塞性肺气肿，支气管炎，肺源性心脏病，以及多种慢性肺系疾病反复发作迁延不愈的肺胀、哮喘、肺痿、心悸、水肿、痰饮等虚实夹杂真寒假热的疑难重症伤寒失治误治入里，从阳化热寒痰水饮有形实邪聚结于胸膈脘腹，阳血阴寒内甚结胸证的表现。

典型病例　我们在临证诊得一老年肺胀病患者，年67岁，面目浮肿，息粗气短，胃脘胸胁腹部满痛，恶寒怕冷，伴见咳喘心悸，经中西医诊为慢性支气管炎，肺气肿住院二月治疗未见好转，并日益加重，腹部喜温而不喜按，病者十分痛苦，当机以开提肺气，消胸膈郁结之痰，破坚积散寒饮斩关

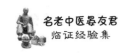

夺门以三物白散一剂,巴豆0.25克去皮炒去油、贝母1克、桔梗1克共研细末,为谨慎起见分三次米饮调成糊状服用,第一次在早上8点服后,二小时出现肠鸣矢气,午后4点还没有大便,有干呕,用稍热一点米饮再服一次,晚7点开始排酸腐臭味大便约1公斤水样残渣,顿时症状大减,再一小时拉出400毫升后停药,用苓桂术甘汤合小陷汤善其后,随访三年除咳喘常因受凉反复外,本病痊愈未发。

学术心得 结胸证是临床上常见的疑难重症,是多种疾病在发展过程中寒痰水饮病理产物结聚,阻滞中上二焦胸膈脘腹胀满疼痛的实证,或出现急腹症腹膜刺激征象,属热而喜冷属寒而喜温拒按,遵循仲景之意,在临证辨证时,必须认清结胸证是由于误治或汗下后,入里化热,表现出热实和寒实结胸,热实中有又大结胸和小结胸,大结胸中有高位的偏上中焦的大陷胸丸,偏中下的大陷胸汤,具有陷胸证而较轻浅者有小陷胸汤证,而寒实结胸属于阳虚阴寒凝聚的结胸证,用三物白散。

临证心得 结胸证的病机特点是,首先是具有原发慢性的多种肺、心、胸、胃疑难危重险的疾患,在应用几个峻攻逐泻祛邪散瘀方药中,要倍加小心,太过不及都可使病机贻误,而危及病人生命和医患的关系,尤当密切住院观察治疗为要,即使是通过多方治疗未效或长期接受治疗的病友,服药程序治疗环境都要告知,力争面面俱到,不可马虎。本证还应当与脏结证加于区别,但不要忽视脏结证同时患结胸证,脏结是属于症瘕、积聚、癃闭、肝脾痞证的恶性肿瘤在内,同时还要与痞证中五个泻心汤证加以鉴别,最重要的方面是结胸证属实证,至少虚多实少或由实转虚,属于器质性病变,不可逆,预后不良,而痞证虚实夹杂、寒热错杂,属于功能性病变,可逆治疗得当,预后较好,共同的都有病在心下的特点,不可混淆。

在中西医结合的诊疗活动中,用某种方药治疗某种疾病,是扩大了经方治疗范围,我们主张是辨证施治,病证结合,有是证必有是方,用是药,永远不迷失方向,来继承捍卫中医学优秀文化遗产核心竞争力,展现独特的学术长处。

第七节 《伤寒论》五泻心汤辨析

太阳伤寒表实经误下后,表实里虚邪内陷,或饮食情志所伤,中焦脾胃之气受伤,升降功能失调,气机不畅而心下堵闷,按之柔软,壅滞痞塞而成痞证，人体气机运动的基本形式是脏腑气血阴阳水火具有生机活力的有节奏升降出入规律，而中焦脾胃是承上启下具有调节控制人体阴阳气血水火协调功能，中气是人体赖以生存的后天之本，升清降浊是中焦的一个整体功能，半上半下的枢纽所在，它在肺朝百脉和宣降作用下，肝气生发疏泄大推助功能的相互而完成的。在致病因素作用下，枢机不利，气机壅滞出现痞证"按之自濡，但气痞耳"，针对心下痞证仲景的五个泻心汤能起寒热错杂虚实相间之沉疴。

一、大黄连泻心汤治"热痞"

痞在心下，中焦有热，痞塞不通，无形之热邪内陷，是气机不畅，《伤寒论》154条指出："心下痞，按之濡其脉关上浮者，大黄黄连泻心汤主之。"胃脘堵闷痞塞不通柔软而不疼痛，气滞热结内陷，使中气受伤，属无形之气痞，用苦寒清泄热邪，遵循《内经》"中满者，泻之于内"，本证兼见心烦口渴舌红苔黄的气痞虚烦证，此方有两位药组成，大黄二两、黄连一两二味以麻沸汤浸泡5—10分钟，分二次服用，取大黄寒凉之气清中焦无形之热，以防直下肠胃，煎熬宜后下，时间在5分钟为好。《伤寒论》说："伤寒大下后，复发汗，心下痞，恶寒者，表未解也，包括攻痞当先解表，表解乃可攻痞，解表宜桂枝汤，攻痞宜大黄黄连泻心汤。"伤寒误下误汗表邪入里化热，胃气受伤，邪热内陷，滞塞中焦，乃至心下痞，伴发热头痛脉浮者，是表未解，宜先解表桂枝汤后治里，表解以后才可用大黄黄连泻心汤攻痞。

临证心得 表证兼热痞，本方具有三个显著的特点，一是组成简单只有二味，用量二比一，以正开着的水浸泡5分钟；二是本方的适应症是因误治后胃脘部痞满不通热痞证；三是有表证不能用，是一个攻里取其寒凉清中焦无形之热处方。《金匮惊悸吐衄下血》治疗"心气不足吐血衄血"。我们在临床时常用本方治疗中焦无形之热胃热郁滞，凡出现口舌生疮，心烦胃脘胀满不适之入浅表性胃炎、忧郁症、不寐等用本方治疗有较好的疗效。

典型病例 余见一长期精神抑郁证二十年的病者，经中西医治疗用无数的疏肝解郁、安神定志、抗焦虑药物等治疗反复发作，经久不愈，病人抑郁寡欢，心下痞满喜按，双手捂脘，心烦夜而安静，舌红苔白，脉浮，以大黄二黄连一两味先煮黄连开后十分钟，然后下大黄五分钟，每次服50—100毫升，日服二次，连服五剂，热痞缓解后用小柴胡汤加栀子豉汤善后。随访五年热痞及抑郁证痊愈未发。当初病人及家属认为，如此简单价廉的药能否治病，本意不

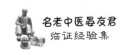

愿接受，抱着试试看的心理，结果大出病家所料，得到满意的治疗效果。

二、附子泻心汤疗"痞兼阳虚证"

素体肾阳虚而阴寒内甚表阳不固，误汗而寒邪入里瘀结化热内陷，出现无形之热心下痞，外有恶寒汗出，下有肾阳虚，中有无形之热痞，温煦失司，阳不摄阴之证。《伤寒论》说："心下痞而复恶寒汗出者，附子泻心汤主之。"太阳中风表虚，肾虚而卫阳不密，下焦阳虚而上焦开发无权，分肉不温，皮肤不充，腠理不肥，开阖不能，卫外不固，用附子泻心汤泻热消痞，兼以扶阳实表。本方三黄麻沸汤而升，和附子刨去皮另煮，经验以不麻口为度，约1小时左右取汁，用量二——一，即大黄二余三味用一份，附子一枚，约15—20克，温肾阳助表阳，三黄清中焦无形之热，寒热并用的方子。

学术心得 本方也有三个显著的特点，一是寒热并用，合和同服，生熟异性，寒热异气，各奏其攻，温热与寒凉极端，取三黄用溃苦寒清无形之热，附子久煎补阳而性重去其毒性；二是里病而固表，热痞而兼里阳虚，汗出于外，热痞于中，阳虚于下；三是心下痞满而复恶寒汗出，热陷于内阳虚于外，治上热下寒，寒热错杂，寒热并用，补泻同治。

典型病例1 余诊得一六十二眩晕食滞病人，胃脘满闷，恶风寒出，舌红而苔白，脉沉而无力，此为痞证兼阳虚，方以附子泻汤二剂分二天四次服用，煎渍同前，好转后以柴胡汤善其后痞愈随访未发。又有一老年病者，小便隆闭淋漓不尽，身热烦躁，时有畏寒，心下痞满而便溏，汗出乏力，舌淡白，脉洪而无力，以附子泻心汤三剂而二便调，好转十之八九，以滋肾通关丸六味地黄丸善其后。

典型病例2 再有一女性年四十而胃脘及胁下痞胀日久，多年未愈，上身热而汗出，夜尿多，腰痛冷重恶风，舌淡脉弦软无力，多数医以理气疏肝数剂未效，以原方四剂，日一剂分二次服用，患者云神也，用柴芍六君子汤善其后。

三、半夏泻心汤治呕利之痞证

心下痞满，按之柔软不痛，呕而肠鸣下利，表邪不解，邪热入里，表邪内陷，误下损伤胃气，寒热之邪错杂于中，以致升降失司，气机不畅实邪阻结，胃气上逆，脾失健运。《伤寒论》认为："伤寒五六日，呕而发热者，柴胡汤证具，而以他要下之，柴胡证仍在者，复与柴胡汤。此虽以下之，不

为逆，必蒸蒸而振，却发热汗出而解，若心下痞而硬痛者，此为结胸也，大
胸汤主之，但满而不痛者，柴胡不中与治，宜半夏泻心汤。"少阳证与大结
胸痞证有着轻重浅深的因果关系，本为太阳病由误下后成为坏证，热邪内陷
入少阳用柴胡汤而正邪相争，战汗而解。《金匮》"呕而肠鸣心下痞者"仍
用此方，因误下损伤胃气，少阳邪热内陷，胆郁易犯胃，肝郁易犯脾，木克
土，寒热错杂干犯中焦，气机痞塞，是因脾胃半上半下的枢机不利，误下
心下满痛，按之石硬，邪热内陷水热互结，而形成大结胸的内在联系。本
证呕利兼痞之病机特点是胃热气逆而呕，脾寒气陷而下利，胃虚痰扰中焦
之证。

仲景在《金匮·呕下利》中曰："呕而肠鸣，心下痞者，半下泻心汤主
之"，列入了内科呕利的专篇，本方以半夏为君，伍干姜辛开散结，心下
痞得以缓解，参草枣甘补中焦之虚，共具辛开苦降，甘调中焦升降出入，
二黄清上热，甘草干姜温下寒，直接针对上热下寒胃热气逆之呕，脾寒气
陷之泻。

临证心得　在临床上用于慢性胃肠炎而寒热并见，虚实错杂，和中降逆
消痞，攻补兼施，本方也具三个特点：一是煮后去渣再浓缩一半，一剂分三
次服，温服。二是三一枣十二用量，夏芩参姜草三份之黄连一份。三是要温
服。这三者是治疗本病的关键，煎服之法尤当重视。

典型病例　我们在临床上诊治一男性年五十二岁胃脘胀满，时发呕吐，
便稀，形体较胖，舌质淡苔白，经治疗一年多未见好转，此为痰湿之体，湿
困脾阳，升降失司，痰湿气郁，脾虚气陷，以半夏泻心汤加砂仁三剂，遵仲
景煮煎之法，一日一剂，日三次，连服三天痞呕痊愈，后以柴胡桂枝干姜汤
和解少阳温化水饮善其后。

四、生姜泻心汤治胃虚痞证

太阳病伤寒在表汗不得法误治，脾胃损伤，邪气内陷，寒热错杂，中
焦受阻，升降失常，气机痞塞，水饮内停，心下痞满，水走肠间，以和胃降
逆，散布水气。《伤寒论》指出："伤寒汗出，解之后，胃中不和，心下痞
硬，干噫食臭，胁下有水气，腹中雷鸣下利者，生姜泻心汤主之。"因汗后
胃气不和成痞兼下利的证治，机体在伤寒过程中，邪气初退，胃虚食滞，气
滞内结，气逆上冲，谷不消而作腐，水不化而横流，水谷不化，糟粕未成，
不能运行真气，气未和不能消谷，土德不及，水邪为殃，寒热痞结，水气不

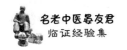

化而下泻，以补中和胃宣散水气。

学术心得　本方由生姜四两干一两，参草芩三两，大枣十二枚，半夏半升，加水煮六升，再煎取三升，温服一升，日三次。本方特点，一是辛开苦降甘调，以生姜为君，干姜辅之；二是治疗水气痞兼胃虚食滞，水饮内停之证；三是降逆消痞化饮和胃，复中焦升降之功。

典型病例　余遇一女性病人，年二十五，胃脘部胀满痞闷不适八年，常呕吐酸苦水，呃气频发，肠鸣便溏，食欲不香，精神萎靡，脉滑无力，舌体胖而嫩有齿龈，苔白，面目浮肿，触之胃脘部心下似有肿物，而重按则无，濡软有水振声，此为水气痞，和胃降逆，散水消痞，以生姜泻心汤煨粉葛30克、薤白6克五剂，服用煎法同前，一日一剂，日三次，二天后病人前来报到说，全身自觉症状减轻十之七八，心情愉悦，继续服三日后基本痊愈，以小柴胡汤善其后，随访三年未发。实践证明，用本方治疗虚弱性慢性胃肠炎，中老年之亚健康状态性疾病，消化不良，胃肠神经官能症等有较好的疗效，值得加以深入研究。

五、甘草泻心汤治虚痞下利

脾胃虚弱较甚，寒热错杂，升降失常，运化之力更显薄弱，浊气上逆，重用甘草以调中补虚，本方更有温中补虚，消痞止利。《伤寒论》158条指出："伤寒中风，医反下之，其人下利日数十行，谷不化，腹中雷鸣，心下痞硬而满，干呕，心烦不得安，医见心下痞，谓病不尽，复下之，其痞益甚。此非结热，但以胃中虚，客气上逆，故使硬也，甘草泻心汤主之。"以心下痞硬而满，干呕心烦不安，腹中雷鸣，下利日十次还多，加之太阳受邪，反复再次被误下，导致中焦胃气重虚，心下痞满，缺乏冲和之气，浊气上逆，上扰于心，中气空虚，下利更甚，是本方的主证。《金匮·百合狐惑》中用于"狐惑之为病，状如伤寒，默默欲眠，目不得闭，卧起不安，蚀于喉为惑，……蚀于上部则声嘎，甘草泻心汤主之"，于运中气化湿毒，逐渐恢复由于虫湿毒邪使正气受伤、中气虚弱、水邪留恋的证候。

学术心得　后世医家孙思邈、唐容川等用于治疗伤寒食滞虫惑，动气在上，下之则腹满，心痞头眩，利不纳食，热毒冲心，头痛心烦，呕不食，胃虚水饮之痞证。本方是在半夏泻心汤的原方加重一两为四两甘草用量，有理中汤温中补虚之效，下后胃虚内损阴气，纯属虚候，故用炙甘草为主药，人参佐之，治痞利俱盛之证。煎服方法相同于半下泻心汤，我们在临床上应用本方治疗慢性溃疡性结肠炎，糜烂性胃炎，胃肠神经官能症，非特异性结肠炎。

典型病例　曾诊得一女性病人年25岁，二年前因便秘而医以泻下治疗后出现心下痞满，大便日5—6次，肠声漉漉，雷鸣下利，食少神疲，干呕心烦不安，舌质淡苔白，脉浮而无力，经中西医治疗未见好转，余以甘草泻心汤化裁，炙甘草15克，黄芩12克，干姜12克，大枣20克，黄连3克，人参12克，以800毫升水煎成500毫升，去渣再煎250毫升分三次服，一日三次温服，七剂，三日后回复，胃脘痞满下利基本好转，病人询问还服否，诊得饮食增加，精神转佳，肠鸣减少，舌白，脉较一诊时有力，令病人继续服至七日后复诊，经一周后胃脘痞及下利症状消失，脉浮而有力，以柴芍六君子汤善其后，随访痊愈未发。

临证心得　伤寒误汗下后，出现太阳病之变证，心下痞按之濡的"热痞"，邪陷气结，中焦气机阻滞，以大黄黄连泻心汤苦寒以泻热消痞；兼见有阳虚，素体虚寒者，附子心汤泻热消痞扶阳固表；兼寒热错杂，气机痞塞，和胃降逆消痞，以辛开苦降，寒温并用，阴阳并调之半夏泻心汤治疗；胃虚而见水气痞，以生姜泻心汤和胃降痞，散水消痞；痞证加胃气更虚而痞利益盛者，以和胃补中，消痞止利甘草泻心汤。五泻心汤是治疗痞证具有调和乾旋中焦气机半上半下的枢纽功能，在人体消化系统的疾病谱中分布极其常见又疑难，深入研究仲景痞证和辨别兼证的治疗方法，五泻心汤、大小柴胡汤、柴胡桂枝干姜汤、旋复代赭汤等和解少阳三焦和中焦升降枢机都煮后再煎之剂，严格按照服药煎药的要求。我们在临床实践中用五泻心汤治愈很多久经不愈慢性胃肠疾病，继承发扬积累较为丰富的临床经验，不愧为杏林鼻祖之名方。

第八节　张仲景苓桂剂辨析

我们把治疗水饮、蓄水证的方剂称为苓桂剂，水湿痰饮之邪等病理产物结聚于脏腑组织、皮里膜外、胸腹腔等的病证，张仲景在《伤寒论》和《金匮》中广泛地用于咳嗽、黄疸、水气病、消渴和淋病、呕吐下利、妇科妊娠病等，其共同的特点是治疗水气为病，水邪内结，三焦水道不利，上焦胸胁结胸膨满不痛，中焦脾胃痞满受阻，下焦膀胱气化不利而蓄水津液不能上承水道腠理闭塞，出现脏腑经络气血阴阳功能失调和多种水液代谢紊乱的病证，而苓桂剂就是使三焦得通，津液得化，水道得利，腠理畅通，脏腑气血

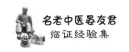
阴阳得以调和，具有开阖少阳三焦、半表半里、中焦半上半下枢机的重要作用，值得我们更加深入研究和推崇。

一、苓桂剂涵盖的内容

苓桂剂以《伤寒论》和《金匮要略》治疗蓄水之"烦渴""水逆"和湿重于热之黄疸病证之五苓散；阳虚兼水气"脐下悸，欲作奔豚"之苓桂草枣汤；"心下逆满，气上冲胸，起则头眩"之苓桂术甘汤；"心下满微痛，小便不利"之桂枝去桂加茯苓白术汤；"膈间支饮，其人喘满，心下痞坚"木防己去石膏加茯苓芒硝汤；"气从少腹上冲胸咽，手足痹，其面翕热如醉状，因腹下流阴股，小便难，时复冒者，茯苓桂枝五味甘草汤，治其气冲"；苓甘五味甘草汤治疗"冲气即低，而反更咳，胸满者"；桂苓五味甘草去桂加姜辛夏汤，治疗"咳满即止，而更复渴，冲气复发者"饮邪内盛，水气有余上逆之证；苓甘五味加姜辛半夏杏仁汤，治疗"水去呕止，其人形肿"里气转和，表气未宣，清除余邪，宣利肺气；苓甘五味加姜辛半杏大黄汤，治"面热如醉，此为胃热上冲熏其面"，是水饮加胃热浮阳上冲，宜温化蠲饮、苦寒泄热。以上十方是苓桂剂的正方，表达了在治疗痰饮病所演变的悬饮、溢饮、支饮、留饮和伏饮的病机环节，太阳伤寒病变过程失治误治所采用切实有效的方法论，痰湿水饮流注于胸胁、脘腹、脏腑、肠间，由于脾胃虚弱，运化无力，水饮流动，肠间沥沥有声，饮食不化精微，停聚潴留认同间隙，按照《内经》"饮入于胃，游溢精气，上输于脾，脾气散精，上归于肺，通调水道，下输膀胱，水精四布，五经并行"之旨，脾失健运，而走于肠间则为痰饮，入于胁下，则为悬饮，外溢肌表则为溢饮，上迫于肺则为支饮，分别以上各方给予治疗。

学术心得　苓桂剂共同的特点是治疗饮证，温服，而且"病痰饮者，当以温药和之"，振奋阳气，开发腠理，通行水道，"治湿不利小便，非其治也"，以苓桂术甘汤和五苓散为主方加减化裁，是治疗肺脾肾阳气虚弱，寒湿内困，脾阳不运，肺失通调，肾虚不能主水的蓄水和饮证。灵活的苓桂剂以药随证转，痰饮有寒热虚实不同，饮邪与冲气区别，下虚上实的咳嗽饮之戴阳与胃热的互勘，虚实标本，错杂复杂。

二、苓桂剂的变方系列

在治疗痰饮过程中而见外有表寒者里有水饮者用小青龙汤，兼表寒闭郁，不汗出而烦躁的内热者以大青龙汤；"膈间支饮其人喘满心下痞坚，面色黧黑"，水停心下，上迫于肺以木防己汤；"支饮不得息"饮邪阻于胸膈，痰液壅盛，肺气不利之葶苈大枣泻肺汤："支饮胸满者"兼有胃脘痞实的证候，腹满心下时痛，用厚朴大黄汤；"腹满口干舌燥，此肠间有水气"，水走肠间饮邪内结，水不化气，津不是承，以分消水饮，导邪下行，故用己椒苈黄丸以缓图；"病悬饮者十枣汤主之""咳家其脉弦""咳烦胸中痛"，水流胁下，肝络不和，阴阳之气机受阻，饮邪上凌于心，水邪癖积，停痰不消，心肺俱病，治以破结逐水；若"其人欲自利，利反快，虽利，心下续坚满，此为留饮"，水邪停留，阳气不通，新饮日渐，心下继续痞满坚闷，以攻破利导之剂，以绝病根，以甘遂半夏汤治之；"夫短气有微饮，当从小便去之"，脾肾阳虚，水停心下，阳气不化，宜以化气利小便，以肾气丸而缓缓图之。"呕家本渴，渴者为欲解，今反不渴，心下有支饮故也，小半夏汤主之"，胃有停饮，上逆作呕，以蠲饮止呕，又治脾胃虚寒性黄疸；"卒呕吐，心下痞，膈间有水，眩悸者，小半夏加茯苓汤主之"，水饮停结，心下痞满，清阳不升，水气凌心，膈间有水，以和胃止呕，引水下行。

"心下有支饮，其人苦眩冒，泽泻汤主之"，水停心下，浊阴上冒，清阳不升。以本方利水除饮，健脾制水；"妇人腹中诸疼痛，当归芍药散主之"，"妇人怀娠，腹中㽲痛"肝脾不和，湿盛瘀痛，妇人腹中疼痛，气滞血瘀，兼有水湿小便不利，以调气血，除水湿；"妊娠有水气，身重，小便不利，洒淅恶寒，起即头眩，葵子茯苓丸主之，"气化受阻，水湿停聚，宜淡渗利水，施展阳气；"妇人宿有症病……当下其症，桂枝茯苓丸主之"，以通血脉，安正气，使症消、水利、瘀散；"胃反，吐而渴欲饮水者，茯苓泽泻汤主之"，胃有停饮，失于和降，脾不转输，津不升腾，以化饮利水，降逆和胃止呕，五苓散去朱苓、加甘草和生姜，治疗短暂性的停饮，中阳不运、心失所养，胃气虚弱的慢性疾患；"呕吐而病在膈上……思水者，猪苓散主之"，邪在上焦而因势上越外出，胃气伤不能消水，旧饮方去，新饮复停，健脾运湿，化气利水。

生姜半夏汤重用生姜治疗寒饮搏结上中二焦气机受阻之证；小半夏汤重用半夏治疗"诸呕吐，谷不得下"；"半夏干姜散治疗中阳不足，寒饮呕逆，津液不化，痰液上逆之证；"胃反呕吐者，大半夏汤主之"和胃补虚，降逆润燥；若"脾水为病，四肢肿，水气在皮肤中，四肢聂聂动者，防己茯苓汤主之"，以通阳化气表里分消；小便不利的茯苓戎盐汤，治疗淋证健脾

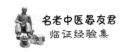

益肾，清热利湿；小便不利有水气下寒上燥栝蒌瞿麦丸清上温下，温阳化气，引和归元；《外台》茯苓饮治疗胸中有停痰宿水；少阴阳虚水泛，水气不化，浸淫四肢，下趋大肠，以真武汤温阳利水壮肾。此二十五方为苓桂剂的变方，是治疗痰饮、蓄水、水饮为患的兼证和变证，是由于失治误治或素体正气不足，阴寒内盛，阳虚水泛所致。

三、苓桂剂的临床配伍特点

仲景创立的苓桂剂是治疗肝脾肾阳气虚弱，阴寒内盛，脾失健运，中焦气机，少阳募原枢机不利，膀胱气化失常，津液不化，精微物质不能生成，浊邪壅遏脏腑，清浊相混，泛滥横溢，代谢不及，水道不利，从而造成水气、蓄水、痰饮、奔豚气、积聚、腹满寒疝、消渴小便不利、黄疸、水肿、呕吐下利、妇人妊娠产后杂病。以温化水饮，益气宁心，淡渗利湿，促进中焦气机通畅，升清降浊有序，肝之对脾胃水谷之精微和津液布散疏注顺达，恢复肾和膀胱气化功能，具有重要的临床价值。第二个重要的特点是苓桂剂是以茯苓桂枝为药对子代表组成的汤方，或者是丸散剂，以温服，日三次，一日一剂，基本煎服将息同桂枝汤。

临证心得　治疗水、湿饮为主，遵循仲景利小便和温药调和之意，又出现了以苓桂术甘汤、五苓散为代表的苓桂剂正方。在疾病发生发展过程中，由于失治误治加上素体阳气虚弱，寒湿内困，中焦脾胃出现升降失调半上半下气机功能无力，清浊相干上蹿下流，或复感寒邪，使太阳经受寒邪闭塞，肺之通调水道和肾和膀胱气化功能失调，从而出现呕吐、哕、痞证、妊娠水肿、症瘕、腹痛、奔豚气、心悸咳喘等。

以小青龙真武汤为代表的系列变方，虽然是一个病机变化的几个分系，药味及其分量的服煎法的差异，对疾病发生发展转归向愈都起着一症一病一方的个体化治疗作用，并且在变方出现缓剂和峻剂，缓则大小青龙汤、真武汤、小半夏汤、葶苈大枣泻肺汤等，峻则己椒苈黄丸、十枣汤、甘遂半夏汤、厚朴大黄汤等。

学术心得　在配伍方面每佐使以姜、枣、夏、草，具有辛散温补化浊和中之举，而配伍白术、猪苓、细辛、杏仁、五味以宣降结合，运转中州，使清浊各走其道，邪有出路，有上举下渗之功，疑难顽疾则配以甘遂、大黄、厚朴、葶苈子等具有推荡祛邪，涤除水湿，宽肠厚胃，新陈代谢，苦清寒温并用，针对合符疾病对立内环境排异功能，促进机体的康复能力，正变方药整个共一十二味在临床中运筹选用，可谓千变万化出现千差万别效果，必须认真领会仲景在运用苓桂剂处方的诊疗思想，加以施治。

四、苓桂剂的具体运用

苓桂剂是仲景治疗水气病的名方，从古到今，对历代医家产生了重大的学术影响，从水气、蓄水、痰饮到水肿、痞证、妇女症瘕、妊娠水肿、咳嗽、心悸等，治疗范围不断扩大，正方和变方、主证和变证之间要灵活应用，深入理解仲景对病机的认识，我们长期在临床实践中，严格遵守仲景的煎服将息方法，把握病情发展变化规律，经方苓桂剂效果是非常可靠的。

典型病例1 余曾治一黄疸女性，年45岁，因食生冷受凉后出现恶寒发热，口渴，全身皮肤、巩膜、小便黄如橘子色，心下痞满，经住院中西治疗后未见好转，黄疸愈烈，诊得脉浮无力，舌淡苔腻，此伤寒食滞误治，寒水湿食邪阻遏中焦气机，肝失疏泄，胆汁不循常道，泛溢肌肤，上目下溲发黄，以五苓散加栀子七剂而愈。

典型病例2 又遇一冠心病人男71岁，因心衰住院好转出院后，出现吞咽困难，干呕，自觉有气在腹部壅动上冲咽之感觉，伴见心悸汗出，怕冷恶风，此属伤寒之奔豚气方用苓桂草枣汤加黄芪五剂而病愈。

典型病例3 又病患女性，年49岁，眩晕如坐舟车，恶心呕吐，心悸不寐，烦满，脉浮无力，此妇人脏燥眩晕以令桂术甘汤七剂而愈。妇人小便不利，夜尿多，经治数年不愈，证见胁腹胀满，面目浮肿，以桂枝去桂加茯苓白术汤四剂痊愈。

典型病例4 又病男性56岁，心下坚满实硬，呃气频频，腹部胀满，下肢浮肿，以木防己去石膏加茯苓芒硝汤一剂泻下水样便而愈，以半夏泻心汤善其后。一青年男26岁，咳嗽半年，经用抗过敏感染中西药多剂不效，有更加严重之势，病人十分痛苦，方以苓桂五味甘草汤三剂久咳自愈。

典型病例5 治一消渴女性60岁病人，经西医用降糖药胰岛素等，血糖反复不定，口渴愈加严重，并求治于中医，方以桂苓五味甘草去桂加姜辛汤七剂后，血糖稳定，口渴减轻，后以小柴胡汤调其后。

典型病例6 一男性老人72岁，患阻塞性肺气肿30年，每冬季或感冒后咳喘加重发作，面目及下肢浮肿，心悸不能平卧，发则住院，请中医会诊配合治疗，以苓甘五味加姜辛半夏杏仁汤二周，咳喘水肿消失，再以参脉散合煮服十四剂好转，感冒明显减少，防御功能加强，生命质量得以提高，回归中

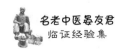

医可控状态。

典型病例7 又一肺痨女性病人，年45岁，患肺结核20年，长期面热如醉、潮热盗汗，五心烦热，病人十分躁扰，易于感冒，方用苓甘五味加姜辛半夏杏仁大黄汤三剂而虚热下骨蒸潮热退，烦热除。在运用变剂过程中，要认真切合病机，揣摩疾病转机，细辨病变真假和虚实错杂各种不同情况，加以施治，一喘满支饮病人。

典型病例8 年40之女性，患支气管炎肺大泡形成，经两次泻肺后，症状缓解，但咳喘胀满反复发作，心理压力太大，抑郁寡欢，对治疗没有信心，家人请求中医治疗，以木防己汤连服四周，喘满胀症状明显好转十之八九，以桂枝加厚朴杏仁汤十剂善后，抑郁和肺泡得到控制，随访2年，身体尚好，本病稳定。常治急性上呼吸道感染外寒内热的大青龙汤一剂而愈，外寒内饮而素有痰饮之人，即触感外邪用小青龙汤效果亦如桴应鼓。葶苈大枣泻肺汤治疗胸腔积液，厚朴大黄汤治疗胃潴留而致的心下痞满，己椒苈黄丸治疗肠梗阻，腹腔积液，十枣汤治疗顽固性肝硬化腹水，甘遂半夏汤治疗肺源性心脏病所致的"留饮"，肾气丸治疗脂溢性皮炎脱发证，小半夏加茯苓汤治疗心律失常，当归芍药散治疗盆腔积液，桂枝茯苓丸治疗巧克力囊肿，茯苓泽泻汤治疗顽固性呕吐等，不断地扩大了苓桂剂治疗范围。

五、结语

《伤寒论》《金匮》非常重视个体化治疗，强调辨证与辨病相结合，苓桂剂专门治疗因肺脾肾三脏功能失调所致的水液代谢紊乱，从而出现的水饮湿痰瘀等蓄积的病证，仲景主张温化通调，正方宜缓，变方峻烈，急中有缓，慢中有急，在我们治疗内科杂病中运用十分广泛，疗效确切可靠，占据半壁江山，成了开口动手的方子，实践经验证明，古方今用，但见一证便是，不必悉具，由于水气血在生理病理上相互影响，关系密切，有常证变证之异，亦有常方和变方的不同，临证有可能出现一时性停水和奔豚气兼水见证，掌握脏腑经络病机所在，病证脉证互参，借宾定主，突出痰水饮瘀的特点，详方详证，以证测方，以药测证，反复分析比较和鉴别。

仲景对杂病的治疗方法，体现在根据整体观念治未病，重视人体正气，特别强调肺脾肾的功能对人体的生理病理的重要性，补益和调整肺脾肾是治疗痰湿水液瘀为患的治本之法，而苓桂剂就体现了这种法则，慎重使用逐水峻剂，如十枣汤、甘遂半夏汤、桂枝茯苓丸等都从小剂量开始，在方后注明

"不知稍增""可一日再服""不下者，明日肝更加半钱"，都是避免因祛邪而损伤正气，不致使病未去而正气先伤，给治疗带来困难，这是治疗的关键，以五苓散、苓桂术甘汤为代表的苓桂剂，是治疗水邪为患的重要方子，引申出了如发汗散水的越婢汤治疗风水，防己茯苓汤利水行水治疗皮水，肾气丸可以治疗脚气上入，少腹不仁，虚劳腰痛小便不利，微饮，男子消渴，妇人烦热转胞等变方之证的治疗，而五苓散治疗痰饮病之下焦水逆，伤寒太阳病之膀胱气化不行的小便不利消渴，也可用于水肿病和下利病开支河之证，葶苈大枣泻肺汤治疗支饮也可用于肺痈。

第九节　张仲景方证对偶关系论

仲景在《伤寒》《金匮》中的方证对偶关系，从纵横经纬深浅层次阶段和外感热病的发生发展转归演变过程的规律性，将六经脏腑病证有机结合，形成前后呼应，上下连贯，阴阳相依，对立统一，融会贯通于整个辨证施治，不仅体现概括在八纲辨证之中，而且有数以十对方对子，是研究方证治法学的典范和仲景辨证思想重要方法论。

中医学的核心价值就是"天人相应"整体观念，辨证论治的对立统一规律的哲学观，事物矛盾的两个方面在一定条件下相互转化、消长平衡从而达到统一，是事物发展变化人类生存普遍规律，两千多年前的仲景先生，将高度的哲学观用于医学，把疾病分成阴阳、虚实、寒热、表里八纲范围内，这种太阳、少阳、阳明、太阴、少阴、厥阴六经的分类，是仲景辨证施治的理论基础，六经分证是将外感热病演变过程中所表现各种症状，并根据人体抗拒的强弱及病势的进退缓急，强盛为三阳，虚衰为三阴，给扶正祛邪找到依据。阴阳的相对属性，外感热病有"发热恶寒者，发于阳也，无热恶寒者，发于阴也"，辨别病变的属性，部位的深浅，邪正的盛衰，疾病的性质，整个辨证施治都形成对子，分门别类，对号入座，丝丝入扣，形成了仲景的方证对偶关系，是仲景治疗外感热病和内伤杂病的核心思想。

一、麻黄桂枝汤方证的对偶关系

麻黄汤是治疗太阳伤寒表实无汗，头痛身痛发热恶寒，舌淡苔白，脉浮紧，桂枝汤治疗太阳中风表虚汗出，发热恶风，脉浮缓，前者用发汗解表宣肺平喘，的麻黄汤君臣佐使四味，无汗而当发汗，为发汗的峻剂，温覆周

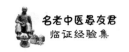

身汗出，不能用桂枝汤，免犯实实之诫，后者用解肌和营卫的桂枝汤，微似有汗，温覆酿汗，热粥助药力，自汗而不能发汗，不能用麻黄汤免犯虚虚之诫。更有意义者是介于两者之间，桂枝麻黄各半汤，是营卫不和而复表邪闭郁，介于表虚表实证，用桂枝汤碍于表郁无汗仅用麻黄汤而恐汗出过多，重则以桂枝麻黄各半汤，热多寒少，身痒，面有热色，一日二三度发，轻则一日再发以桂枝二麻黄一汤两者大对子关系。

二、五苓散桃核承气汤证对子关系

太阳病膀胱气化不行而致水气停蓄，以化气利水，五苓散主之，太阳病蓄血证气滞血瘀与下焦少急腹结，其人如狂，以攻瘀逐血，是蓄血之轻而急者，以桃核承气汤主之，少腹硬满，急而重者，以抵挡汤，病深而缓者，用抵挡丸以缓图的各个不同层次，前者太阳膀胱，气化不利，以促强气化，使津液上乘，三焦得通，邪从小便而出，后者病血瘀于下，以活血攻热逐瘀，同时以利气化，导蓄血归肠腑而出。

三、大小青龙汤证的对偶关系

太阳病未解兼热郁于内，表实无汗，内热烦躁，以大青龙汤，太阳病内夹水饮，表实无汗而心下有水气，咳喘干呕，以小青龙汤。大青龙汤兼发热恶寒，热多寒少，兼内热口渴用桂枝二越婢一汤，解表邪以泻里热，小青龙汤夹胸胁心下水气癖积以十枣汤以攻积逐饮，两者形成鲜明的对比。

四、大小承气汤证的对子关系

阳明腑实之证，邪热与糟粕搏击而成实热之证，大承气汤荡涤腑实，泻下实热，为峻下之剂，仲景是在试用泻下之剂或小承气汤后，视探其肠中燥屎形成否和小便利与不利，而决定使用大承气汤，小承气汤是由寒化热，腑实秘结程度稍次于大承气，两者都有痞满燥实，但有轻重之别，小承气为前锋，寻其虚实，大承气推墙倒壁除其实邪，邪不尽者，可再以小承气以善其后，相得益彰，前后上下左右兄弟姐妹相互为用之对偶关系。若邪热初传阳明，肠中燥屎胃气不和，腑实未盛，误用汗下，津液亏虚，肠中干燥，腹胀热结旁流，宜于缓下调胃承气汤以微和胃气，与脾不能胃行其津液阳明病汗出过多，小便不利津液不足，肠燥便秘的脾约证麻子仁丸和便意而不能解出蜜煎导猪胆汁灌肠等形成层次性子对子关系。阳明之无形之热的四大证白虎汤证与阳明腑实四大证之间形成姐妹对子。

五、大小陷胸证之对子关系

太阳病误治而邪热内陷，变生逆证，素有痰水内积与之相搏，出现热实结胸，根据轻重缓急而分为大小结胸，治疗上用大小陷胸汤丸形成对子，与寒实结胸的三物白散形成奇偶对子关系，一是热与痰水相结，一是寒湿与痰水相结，而脏结与结胸在病机性质上寒热切然有异，小结胸邪浅热轻，病势较缓，宜清热化痰，蠲除胸中邪结，故以小陷胸汤足以胜任，而结胸病位较高，开结以利肺气峻药缓下，用大陷胸汤以峻下破坚荡实之功，丸药以际上移下之效。而胃气虚心下痞证之大黄黄连泻心汤和附子泻汤的热陷于胃和心下痞而阳虚于外恶寒汗出两者形成奇偶对子，而旋覆代赭汤和四个泻心汤形成子对子。

六、大小柴胡汤证的对偶关系

少阳病之三大证，口苦咽干目眩，邪热伏于半表半里，半表于太阳，半里于阳明，柴胡桂枝汤用于少阳兼半表，小柴胡汤用于半表半里枢机当头，大柴胡汤用于少阳兼阳明半里，从而形成上下纵向对子关系，由于太阳阳明少阳深浅层次的不同，形成表里对子关系，进一步形成兼水饮内停阳郁不宣柴胡桂枝干姜汤方证，邪气弥漫虚实互见，柴胡加龙骨牡蛎汤方证，上热下寒之黄连汤方证，形成循环对子关系，基本的发生发展和演变，又见太阳与少阳合病下利的黄芩汤，呕吐的黄芩加半夏生姜汤证。

七、大小建中汤证之对子关系

大建中汤是中阳式微，阴寒内盛脘腹拒痛呕不能食，腹中寒，上冲皮起，出现有头足，上下不可触近，以温中散寒，缓急止痛，小建中汤用于阴阳俱虚，脾虚肝乘腹部痉挛喜按，心悸虚烦，面色无华，中焦虚寒，肝木克土，温中补虚，柔肝缓急，大建中汤，为阴寒内盛，疼痛部位在大腹，腹痛起包而拒按，用蜀椒、干姜以温散凝结的寒邪，饴糖缓急止痛，重点在于散寒止痛。小建中汤腹痛喜温喜按，疼痛部位在上腹部，姜桂以温中阳，白芍以益阴平肝，合饴糖以缓急止痛，重点在于调和肝脾，形成两者遥相呼应之兄弟对子关系。

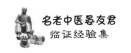

八、白虎汤与四逆汤证之对子关系

热厥之证，脉滑而厥，口干舌燥，烦躁引饮，小便黄赤，热深厥深，清泄里热，用白虎汤，寒厥之证，下利厥逆，大汗出，身微热，恶寒，小便利，阴盛阳微，以扶阳益阴，以四逆汤主之，从而形成鲜明的对比，从发病性质病机特点上的对偶关系，由此而出现的脏厥之证，脉微而厥，肤冷躁无暂安时，阴寒内盛阳气衰竭，四逆、通脉四逆汤，水厥之证，伤寒厥而心下悸，水停心下，阳气遏而不布，温阳利水，以茯苓甘草汤主之。蛔厥和痰厥，分别以乌梅丸和瓜蒂散，形成型别对子关系。

九、干姜黄芩黄连人参汤与麻黄升麻汤的对偶关系

伤寒下利，误施吐下，中气受伤，表邪乘虚而入，形成上热下寒的证候，阴盛阳微，而下利呕逆，寒热隔拒，胃中津液为邪热所蒸腐，食入即吐，气味酸臭浑浊。麻黄升麻汤，仍是伤寒误下，正气受伤，阳邪乘虚入，郁而不升，阴阳之气不相顺逆，出现泄利不止，手足厥冷，咽喉不利，唾脓血，热邪在上，逼伤阳络，上热下寒，阳邪郁遏不伸，寒热错杂，温凉补散兼施，两者是厥阴病寒热虚实错杂最为疑难证之一，易于被医者误诊误治，无所适从，在辨证中迷失方向，尤当细心辨认，所以两者都是寒热错杂，上热下寒，一个是中气虚，一个是阴寒甚而脾肾阳气虚，一个是呕逆自利，一个是泄利不止，两者在整个辨证施治过程中同中有异，形成对偶关系。

十、桂枝加葛根汤和葛根汤方证的对子关系

太阳病兼项背强几几，属表虚自汗以桂枝加葛根汤，表实无汗则以葛根汤，太阳经受邪本有头项强痛的症状，但背部并不一定受牵引，而项背部拘急不舒，运动不能自如，是因项背部经脉失却津液的濡养所致，两方均有葛根四两，前者是桂枝汤加葛根，后者是桂枝汤加麻黄葛根，它们区别在于有汗无汗，表虚用桂枝汤加葛根，表实用葛根汤，两方出现姐妹对子关系。

十一、非典型对子关系

(一)小建中汤与炙甘草汤之间

小建中汤与炙甘草汤之间存在着非典型对子关系，小建中汤治疗心中悸而烦，脾胃不足，气血渐衰，以温养中藏，使气血渐充，则悸烦自除，炙甘草汤证的心动悸心血不足虚劳，心力不继，脉见结代。两者都有心悸，病

变部位不同，累及脏腑有异，而小建中汤是由桂枝汤加饴糖，组方意义与桂枝汤完全不同，桂枝汤以桂枝为君，而小建中汤以胶饴为君，重温建中藏，桂枝以辅助白芍胶饴发挥作用，温养中气以平补阴阳，但酸甘化阴和辛甘化阳，小建中汤与桂枝汤形成子对子关系，炙甘草汤和复脉汤都是治疗心悸动脉结代的主方，炙甘草汤是以炙甘草为君，合姜枣，温养胃气，以资营虚之源，人参桂枝补气通阳，生地阿胶麦冬麻仁滋养阴虚，以水酒各半服用，复脉汤以滋阴潜阳复脉，促进心肺百脉顺朝，使结代平心悸宁，同时两者形成子对子关系。

（二）加味桂枝汤之间

桂枝新加汤，桂枝加附子汤，是表未解而正虚者，以解表与补虚结合，或先解表而后治里，先扶正后解表，也形成对子关系。干姜附子汤与茯苓四逆汤都是治疗烦躁为主，前者因证势危机用以单捷小剂，胜阴复阳，以四逆汤去甘草，茯苓四逆汤以四逆汤扶阳却阴，人参补气生津，茯苓安肾定志，两方形成子对子关系。桂枝甘草汤与茯苓桂枝甘草大枣汤之间，前是复心阳愈心悸，后是治肾水上逆欲作奔豚，以甘澜水利小水而祛邪外出，两者从病机治疗路径上形成对子关系。茯苓桂枝白术甘草汤与厚朴生姜半夏甘草人参汤，前者以健脾运化为主而兼以利水，后者以脾虚气滞而腹胀，两者以脾虚之共同特点从而形成对子关系。还有如胃气虚，误下邪热内陷于胃的痞证，大黄黄连泻心汤，热聚于胃，附子泻心汤是热陷于胃，阳虚于外，形成鲜明的对比关系。生姜泻心汤与甘草泻心汤，前者是中土较虚，邪热内聚，胃气不和，复夹水寒，而后者是中虚较甚而不夹水气，下利较甚，客气上逆，干呕心烦之不同，形成相得益彰之对子关系。

（三）泻心汤与苓桂剂之间

半夏泻心汤与旋覆代赭汤之间存在着内在联系，以呕吐肠鸣心下痞满为主，后者是心下痞硬意气频作，胃虚而有气虚不运，浊气上逆，与半夏泻心汤形成对偶有显著区别。在苓桂剂中苓甘五味姜辛汤，苓甘五味姜辛夏杏汤，苓甘五味姜辛夏杏大黄汤，在配伍病机证候、组方等方面都存在着明显的对偶关系，栀子豉汤和栀子厚朴汤两者热扰胸膈，郁热在上焦心肺，前者是无形之热邪，宜清宣泄热，后者是热与气结，壅于胸腹之间，心烦腹满，各有侧重。还有桂枝加龙骨牡蛎汤和桂枝去芍药加蜀漆龙骨牡蛎救逆汤，桂枝加桂汤之间是太阳病火法伤心阳而烦躁惊恐和心阳外亡，惊狂卧起不安，以及下焦素有寒水之气从少腹上冲于心的奔豚现象，用桂枝加桂汤解外邪制

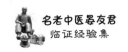
水气的批对子关系。仍有桂枝附子汤、桂枝附子去桂加白术汤、甘草附子汤都能治风湿，前一偏重于祛风胜湿，使邪从表解，二是偏重于崇土胜湿，三是偏重于温经除湿之不同形成横批对子关系等等。

十二、结语

仲景先生的辨证施治理论和治疗外感热病内伤杂病的思想，是指导中医学发展和临床诊疗理论与实践相结合的典范，证候的产生是与脏腑经络有着密切的关系，疾病所表现的各种症状和体征与机体的强弱和疾病的进退是有其一定规律的，他的六经与六经分证、六经的传变规律性，有顺逆和表里、越经与直中相传的不同，从《伤寒》《金匮》可以看出，整个方证治法，概括了汗吐下和温清消补八法，方与证、方与方、方与症、证与症、证与病之间形成多种层次的对子关系，在临证中分门别类，纲目清晰，药物组成的方剂都有严密的组方原则，随证用药，所以唐容川谓仲景用药之法，"全凭乎证添一证则添一药，易一证则易一药"的配伍原则，形成鲜明的对偶关系，这种传统的优秀文化艺术，是中国医学的宝贵财富，值得我们后世加以借鉴。

第十节　曹颖甫先生对经方的研究

先生是近代著名的临床医家，专宗经方，终身致力于对伤寒、金匮的深入研究，从幼小就酷爱医学，十六岁就开始应用经方给人治病，以附子理中加丁芋治愈洞泄寒中，汗凝如膏，肤冷若石之病人的典型案例，他认为是"今年太岁在辰，为湿土司天，又当长夏之令，累日阴雨，天人交困，证多寒湿，实一不读伤寒太阴篇，何足以论活人方治，脱人于险也"。在光绪年间，又遇一进京科考之士在途中伤暑，汗出而热不退，昏睡不醒，他反复以解表之剂不效，用桂枝白虎汤一剂，以荷叶露三碗，梨十枚，渴饮饥咽，尔后半天后，处醒汗出黏衣，被覆俱湿，进稀粥二碗，夜安眠达旦而愈。在他三十八岁时，就励志研究伤寒、金匮，应用经方附子理中治疗洞泄，皂荚丸之痰湿不眠，十枣汤治痰饮，甘草粉蜜汤治蛔厥，大黄牡丹汤治肠痈，莫不随时取效，其应如响，五十岁时，来到上海行医，善用经方治疗各种疾病，济世方治活人众多，为后世留下了不少的宝贵经验，值得加以继承发扬。

一、小建中汤证、大陷胸汤证之一二

（一）小建中汤

小建中汤是《伤寒论》太阳病变证中脾胃阳虚之脾虚心悸证的一首名方，一百零五条"伤寒而三日，心中悸而烦者，小建中汤主之"，一百零二条"伤寒，阳脉涩，阴脉弦，法当腹中痛，先与小建中汤，不出差者，小柴胡汤主之"，主要证候是心悸而烦，虚祛少气，精神疲惫少气，脉虚，太阳病误治后，中阳不足，心脾两虚，气血不足心失所养。《金匮血痹虚劳篇》指出："虚劳里急悸衄，腹中痛梦失遗，四肢酸痛，手足烦热，咽干口燥者，小建中汤主之。"脉象涩为气血虚少，弦为病以入半表半里之募原，少阳兼里中虚腹满之证，以小建中汤温补中焦调和气血，缓急止痛。先生对于腹痛喜按痛自觉有寒气自上下迫，用于肝气乘脾，桂枝三钱、白芍六钱、甘草二钱、生姜五片、大枣十二枚、饴糖一两、水煎服，按桂枝汤服法，抓住寒气下迫兼腹痛为主证，人之血行上下运行，全赖心气以推动，泵载全身，脾胃受寒邪所侵，阳虚而寒凝，气逆下流，而重用白芍，使营血回流增强，而疾病可除，更有饴糖一味，不仅能缓急止痛，重要的是补虚填充使虚痛止，强调小建中汤的饴糖与桂枝汤中的桂枝一样重要，告诫医者切不可遗漏。

1.小建中汤的具体运用

小建中汤加味治疗妇科产后崩中漏下之腹痛，时夹有瘀块，属瘀寒虚互结，午后发作，瘀下而痛止，反复发作，两脉弦，为肝寒乘脾，在小建中汤方加柴胡三钱，黄芩一钱，乌药钱半，水煎服，一剂痛止经停，二剂而痊愈。柴胡主妇人经水不调之证，为调经之专药。而当归建中汤经前期腹痛证，处方当归四钱、桂枝三钱、白赤芍各三钱，甘草钱半，生姜三片，饴糖二两水煎服，先生认为饴糖助甘草之功，赤芍助白芍之攻欠，当归补桂枝之不足。以黄芪建中汤为基础治疗闭经咳嗽，盗汗眩晕，心悸，胸闷，胁腹疼痛而喜按，食少喜呕，不寐，脉虚数，舌苔薄腻，日久不愈，第一诊以桂枝一钱、白芍二钱、甘草八分、生姜一片、大枣四枚、当归二钱、龙骨四钱、粽子糖四枚、锻牡蛎四钱先煎，本病因停经九月，年一十六，观其脉证及形色为干血痨，并多医多家治疗未效，病人有经停、腹痛、咳嗽、盗汗，木火刑金，痨瘵贫血之凶险之证，方中用果糖为饴糖所做，二剂三日后，四大证状减轻，盗汗已除，腹痛大减，脉由速变缓，眩晕心悸好转，再以黄芪三钱、桂枝钱半、肉桂二分、炙甘草钱半、白芍三钱、当归四钱、生姜二片、

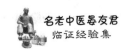

大枣八枚、粽子糖六枚、龙骨六钱、牡蛎八钱水煎服，过三日神色可，喘息减，步行来诊，饮食增进，喘息心悸消失，以润肺养阴宁肺之法病不减，反其再遵建中法守方数十剂而病告痊愈。

2.虚劳食小建中的正治

习惯认为虚劳为阴虚，临床上阳虚虚劳不容忽视，因阴阳的互根互用之关系是彼此的，是随气血功能物质质量变化而消长的。先生认为："通俗医界莫不知培吐生金之说，然往不能用之适当者，不通仲师之医理故也，夫阳浮阴弱者汗自出，汗出则脾病，而肺亦病，故桂枝汤是为扶脾阳，肝胆之气乘之，胸胁腹中俱痛，加饴糖以补之，当归黄芪亦补脾之药，加龙骨牡蛎治虚劳盗汗之方，不过是培土生金之用，苟得其精理所在。"《金匮·虚劳》首立建中汤之虚劳，以桂枝生姜为君，以饴糖滋补肺脾，本方以桂枝汤倍加芍药饴糖而成，甘温补中，养营血而酸甘化阴，振奋阳气，补益脾胃，缓急止痛，调和气血，平补阴阳，气血充而疾病可愈。陈修园说，建中者，建立其中气。尤在泾认为，治虚劳必建其中，中者为脾胃，虚劳不足，纳谷者昌，必立其中气，中气立必以建其中。

（二）大陷胸汤

1.太阳病误治

大陷胸汤是仲景太阳病变证之结胸热实之证，《伤寒论》139、140、141条明确指出："伤寒六七日，结胸热实，脉沉而紧，心下痛，按之石硬者"，"太阳病，重发汗而复下之，不大便五六日，舌上燥而渴，日晡所小有潮热，从心下至少腹硬满而痛不可近者"，"伤寒十余日，热结在里，复往来寒热者，与大柴胡汤，但结胸，无大热，此为水结在胸胁也，但头微汗出者，大陷胸汤主之"。由于水热结实，太阳病误治，出现似阳明腑实与大结胸和少阳兼里实，并表现"项亦强，如柔痓状，下之则和"痓证的缓治之法，结胸证由外入里，表不解，误下，致热乘机内陷，与水饮互结于胸胁，气机阻滞，肺气不利，邪热上扰，热盛伤津，实邪壅滞于里，气血流行不利，此大结胸病急而重，邪结位置较高，本证有表证者，当先解表，不宜用下法，若邪实正虚，阳气散乱，正不胜邪，是结胸的危象。

典型病例1 先生遇一男孩年一十四，证见脉洪大，大热，口干，自汗，右足不能伸屈，不欲饮水，胸部如塞，按之痛，不大便五六日，且太阳之邪内入胸膈，与阳明内热同病，于大陷胸汤，甘遂一钱五分、大黄三钱、芒硝二钱水煎服，以孩提娇嫩之躯，而以猛烈锐利之剂，以《伤寒论》中大陷胸汤证为定例，今证并不见痞硬，只见闷极而塞，小儿积滞之证，服后大便畅通，燥屎与痰液俱下，而胸膈痰盛愈，临证证明肠胃胸膈双解，在诊治时须胆大而心细，牢记仲景之言而益信于人。

典型病例2　曹士曾治一妇女其形肥胖，正值夏暑之日，恶寒胸闷，经他医以解暑之剂治疗后未见好转，又用栀子豉汤后更盛息审之为胸中闷热，如有热气蒸腾之势，咯痰不爽，壮热口渴引饮，误用白虎，病情反复发作加重，后至曹公大陷汤一剂而愈。

2.太阳病顺传阳明证治

考自本证由太阳转属阳明，太阳发汗不畅，表证未罢，宿水积浊，留恋膈上，加阳明之燥热，闭结于下，甘遂能祛膈间之浊痰，必用硝黄以除上炎之阳热，本方之煎法，"以水六升，先煮大黄，取二升，去渣，内芒硝，煮一二沸，内甘遂末，温服一升，得快利，止后服"，服后有呕吐腹痛继之泻下，汤剂力大，为末效减，太阳之传阳明也，上湿下燥，燥热上熏，上膈津液悉化黏痰，惟大陷胸汤彻上下而除之。

典型病例　先生又遇一袁姓年44岁，发病一月，不饥不食，胸闷不大便，消瘦卧床不起，髋间有疽，红肿疼痛，湿痰阻隔以甘遂逐之，燥屎以硝黄扫之，一剂而大功可期。服后吐出浓痰觉药力直趋腹部，震荡有声，腹痛阵作，大便四次，下燥屎五六枚，先干后溏，第二天他一觉醒来时，方入妙境，胸闷清明，腹痛消失，髋间疽已崩溃脓出，重痛大除，内证愈而外疽无所附，能思食，经以健脾补气脱毒透脓方药三剂后痊愈，大陷胸汤为峻剂，世人罕用，曹氏应用自如，知令上膈湿痰，太阳传阳明之候，上湿下燥，肠中燥火太重，上膈津液化为黏痰，更用硝黄，与甘遂同煎，三药化合，共攻上膈之湿痰。

二、桃核承气汤和抵挡汤之应用

（一）桃核承气汤

太阳病在表之邪热循经深入下焦，热伤血络，血蓄于内，邪热与久瘀相搏，结于少腹，心神被扰，瘀血阻滞，而血行不畅，《伤寒论》109条指出："太阳病不解，热结膀胱，其人如狂，血自下，下者愈，其外不解者，尚未可攻，当先解其外，外解已，少腹结急者，乃可攻之，宜桃核承气汤。"蓄血证为太阳腑证，为顺经相传，蓄血证有轻重之分，轻则神志没有症状，而尚未发狂，重则精神错乱，而发狂。

典型病例1　先生治一夜不安卧之女妇人，腹部胀满，时有便血，脉弦，

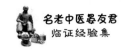

方以桃仁三钱、川军二钱、川桂枝三钱、甘草一钱、芒硝钱半水煎服，病人服二剂后大便畅而血止。本方中有桂枝，既有解表又有助下之攻，一药二用，还有活血之功，桂枝由表入里，动脉之血由里达表，自心脏出，上行下达，上行少下行多，少腹之热结血瘀，远居心脏之下，桂枝为血药促心血行使蓄散瘀化，胞中蓄血在膀胱两角，本方服后腹部软，瘀随便出而病愈。

典型病例2 又治二十之妹，形体羸瘦，受惊吓后发狂，力大无穷，七八日后病重，经事三月未行，脉沉紧，少腹胀，此为蓄血下之可愈遂桃核承气汤与之，桃仁一两、大黄五钱、芒硝二钱、炙甘草二钱、桂枝二钱、枳实三钱水煎服，次日服后下黑血甚多，狂止体不疲者，药服适中病人，能进食，一剂后好转，以疏肝健脾之剂善其后。又一妇人月事后期已六七日，鼻衄时出，腹中有块，浊血宣泄于上，关节烘热咳嗽，体质壮实，此欲作干血，宜桃核承气汤，上者下之也，处方以桂枝二钱、大黄三钱、枳实二钱、桃仁四钱、甘草钱半、牛膝二钱、当归二钱、白芍二钱水煎服，半晌后下乌黑之物而愈。又一妇人三十岁，面色黧黑，干咳痰少，腹中有块而痛拒按，二诊，烘热减，咳嗽除，症块可移动，按前方再进一剂，而大便畅，夜寐安，咳热愈，污物恶血下后再以建中汤调其中而善后。

（二）抵挡汤

抵挡汤为蓄血之重证，《伤寒论》128条："太阳病六七日，表证仍在，脉微而沉，反不结胸，其人发狂者，以热在下焦，少腹当硬满，小便自利者，下血乃愈，所以然者，以太阳随经瘀热在里故也，抵挡汤主之"，129条"太阳病，身黄脉沉结，少腹硬，小便不利者，为无血也，小便自利，其人如狂，血证谛也，抵挡汤主之"，130条："伤寒有热，少腹满，应小便不利，今反利者，为有血也，当下之，不可余药，宜抵挡丸"。

典型病例1 先生治疗一小女十八岁，月经三月未行，面色黄，少腹胀，似干血痨初起，经服大黄蟅虫丸，三月后，出现背驼干瘦，呻吟不已，少腹胀满而硬，重按痛益盛，瘀血内结，不攻其瘀，病焉能除，虑其元气已伤，恐不胜攻，若补能敛邪，决于抵挡汤予之，虻虫一钱、水蛭一钱、大黄五钱、桃仁五十粒水煎服，服后下黑瘀甚多，胀减痛平，因于脉虚，以当归、黄芪、生地、川芎、白芍、陈皮、充蔚子活血行气，导其瘀结而善其后，六年后，已结婚生子。

典型病例2 又一男子少腹胀痛，小便清长，论证确为蓄血，他医以桃核承气汤泻下黑粪后，其证如故，反复二剂，病情有加重之势，思此证非蓄血，用轻剂变为坏病，非轻剂可愈，乃一抵挡汤下之，服后而过时辰黑粪夹宿血齐下，第二天伏榻静卧，腹胀痛减轻，药以中病，将处方减量，虻虫四分、水蛭四分、桃仁钱半、大黄钱半一剂后病愈，以柴胡剂善其后。

典型病例3 又治一无锡妇女，停经十月，腹部胀大，有用疏气活血药不效，经西医检查腹中有胎为腐败之物压住，胎儿不长，欲攻而不去，势必伤胎，容川先生诊得脉涩不滑，会诊后用桃核承气汤，晨起下白物如胶痰，更进抵挡汤，下白物更多，胀满悉除，而腹大，月余生一女，母子俱安，验证孙子云，置之死地而后生。曹先生认为金匮所言："宿有症病，当下其症，桂枝茯苓丸主之。"方中丹皮桃仁芍药破血攻瘀之能事，丹皮桃仁为大黄牡丹汤之肠痈之峻药，芍药为痈毒通络之必要，桂枝合芍药扶统血之脾阳，而疏其瘀结，观太阳病用桂芍解肌，非以脾主肌肉乎，然抵挡丸破血之攻力大，以此奏效者，其亦有故无殒亦无殒也。

临证心得 治血之久瘀"少腹急结，如狂"与"硬满，发狂"前者为重，有"血自下者"下其血乃愈，较"血能自下者"为重，脉浮而数者轻，微而沉者重，药物之效，动物较植物药力为烈，蓄血证桃核承气汤和抵挡汤都系太阳阳明同病，有轻重经权之分，蓄血有缓急，急结如狂属阳明，先治太阳，硬满发狂，其候以急，舍太阳而先治阳明"急当救里"，"本发汗而复下之，此为逆也，若先发汗，治不为逆，本先下之，而反汗之，为逆，若先下之，治不为逆"，经权之治，引出阳明之方，可知二方专属阳明无疑。常熟遇一妇女经停九月，腹中有块攻痛，以三菱、莪术多剂未应，棱莪治血结之初，其力不甚，予以抵挡丸三钱，开水送下，入夜腹痛剧，泻下污物数升后，疼痛止，后加味四物汤善其后而病差。痰饮证之有十枣汤，蓄血证之有抵挡汤，都能斩关夺隘，起死回生，岐黄之家畏其峻猛，不敢用之，即是用者，其力不及，故急痛之必当机立断，而后药到病除，切不可一误再误。

三、承气汤之临证实验

（一）大承气汤

承气是承阳明之气，太阳病不解转属阳明病痞满燥实之候，大承气汤证是"阳明病，谵语有潮热，反不能食者，胃中必有燥屎五六枚，若能食者，但硬耳。""大下之后，六七日不大便，烦不解，腹满痛者，此有燥屎也，所以然者，本有宿食故也。""伤寒若吐下后，不解大便五六日，上至十余日，日晡所发潮热，不恶寒，独语如见鬼状，若剧者，发则不识人，循衣摸

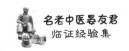
床，惕而不安，微喘直视，脉弦则生，涩者死，微者但发热谵语者。""伤寒六七日，目中不了了，睛不和，无表里证，大便难，身微热者，此为实也，急下之。""阳明病发热汗多者，急下之。""发汗不解，腹满痛者，急下之，宜大承气汤。""二阳并病，太阳证罢，但发潮热，手足漐漐汗出，大便难而谵语者。""病人不大便五六日，绕脐痛，烦躁发作有时者，此有燥屎，故不大便也。""阳明病下之，心中懊侬而烦胃中有燥屎也，可攻，腹微满，初头硬，后必溏，不可攻之，若有燥屎者。""阳明病脉迟，虽汗出，不恶寒，其身必重，短气，腹满而喘，有潮热者，此外欲解，可攻里也，手足戢然汗出者，此大便已硬也，大承气汤主之，若汗多，微发热恶寒者，外未解也，其热不潮，未可与承气汤，若腹大满不通者，可与小承气汤微和胃气，勿令致大泄下。"条文中213、241、225、240、243、257、217、254、256等进行论述。

典型病例1　曹氏曾治方姓病人，阙上痛，腹痛口渴，大便八日未行，脉实，有心痛彻背，用以大黄四钱、枳实四钱、厚朴一钱、芒硝二钱、全瓜蒌五钱水煎服，下后胸膈顿宽，惟余邪未尽，头尚晕，去硝黄，再剂投之即愈。

经曰：阳明病外证云何？深入身热汗自出，不恶寒，反恶热，而大承气汤证，一是便秘腹痛拒按，此胃中有燥屎；二是阙上痛，内经阙上属喉间病，为阳明气上冲脑则阙上必痛；三是右膝外旁疼痛；四是脉洪大而实；五是日晡潮热，舌苔黄燥厚腻，大渴引饮。先生善用承气汤治阳明实证，历验痊愈，不管麻桂膏黄，柴芩姜附，都随其证而治之，凡仲景所称某方主之，此皆一二剂知方，药量适合而病愈，他认为阳明不占《伤寒论》的四分之一，承气汤反复推论，证详三阴之上，硝黄之用，复有何疑，实为仲景之忠实信徒。

典型病例2　又遇一头痛干呕之病，服吴茱萸汤后痛益甚，咳嗽，口燥脉微弱，阳明悍热之气上承入脑，即以釜底抽薪大黄三钱、芒硝三钱、枳实四钱、厚朴一钱水煎服三小时后，即下之水浊，头痛而泻下，一下而愈，病奔在肠，上病下取，肠中燥，胃居其上，实邪化热随血上行熏烁，用药总不离硝黄，肠热犯脑，阳明证之头痛，始在阙上，上扰满头痛，伴见谵语，湿热蒸腾阳明，燥屎凝结，必下无疑。

典型病例3　又一吴姓妇人，壮热汗出，脉大，便闭，七日未行，满头剧痛，两目不能眴，目中不了了，睛不和，为阳明篇三急下证之第一证，大黄四钱、枳实三钱、川朴一钱、芒硝三钱速服之，竟一剂而愈，釜底抽薪，泄其胃热。

典型病例4 一男子神志恍惚，四肢惊厥，畏光闭目，脉乱，大便数日不行，伴见头痛，当下之宜大承气汤，便可一剂而愈，目中不了了，睛不和为阳明脑病之外证，

典型病例5 又一陈姓一十六，腹痛拒按，时时下利，色纯黑，脉滑大而口渴，实为积滞下利，以大承气汤去厚朴，大黄四钱、枳实四钱、芒硝三钱一剂大下三次黑粪，干湿相杂，利止而愈，宿食下利，当有所去，下之乃愈，而少阴病，自利清水，色纯青，心下必痛，口干咽燥者，急下之，在温病中，热结旁流者，以胃家实，内热壅闭，续得下利，纯臭水，日三四度十余度，宜大承气汤，得结粪而利即止，仲景论伤寒有能论温病，是因为仲景"观其脉证，知犯何逆，随证治之"，能识此证，用是方，其效响应。

典型病例6 其治又一病人，发热口伤乱赤，咽痛喉痹，服桂枝汤未效，以大承气一剂而愈，此厥深热亦深，反汗出，必口伤乱赤，因有昼日明了，暮则谵语，脉沉而有力为实，胃肠阳明俱热，以急泻而病去。

（二）小承气汤

小承气汤是："阳明病其人多汗，以津液外出，胃中燥，大便必硬，硬则谵语，小承气汤主之，若一服谵语止者，更莫复服。""阳明病，谵语，发潮热，脉滑而急者，小承气汤主之。""太阳病若吐若下若发汗后，微烦小便数，大便因硬者，与小承气汤和之愈。"阳明病多汗伤津而谵语里实证，太阳转属阳明燥实内阻热极旁流痞满证，以小承气汤治之，阳明里热蒸腾热邪与肠道燥热内结，泻热通便，破滞除满，邪祛而津液自复，阳明里热盛，潮热于肠道糟粕搏结，燥热之邪夹浊邪上攻心神，肠道燥屎阻滞，逼津液下趋，热结旁流而伤津。

典型病例 先生遇一阙上痛不员，胃中气机不顺，以平胃不效，必有停滞之宿食，以大黄三钱后下、厚朴二钱、枳实四钱水煎一剂而愈。

（三）调胃承气汤

调胃承气汤是"太阳病三日，发汗不解，蒸蒸发热者，属胃也"，"阳明病，不吐不下，心烦者"，"伤寒十三日，过经谵语者，以有热也，当以汤下之，若小便利者，大便当硬，而反下利，脉调和者，知医以丸药下之，非其治也，若自下利者，脉当微厥，今反和者，此为内实也，调胃承气汤主之"。此为太阳病转属阳明燥实心烦证，下利燥实内阻之谵语证，阳明内热蒸腾，以燥实为主，腑气不通，热邪上扰，心神不宁，泻下燥实，调和胃

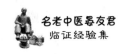

气，以通因通用之法，意在泻热而不在通便。

典型病例 曹氏治一宝宝，病四十余日，大便不通，口燥渴，以泻药下后未效，便先硬后溏，腹中尚痛，余滞未清，脉滑数，以大黄二钱后下 甘草三钱，芒硝一钱冲一剂病愈，读仲景之书，明确"胃中有燥屎"是指腹部肠中位置，调胃承气汤是太阳阳明并病之和剂，厚朴倍大黄是气药为君，大黄倍厚朴是气药为臣，厚朴是肠药，能直达肠壁，因燥屎和肠密切无间硝黄虽下，必以厚朴以宽其肠，燥屎受攻而得去，仲景大黄五钱，厚朴半斤，曹氏则未及八钱，而鞠通先生以大黄五钱，厚朴一钱，温热可减半，当其太阳病之，麻黄汤证化热入里为麻杏石甘汤证，桂枝汤证化热入里为白虎汤证，葛根汤证化热入里为葛根芩连汤证，其化热入里的汤证进一步化热，则为承气汤证，肠结轻则以调胃承气汤，重则以小承气汤，更重则以急下之以大承气汤。

临证心得 麻杏石甘汤证传为承气证，较白虎汤证传为承气证为少，因肺与大肠为表里，肠肺病邪相移，故有"下后，不可更行桂枝汤，汗出而喘无大热者，可与麻黄杏仁石膏甘草汤"。有下后肺气自开，太阳病由表入里，由寒化热，由上传下的趋势，麻桂葛皆有甘草，调胃承气汤亦有甘草，邪热传肠，安其肠而保其津，内实则去甘草，邪祛肠虚而重用甘草，承气本为逐邪而设，非专为结粪而设，医者必须明辨。

四、炙甘草汤证和桂枝汤证

（一）炙甘草汤证

心阴心阳两血证的主要特征为结代脉，心失所养，心阳虚而鼓动无力，《伤寒论》182条指出："伤寒，脉结代，心动悸，炙甘草汤主之。"183条："脉按之来缓，时一止复来者，名曰结，又脉来动而中止，更来小数，中有还者反动，名曰结阴也，脉来动而中止，不能自还，因而复动者，名曰代阴也。"出现结代脉是心阴阳虚之证，心失所养，鼓动无力，宜以通阳复脉，滋阴养血之炙甘草汤。

典型病例1 先生遇一律师病者，脉结代，心跳跃不宁，以炙甘草四钱、生姜三钱、桂枝三钱、党参二钱、生地一两、阿胶二钱烊化冲服、麦冬四钱、麻仁四钱、大枣四枚水煎服，用清酒七升，水八升，合煎，十余日而愈，阳气结涩不舒，阴气缺乏不续，故为之结代，结生代死也，其难治谓代脉也。

典型病例2 有治一唐姓病员，脉结代心动悸，以炙甘草四钱、桂枝三钱、党参三钱、阿胶二钱、麻仁一两、麦冬八钱、生地一两、生姜五片、大枣十枚水煎服，此素有心脏病，每年都来香港就医，先生用经方，药量特重，桂枝生姜以两计，病员觉药胃奇辣而服之效良也。今反复发作数次，以炙甘草汤服三剂，心悸愈，脉结代渐稀，二诊口中燥而气短，方以炙甘草五钱、桂枝四钱、党参五钱阿胶二钱、熟地一两、麻仁一两、麦冬四钱、紫苏五钱、花粉一两、生姜三片、大枣七枚，制大黄三钱二剂而便通病愈，曹氏认为，经他的长期临床经验，炙甘草汤证，其脉数者多，而迟缓者少，亦有六十至以下者，用炙甘草汤治疗后，其脉数者可以变常，迟者增数的双向作用，能削其过二益其不及，当诊之时，须以左右细省详辨，其脏气衰微，左右之脉差异较大，但炙甘草汤能使其左右逢源，气血调畅而疾病痊愈。

典型病例3 又治一丁姓，病起四十余日，下利脉结代，以炙甘草汤去麻仁，一剂利止脉和，有人谓古方不能治今病，其中，麻仁一味加减，其效迥异，曾治一玉器老板年六旬仍下利脉结代，一月未愈，脉来止至无定数，而高年结脉，病殆也，参仲景之意，用附子理中汤合炙甘草汤去麻仁，五剂脉和利止，行动如常，阴亏加人参，腹痛加芍药，下利去麻仁，不寐加酸枣仁，随证用药，本方屡用屡效，以心动悸为主，有脉结代加重用量，妇人患此心悸，影响月事，而胆气虚，不寐虚汗以出，阴虚不能敛阳，投之更效，其功无穷，本方有七分阴药，三分阳药，阴为体，阳为用，生地至少要六钱，桂枝至少钱半，方有效力，切不可疑桂枝之辛，生地之腻而不敢重用。

（二）桂枝汤

桂枝汤是仲景《伤寒论》中太阳中风表虚证而设，"太阳病，头痛，发热，汗出，恶风"，"太阳中风，阳浮而阴弱，阳浮者热自发，阴弱者汗自出，啬啬恶寒，淅淅恶风，翕翕发热，鼻鸣干呕者桂枝汤主之"。风寒外袭，营卫失调，腠理不固，卫气浮盛于外，营阴不内守，病机为营弱卫强，卫气与风寒相争于表，太阳经受邪，经气不利，肺气不宣，胃失和降，根据桂枝汤证和邪气侵袭人体的轻重浅深的不同，有桂枝汤的加减，禁例，兼证，如桂枝加葛根证、桂枝加厚朴杏仁汤证、桂枝加芍药生姜各一两人参三两新加汤、桂枝去芍药加附子汤、桂枝加附子汤、桂枝去桂加茯苓白术汤证，桂枝汤为治疗太阳中风表虚之主方，术太阳表实者不能用，平素嗜酒之人，内蕴湿热在禁用之例，而太阳病兼项背强几几，风寒客于太阳经输，经气不利，津液不能输布，经脉失养。而太阳病引动宿疾发喘，表证兼喘，表虚邪气内迫，肺气不降，肺寒气逆之证，太阳病表虚汗出过多营气不足而复

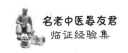

感外邪出现身痛证，太阳病误下后，表不解，邪陷胸中，胸阳不振，正邪相争，心阳被伤并损及肾阳之证，太阳病发汗太多，表阳虚漏汗不止，表证未解，阳气受伤虚而不能固外，津液外泄，肌肤失于温煦，阴不足而失于濡养，由于汗下后脾虚水停，表邪未解，素有水饮复感外邪之证。

典型病例1 曹氏遇一太阳中风证，以桂枝三钱、白芍三钱、甘草钱半、生姜三片、大枣六枚一剂而愈。夏月汗液大泄，毛孔大开，开窗而卧，中其风邪，高家三子女患此同服一方而愈，又一夏姓，其人畏热，热汗淋漓，时有恶寒，以桂枝汤原方一剂病告差。仲景不言病因病理，故邪风外乘，乃病中风，欲救邪风者，卫不与营和，风中肌肉，而卫强营弱，桂枝汤发肌肉之汗使营卫自和。

典型病例2 又治以湖北叶君，大暑之夜，游走屋顶花园，披襟当风，兼进冷饮，恶寒头痛，入夜更盛，早起吐绿色脓痰，头手汗出，以桂枝四钱、白芍三钱、甘草钱半、生姜五片、大枣七枚、浮萍三钱水煎服一剂而愈，本案外风内饮，且用生姜化饮，浮萍透汗。又一谢先生，盛暑三伏天，受暑湿之饮贪凉后，形寒下利，腹痛，溲赤，其典型者为太阴病脉浮者可发汗，宜桂枝汤，桂枝钱半、白芍、炙甘草各钱半、生姜二片、大枣四枚、六神曲三钱、谷麦芽各三钱、赤茯苓三钱一剂水煎服，表解利稀，三伏天不避桂枝，调理而愈，若出现吐者为胃不和，利者为胃不和，有人认为用理中汤，因为理中汤偏里，桂枝汤偏表，应层次分明。

典型病例3 又遇一沈姓之病者，夜间饮冷受凉，头痛恶风，汗出便溏，心悸脉结代，于桂枝、炙甘草、白芍各钱半，大枣六枚水煎服，第二日早上醒来，诸恙悉平，惟心悸未愈，以炙甘草汤善其后。

典型病例4 而又一女性病人，下利恶风汗出，头痛胸闷，骨酸腿软，不欲食而呕吐，处方与前一样，服后一时许，热汗漐漐遍体，一觉醒来，不知病何时去，证明桂枝汤确为夏月好冷饮外感之第一效方，不单是为伤寒北地而设。

临证心得 《金鉴》云："桂枝君芍药，是于发汗中寓敛汗之意，芍药从桂枝是于固表中有微汗之道，桂枝辛温，辛能散邪，温从阳而扶卫，芍药酸寒，酸能敛汗，寒能走阴而益营。"陆九芝认为："桂枝者，能入营而出卫者也，太阳主开，今风乘之，而过于开，则必祛风于外，而太阳之气始复其常，但中风为虚邪，营气以弱，风邪近肌肉，肝气乘脾，君以桂枝，而必以养血和中为臣，风内能化热，以芍药凉者监之。"柯氏认为："此为仲景群芳之冠，乃滋阴和阳，调和营卫，解肌发汗之总方也。"服桂枝汤，饮热粥以助药力，卧床温覆，一二时许，遍身漐漐微是汗出，病乃悉去，为"药汗"，带热意，病汗常带凉意，但不足以去病，药汗瞬时，功乃大著，桂枝汤有止发二功也，桂枝为阳而发散，芍药为阴，能收敛，二者如环无端，依道运行，周而复始，可知桂芍之分工合作，药汗以排除毒素之力，姜枣草均为温胃之要药，呕汗凉为胃肠所伤，受三药扶护而和，血循被桂芍之激励而行，然后表里两合，于是汗出，太阳中风随愈。

典型病例5 又遇一老妇患脑疽，头项疼痛，热气蒸蒸上冒，伏被恶寒发热汗出，其证属桂枝汤以桂枝五分、芍药一钱加姜草枣轻剂投之，次日病大减，逐日增加桂枝三钱、芍药五钱数日后痊愈。脑疽属太阳，妄投凉药必死，以桂枝汤治脑疽之妙也。

典型病例6 王女，脉缓，月事后期而量少，时有恶寒，以背部为盛，食少，以桂枝三钱、白芍三钱酒炒、炙甘草三钱、生姜三片、大枣十二枚、水煎一剂，胃开，但大便不畅，原方加麻仁三钱便通病愈，月事如常，桂枝汤疏肝补脾，血畅而肝平，肠胃健而脾胃补。仲景认为："妇人得平脉，阴脉小弱，其人渴，不能食，无寒热，名妊娠桂枝汤主之，本为温补之主方，即治逆气冲心，加附子治漏汗不止，加龙骨牡蛎治盗汗失精，加白芍饴糖治腹中痛，加人参生姜芍药治发汗后身疼痛，加黄芪当归治虚劳，去白芍加生地麦冬阿胶人参麻仁，之心动悸脉结代，外证治太阳，内证治太阴，若能融会贯通，思过半也。"

学术心得 曹氏对仲景经方的运用和研究是深得要令的，以方测证，以证测方，以仲景之方治病，从他的病案看出，加减化裁，用量是非常严谨的，而且精确到钱半，从今天的临床看来是不可理解，从个体化的治疗到群体化的治疗，异病同治，善于暑热之季用伤寒方，切入病情，抓着病机，稳准狠大胆用药的治学态度，值得我们借鉴和弘扬，另一个特点是以证测方，如神志恍惚用大承气汤，他认为是热气出于阙上，病情正属阳明，考证之右脉洪大，断以釜底抽薪而病愈，治疗肺痈以千金苇茎汤，甘草桔梗汤，葶苈大枣泻肺汤乳没活血，白芷透浓，杏仁桔梗宣降肺气，本病实出阳明，肠胃燥湿，郁热上蒸于肺，肺燥而胶痰生，一日之燥气不除，一日之胶痰不去，久之则热伤肺脏，因变痈脓，首当开壅清热，次以破顽痰。

临证心得 肠痈以大黄牡丹汤，以腹痛便结，腹皮急按之濡，隐隐作痛，以疏泄厥气，以薏苡仁附子败酱散加化瘀理气之品治之，待疼痛稍减，

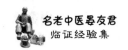

再加重硝黄之量，腹痛胀满消失而病愈，观泻下之大便乃为黑色之河泥转为咖啡色或七分黄三分绿的病机转变为常的临床经验，值得加以研究。对悬饮的治疗，水气凌心则悸，积于胁下，冒于胸膈，呕而短气，以十枣汤为主，配合己椒苈黄丸，形寒腰酸背软者，也可加附子、干姜、菟丝子、细辛等，善从温化行入手。饮邪在膻中两乳胸膈，加王不留行以通之。对奔豚的治疗，降胃气上逆，气从少腹上冲，似有瘕块，谓肝脾不调，则中气凝滞，善用吴茱萸汤治疗，若夹痞欲作奔豚吐白津加寒饮，以桂枝汤，纳半夏以去水降浊，桂枝芳香逐秽，可加厚朴以增强化湿之功，若善矢气者以厚朴生姜甘草半夏人参汤加桂枝治之，每用经方，病之向愈至速，一二诊后，即不复来，奔汤豚之病乃肠中瓦斯不能泄于下势必膨于中而上溢，人体之气始于小腹，而有妇人之逆气冲其心之奔豚，其用桂枝更加桂，另一种奔豚是瓦斯冲逆之气循经达心，过胸咽，"从少腹上冲咽喉，发作欲死"，"气上冲胸，腹痛，往来寒热"。他认为是一种犯淋巴系奔豚，若"咽中如有炙脔者属半夏厚朴汤主之"，亦是属于浊气在经络咽喉以及少阳膜原之间，说明太阴少阳阳明受邪，病名相同而病机有异，遣方用药加减亦有别，按奔豚谓肾积，黄坤载以桂枝解肝气，在认识本病的差异性。

对肢体疼痛的历节的治疗，善用桂枝芍药知母汤，乌头汤，后用四物龙骨牡蛎善其后。产后阳明病仍大胆地使用大承气汤，打破了产后宜温，用生化的金科玉律，遇大实大热之证，坚持是有一证必有一药，不可先入为主，若大实有羸状者，尤谨慎之。总之曹先生运用经方的严谨、准确、切中要害，仔细大胆地使用，给后学者做出典范，值得认真整理和继承。

第十一节　成无己《注解《伤寒论》》中的太阳病

成无己根据《伤寒论》序"撰用素问九卷，八十一难，阴阳大论"，运用内、难理论注解《伤寒论》及其方证，他出身于医学世家，精于医理，擅长临床，是宋金时期的《伤寒论》大家之一，注解有《注解《伤寒论》》《伤寒明理论》《药方论》三部著述鼎足而立，博极深造，以经注论，以论证经，他第一次对《伤寒论》进行了全面系统的注解，并献出了毕生的精力，促进了伤寒学派的迅速发展，他的注解最能接近仲景原意，使内难伤寒一脉相承，融会贯通，探本求源，相互渗透，是成氏对中医学的重大贡献。他对太阳病的注解，层次分明，由浅入深，分成三部分，方五十三道，研究太阳病的发生发展转归及其演变规律，对于临证具有重要意义。

一、伤寒总论

太阳主人体的肌表，邪气侵犯人体，首先从表而入，正邪相争，表现为太阳病，虚则中风，实则伤寒，机体出现阳争发热，阴争而恶寒，从而"脉浮头项强痛而恶寒"的太阳病的提纲，成氏解为浮即尺寸俱浮，太阳受病，太阳主表诸阳主气，凡出现主证者，太阳表病也。正气抗邪向外，太阳经从头走足，行于人体的背部，本经脉受邪，肌腠不柔和，卫阳被遏，热邪阻滞伴见发热，亦可恶寒发热同时出现，也有伤寒初起无发热者，恶寒是必具的见证，提纲中不言发热，卫阳被遏，即时发热也是短暂的，《素问·调经论》"卫气不得泄越故外热"，恶寒发热是太阳病的主要热型，而且太阳伤寒未发热而恶寒的特点与太阴病无热恶寒有根本的区别。太阳病有经证和腑证的不同，经证中有中风、伤寒、温病，腑证中有蓄水、蓄血、兼证、误治变证、风湿证等。

（一）太阳中风

太阳中风是太阳经证的一个方面，风寒之邪，侵袭人体，风伤卫，卫中风，"太阳病发热汗出恶风，脉缓者，名曰中风"，营病发热无汗不恶风而恶寒，卫病则发热汗出，不恶寒而恶风，以为阳，卫外者也，病则不能卫固其外，故皮腠疏而汗出而恶风也，伤寒脉紧，伤风脉缓，寒性劲急而风邪解缓故也。由于外中风邪，病机为卫强营弱，卫为阳营为阴，《内经》谓："阳在外阴之使也，阴在内阳之守也"，风邪外袭，卫受病则，卫阳浮盛于外而发热，失其固外开阖，营阴不能内守，汗自出的"阳浮而阴弱"，汗出肌腠疏松，有为表虚证。

（二）太阳伤寒

太阳伤寒是经证的另一个方面，"太阳病，或已发热或未发热，必恶寒体痛，呕逆，脉阴阳俱紧者，名曰伤寒"。经曰，凡伤于寒，则为病热，为寒气客于经中，阳经拂结，而成热也，中风发热，风为以邪，寒为阴邪郁久则化热，风伤卫，寒伤营，卫虚恶风，营虚恶寒，气病则麻，血病则痛，风令气缓寒令气逆，体痛呕逆者，营中寒也，脉盛身寒，得之伤寒，脉阴阳俱紧，知其伤寒也。伤寒系狭义伤寒，寒邪外袭，卫阳被遏，营阴郁滞为本病的病机，初起有未发热者，未与邪争，郁久或在一定的时间段内势必与邪争，并发热恶寒同时出现，中风则恶风，伤寒则恶寒，是二者之区别，恶寒

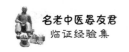

者必恶风，恶风者亦多恶寒是二者均有的自觉症状，阳遏阴滞筋骨失于濡养而体痛，腠理闭塞而无汗，肺主呼吸而外合皮毛，失于宣降，寒邪束表而脉浮紧，无汗故有称表实证。

（三）伤寒温病初起

伤寒中温病在初起属于太阳病范围之一，"若发汗已，身灼热者，名曰风温，风温为病，脉阴阳俱浮，自汗出，身重，多睡眠，鼻息必鼾，语言难出，若被下者，小便不利，直视失溲，若被火者，微发黄色，剧则如惊痫，时瘛疭，若火熏之，一逆尚引日，再逆促命期。"仲景明确指出，温病是由"伤寒一日，太阳受之，脉若静者为不传，颇若吐，若躁烦脉数急者，为传也"。寒邪入里则变热，传入阳明，是太阳病一日未治，失治误治而成，又"伤寒二三日，阳明少阳证不见者"，寒邪未化热入里，止在太阳经中也，而"太阳病发热而渴，不恶寒者，为温病"，外邪直入阳明之腑，为温病而不是伤寒，积温成热，不恶寒，风温之邪上热扰，阳风寒温相合，风伤卫，温伤气，风温外甚气壅不利，误下而伤及五脏之气，太阳膀胱经受邪，不利为癃，不约为遗溺，太阳不足，津液枯竭，火助风温成热，热瘀而发黄，热盛而生风，被火为一逆，更火为二逆，温热之邪深入而危及生命。主要病机为津液内热，外受温邪，从太阳病表证开始，本里阳素盛，恶寒轻而短暂，也可不经治疗而消失，初起而渴是温病的特征，外有温邪而内有缊热伤津，发热口渴而微恶寒，外受邪气内热伤津之证。

（四）伤寒中的太阳病

1.太阳病的性质　伤寒太阳病可根据症状的不同，判断疾病的属性和预期，"病有发热恶寒发于阳也，无热恶寒者，发于阴也，发于阳七日愈，发于阴六日愈，以阳数七阴数六故也。"阴阳属性已定，愈期阳为七天，阴为六天，成为辨证的纲领，而表里虚实中还有阴阳的属性，寒热等分类，阴阳中还有阴阳，发热与否是最主要的标志，从而对疾病预期的推断，阳热阴寒，发热而恶寒，寒伤阳，无热而恶寒，寒伤阴，阳法火，阴法水，火成七数，水成六数，阳病七日愈，火数足也，阴病六日愈，水数足也，发于阴是指阳证之阴，非直中于阴，已发热是发热恶寒，未发热是无热恶寒，阳气闭郁不能宣发，三阴之反发热，便发于阳，寒热为水火之本体，阴阳之征兆，七日合火之成数，六日合水之成数，到此阴阳自和故愈，阴阳互根互用，阳中无阴，孤阳不长，阴中无阳，死阴无生气，六成之数难合，三阳不发热者，便发于阴，发于阳者，病入阳经而发，以寒加阳，阳气被郁，发于阴者邪入阴经而发，以阴加阴，无阳可郁，《素问阴阳应象大论》所谓"阳盛则身热，阴盛则身寒"的阴阳更胜之变也。

2.太阳的传变 "太阳病，头痛至七日以上自愈者，以行其经尽故也，若欲作再经者，针足阳明，使经不传则愈。"七日太阳病衰，若七日不愈，防止传变，则太阳之邪再传阳明，针足阳明迎而夺之，使经不传则愈，头痛至七天就自动痊愈。《内经》认为："一日太阳，二日阳明，三日少阳"，"七日巨阳病衰，头痛少愈"而抗邪之力增强，经气流通，邪气不从内传，仲景之"知肝传脾，当先实脾"预防思想在六经病的具体体现，这是因为正气复而邪气退，六日内营卫流行，六经证见，过经不解，复病阳明，两经并病，砌其传路，针跌阳脉穴，泄其邪而愈。"太阳病欲解时，从巳至未上"，巳为正阳始于太阳，终于厥阴，六经各以三日为解，太阳从巳至未，阳明从申至戌，少阳从寅至辰，太阴从亥至丑，少阴从子至寅，厥阴从丑至卯，以阳速阴缓，阳主昼，阴主夜，阳三经解时，从寅至戌，以阳道常热绕也，阴三经解时从亥至卯，以阴道常乏也，内经阳中之太阳通于夏气，则巳午未太阳乘王也。

3.太阳病正胜辨别 "人与天地之气生，四时之法成"，人与宇宙之间密不可分，天之流淫，能致人与病，天之阴阳亦能助人之正气，抗病外出，太阳为阳中之阳，而一昼夜之中，巳至未，是阳气最为旺盛之时，所以太阳病，不论自愈或服药而解，都须借助阳气旺盛之时，午乃太阳天中之时，巳未前后之气交也，夫天有六气人有六气，人得天气之助，则正气盛而邪气解，太阳病服汤而解，必至其所王之时，太阳为诸阳之长，午时为阳中之阳，阳受病而必阳气充而邪气解，同义于发于阳者七日愈，为之天人相应之理也。"风家表证而不了了者，十二日愈。"太阳中风，发汗解后，十二日大邪皆去，六经悉和，风为阳邪，卫为阳气，七日不愈，复过一候十二日则余邪尽出，五脏元气以冲，正气复理必自愈，六经部位有高下，发病有迟早，阳明二日发八日衰，厥阴六日发，十二日衰，六经皆至七日解而十二日当心静养而愈。

4.太阳病程度的辨别 "病人身大热，反欲得衣被者，热在皮肤寒在骨髓也，身大寒，反不欲近衣被者，寒在皮肤热在骨髓也。" 皮肤言浅而外，骨髓言里而深，前者表热里寒，后者表寒里热，外假热而内真寒，外假寒内真热的寒热真假错杂，阴阳隔拒的病证，真内是实质确证，外假是表面现象，辨别的关键是衣被的欲得与否，寒热可假，病人的喜恶属真，真寒假热是

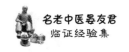

阴证似阳，阴盛于内隔阳于外，虚阳外越之证，寒热之再皮肤，属于标象，从病人的喜恶决定疾病的性质，皮肤骨髓是表里内外对称，辩证地加以认识。

二、太阳病方证论

（一）桂枝汤方证

1.营弱卫强 "太阳中风，阳浮而阴弱，阳浮者热自发，阴弱者，汗自出，啬啬恶寒，淅淅恶风，翕翕发热，鼻鸣干呕呕者，桂枝汤主之"，阳以候卫，阴以候营，卫中风，营气弱也，风并于卫，卫实而营虚，故发热汗自出，营弱卫强，热在表，风拥而气逆，用桂枝汤解肌发汗，恶风恶寒发热同时出现，风邪外袭，束于肌表，肺气不利，胃气上逆，《难经》谓"中风之脉，阳浮而滑，阴濡而弱"。阳主气，气郁则蒸热，风善行而数变，变热亦快捷，阴主血，汗为血之液，阴弱不能内守，阳强不能外固，阴阳以浮沉言，伤寒以脉阴阳俱紧，阳浮发热同于伤寒，阴弱汗自出异于伤寒，故以虚实之变。桂枝汤不仅是太阳病的第一方，而且是有群芳之冠之名，它具有滋阴和阳，调和营卫，解肌发汗之总方。

2.营卫不和为主要病机 但见太阳中风头痛发热恶风恶寒，汗自出，脉浮弱，不拘病在何经，伤寒杂病，咸得用此发汗，误汗误治亦可用此方，但见一证即是，不必悉具，惟以脉弱自汗为主，盗汗虚疟虚利随手而愈，方中以桂枝为君，味辛性温，辛能发散，温通卫阳，芍药为臣，味酸性寒，酸能收敛，寒能走营。《金鉴》认为："桂枝君芍药，是于发汗中寓以敛汗之意，芍药臣桂枝，是与和营中有调卫之功。"生姜味辛，可助桂枝解肌泄邪，大枣味甘，可佐芍药和营益阴，甘草性味甘平，调和诸药，有安内攘外之功，太阳中风投之无有不效，或因失治误治及其变证，以本方化裁施治，都有非常好的疗效。内经曰："辛甘发散为阳，桂枝汤，辛甘之剂，所以发散风邪，风淫所胜，平以辛，佐以苦甘，以甘缓之，以酸收之，是以桂枝为主，芍药甘草为佐，风淫于内以甘缓之，以辛散之，是生姜大枣为使也。"

3.桂枝汤的煎服法 关于桂枝汤的煎服方法问题，成氏没有做出注解，概括起来有几个方面，一是服药后喝粥一升，以助汗出，健胃益津，扶正以去邪，卫固而新邪不得入，发汗不亡阳，止汗不留邪。二是药后温覆微汗，以遍身微汗潮润为佳，使外邪自解，目的是不使汗出过多，邪不逗留，若一次而汗出病愈，便停药中病即止。三是一次而不汗，继续第二次，又不汗，就缩短服药时间，半天内服三次，如果汗还不出，可二三次量以一次服，待病愈为止。四是忌口，生冷粘滑，肉面五辛，酒酪臭恶等物。

桂枝汤的主证是"太阳病，头痛发热，汗出恶风者"，以解散风邪，调和营卫解肌发汗，风寒外袭，太阳首当其冲，头痛为必有症状，本方重在汗出恶风为独立，无论中风伤寒都有头痛，发热，太阳主表，统辖营卫，是人体最外的一层，其经脉起于目内眦，上额交巅，其支者，从巅至耳上角，其直者从巅入络脑，还出别下项，而头痛三阳病皆有，太阳发热必恶风寒，阳明发热不恶风寒，少阳则寒热往来，自汗出，太阳阳明皆有，太阳汗出则腠理疏松，阳明汗出则内热熏蒸，太阳中风必以风剂治之。

（二）桂枝汤的加减

1. 桂枝加葛根汤证

"太阳病，项背强几几，反汗出恶风者"，几几为伸颈之貌，动则伸颈，摇身而行，无汗反汗出恶风为中风表虚，以桂枝汤以和表，麻黄葛根以祛风，麻黄主表实，葛根性甘平，主消渴身大热，疗伤寒中风头痛，解肌发表生津，葛根合桂枝肉润经脉，拘急可解，汗出恶风自罢。煎服将息如桂枝汤法。

2、桂枝加厚朴杏子汤

桂枝加厚朴杏子汤"喘家作"，太阳病是诸阳主气，风胜气壅则生喘，以桂枝汤散风，加厚朴杏仁以降气。病人素有喘证，因复加外感，势必作喘，胃逆肺阻，具有桂枝汤证外，兼气逆作喘，采用标本兼治，使表邪解散，气机宣畅，于解表药中加入化痰宣肺之品，新感宿喘一齐痊愈。

3. 桂枝加附子汤证

"太阳病发汗，遂漏汗不止，其人恶风，小便难四肢微急，难以伸屈者"，病在表，因发汗，阳气不足，皮肤不固，内经谓，膀胱者，为州都之官，津液藏焉，气化则出，汗出亡津液，阳不施化，亡阳而脱液，四肢为诸阳之本，以本方温经复阳。以附子加入桂枝汤，和在表之营卫，壮在表之元阳，表阳密则汗出恶风自罢。关于服药方法，除遵桂枝汤将息外，亦应按生姜切片，大枣劈，附子刨去皮，破八片，桂枝去皮，甘草炙之法，方能严谨用之。

4. 桂枝去芍药汤、桂枝去芍药加附子汤证

"太阳病，下之后，脉促胸满者"，"若微恶寒者"，脉来数，时一止复来为促，本来脉数为阳盛，而下后出现数而一止，为病邪不解，阳虚而表邪客于胸中，桂枝汤以散客邪，通行阳气，阳虚而去益阴之芍药，恶寒者加附子温散之。下后，胸阳被遏，邪气随之内陷，正气向外抗拒，伸展不得，桂枝汤中阳有阴，去芍药之酸，即是扶阳之剂，若微恶风寒则阴气凝结，恐

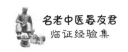

姜桂之温，力薄不能散邪，加附子之辛热，为纯阳之剂，仲景之一加一减，皆成温剂，而太阳病强下，邪气乘之入内，自觉胸满，但表邪仍在，非扶阳以祛邪不可解也。

5、桂枝麻黄各半汤证

"太阳病得之八九日，如疟状，发热恶寒，热多寒少，其人不呕，清便欲自可，一日二三度发，脉微缓者，为欲愈也，脉微而恶寒者，此阴阳俱虚不可更发汗，更下，更吐也，面色反有热色者，未欲解也，以其不能得小汗出，身必痒"，邪传再经，三阳欲传三阴之时，一日一传，四日阳去入阴，而不入阴者为欲解，九日而阳不传阴，寒多为病进，热则为病退，里气不和，寒热间日发，邪气深，一日发而邪气复常，再发邪气浅，日二三发邪微，内经之大则邪至，小则气平，邪盛则脉大，少则脉微，数而微缓邪退，则欲愈，加恶寒者表里俱虚，禁汗吐下，表不解而不得其汗，邪气外散皮肤不解为痒，与桂枝麻黄各半汤小发其汗，以除表邪。太阳病不解的三种转归，一是脉微为正气将复，二是脉不和缓，而恶寒的表里俱虚之象，三是面热色身痒，知病已迁延日久，未汗解，邪郁于表，不宜以麻黄汤峻汗，桂枝汤又不能胜任，而两方合用，以扶正达邪，本方剂量轻微，总量的三分之一，偶方轻剂，变大剂为小剂，其以刚柔济既，收到小汗即解之效，服药方法不同是，麻黄三合，先熬去沫，桂枝三合顿服的给药方法，无汗以麻黄，恶风以桂枝两顾，适用于凡病日久，正虚表未解之身痒证，不汗出而因势利导。疟疾热多寒少，肢体惰痛，俱桂枝麻黄各半汤证者。

6.桂枝二麻黄一汤证

"太阳病初服桂枝汤，反烦不解者，先刺风池风府，却与桂枝汤则愈"，"服桂枝汤大汗出，脉洪大者，与桂枝汤如前法，若形如疟，一日再发者，汗出必解"，服药后当汗出身凉，烦而不解，风甚未散，以通太阳之经，泄风气，服上一剂病证犹在者，应再服，但脉出现洪大，病情未减，似疟，反复再发者，病重药轻，经脉之邪未解，邪正分争，邪气客于营卫之间，用本方为变治之法解散营卫之邪，若服药后汗出过多，病不解，脉大可还用桂枝汤，由于未遵服药方法，汗出而气血因桂枝鼓舞，邪不解而浮越于表，或汗出不彻，玄府复闭，邪仍留恋于皮毛之间，与正气相争，因麻黄太峻，桂枝不能，以桂枝二麻黄一汤和营卫佐以疏表，倍加桂枝以解肌，少与麻黄以开表，此以服桂枝后少与麻黄之奇之不去则偶之之法，本方桂枝汤二份，麻黄汤一份，合为一方，为发汗轻剂，量宜轻，出现脉洪大应与白虎汤证进行鉴别，辨证时须药证相符，调摄得宜，煎服法如桂枝将息。

7.桂枝二越婢一汤证

"太阳病发热恶寒，热多寒少，脉微弱者，此无阳也，不可更发汗。"胃为十二经之主，脾治水谷为卑藏若婢，以发越脾气通行津液，太阳表证迁延日久，因循失汗，邪郁不解，形成内热外寒，脉微弱是虚阳不可发汗，太阳病热多寒少，本方为桂枝汤加麻黄石膏而成，本方证又为桂枝汤的变局，为大青龙汤加芍药去杏仁，又为之变剂，去杏仁而恶其从阳辛散，加芍药走阴而酸收，主以桂枝二，辅以越婢一，取辛凉之性，清泄里热而发越郁阳。桂麻各半、桂二麻一、桂二越一三方都是桂枝汤的变局，前者是两方合用，以表证日久，失于汗解，日二三发，无汗不宜以桂枝，邪轻不宜用麻黄，变大剂为小剂，以调和营卫，轻散外邪，中则汗后表闭，邪郁肌表，寒热一日发，以和营，微发汗，后者，热多寒少，和营达表，清泄里热。

8、桂枝去桂加茯苓白术汤证

"服桂枝汤或下之，仍头项强痛，翕翕发热，无汗，心下满微痛，小便不利者。"太阳病虽经汗下，邪气仍在表，欲成结胸，外证未罢而无汗，有停饮，以桂枝解外，茯苓白术利小便行留饮，本证为太阳病加饮证，误治伤津，初起疑似麻黄、桂枝证，是因平素有饮证，触感外邪而饮邪搏击，太阳经府之气不利，饮邪结于中焦，出现表实无汗，以温阳化饮，以桂枝去桂之温，芍药敛阴，姜枣和营卫，苓术利水化饮，变解肌之剂为利水之方，重点是小便利则愈。

（三）桂枝汤禁令

"太阳病下之后，其气上冲者，可与桂枝汤，方如前法，若不上冲者，若不上冲者，不可与之。"太阳病属表，下后虚其里，邪乘虚而入气上冲而里不受邪，病邪在表而正邪相争，用桂枝汤解其外，出现气上冲正气虚而不能抗邪，表邪入里，桂枝汤就在禁用之例。"太阳病三日，已发汗，若吐若下若温针，仍不解者，此为坏病，桂枝不中与之，观其脉证，知犯何逆，随证治之，桂枝表为解肌，若其人脉浮紧，发热汗不出者，不可与之也，常须识此，勿令误也。"太阳病误治，变化为坏病，要根据病人的脉证，随所逆而治之，太阳中风桂枝汤解肌，伤寒以麻黄汤，切不可误判，由于药石杂投的坏病，若妄投而病邪不解，掌握抓着坏病的成因，若误汗而心悸，脐下悸以桂枝加附子汤、汗出心下悸，欲得按，桂枝甘草汤、伴见头眩身瞤动，振振欲擗地真武汤，汗出恶风芍药甘草汤。误下而成结胸痞硬下利胀满的，痰

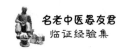

水互结，分别用大小陷胸汤，痞气内结以诸泻心汤，下利当分清协热虚寒，误用温针，发黄，圊血，亡阳，奔豚诸证的产生，当用不同方法治疗，表现严格加以区别。"若久客病，不可与桂枝汤，得汤则呕，以酒客不喜甘故也"，酒客内热，喜辛而恶甘，桂枝汤甘服之易中满而呕，平素嗜酒之人，汗出恶风，本应服桂枝汤，但桂枝辛温助热，草枣甘而助湿，胃失和降。"反服桂枝汤吐者，其后必吐脓血"，若本身酒客，伤津液，热在上焦的肺痿病，阴虚内热素盛，误服桂枝汤，火热内盛烦躁闷乱发生呕吐脓血，用清热凉血之剂调治，不必拘泥必吐脓血，看误治的程度而定。

（四）桂枝汤变证

"服桂枝汤，大汗出后，大烦渴不解，脉洪大者，白虎加人参汤主之。"口不渴者，病在表，大渴、汗、脉洪大而烦，不能以桂枝汤活误用者，用白虎加人参汤上津止渴，和表散热，服桂枝汤本是有汗或微汗，过汗而伤正，津耗而胃燥化热，病情由太阳转为阳明白虎以清阳明无形炽热，人参救胃中之津液，石膏清肺，知母滋水，取寒补水以制火，甘补土而生金，故金亦能生水。煎服法为水一斗，煮米熟汤成去渣，温服一升而日三服。"伤寒脉浮自汗出，小便数心烦，微恶寒，脚挛急，反与桂枝汤，欲攻其表，此误也，得知便厥，咽中干，烦躁吐逆者，作甘草干姜汤与之，以复其阳，若厥愈足温者，更作芍药甘草汤与之，其脚即伸，若胃气不和，谵语者，少与通胃承气汤，若重发汗复加温针者，四逆汤主之。"阴阳气血俱虚，则不可发汗，桂枝汤攻表损伤阳气而误，先以温药复其阳，阳气来复，益其阴液，阴阳平复，胃燥谵语，则以轻下之法治疗以和其胃，发汗亡阳，烧针伤阴，遵内经营气微者，加烧针则血不流行，重发汗复烧针，阴阳之气大虚，四逆汤复阴阳之气。

学术心得　"证象阳旦，按法治之而增剧，厥逆，咽中干，两胫拘急而谵语，言夜半手足当温，两脚当伸，寸口脉浮而大，浮则为风，大则为虚，风则生微热，虚则两胫挛，病证像桂枝，因加附子参其间，增桂、令汗出，附子温经亡阳故也，厥逆咽中干，烦躁阳明内结，谵语烦乱，更饮甘草干姜汤，夜半阳气还，两足当热，胫尚微拘急，重用芍药甘草汤，尔乃胫伸，以承气汤微溏，则止其谵语，故知病可愈。"阳旦为桂枝汤的别名，前证与桂枝汤相似，证像阳旦，用桂枝汤而加重，又以桂枝汤加附子温经补虚，令汗出去风，治逆而增厥者，才以甘草干姜汤，使阳复而足温，再以芍药甘草汤，待表邪解，阴阳复，又出现阳明内结，再以调胃承气汤，使大便微溏而和其胃，阴阳之气和，内外之邪去，而病愈。太阳病误治而病情增剧的预后判断，桂枝为春阳平旦之气，由于像桂枝证而误用桂枝，药不对证而恶化，预知夜半阳气回，随证施治，其病可愈。

三、太阳与阳明少阳合病的方证论

（一）葛根汤证

"太阳病，项背强几几，无汗恶风，葛根汤主之。"太阳表实，于桂枝汤中加麻黄葛根二味，并先煎，轻可去实，温服，复取微似汗，不须饮粥，余如桂枝法将息及禁忌，本方与麻黄汤症状相近，不同点在于，前者有喘无项背强几几，重在发汗定喘，左以杏仁，本方有项背强几几无喘，发汗生津，主以葛根，一个是表虚有汗，一个是表实无汗。本方治病津不上润，筋脉失养，应用范围有以下几方面，一是治太阳病项背强几几无汗恶风。二是太阳与阳明合病的下利。三是治太阳病无汗，小便反少，气上冲胸，口噤不得语，欲作刚痉。四是治小儿麻疹初起，恶寒发热，头项强痛，无汗脉浮数。"太阳与阳明合病者，必自下利，葛根汤主之。"两者合不，表里之气升降失常，下利以解太阳之表，表解而阳明之里自和。邪郁肌表，水寒之气不从汗解，下走大肠，水谷不别，形成下利，表里同病，散经中之和气，解表和里使水寒祛下利愈，与人参败毒散治疗下利兼表证相同。

（二）葛根加半夏汤证

"太阳与阳明合病，不下利但呕者。"表邪不得外泄，内迫阳明上犯与胃，解表而降逆止呕，邪气外盛，阳不主里，里气不和，上逆而不下者，两经合病必具有两经的症状，把太阳病加呕联系起来，本方解两经之邪，方中半夏洗，先煎葛根麻黄去沫，温服，复取微似汗，麻葛达肌表，半夏镇逆止呕，表解呕止，而病自愈，因势利导，为宣通逆气之方。

（三）葛根芩连汤证

"太阳病，桂枝证，医反下之，利遂不止，脉促者，表未解也，喘而汗出者葛根芩连汤主之。"内虚热入，协热下利，表证误下，虚其肠胃，为热所乘，而利遂不止，邪在外则见阳脉，邪在里则见阴脉，下利脉迟缓则邪在里也，促为阳盛，虽下利而脉促则，知表未解也，有汗出而喘者，即邪气外盛，里热气逆，以本方撤表邪，除里热，太阳病是桂枝证，本当用桂枝解肌而误用下法，表热内陷下利不止，若正盛而误下，邪气未尽传入里，可以鼓邪外出，以桂枝汤、葛根汤解其表，若邪尽陷里，里热偏盛，下利兼喘汗出，须用葛根芩连汤清其里热，甘发散为阳，表未解散以葛根，清扬升发，

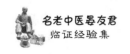

甘草甘苦，以坚里气弱，以黄芩黄连之苦，可用于热性下利，里热腹泻，疹发不畅之痧疹，小儿口疮，风火上炎，温热病等证。

（四）麻黄汤证

"太阳病，头痛发热，身痛腰痛，骨节疼痛，恶风无寒而喘者"，为其太阳伤寒之主证，表实伤寒束于肌腠，经气不利郁于上则头痛，外则发热，于筋骨关节，营卫阻滞，腠理闭塞，肺气闭郁，寒客而毫毛毕直，风并于卫，卫实而营虚，寒并于营，营实而卫虚，营强卫虚，寒淫于内，治以甘热，佐以苦辛，麻黄甘草开肌发汗，杏仁桂枝散寒下气，为散寒发汗之峻剂，可以治疗卒上气喘息欲绝，新旧咳嗽不愈，喉中水气鸣，脓血腥臭，感冒风邪，冷风哮之肺痹，痉证之寒邪外闭，初生婴儿之发热鼻塞不能哺乳者以及风热所致的眼目赤肿，生障翳者。

1.麻黄汤之兼治

"太阳与阳明合病，喘而胸满者，不可下，麻黄汤主之。"阳受气于胸中，不得宣发，壅而逆也，为实当下之，但此为胸满非里实，故不可下，阳明又与太阳合病，属于表，以麻黄汤发汗。阳明病喘而肠中燥屎阻结，浊气上干，喘而必见腹满，而本证是喘而胸满，太阳病外受风寒束缚，肺气不得外宣，邪气壅塞，不在腹而在胸，其表犹壅于太阳，以麻黄汤发汗解表而喘满自除。阳明病未解者再从阳明病证治，有一分表证便用一分表药，才不致邪陷结胸而内热下利。

2.太阳伤寒的转归证治

"太阳病十日以去，脉浮而嗜卧者，外已解设胸满胁痛者，与小柴胡汤，脉但浮者，与麻黄汤。"太阳病解之时，表邪已罢，而脉出现浮细，证明邪在表，与麻黄汤发散之。太阳病十日以上者，有三种转归，一是说病邪经治疗病退欲解之时，但还未完全向愈而证情稳定，二是出现的邪入少阳之机，少阳之经布胸胁，有太阳之表内传，使枢机不利，邪至少阳应以小柴胡汤和解疏散表里，三是邪经十日而脉浮病未解，仍在表，当还以解表，但与少阴病之阳气衰微脉微细有本质的不同。

3.麻黄汤证的变治法

"太阳中风，脉浮紧，发热恶寒身疼痛，不汗出而烦躁者，大青龙汤主之，若脉微弱，汗出恶风者，不可服之，服之则厥逆，筋惕肉瞤，此为逆也。"表寒里热，风寒两上营卫，辨证要点是无汗脉紧而烦躁，风寒两伤，营卫俱实，若不属此证，营卫俱虚，表虚误用易生变证，服之必亡阳，生厥逆，治之为逆也。辛甘为发散，风宜辛散，寒宜甘发，辛甘能发散营卫之风寒麻草膏杏发散营中之寒，桂姜枣解除卫中之风。而脉微弱汗出是大青龙汤证的禁例，桂枝、麻黄、大青龙是太阳病的代表方，本证为表寒里热，寒邪闭热，本方为峻剂，不可误用，本方用于寒包火和溢饮之当汗出而不出，身体疼重，其大青龙汤之服后汗出多者，温粉粉之，一服后汗出就停后再服，使病邪逐渐从汗而解，用川芎白芷藁本细末炒热绵裹粉身，以防多汗而伤阴，邪出而温粉吸附缓缓解之而汗自止，"伤寒脉浮缓，身不痛但重，乍有轻时，无少阴证者，大青龙汤发之。"伤寒见风脉，没有厥吐利烦躁真寒假热之阴盛格阳的亡阳的少阴证，风寒外甚，为大青龙汤的变局，热伤经脉身重和少阴之身重混淆，常规脉缓与汗出并见，浮紧与无汗并见，此为间有的变例。只有分清常变和主次，才能正确辨证施治。

4.小青龙汤证

"伤寒表不解，心下有水气，干呕发热而渴，或渴或利或噎或小便不利，或喘者。"水寒相搏，肺寒气逆，形寒饮冷则伤肺，两寒相感，中外皆伤，故气逆而上行，小青龙汤发汗散水，水气内渍，水寒射肺，表证未罢，里气温，水气散，病欲解，而水气停蓄，胃气上逆侵肺，外有表邪内夹水气，升降失常，并上蹿下流，随其所至而为病，津液不行，水渍入肠，水气塞上，流于下，肺气闭塞，出现外寒内饮，寒邪在表，非甘辛不能散之，麻桂草之类，发散表邪，水停而肾燥，以辛以散之，姜辛夏之流，行水气而润肾，肺气逆，欲收急食酸以收之，芍药五味收逆气而安肺。出现微利加荛花下水，水去则利止，去麻黄之发阳，下利不可攻其表，渴者去半夏燥津液，加栝蒌根三两苦而生津，辛燥苦润，噎者去麻黄加附子一枚，温散水寒，小便不利，腹满去麻黄加茯苓泄蓄水于下，而喘者，去麻黄加杏仁。"伤寒心下有水气，咳而微喘，发热不渴服汤已渴者，小青龙汤主之"。经治疗后寒去水散出现口渴者，说明疾病基本痊愈，小青龙汤的治疗范围一是表寒内饮的发热干呕喘咳，二是溢饮咳嗽喘咳急，不能平卧，三是支饮干呕吐痰液，咳逆倚不得卧。大小青龙汤之区别，两者都是太阳病，小则外寒内饮，宜解表化饮，大则外寒内热，解表清热。

四、太阳病的辨证施治

仲景在整个《伤寒论》中辨证思想是"观其脉证，知犯何逆，随证治之"，"太阳病，外证未解，脉浮弱者，当以汗解，宜桂枝汤"。外证指太

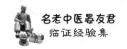

阳中风，"太阳病下之微喘者，表未解故也，桂枝加厚朴杏仁汤主之"。里气上逆，邪未传里而仍在表，以桂枝汤解外，朴杏以下逆气。"太阳病，外证未解，不可下，下之为逆，欲解外者，宜桂枝汤"，既发汗又复误下之为逆，先发汗不下治不为逆，表证治疗宜忌，外证未解宜解外，表里同病宜先解表，表证未解不可攻里，里证而邪欲还表的仍用桂枝汤解其外，"太阳病先发汗不解，而复下之，脉浮者不愈，浮为在外，而反下之，故令不愈，今脉浮故在外，当须解外则愈，宜桂枝汤"，里证下后出现脉浮，未成结胸下利的坏病的以桂枝汤发其表，太阳病使用汗法后，表证未除，是汗不如法，外感有一汗又汗而不解的，便可更服表剂。而"太阳病，脉浮紧，无汗发热，身疼痛八九日不解，表证仍在，此当法其汗，服药已，微除其人发烦，目瞑，剧者必衄所以然者，阳气重故也，麻黄汤主之。"伤寒日久病不解，仍当发其汗，邪不为汗解，郁而成热，蒸于经络，发于肌表，故生烦热，血为热搏迫血妄行而出现衄血的原因，热随血散，麻黄汤解阳热伤寒闭郁之邪。

（一）邪从衄解辨证

太阳病先以麻黄汤而鼻衄邪从衄解，衄有先兆，表未解脉浮紧为麻黄汤的标准，原则是病邪未传变，服汤后症状改善心中烦乱鼻衄，邪正僵持阳郁遏阻，发表而阳奔迫于上，一衄而血汗泄于外病解。"太阳病脉浮紧，发热身无汗，自衄者愈。"风寒在表，不得汗解，郁而变热，衄则热随血散，自衄愈。"二阳并病，太阳初得病时，发其汗，汗先出不彻，因转属阳明，续自微汗出，不恶寒，若太阳病证不罢者，不可下，下之为逆，如此可小发其汗，设面色缘缘正赤者，阳气拂郁在表，当解之熏之，若发汗不彻，不足言阳气拂郁不得越，当汗不汗，其人躁烦，不知痛处，乍在腹中，乍在四肢，按之不可得其人短气，但坐，以汗出不彻故也，更发汗则愈，何以知汗出不彻，以脉涩故知也。"太阳病未解，以并入阳明，而太阳证未罢者，为二阳并病，先解表小发其汗，不能使用下法，有太阳病传变为阳明病，由太阳之恶寒发热无汗变为阳明之汗出不恶寒，治疗二阳并病，先解其表，后攻其里待到太阳症状全部消失再行阳明治疗，若误下后易于出现邪陷而结胸痞下利等证，可采取小汗法，而面色红表邪郁遏亦可再熏法取汗。

（二）表邪未解的辨证

解表之法汗出不彻，邪遏肌表，营卫不畅，全身各处疼痛，使未尽之邪从肌表而出。"脉浮数者，法当汗出而愈，若下之，身重心悸者，不可发汗，当自汗出乃解，所以然者，尺中脉微，此里虚，须表里实，津液自和，便自汗出愈。"邪气在表，误治后伤津损胃，邪乘虚而入，正邪相争逼邪外出，邪隔在表，不宜发汗，待自汗出而愈。"脉浮紧者，法当身疼痛，宜以汗解之，假令尺中迟者，不可发汗，何以知之，以营气不足，血少故也。"夺血者无汗，虽有表证，营血少故不可发汗，太阳伤寒，本应发汗，卫气不充，汗为心之液，阴血不足，有余于上，不足于下，非麻黄汤所属，可以斟酌养血发汗之法。"脉浮者，病在表，可发汗，宜麻黄汤，脉浮而数者，可发汗，宜麻黄汤，病人常自汗出，此为营气和，营气和者，外不谐，以卫气不共营气谐和故尔，以营行脉中，卫行脉外，复发其汗，营卫和则愈，宜桂枝汤"，风伤卫，寒伤营，卫受风邪而营不病，卫被邪克，则不能与营气相和，以桂枝汤解散风邪，调和营卫，伤寒在表其在皮者汗而发之，以麻黄汤，"病人藏无他病，时发热自汗出，而不愈者，此卫气不和也，先其是发汗则愈，宜桂枝汤"，卫气不和导致自汗出，正当发热汗出之时，即以发汗则愈。

（三）表证得汗之辨证

阴阳贵乎平衡，营卫贵乎协调，如卫气不与营气和谐，是卫得风气相煽，另一方面不因风邪所伤，营卫自病，太阳中风，卫气不和，桂枝汤以资胃气，调和营卫，阴阳和，表里元真通畅，邪去正安，所以服桂枝汤在发热汗出休止时其效更好。"伤寒脉浮紧，不发汗，因致衄，麻黄汤主之，伤寒不大便五六日，头痛有热者，与承气汤，小便清者，知不在里，仍在表，当须发汗，若头痛者必衄，宜桂枝汤。"太阳伤寒，以发汗解表，发之不出，邪逼血妄行，而大便不下则以当下，小便清长则不可下，小便数大便必硬，是邪在表，以桂枝汤，头痛郁于经，上而为衄，表证失汗致衄，衄而邪仍不解，衄后脉浮可解表，脉弱不可用，衄而不流为热不解，衄家不可发汗，发表可在未衄之前。

（四）表后调养辨证

温邪上受热入营卫，可另行清热凉血为要，而不大便数日，邪在阳明之里而浊邪上干清窍，小便清而数者，是里虚而表未解，"伤寒发汗已解，半日许复烦，脉浮数者，更可发汗，宜桂枝汤"，太阳中风发汗后邪未尽，仍在表，复行聚合，汗出而腠理空虚，复感外风，都以桂枝汤解肌以善后，"凡病若发汗，若吐若下若亡津液，阴阳自和者，必自愈。"重亡津液不能作汗，待阴阳之气和后则自愈。阴阳自和是汗液自出，便溺自调。"下之后，复发汗，必振寒，脉微细，所以然者，以内外俱虚故也"，发汗则表虚而亡阳下之则里虚而亡阴，气血虚弱，内外俱虚，误用汗下之法，应以姜附

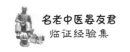

回以，人参益阴为治。

（五）表证的变法

太阳病的变证，"下之后复发汗，昼日烦躁不得眠，夜而安静，不呕不渴，无表证，脉沉微无大热者，干姜附子汤主之。"误下之后导致阳虚阴盛的证候和治法，汗之虚其表，下之虚其里，阳气大虚阴寒气盛，非大辛大热以退阴复阳，寒淫所盛，平以辛热，虚寒大甚，无少阳阳明之证象，热闭经络，虚阳浮越，阳气骤然大虚，病势急迫，急以温中回阳。"发汗后身疼痛脉沉者，桂枝加芍药生姜各一两人参三两新加汤主之"，汗后损伤气阴，邪气未尽，营血不足，桂枝汤解未尽之邪，芍药生姜人参益不足之血，桂枝得人参大气周流，气血足而百骸理，人参得桂枝通行内外，补营阴而益卫阳，表虚身痛未有不愈。"发汗后不可更行桂枝汤，汗出而喘，无大热者，可与麻黄杏仁石膏甘草汤。"汗出则喘愈，邪热留肺，汗出而喘，为邪气拥盛，不能再行发汗，内热气甚，表邪亦盛，以本方散邪气，清热定喘。

（六）汗之而勿伤正气

麻黄辛温开泄肺气，杏仁苦降宣肺平喘，石膏辛甘寒直清里热，本方为辛凉甘润之剂，可用于喉中风火肿痛，痧疹不透，风温初起痰黄肺气壅遏等证。"发汗过多，其人又手自冒心，心下悸欲得按者，桂枝甘草汤主之。"汗为心之液，阳受气于胸中，胸阳不振，以本方调不足之气，桂枝之辛走肺益气，甘草甘，入脾而缓中，发汗太过损伤心阳，而致心下悸，应以补益心阳，顿服药味少而见效快，心阳复而悸动痊愈。应用于心阳虚汗出过多，寒疝绞痛，口气发臭等。"发汗后，其人脐下悸者，欲作奔豚，茯苓桂枝甘草大枣汤主之"，心气虚而肾气发动，肾之积为之奔豚，发则从少腹上至心，为肾气逆凌心，本方以降肾气，补心阳，培土制水，温化肾气，平逆冲气，用甘澜水又为劳水一斗煎茯苓，治水气为患，病机偏下焦，以大枣培土制水，倍茯苓以伐肾邪。

（七）汗之勿伤脾气

"发汗后腹胀满者，厚朴生姜半夏甘草人参汤主之"，汗后脾以虚衰，虚气壅滞胀满，非里实，脾胃津液不足，气涩不通，壅而为满，本方和脾胃而降气，脾欲缓急食甘以缓之，以苦泻之，厚朴之苦以泄腹满，人参甘草之甘，以益脾胃，半夏生姜之辛，以散滞气，汗吐下均可发生腹满，吐下多为表证误治，邪气乘虚内陷，属于实，汗后则是里气素虚，汗后阳气外泄，脾阳虚而失于运化，出现虚满，本方治脾虚夹滞溏泄，虚中夹湿之霍乱，此方证之辨证眼目是虚中之满和真虚假实。"伤寒若吐若下后，心下逆满，气上冲胸，起则头眩，脉沉紧，发汗则动筋，身为振振摇者，茯苓桂枝白术甘草汤主之。"吐下而里气虚，表阳虚邪恋于表，当发汗后阳虚水停，则动筋伤阳，邪在内不可发汗，以本方和筋益阳，阳不足补之以甘，茯苓白术生津而益阳，里气逆者散之以辛，桂枝甘草行阳散气，本方治疗胸部痞满大便溏泻，日久不愈，痰饮，支饮的眼疾浮肿之证不二的法门。

（八）发散表邪勿伤营卫

"发汗病不解，反恶寒，虚故也，芍药甘草附子汤主之。"汗后营卫两伤病仍不解，恶寒阳从汗泄，卫气不固应扶以益阴，后表虚恶寒，脉大无力，涩虚微细，为阴阳俱虚的脉证，本方以扶阴益阳，芍药之酸，收敛津液而益营，补阴敛液，附子温经回阳，固阳气而补卫，佐以甘草，可治汗出过多之恶寒营卫俱虚，疮家发汗致痉，风湿在表阳虚身疼痛，汗出恶寒者。

"发汗若下之，病仍不解，烦躁者，茯苓四逆汤主之"，发汗下后病宜解，不解则阳气血弱，阴血不足，邪独不解，而生烦躁，本方以复阴阳之气，由三方组成，即四逆汤，四逆加人参汤，干姜附子汤，可用于"恶寒脉微而复利"和"脉沉细无表证""厥逆下利"亡阴亡阳之证，津液耗损，以四逆汤回阳，人参复阴，茯苓安神除烦，本方可用于治霍乱吐泻，脐上筑动，厥冷惊惕烦躁心下痞，小便不利，脉微细，久病精气衰败，干呕不食，腹痛溏泻恶寒，面部四肢微肿。"发汗后恶寒者，虚故也，不恶寒但热者，实也，当和胃气，与调胃承气汤。"汗出而恶寒者为表虚，不恶寒为里热实，表解里为和也，邪入阳明的实证，阳盛体实，胃中津液损伤，阳明邪热燥结，太阳为表，阳明为里，太阳之对面是少阴，正旺邪盛，入里化燥，为不恶寒反恶热，而正虚邪内陷少阴，恶寒而不热，见于汗吐下之后，其辨证眼目为寒热并见是太阳，发热为阳明，恶寒为少阴。

五、五苓散证

"太阳病发汗后，大汗出胃中干，烦躁不得眠，欲得饮水者，少少与饮之，令胃气和则愈，若脉浮小便不利，微热消渴者。"太阳病汗出后病虽愈，汗出过多，消耗津液，少量饮水使津液复胃气和，胃燥得以滋润，饮多易造成停水之患，另一方面是汗后病未除，由经传入膀胱之腑，水气不化而成蓄水津液不能蒸布于上之证，以五苓散化气利水，通行津液，解未尽之邪，胃得润则愈，消渴而热未成实，上焦燥，以生津液和表里。

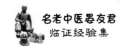

临证心得　本方猪茯苓、白术甘缓淡渗，润虚燥而利津液，泽泻阴咸下泄而伏水，桂枝以辛甘和肌表，服法有散剂白饮和服，并多饮暖水服，得到汗出则愈，可用于水泻如注久泻不愈，寒湿内盛之霍乱，湿伤脾阳腹部及全身肿满，脐下悸，巅眩等证。"发汗后，脉浮数烦渴者，伤寒汗出而渴者，五苓散主之，不渴者，茯苓甘草汤主之，中风发热六七日不解而烦，有表里证，渴欲饮水，水入则吐者，名曰水逆，五苓散主之。"汗后脉数而渴者，伴见小便不利，仍为蓄水，如果渴者用五苓散治在下焦偏热，热为水津不布，不能上承化热，为阳水，不渴以茯苓甘草汤，病在中焦偏寒，为阴水之证，行阳以统阴，调和营卫，甘草佐茯苓渗里缓中，留津液以安营，生姜佐桂枝散外固表并施，行阳气而实卫。

学术心得　邪在表渴则邪已入里，饮停而不散，因水而吐，为水逆以五苓散和表里散停饮，属蓄水证的重证的另一个方面，水蓄下焦，膀胱气化不利，水饮不化，格拒上逆，随饮吐出，吐后欲饮，方中桂枝可煎降冲逆。并且通过望诊与问诊可以判断病情，汗后水饮伤肺能导致喘证，"未持脉时，病人手叉自冒心，师因教试令咳，此必两耳聋无闻也，所以然者，以重发汗，虚故如此，发汗后饮水多必喘，以水灌之亦喘。"发汗太过，病人虚弱，饮水过多可用小青龙汤以化饮，耳聋可用桂枝甘草和参附汤之类以温通阳气，化水邪使窍自开。

六、栀子豉汤证类

上焦郁热心中懊恼之证，"发汗后，水药不得入口为逆，若更发汗，必吐下不止，发汗吐下后，虚烦不得眠，若剧者，必反复颠倒，心中懊恼，栀子豉汤主之，若少气者，栀子甘草豉汤主之，若呕者，栀子生姜豉汤主之。"发汗亡以胃气大虚，吐下不止，邪热乘虚克于胸中，虚烦郁闷而不得发散，气伏于里，热邪浮于上，甚则扰神，遵循内经其高者，因而越之，与栀子豉汤吐胸中之邪，酸苦涌泄为阴，苦以涌吐，寒以胜热，热伤气，甘草以益之，呕则热烦而气逆，以生姜以散气，少气则气为热搏散而不收，甘以补之，呕气为热搏逆而不散，辛以散之，阳气不足，烦热而胸中滞涩，以吐胸中之邪。

学术心得　"发汗若下后，而烦热胸中窒者，栀子豉汤主之，伤寒五六日，大下之后，身热不去，心中结痛者，未欲解也，伤寒下后心烦腹满，卧起病安者，栀子厚朴汤主之，伤寒，医以丸药大下之，身热不去，微烦者，栀子干姜汤主之。"伤寒已过五六日，病邪不解，反入于里，又经下后，身热不去，心中结痛而虚烦，以栀子豉汤，另一个是腹满心不烦，邪入里为实，坐卧不安，栀子厚朴汤，以厚朴枳实之苦以泄腹满，又丸药不能除热，而伤正气，邪气乘虚而留于胸中，身热不去而微烦，以栀子干姜汤吐烦而益正气，栀子五汤，其煎服之法，香豉后下，以清宣除胸膈之郁热，分二服，温进一服，得吐者止后服，告诫医者，"凡服栀子汤，病人旧微溏者，不可与服之"，指里虚有寒者，虚烦而无热，内经说是先泄而后生他病者，治其本，必其调之，后乃治其他病。有学者认为，瓜蒂散用香豉煮汤，在实际临床中用栀子豉呕吐现象较少，因吐下后常规是不能用吐法，呕而加姜，属随证施治的。

七、真武汤证

由于发汗太过，肾阳虚而水气内动，"太阳病发汗，汗出不解，其人仍发热，心下悸，头眩身瞤动，振振欲擗地者，真武汤主之。"发汗太多，表邪虽解，易导致亡阳，虚阳浮越，肾阳虚不能制水，水气上逆胃脘，清阳不升，阳虚不能温煦经脉，阳虚水气内动，太阳转属少阴，用真武汤壮肾中之阳以散水气，误汗损伤肾阳，水气上逆，振振欲擗的是发汗则动筋身为振振摇的进一步发展，与桂枝甘草汤误汗损伤心阳，心气内动有本质的区别，本证可以是误服大青龙汤，因而致变的立法，阳虚之人，汗出不止，亦有以小柴胡汤用之不当致多汗亡阳者，以本方救亡阳之逆。

八、小柴胡汤证

"伤寒五六日，往来寒热，胸胁苦满，嘿嘿不欲饮食，心烦喜呕，或胸中烦而不呕，或渴或腹中痛，或胁下痞硬，或心下悸，小便不利，或不渴，身有微热，或咳者。"太阳病，邪伏于半表半里之间，五六日病自表传里之时，由中风复伤寒，仲景告诫伤寒中风，有柴胡证，但见一证便是，不必悉具。

（一）**方解**　寒热未有定时，故寒热往来，阳入之阴则静，邪初入里未有定时，所传不一，故有或为之证，内经热淫于内，以苦发之，柴胡黄芩之苦，以发传邪之热，里不足者，以甘缓之，人参甘草之甘，以缓中和之气，邪半入里则里气逆，辛以散之，半夏以除烦呕，邪在半表，则营卫争之，以个解之，姜枣以和营卫，本方宜温服，而且去渣再煎，乃与其他方剂的不同

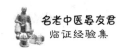

之处。

（二）**加减**　本方之加减，若胸中烦而不呕，去半夏人参加瓜蒌实，热聚而气不逆，甘令人中满，方热聚，不宜用人参之补，辛以散逆气热宜寒疗，聚宜苦散，泄胸中缊热，若渴者去半夏，免燥津液，加人参甘润，加栝蒌根苦而凉四两彻热生津，若腹中痛，去黄芩加芍药三两通壅，胁下痞满去大枣之甘令人中满，加咸以软坚牡蛎四两，若心下悸小便不利，去黄芩加茯苓四两，饮而水蓄不行而悸，肾欲坚，急食苦以坚肾，水益坚，加淡渗利湿以泄伏水，若不渴，外有微热者，去人参加桂三两，温服取微汗愈。里和外有热表证以桂解表。若咳者去人参加大枣生姜加五味子半升，干姜二两，咳为气逆，甘则气壅，肺欲收，急食酸以收之，酸收逆气，辛热以散寒易干姜之热。

临证心得　本方为解少阳枢机之总方，柴胡解其外，黄芩清其内，参草姜枣补中和胃，有安内攘外的作用，半夏降逆止呕，升清降浊，调通经府，和气表里，以转枢机，为少阳病之主方，适用于两胁胀痛，少阳正疟邪伏募原，吐酸食少，以疏少阳之气，妇人热入血室，胆移热于肝，鼻渊胆移热于脑室等证。

（三）**柴胡证诊断要点**　主要是往来寒热，口苦咽干，目眩。其病理机制为"血弱气尽，腠理开，邪气因入，与正气相搏，正邪纷争，结于胁下，往来热，休作有时，嘿嘿不欲饮食，脏腑相连，其痛必下，邪高痛下，故使呕也，小柴胡汤主之，服柴胡汤已，渴者属阳明，以法治之"，气血不足，腠理不固，邪居于半表半里，搏击胁下，正邪相持，肝郁不疏，胆热犯胃，邪转入阳明，经则白虎，腑证则以承气汤而以法治之。人之气血盛衰，当月郭空之时，邪气乘虚伤人则深，邪因正虚，自表之里，用本方解半表半里之邪，若服小柴胡汤后表邪已而渴，是邪传阳明，以阳明之法治之，而"得病六七日，脉迟浮弱，恶风寒，手足温，医二三下之，不能食，而胁下满痛，面目及身黄，颈项强，小便难，与柴胡汤，后必下重，本渴，而饮水，呕者，柴胡汤不中与之，食谷者哕"。太阳病兼里虚，误下出现变证，病六七日后，邪已入少阳，未成实，反复下后，使其胃虚，津液受伤，胃热蒸发于外，水停心下，为柴胡证之诫。

临证心得　条文"伤寒四五日，身热恶风，颈项强，胁下满，手足温而渴者，小柴胡汤主之"。太阳之邪进入少阳，但表未解，里不和，借少阳的枢转使邪从外解，头项两侧也的少阳之经，故强直不舒，"伤寒阳脉涩，阴脉弦，法当腹中急痛，先与小建中汤，病差者，小柴胡汤主之。"伤寒里虚腹痛，先补虚后和解之法，阴寒盛，太阴之筋脉寒凝疼痛，补中土，里气复，少阳之邪未解，以小柴胡汤散少阳未尽之邪，以从内至外之治。里虚者先救里后治表的治疗原则。

（四）**柴胡证兼证**　柴胡证未罢同时兼夹建中证，但呕家不能用小建中汤，本方不同点是胶饴一升，全方以水七升，煮取三升去渣内饴消解。"伤寒中风，有柴胡证，但见一证便是，不必悉具，凡柴胡汤证而下之，若柴胡证不罢者，复与柴胡汤，必蒸蒸而振，却发热汗出而解"。服柴胡汤后，其病机属少阳，只要柴胡证存在，有少阳病其中的一个症状便可用本方的依据，邪在半表半里之间，以和其表里。

九、小建中汤证

"伤寒二三日，心中悸而烦者。"伤寒三日，邪气在表，未当传里之时，心之气血阴阳俱虚，以健其中，复中焦气血生化之源，建中者健脾也，脾欲缓，急食甘以缓之，辛润以散之，营卫不足，正气虚弱收而行之，里虚兼外感的证治，心烦扰不宁跳动，本证既不是水逆证和少阳证，又不同于栀子豉汤证的热扰胸膈和水气凌心及少阳胆火证，而是阳气虚所致悸而烦，其人中气素虚，虽有表证亦不可以发汗，悸烦属虚证，总以救里为急，中气得以扶助，正能胜邪，本方为甘药之主剂，缓中补虚，稼穑作甘，气血心脾两虚，甘之足以资生营卫气血，肝得之而木气冲和，心得之而火用修明，虚则悸而烦，腹中痛，本方治之都能获效。

十、大柴胡汤类证

"太阳病，过经十余日，反二三下之，后四五日，柴胡证仍在者，先与小柴胡，呕不止心下急，郁郁微烦者，为未解也，与大柴胡汤下之则愈。"小柴胡汤证有里实的症状和治法，日数过多累经攻下而柴胡证未罢，须先用小柴胡汤，以解其表，但因小柴胡汤而用下法，表亦不解，反复再以柴胡汤，不呕则表里和，但呕不止微烦里热较甚，结于胃中，以本方下其里热则愈。方中柴胡黄芩之苦，若心而折热，枳实芍药之酸苦，涌泄而扶阴，辛者散也，半夏之辛以散逆气，辛甘和也，姜枣之辛甘，以和营卫，大柴胡总以少阳为主治，而复有里证，外邪外解不可以治里，里证以俱，复不可专外，于和之中加下药微利之，以枳实大黄苦寒以泻阳明之热，易甘草以芍药者，

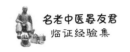

烦郁非甘所宜，故以收者滋肝，荣肝而烦可以解。

（一）**方解**　有柴胡生姜半夏以走表，黄芩芍药枳实大黄苦而入里，乃表里双治之剂，而先与小柴胡解之，后用大柴胡下之，少阳病而兼里实，因半表未解，误下腹满痛者属实，加大黄汤以涤除热邪，本方应用于治下利腹胀谵语，伤寒发斑疹便秘谵语，心下痞硬呕吐下利者。"伤寒十三日不解，胸胁满而呕，日晡所发潮热，已而微利，此本柴胡证，下之以不得利，今反利者，知医以丸药下之，此非其治也，潮热者实也，先宜服小柴胡汤以解外，后以柴胡加芒硝汤主之"，大柴胡汤误用丸药下后的症状与治法，伤寒十三日再传经者，而当解之时，若不解胸胁满而呕，下之而虚其肠胃，邪气乘虚而入腑，先与小柴胡汤解其外，后以柴胡加芒硝汤以下胃热，此少阳阳明兼治的方剂，因下不如法，致胃气已虚，燥结乃留，以参草扶胃气，加芒硝润燥软坚，与大柴胡少阳兼里实而正未虚阳明两治不同，此方少阳兼里实燥坚而正以虚者。

（二）**适应证**　应用小柴胡汤证腹有坚满难解者，发潮热而大便不通者。"伤寒十三日不解，过经谵语者，以有热也，当以汤下之，若小便利者，大便当硬，而反下利，脉调和者，知医以丸药下之，非其治也，若自下利者，脉当微厥，今反和者，此为内实也，调胃承气汤主之。"十三日再传经尽阳明胃热，津液偏渗，肠虚胃热，协热而利，当以调胃承气汤下之，阳明内实，误用丸药攻下，而致下利，而里实证仍存在，以调胃承气汤缓下，也是大柴胡汤的变治之法。桃核承气汤证，太阳病腑证蓄血，表邪不解，传入于腑，热与虚互结于下焦少腹，"太阳病不解，热极膀胱其人如狂，血自下，下者愈，其外不解者，尚未可攻，当先解其外，外解已，但少腹急结者，乃可攻之，宜桃核承气汤"。邪热不解，随经入腑，血热迫结，蓄结于下，乃可攻之，下热散血，暗合于内经从外之内而盛于内者，先治其外，后调其内，甘以缓之辛以散之，缓以桃仁之甘，散以桂枝辛热之气，寒以取之，热盛搏血，合与调胃承气汤，以水七升，煮取二升半，去渣内芒硝生微火沸，温服以微利为度。太阳表邪内传，与血热相搏溢于回肠，血蓄膀胱，而二便出血，以破瘀逐血，大黄之苦寒，荡实除热为君，芒硝之咸寒入血软坚为臣，桂枝之辛通，不在解外，桃仁之辛润，擅逐血之长为之使，甘草之甘缓诸药之势，祛邪而不伤正为佐。本方可用于下焦蓄血，少腹急结，月经不调调经症瘕积聚，损伤之瘀血停留，噎膈积血，产后恶露不下，吐血胸闷气塞瘀血热实，小便淋血。

（三）大柴胡误下的辨证　辨证关键是少腹胀满，烦乱如狂。"伤寒八九日，下之，胸满烦惊，小便不利，谵语，一身尽重，不可转折者，柴胡加龙骨牡蛎汤主之。"误下后邪气内陷，弥漫一身，全身沉重不能转折，三阳病，唯有阳明里实可下，太阳少阳均不可下，太阳下之，邪气内陷，胸阳不振，心无所主，三焦决渎不行，津液内竭，阳明燥热，少阳郁陷不得转枢，虚实互见，表里错杂，下之虚其里，热不除，表证误下，阴阳扰乱，浊邪填膈，致使神明内乱，治节不行，以柴胡桂枝解外而除身重，龙牡铅丹镇内而止烦惊，大黄和胃气而止谵语，茯苓利小便，人参姜枣益气养营，扶正祛邪，复杂之邪可以内外尽解，本方下肝胆之惊痰，治癫痫必效。"伤寒发热，啬啬恶寒，大渴欲饮水，其腹必满，自汗出小便利，其病欲解，此肝乘肺也，名曰横，刺期门，伤寒腹满谵语，寸口脉浮而紧，此肝乘脾也，名曰纵，刺期门。"脾病见肝脉，木行乘土也，水行乘火，为纵，刺肝之募穴，泻肝经盛气，伤寒肺病，肝气盛，肝行乘肺，水不得行，木行乘金，为横，泻肝之盛气，肝肺气平，水散而津液得通，外作自汗出，内为小便利而解也，肝实而顺次相克，脾胃受病而纵，二是逆次反克，肺经受病为横的反复辨证。

（四）大柴胡误火辨治

"太阳病二日，反燥反熨其背，而大汗出，大热入胃，胃中水竭，躁烦必发谵语，十余日振栗自下利者，此为欲解也，故其汗，从腰以下不得汗，欲小便不得，反呕欲失溲，足下恶风，大便硬，小便当数，而反不数及不多，大便已，头卓热而痛，其人足心必热，谷气下流也。太阳病中风，以火却发汗，邪风被火热，血气流溢，失其常度，两阳相熏灼，其身发黄，阳盛则欲衄，阴虚小便难，阴阳俱虚竭，身体则枯燥，但头汗出，剂项而还，腹满微而喘，口干咽烂，或不大便，久则谵语，甚者至哕，手足躁扰，捻衣摸床，小便利者，其人可治。"邪在表，热气行于里，误火而津液受伤，热邪上逆，气不得通于下，津液偏渗，火热内燥，风为阳邪，邪风盛迫血气流溢，风火两阳，搏击经络内外，热消气血，阴阳气血衰少，三阳至颈，三阴至胸，热气郁结，火气内发，阳盛四肢实，火热大甚，正气逆乱，而病深不解，误用火法造成阳气上盛，阴液受损的变证。

（五）大柴胡证误汗　太阳病二日，出现烦躁反用熨法治疗而大汗出，大热入胃，胃中津液枯竭，出现语言错乱，过十多天发生振颤下利，是疾病向愈象征，而从腰以下出汗等证，是谷气下流的表现，而太阳中风之证，以火发汗，风邪被火热所迫，气血流行，风火相交而熏灼，血热妄行而出血，

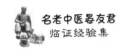

阴津不足小便难，气血亏耗而偏枯，重则出现呃逆，循衣摸床，手足躁动的危象，如果这时病人小便通畅，此病还可以有救，生命流的一分津液便有一分生机，阴液的储存是生死的关键，可以辛凉之剂，双泄表里，清里热，滋阴液，白虎汤加人参可以施用。"伤寒脉浮，医以火迫祛之，必惊狂，卧起不安，桂枝去芍药加蜀漆龙骨牡蛎救逆汤主之。"邪气在表，火之汗大出，亡其阳，心气虚而心神浮越，以桂枝汤解未尽之表邪，火邪错逆，加蜀漆辛以散之，阳气亡脱加龙骨牡蛎以固之，取涩可去脱之意。误火心神浮越之变证，本方用于肝血欲脱疟疾，伤寒误用灸法及烫泼火伤之证。"形作伤寒，其脉不弦紧而弱，弱者必渴被火必谵语，弱者，发热脉浮，解之当汗出愈。"

（六）柴胡证与温病辨证　伤寒和温病详加鉴别，温病初起，类似伤寒，阴虚而口渴，温邪不能用火诊疗，误治热愈盛，变生神昏谵语止证，若邪气有外出之机，可道引汗出而愈但不宜麻桂所能，以辛凉解肌，两热相合于胃，邪气还表汗出而解，"太阳病以火熏之，不得汗，其人必躁，到经不解，必清血，名火邪，脉浮热甚，而反灸之，此为实，实以虚治，因火而动，必咽燥吐血。"此火邪迫血而下行者，热无从出，阴虚被火，而火邪迫血而上行，火气内动，阳热证误用灸治而致咽燥吐血的变证，此专用苦寒而表不解，吐血可用泻心汤，应牢记"桂枝下咽，阳盛则毙"的告诫，"微数之脉，慎不可灸，因火为邪，则为烦逆，追虚逐实，血散脉中，火气虽微，内攻有力，焦骨伤筋，血难复也，脉浮宜以汗解，用火灸之，邪无从出，因火而盛，病从腰以下必重而痹，名火逆也，欲自解者，必当先烦，烦乃有汗而解，何以知之，脉浮故以汗出解。"数脉禁灸，误灸后的危害，出现变证，阴虚之人不可用灸法，误用易于造成焦骨伤筋的残疾，表证误用灸法，阳亢阴伤，阴血虚少，经脉失养，灸则除寒，不能去热，反灸而热因火盛，热则伤血，加火气，使血散脉中，邪在表宜以汗解，灸之取汗而不得汗，邪无出路，半身以上同天之阳，以下则同地之阴。

（七）柴胡证误针的辨证　"烧针令其汗，针处被寒，核起而赤者，必发奔豚，气从少腹上冲心者，就其核上各一壮，与桂枝加桂汤更加桂二两也。"烧针发汗，寒邪从针孔而入，惊动心气，肾气乘寒气而动，发为奔豚，血液凝涩，局部红肿起核疼痛，心阳受伤，复受外寒引动水寒之气，乘虚上冲，阳虚阴乘，肾气因寒而动，用内外两治，外而灸，内宜解表寒平冲气，阀肾邪降冲逆，汗发后阳虚脾陷，木气不疏，风木郁动而发，桂枝汤解其欲解之肌，加桂五两阀肾邪，泄已作奔豚之气，与苓桂甘枣汤发汗后脐下悸，水邪乘阳虚而烦心，无表证，奔豚欲作，重用茯苓以制水的不同。"火逆下之，因烧针烦躁者，桂枝甘草龙骨牡蛎汤主之"，先火为逆，复以下除之，里气虚，加烧针，为火热所烦，以散火邪，辛甘发散以桂枝甘草，发散经中之火邪，涩可去脱，龙牡以收敛浮越之正气。是因火逆后，又用下法，而烦躁，本方可用于误治而致的阴阳离绝的阳浮于上，阴陷于下的烦躁，或因误用辛热燥烈之品，而火热亢盛，而有用苦寒泻下，使阴气受伤于下，造成阴阳离绝之证。

学术心得 "太阳病加温针必惊也，太阳病，当恶寒发热，今自汗出，反不恶寒发热，关上脉细数者，以医吐之故也，一二日吐之者，腹中饥，口不能食，三四日吐之者，不喜糜粥，欲食冷食，朝食暮吐，医以吐之所致也，此为小逆。"伤寒误用温针变证，寒则伤营，营气微者，加温针则血流不行，损营血而动心气，血气少者属于心，恶寒发热为表，不恶寒发热为阳明里，汤太阳而用吐，伤及胃气，表乘虚传于阳明，三四日表邪传里化热，胃虚不能克化，与邪气相搏而反逆，太阳病误用吐法而形成胃中虚寒。

（八）大柴胡证误吐辨证 "太阳病吐之，但太阳病当恶寒，今反不恶寒，不欲近衣此为吐之内烦也"，误用吐法而成胃中燥热心中生闷，内烦而阴盛格阳的虚寒证，于益气生津中清热宁神，太阳表证，医反吐之，伤于胃气，邪热乘虚入胃，误吐伤胃中津液，胃热化燥，"病人脉数，疏为热，当消谷引食，而反吐者，此为发汗，令阳气微，膈气虚，脉乃数也，数为客热，不能消谷，以胃中虚冷，故吐也"，发汗不当致胃中虚寒，汗后反吐是诊断阳虚之关键，脉数而无力，朝食暮吐，苔白滑口干而不欲饮，宜以温胃降逆，阳受气于胸中，发汗外虚阳气，致胃中虚冷，"太阳病过经十余热日，心下温温欲吐，而胸中痛，大便反溏，腹微满，郁郁微烦，先此时，自极吐下者，与汤调胃承气汤，若不尔者，不可与，但欲呕，胸中痛，微溏者，此非柴胡证，以呕故知极吐下也。"邪热客于胸中，以柴胡汤除中上二焦之邪，胃气被伤邪乘虚入胃，非柴胡所能及，宜以调胃承气汤，太阳病久之，误行吐下，致邪陷阳明，本证属热属实。

十一、抵挡汤丸证治

（一）表邪内陷　瘀结下焦 "太阳病六七日，表证仍在，脉微而沉，反不结胸，其人发狂，以热在下焦，少腹当硬满，小便自利者，下血乃愈，所以然者，以太阳随经瘀热在里故也，抵当汤主之。"六七日表证仍在，邪

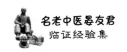
尚未离表，气血壅滞脉沉微，表邪传里内陷，不结胸而狂躁不安，血结于下焦，瘀热深入下焦，血热瘀搏击，蓄血之证，太阳之热随经入府，苦走血，咸胜血，虻虫去翅足水蛭咸苦，熬黄而脆，以除蓄血，甘缓结，苦泄热，桃仁大黄之苦，以下结热，本方是行瘀逐血之峻剂，药力猛于桃核承气汤，而不必尽剂，得下止后服，以防暴脱之险。

1.治疗各种症瘕 可用于妇人之闭经症瘕，眼疾血行不利，跌扑损伤瘀血凝滞，腹胀满者。"太阳病身黄，脉沉结少腹硬，小便不利者，为无血也，小便自利，其人如狂，血证谛也，抵当汤主之，伤寒有热，少腹满，应小便不利，今反利者，为有血也，当下之，不可余药，一抵当丸。"

2.治疗黄疸 胃热发黄，宜茵陈汤，热结下焦蓄血中则以下瘀血，热蓄津液不通，小便不利，未至于甚者故不可以用快峻之药，以丸药小可下之。蓄血、蓄溺、发黄是血热互结，水热互结，以小便利与不利决诊病在气在血，伤寒有热是太阳邪热未除瘀热蓄结于下焦，轻则以桃核承气汤，重则抵挡汤，介于两者之间则以减轻用量改以丸药之，为缓攻之剂。

3.治疗下腹部瘀血肿痛 本方可治肝有死血，瘀血不利，心腹作痛，产后恶露不绝，凝血为块等证。"太阳病，小便利者，以饮水多，必心下悸，小便少者，必苦里急也"，小便利与不利以辨别水停的部位，饮水多而小便自利者，则水不得内蓄，腹中水多，食少饮多水停心下，甚则悸，饮水多而小便不利则水蓄于内而不行，必苦里急。

（二）蓄血结胸与脏结的辨治 "按之痛，寸脉浮，关脉沉，名曰结胸，如结胸状，饮食如故，时时下利，寸脉浮，关脉小细沉紧，名曰脏结，舌上白汤苔滑者，难治。"邪结在胸，为结胸，邪结在脏，为脏结，误下后，邪气乘虚而入，与阴相结，阴受之热入于五脏。与阳相结受气于胸中者为之结胸，邪气结于阴则阳不上通，结于阳则阴不下通，二者皆心下结痛，阴气乘承虚而下，阴得阳则解，脏结热证多，易治，邪气结胸中寒者为难治，结胸属阳热实，病发于太阳，脏结属阴虚寒，病发于少阴。"脏结无阳证，不往来寒热，其人反静，舌上苔滑者，不可攻之。"脏结之证须急进大剂之复阳胜阴之药，使阳回阴消而转危为安，可用四逆辈急救，表里皆寒，万不能下。

（三）误用抵挡汤辨治 "病发于阳而反下之，热入因作结胸，病发于阴而反下之，因作痞，所以成结胸者，以下之太早故也。"病阳则发热恶寒，表中阳邪热入里而结胸，阴则无热恶寒，表中阴邪入里，结于心下为痞，"结胸者，项亦强，如柔痉状，下之则和，宜大陷胸丸"，邪结胸中，胸膈结满，心下坚实，能仰而不能卧，下结泄满，大黄芒硝之苦寒下热，葶苈子杏仁甘苦，泄满，甘遂之直达，白蜜润利，皆以下泄满实物，本方以大陷胸汤更加入葶苈子杏仁白蜜而成，力不减于大陷胸汤，因其邪结在胸，故杏仁白以入肺，以利肺气，以葶苈子佐甘遂破结饮而泻下，恐硝黄等药下行过速，故缓以白蜜之甘，使药力缓行，留于胸中，热结之水得以消解，葶苈子甘遂逐水饮，随大黄以下行，丸以药力缓缓而行，祛邪而正不伤，乃峻药而缓攻之法。热痰结盛非峻药不能逐饮破结，邪居高位，非缓剂不能祛在上治邪，变汤为丸，煮而连渣服之，以荡涤之体，为缓和之用，故既能破坚荡实之任，又能尽际上迄下之邪，药味较大陷胸汤为多，有白蜜之甘缓，较汤的药力轻缓，亦可治疗水肿肠癖恶，形气俱实，痰饮疝证，心胸痞塞结痛，连项背膊者。

（四）蓄血证的禁证　"结胸证，其脉浮大者，不可下，下之则死。"结胸证禁用下法，脉证不符，均非所宜，邪结胸中，病在里，心下虽结，在表者尤多，下之重虚，邪气复结，则难可治，"结胸证悉具，烦躁者亦死"，邪结已深，正气散乱，邪气胜正，其病必死。"太阳病，脉浮而动数，浮则为风，数则为热，动则为痛，数则为虚，头痛发热，微盗汗出，而反恶寒者，表未解也，医反下之，动数变迟，膈中拒痛，胃中空虚，客气动膈，短气烦躁，心中懊憹，阳气内陷，心下因硬，则为结胸，大陷胸汤主之，若不结胸，但头汗出，余处无汗，剂项而还，小便不利，身必发黄。"

（五）蓄血与腑实结胸的区别　误下后，邪热内陷，出现结胸发黄和结胸正治，病邪久稽，病位在胃脘处，表未解当发汗，但以误下虚其胃气，表邪乘虚内陷，结于胸膈，壅于心下，以大陷胸汤下结热，汗出热越而不发黄，小便不利热不得越而发黄，大黄谓之将军，以苦荡涤，芒硝以其咸能软坚，间有甘遂以通水，直达透结，本方与大承气汤均有硝黄，不同一有甘遂一有枳朴，较大承汤药力峻猛，非脉证俱实者断不可用，即体质壮实者亦宜谨慎使用，必用至中病即止，以防过剂伤正，故"得快利，止后服"。"伤寒六七日，结胸热实，脉沉而紧，心下痛，按之石硬者，大陷胸汤主之。"平素内有水饮，表热之邪，入里与之热实结胸，兼有痰水燥热水结，邪实痛盛之证，传里之实热用大陷胸汤以下热结。

（六）腑实陷结胸因果相连　抵挡十枣瘀水有别。"伤寒十余日，热结在里，复往来寒热者，与大柴胡汤，但结胸无大热者，此为水结在胸胁

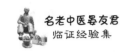

也，但头微汗除者，大陷胸汤主之"，结胸之证，为水热互结，热入世界胸之因，水结是结胸之本，误治而热留胸膈，为栀子豉汤证，仅系水结，而心下痞硬满，胁下痛，则为十枣汤证，热结在里十余日，当下，而结胸无大热者，水饮结于胸中，出现水饮外散，而"太阳病重发汗，而复下之，不大便五六日，舌上燥而渴，日晡所小小有潮热，从心下至少腹，硬满而痛，不可近者，大陷胸汤主之"，重发汗而复下之，则内外重亡津液，邪热内结一腹之中上下邪气俱甚，则内外重亡津液，而邪热内结，上下邪气俱盛也，汗后燥屎实邪内结，太阳病误汗下后，形成阳明腑实，热与水结为结胸，太阳与阳明俱结，阳明燥结在肠太阳水结在胸，胸下有水连及少腹。而"小结心病，正在心下，按之则痛，脉浮滑者，小陷胸汤主之"，大结胸则膈内拒痛，石硬而痛不可近，心下因硬，而未及胁腹，与小结胸正在心下，安之则痛，气热气尤浅，出胸膈上治结热，苦以泄之，辛以散之，黄连栝蒌实苦寒以泻热，半夏辛以散结，药力较大陷胸为缓，可治心下结痛气喘而闷，热在胸膈等证。"太阳病二三日，不能卧但欲起，心下必结，脉微弱者，此本有寒分也，反下之，若利止，必作结胸，未止者，四日复下之，此作协热利也。"素有痰饮之人，太阳病误用下法，可致结胸和协热利的变证，表邪乘虚而入，利止则邪气留止于胸，利不止则邪热下攻肠胃，为夹热利也，"太阳病下之其脉促，不结胸，此为欲解也，脉浮者必结胸，脉紧者必咽痛，脉弦者必两胁拘急，脉细数者，头痛未止，脉沉紧者，必欲呕，脉沉滑者，协热利，脉浮滑者必下血。"

十二、表证误治的辨证

太阳病误下后，邪气的传变，以脉诊测知各种不同的病变，脉浮结胸可用桂枝汤去芍药，脉紧咽痛者用桔梗汤，脉弦用小柴胡汤加桂枝，脉细数以当归四逆汤，脉沉紧以甘草干姜汤，脉沉滑协热利以白头翁汤，脉浮滑下血以芍药甘草汤加秦皮，临床上可灵活加减应用。"病在阳应以汗解之，反以冷水潠之，若灌之，其热被怯不得去，弥更益烦，肉上粟起，意欲饮水，反不渴者，服文蛤散，若不差者，与五苓散，寒实结胸，无热证者，与三物小陷胸汤，白散亦可服之。"太阳病表热被冷水所激，水寒郁热之五苓散证，寒实结胸，水寒互结，宜用温通逐水之法，文蛤散即以大青龙汤去桂枝加文蛤，大青龙汤是不汗出而烦躁外寒内热，本证为以凉水浇灌热不去而弥更益烦，病机相同，文蛤为海蛤之有纹理者，咸胜水气，走肾邪，止烦渴，利小便，化痰软坚，水寒外郁而内生烦热，止渴清热，可用于寒包火之证。三物白散中，巴豆去皮心熬黑，研如脂，杵之白饮和服，不利进一热粥，利不止进冷粥，腹痛加芍药，桔梗色白开提肺气，贝母消肺郁结之痰，而味为胸咽之要药，巴豆辛热有毒，主破坚结，开胸痹，且能催吐，有斩关夺门之力，为寒实结胸之要药，胸中水寒结实，非热药不足以开水寒，非峻药不足以破其结，三药并用，寒结在胸膈以上可吐之，于下者可导之以去，药力较猛，身体羸瘦之人，热实者禁用，巴豆熟则力缓，和于白饮留恋养胃，可用于肺痈浊唾吐脓者，白喉白腐呼吸困难者，冷痰肺喘，痫狂，寒痰闭阻，喘急胸高，用三白吐之。

十三、太阳与少阳合病证治

"太阳与少阳并病，头项强痛，或眩冒，时如结胸，心下痞硬者，当刺大椎第一间，肺俞、肝俞，慎不可发汗，发汗则谵语，脉弦五六日，谵语不止，当刺期门。"太阳之脉，络项下头，少阳之脉循胸络胁，如结胸心下痞硬者，少阳病也，两者相并为病，不全在表，也未全入里，少阳则刺俞穴，不可发汗，在太阳则发汗，刺肺俞以泻太阳之邪，少阳邪热甚刺期门以泻肝胆之气．太少并病宜用针法，太阳之邪传入少阳，而太阳之邪为罢，既有太阳之证又有少阳证，邪以渐入，所以有结胸的表现，故不宜下，针刺可以退肌表之热，泻少阳之火，外解太阳宣肺畅肝以两阳病治，而汤剂发汗易于徒伤津液，木盛侮土，遂致谵语，这种变证主要是木火熏灼，与阳明之谵语不同，过五日，病仍在，刺肝之募穴期门，而木火得清，谵语自止。"伤寒六七日，发热微恶寒，支节烦疼，微呕心下支节，外证未去者，柴胡加桂枝汤主之。"邪当传里之时，伴见发热恶寒其表证未解，不可攻宜以和解之，邪入少阳而太阳证未罢，证势为轻浅，两经同治。

（一）**柴胡桂枝汤证**　外虚于营卫不和，内虚为无里实之乘气证，本方为小柴胡与桂枝汤治合方，桂枝汤疏通营卫，为太阳之主方，小出和其表里，为少阳之主方，因其太阳证未罢，少阳证已见，故用柴胡为君，使少阳之邪开达，邪仍以太阳而解，而人参姜半痛胃阳以助气，防邪入府，和解兼表散，人参扶正祛邪，助桂枝以去邪，助柴胡以扶正，可适用于心腹痉痛，肝木乘脾，伤风发热痰气上攻，寒疝腹中痛，疟疾身热汗出之证。"伤寒五六日，已发汗而复下之，胸胁满微结，小便不利，渴而不呕，但头汗出，往来寒热，心烦者，此为未解也，柴胡桂枝干姜汤主之。"

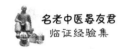
（二）**少阳兼水饮证** 太阳病汗下后邪陷少阳，水饮微结阳气郁遏，亡津液内燥，阳虚与上，以解表和里，复津液而助阳气，和解散结，宣化除饮，柴胡黄芩清少阳半表半里之热，栝蒌牡蛎逐饮开结，干姜桂枝振奋胃阳，微发其汗，故"初服微烦，复服汗出愈"。用于但寒不热疟证，汗下后胸胁满脉数急者。"伤寒五六日，头汗出微恶寒，手足冷，心下满，口不欲食，大便硬，脉细者，此为阳微结，必有表复有里也，脉沉亦在里也，汗出为阳微，假令纯阴结，不得复有外证，悉入在里，此为半在里半在外也，脉虽沉紧，不得为少阴病，所以然者，阴不得有汗，今头汗出，故知非少阴也，可与小柴胡汤，设不了了者，得屎而解。"阳微结之病，邪当传里时，仍有表证，邪结于里，热结尤浅的表现，以小柴胡他除内外之邪，表解而里热未除则得屎通下而解。

（三）**少阳兼结胸证** "太阳与少阳并病而反下之成结胸，心下硬，下利不止，水浆不下，其人心烦，脉浮而紧，而复下之，紧反入里，则作痞，按之自濡，但气痞耳。"太少并病，二经之邪乘虚而入，表邪结于胸为结胸，少阳之邪下干肠胃，遂利不止，结于阴分则为脏结，阳邪内结，阳邪入里，而阴邪入里则为痞。

十四、热入血室证

（一）**经期中风** "妇人中风，发热恶寒，经水适来，得之七八日，热除而脉迟身凉，胸胁下满，如结胸状，谵语者，此为热入血室也，当刺期门，随其实而取之。"妇人中风病邪在表，经水适来，血室空虚，病邪传里而不入府，进入血室里实，邪热内陷而表证已罢，随经实而泻之。"妇人中风七八日，续得寒热，发作有时，经水适断者，此为热入血室，其血必结，故使如疟状，发作有时，小柴胡汤主之。"太阳病适断和适来都可以血海空虚而热入血室，前者是谵语，以针刺泻热，后者是血结而寒热如疟状，以小柴胡汤疏其肝郁，祛邪外出，亦有医家认为，经水来为虚，正值月事行进时，邪热乘虚而入，是病之际，适断为实，为病之后，血去不多，被热郁所结，热入则必有血结，所以在治疗时可适当加入活血之品。

（二）**经期伤于寒** "妇人伤寒发热，经水适来，昼日明了，暮则谵语，如见鬼状者，此为热入血室，无犯胃气及上二焦，必自愈。"热入血室的治疗禁忌，太阳病发热，寒已成热，血室空虚，邪客于腑，与阳俱争，入于血室，于阴争，阳盛谵语宜下，热入血室不可下，血结实热，与小柴胡汤，散邪以发汗，虽热入血室，而不留结，不可与发汗药，犯其上焦热入血室胸胁满如结胸状，刺期门，犯其中焦，经行则热随血去，邪热悉除，发汗为犯上焦，刺期门则动营去，谓药不谓针也。

（三）太阳病误汗下后寒热错杂证

"伤寒五六日，呕而发热，柴胡汤证具，而以他药下之，柴胡证仍在者，复与柴胡汤，此虽以下之，不为逆，必蒸蒸而振，却发热汗出而解，若心下满而硬痛者，此为结胸也，大陷胸汤主之，但满而不痛者，此为痞，柴胡不中与之，宜半夏泻心汤。"太阳病误下后邪在半表半里为柴胡证，下后邪传于里，阳邪传里者为结胸，以泻下其结，阴邪传里者留于心下则为痞，以通其痞，是病发于阳而因作结胸，病发于阴人体反下之，因作痞，辛入肺而散气，半夏以散结气，苦入心而泄热，芩连之苦以泻痞热，脾欲缓急食甘以缓之，参草枣甘缓也。

1.饮证辨治 "太阳中风下利，呕逆，表解者，乃可攻之，其人漐漐汗出，发作有时，头痛心下痞，硬满引胁下痛，干呕短气汗出，不恶寒者，此表解里未和也，十枣汤主之。"邪热内蓄而伏饮，宜以下热逐饮，芫花辛以散饮，甘遂大戟苦以泄水，大枣甘以益土，外感风邪，引动水饮，饮邪结于胁下，咳唾疼痛之悬饮证，里受邪，邪在里者可下，但待表解后乃可攻之。方中大枣肥者，为君预先培补中宫，取其解毒制水，防止峻泻药的流弊，快下利后，以糜粥自养，病虽去而赖胃气复，即《内经》"食养尽之"之意。临床上用于悬饮或改汤为丸治疗水气喘急浮肿之证。"太阳病，医发汗，虽发热恶寒，因复下之，心下痞，表里俱虚，阴阳气并竭，无阳则独阴，复加温针，因胸烦，面色青黄，肤𥆧者难治，今色微黄，手足温者，易愈。"汗下烧针所致变证，以面部颜色判断预后标准，外虚阳气，邪复不除，复下之，更虚其里，虚邪内陷，传于心下为痞，表虚为竭阳，里虚为竭阴，表罢为无阳，里痞为阴独，加温针，虚不胜火，火气内攻，阳气大虚而难治，阳气复而易愈。

2.痞证辨治 "心下痞，按之濡，其脉关上浮者，大黄黄连泻心汤主之"，痞证为实热而虚痞以导其虚热，火热受邪，心病生焉，苦入心，寒清热，二药之苦寒，导泻心下之虚热，以麻沸汤气薄而泄虚热，可用于心气不足之吐衄血，黄疸，心腹热蒸之内黄，三焦积热疮疡肿痛，烦躁谵语之妇人便秘，禁口利等证。"心下痞，而复恶寒汗出者，附子泻心汤主之。"痞证兼阳气虚弱，表现为寒热错杂，故寒热并用，苦寒辛温同时并用，温经扶阳，清热理痞，恶寒汗出亡阳在即，而用以附子，用于身热烦躁二便不利，

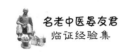
脉虚，寒热不和之胁下痞满，老人食滞厥竭昏扑之证，上热下寒，正阳不足，"本以下之，故心下痞，与泻心汤，痞不解，其人渴而口烦躁，小便不利者，五苓散主之"。蓄水而兼痞证，水饮停蓄，津液不行，伏饮凝结，内热盛而水结，气化不得敷布，支结痞满，水气不化，以五苓散交通上下，宣通气化，兼行表里之邪，心邪从小肠泻，下后成痞，服泻心汤不解，以发汗散水。"伤寒汗出，解之后，胃中不和，心下痞满，干意食臭，胁下有水气，腹中雷鸣下利，生姜泻心汤主之。"大汗出后，外亡津液，胃中空虚，客气上逆，心下痞硬，胃虚不能杀谷，胁下有水气，土弱不能制水，泻心汤攻痞，生姜以益胃，胃气不和而成痞兼下利，生姜半夏辛温散寒，除胁下水气以和胃，参枣草温里，芩连除痞结，之胃不和有水气为主，重用生姜和胃散水。

3.胃虚辨治　"伤寒中风，医反下之，其人下利日数十行，谷不化，腹中雷鸣，心下痞满而痛，干呕心烦，不得安，医见心下痞，谓病不尽，复下之，其痞益盛，此非结热，但以胃中虚，客气上逆，故使硬也，甘草泻心汤主之。"太阳病再次误下而致重虚心下痞止证，邪在表，反复下之虚其肠胃，中气下陷，下利日数十行，里虚胃弱，泻心汤以攻表，甘草以补虚，汗后胃虚，外伤阳气，而加生姜，胃虚伤阴故加甘草，十枣汤证同有心下痞但有短气漐漐汗出，瓜蒂散证同有胸中痞硬，但有气上冲咽喉，不得息。本方为治下后里虚胃弱，心下痞硬之方，以甘草四两为君，甘以补中，干姜半夏辛以通达，芩连苦寒，泻痞清热，可用于动气在上，下之腹满，心痞头眩，利不纳食，热毒冲心心烦干呕，狐惑卧起不安，嘿嘿欲眠，上喉下阴之证。五泻心汤中，大黄黄连泻心汤是热邪壅聚，以清热泄痞，附子泻心汤，邪热有余而正阳不足，以扶阳泄痞。

半夏泻心汤是柴胡证误下成痞，以开结泄痞，生姜泻心汤是胃虚食滞，水气不化，和胃泄痞，甘草泻心汤是再次误下胃气重虚，客气上逆，以补胃泄痞，都是治痞而功用亦有所不同。还有"伤寒服汤药下利不止，心下痞硬，服泻心汤已，复以他药下之，利不止，医以理中与之，利益甚，理中者，理中焦，此利在下焦，赤石脂禹余粮汤主之，复利不止者，当利其小便。"再次误下，选用相应的治法，利不止而心下痞硬，气虚而客气上逆，利于下焦不约，本方以涩洞泄，利不止者以利小便为主，两药以收敛镇固，治下焦之表，培中焦之本，可治大肠咳嗽，腹泻之酸臭，胎前二便不通，呕哕洞泄之证。"伤寒吐下发汗，虚烦，脉甚微，八九日心下痞硬，胁下痛，气上冲咽喉，眩冒，经脉动惕者，久而成痿。"吐下后复发汗，阴阳气血俱虚，不能濡养经脉成痿。

（四）太阳病误治之变证

1.噫气不除辨治　"伤寒发汗若吐若下，解后心下痞满，噫气不除者，旋覆代赭汤主之。"大邪虽去以发汗吐下，胃气弱而未和，虚气上逆，心下痞，以降虚气而和胃，旋覆花之咸能软痞坚，气浮重剂可以镇之，代赭石可镇虚逆，姜夏辛以散痞，参草枣甘以补胃弱，本方可治呕吐而大便秘结，治反胃噎膈食逆不降，呕吐出粪之证。"下后不可更行桂枝汤，若汗出而喘无大热者，可与麻黄杏仁石膏甘草汤主之。"下后余热迫肺，太阳中风，误用下法，阻止病邪外出的趋势，易使邪气内陷，发生变证，表邪不外解，反而乘机内入，肺气壅遏，寒邪郁而化热，热邪迫肺，郁热外蒸，发越内陷的郁热，以清热宣肺为必要措施，故用本方治疗。"太阳病外证未解，而数下之，遂协热而利，利下不止，心下痞硬，表里不解者，桂枝人参汤主之。"误治而虚寒下利，重虚其里，邪热乘虚而入，里虚协热，而下利不止表不解心下痞，先解表后攻里，而表里不解故用本方，桂枝固表，协同理中，增强温里助阳止利功效。

2.表里同病辨治　"伤寒大下后，复发汗，心下痞，恶寒者，表未解也，不可攻痞，当先解表，表解乃可攻痞，解表宜桂枝汤，攻痞宜大黄黄连泻心汤。"误下成痞，表未解，宜先表后里，已汗下故解肌以发汗，宜桂枝汤，二表里之邪俱不解，是因表不解而下之，为心下痞，表解后乃可以下用本方治疗，遵内经从外之内而盛于内者，先治其外，而后调其内。"伤寒发热，汗出不解，心下痞硬，呕吐而下利者，大柴胡汤主之。"邪热传里化热，表不解，探求其病因，形成阳明腑实证，邪结胃脘，升降之机阻滞，上吐下利，兼见心下痞满，以和表清里与桂枝人参汤恰相反，本证属实属热，利下不畅，当以下之。

3.寒邪宿食辨治　太阳病类似证辨治，"病如桂枝证，头不痛，项不强，寸脉微浮，胸中痞硬气上冲咽喉不得息者，此为胸有寒也，当土之，宜瓜蒂散。"病有太阳中风之证，表证未解，无桂枝证则不在表而在里，邪入胸中，犹如桂枝证痞气上冲咽喉而不得息，寒气痰食宿之邪客填胸膺宜吐之，本方必当体质壮实者可用，邪气阻于胸膈有上逆之机为标的，瓜蒂极苦，性生催吐，赤小豆味酸性泄，兼能利水消肿，合用有酸苦涌泄之功，再加香豉的轻清宣泄，更能加强催吐功效，本方治胸中多痰，头痛不欲食，胸膈痞闷，痰壅塞碍，饮食过饱填塞胸中，寒痰结于膈上，湿热头痛，卒中痰迷，癫狂烦乱，人

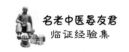

事昏沉，食填中脘等证。"病胁下素有痞，连在脐旁，痛引少腹，入阴筋者，此名脏结"，新邪引动宿疾，阴盛阳绝的死候，伤寒邪气入里与宿疾相助，脏之真气结而不痛，阳盛阳虚已极，病及范围甚广，病情危重，故为死候而不治，"伤寒病，若吐若下后，七八日不解，热结在里，表里俱热，时时恶风，大渴舌上干燥而烦，欲饮水数升者，白虎加人参汤主之，伤寒无大热，口渴燥，心烦背恶寒者，白虎加人参汤主之，伤寒脉浮发热无汗，其表不解者，不可与白虎汤，渴欲饮水，无表证者，白虎加人参汤主之。"吐下后过期而表里皆热，表热未罢时有恶风，邪热弥漫熏蒸焦膈而为结成实，无形之热本当阳明有恶寒而表为全罢，仍属太阳，背恶寒口渴病邪入里，与部分和表散热，里热阳明燥热伤津，常规是表证者禁用白虎汤，因阳虚感寒，故本方人参之用量为三两，白虎清无形之气热，人参生津止渴救其阴。

4.太少同病的辨治 "太阳与少阳并病，心下硬，颈项强而眩者，当刺大椎，肺俞肝俞，慎勿下之，太阳与少阳合病，自下利者，与黄芩汤若呕者，黄芩加半夏生姜汤主之。"二阳合病，发汗攻太阳之邪，少阳之邪益盛于胃，必发谵语，攻少阳之邪太阳之邪乘虚而入，必作结胸，而自下利者，病在表，而合病是在半表半里，非汗下所宜，以和解表里，散逆气，虚而不实，苦以坚之，酸以收之，黄芩少阳之苦酸以坚肠胃之气，弱而不足者，甘以补之，草枣以补固胃肠之弱，少阳邪热移于肠胃而下利，邪热入里而不实，专以黄芩治利。黄芩撤热芍药敛阴，本方是治热利的专方，可用于下利寒热胁痛口干，腹痛里急后重，脓血黏稠，体虚伏热之霍乱，痞满咳逆，内伏痰饮，胆腑咳嗽，呕吐胆汁。"伤寒胸中有热，胃中有邪气，腹中痛，欲呕吐者，黄连汤主之。"上热下寒之证，阴邪在腹，阳邪在上，湿家下后，以丹田有热，胸上有寒，是邪气入里，此伤寒邪气传里，胃中有邪气，阴阳不交，阴不得升而独自于下而腹痛，阳不得升而独治于下，胸中热，以升降阴阳之气，上热者，泄之以苦，黄连苦以降阳，下寒者，桂姜夏辛以升阴，参草枣甘以益胃。本方寒热并用，可治痘疮热毒在胃中，治妇女血气痛，疝瘕攻心腹痛，外感误治而成表邪入里上热下寒，阴阳失调，切中病机可一剂而愈。本方与半夏泻心汤相较，两方在药味和用量上不同，而在煎服法上亦有讲究，前者去渣再煎，取其温凉混合，日三服定量每服一升，本方只煎一次，去其个别立功，日三夜不定量之别。

5.风湿相搏辨治 "伤寒八九日，风湿相搏，身体疼痛，不能自转折，不呕不渴，脉浮虚而涩者，桂枝附子汤主之，若其人大便硬，小便自利者，去桂加白术汤主之。"桂枝发汗走津液，故而去桂，伤寒在经之时，烦者风也，不自转者湿也，为病寒湿风湿在经，以桂枝附子汤散在表中风寒湿，散以桂枝甘草，湿在经者，逐以附子之辛热，姜枣辛甘和营卫，通津液以和表。具有祛风温经助以散湿，桂枝去芍药加附子汤药味完全相同，而桂枝三两附子一枚之量，本方是桂枝四两附子三枚，前者是治疗阳虚脉促胸满恶寒，附子小量温经回阳，量大而镇痛，本方减去桂枝走表，加白术之燥湿，以治风湿，头目眩重，寒厥暴心痛，中湿头痛及遍身疼痛之证。

"风湿相搏，骨节烦疼掣痛，不得屈伸，近治则痛剧，汗出短气，小便不利，恶风不欲去衣，或身微重者，甘草附子汤主之。"风则伤卫，湿流关节，风甚则卫气不固，湿甚则水气不行，本方散湿故卫，桂枝甘草之辛甘发散风邪，能缓和诸药，使猛烈的附子缓缓发挥作用，风湿之邪流注关节，猛烈之药使风邪去而湿邪留，故甘草在方中十分重要，以甘草为名方，附子白术辛甘，解除湿气而温经。风湿三方的桂枝附子汤是祛风胜湿，病势在表，去桂加白术汤崇土化湿，病势在肌肉，本方是缓祛风湿，病是在关节。"伤寒脉浮滑，此以表有热，里有寒，白虎汤主之。"脉浮在表，滑在里，外有热里有寒，有邪气传里，白虎结内外之邪，热淫所胜佐以苦甘，知母石膏苦甘以散热，热则伤气，甘以缓之，甘草粳米甘以益气，煎服方法是使米熟汤成去渣温服，温以去在表之寒，本方用于阳明经热甚津液未伤，或伤而不盛者。

6.阴阳结的辨治 "伤寒脉结代。心动悸，炙甘草汤主之，脉按之来缓，时一止复来者，名曰结，又脉来动而中止，更来小数，中有还者反动，名曰结阴也，脉来动而中止，不能自还，因而复动者，名曰代阴也，得此脉者必难治。"虽有表证，不可强行攻邪，出现结代脉，采用背城借一之法，有结生代死之说，气血虚弱血液不能相续，真气内虚，以益气补血气至脉复，补可以去弱，参草枣补不足之气，桂姜益正气，麻胶冬地甘温之润，经益血，复脉通心，结代之脉有邪气留结，真气虚衰两个方面。本方可治肺痿唾液出血，心中温温液液者，虚劳不足心悸汗出而闷，酒色过度，虚劳心火上炎，燥热乘肺，唾脓血，咳嗽连续不已等证。

7.结语

学术心得 仲景之《伤寒杂病论》的六经辨证，根据六经中病证脉象及六经所属脏腑经络的病理变化反应于临床的各种证候，综合疾病的性质病机病势来加以概括，而太阳病是整个《伤寒论》的重点，最为繁杂，范围广博，由于太阳主一身之大表，统摄营卫，为诸经之藩篱，凡外感六淫之邪，

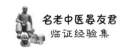

自表而入，先入犯太阳，在早期，表现纲证，分为表里，在表证中，体质阴阳的不同而呈伤寒和中风，病情进一步深入出现太阳里证，表邪不解内入膀胱的蓄水，邪热深入下焦与血相结的蓄血之证，失治误治而成变证，阳虚、火逆、结胸、痞证以太阳病类似之证等。太阳病是六淫之邪侵入人体的初级阶段，合理及时有效的治疗，以防止疾病的传变深入，切断病机具有重要的临床意义。太阳病的本证中，必须牢记仲景之使用不同的辛温解表剂，汗法是正治轻重缓急而用峻缓之剂，以遍身微汗为佳，不能太过和发汗不彻，病不在表不能用，汗法可以祛邪过也可伤阳耗阴，三证中各有兼证，经脉不舒、邪犯肺胃、胸阳被扰、烦躁证、营气不足、表虚漏汗证在主治方中加减施治。成氏根据仲景之原意进行系统的注解，遵内经之说，将其学术思想融会贯通各个层面，还原仲景之本意，太阳病可发生邪热逆缊的变证，亦可变成实证的坏病，可因误治而损伤正气成虚证，或成错综复杂虚实寒热真假的现象。

总之，"三百九十七法之内，分析异同，彰明隐奥，调陈脉理，区别阴阳，使表里以昭然，汗下而灼见，百一十二方之后，通名明号之由，彰显药性之主，十剂轻重之悠分，七精制用之斯见，别气味之所宜，明补泻之所适，有皆引内经，旁牵众说，方法之辨，莫不允当，实前贤所未言，后学所未识，是得仲景之深意也。"以为百病之急，无急于伤寒，六淫伤人，无过于太阳病也。所以成氏及后世医家都非常重视太阳病的理论和临床的研究，不断地开启诊疗改变思维，扩大应用范围，以提高疗效，为不断发展的社会人健康服务。

第十一章　中医传承中对疑难重病证的治法研究

中医治疗疑难疾病在整体观念指导下进行的辨证施治，病证兼顾，标本同治，非用特殊治则方能取效，多法合用，奇经辨证，子午流注辨证，在临床上的应用值得深入研究，《内经》的"温痛化散"法治疗腹内肿瘤，是针对气血痰水瘀结而形成的症瘕积聚、阴瘤痰核，以温经通络，化瘀散结，消除肿块，增效抗癌，反突变抗转移有较高的治疗效果。奇经辨证治疗肝肾疾病是内外、上下、纵横、经纬兼顾联系全身脏腑经络使升降、宣发、疏泄之少阳三焦募原气机通畅，从而温肝降肺、化气行水、通利阴阳跷、疏大阴阳维、强壮督脉等法治疗疑难危重之证。借用子午流注之法治疗心脑血管疾病，根据心悸、中风、癫痫、病机及发病的不同特点，采用补母泻子，使木生火，水火既济，清宁心肝，滋息丙丁之火，以求水生木，木火相生，五脏安和，疑难危重之证可治。

辨证施治整体观念是中医基本理论的核心体系，按照循诊医学原理，常规常法治疗普通疾病，而疑难重险之证则需要采用特殊变法治疗，我们长期在临床实践中将久治不愈之证，慢性衰弱性疾病，恶病质，器质性疼痛性疾病，影响生命体征的疑难重险之证，其治疗方法及策略乃至选方用药等有常中之变，病证兼顾，急标缓本，奇经辨证，因时辨证，数法合用方能取效，我们将以下几个方面对疑难病的有关治法方略的临证经验以飨同道。

第一节　温通化散四法合用治疗腹内肿瘤

针对脏腑经络失调，气血痰水瘀结所形成的症瘕、积聚、瘿瘤、瘰疬、痰核、肠覃、肺积、肝痞、息贲等疑难重证，中医注重整体治疗，中医对肿瘤的认识是如《灵枢·九针论》所说"四时八风之客于经络之中，为瘤病者也"，"积之所生，得寒乃生，厥乃成积也"，外感六淫、内伤七情、饮食劳倦、脏腑功能失调，正气虚弱，人体内环境的稳定性和内外相对平衡破坏致肿瘤因子作用而瘀积，使肿瘤得以浸润扩散和转移，历代医家治疗主张较多，补虚泻实，化痰软坚等许多治疗肿瘤的方剂，值得我们在临证中去验证和研究，由于肿瘤的发生是一个正虚邪实的过程，在病灶的局部表现为实，整体表现为虚。

临床经验　在防疗化疗手术及中西结合综合治疗中，我们采用温经、通络、化瘀、散结四法合用，自拟基础方由制附片30克（先煎半小时以不麻口为度）、猫爪草30克、土鳖10克、水蛭10克、沉香细粉3克组成，水煎服，日三次，次120毫升，病在脏宜饭前，腑则饭后服用，或细末为散次服5克，以蜜为丸，每丸8克与米酒送下，十周为一疗程，癌痛者在内脏加美洲大蠊5克，全蝎3克，蜈蚣3克虫类之品，癌痛在关节加制木鳖子粉1克，乳香10克，没药10克；经络肌肉疼痛加赤芍10克，白芍30克，川芎10克。在治疗癌痛过

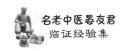

程中，要抓着主证，审证求因，辨别病位，痛性之寒热虚实，揆度病势防止传变，亦可配合针灸止痛、气功、生物信息止痛等。若伴见癌性发热，热毒盛加水牛角粉3克，地丁草30克，湿热内蕴加豆蔻10克，佩兰10克，肝郁发热加龙胆草10克，薄荷10克，瘀血内结加桃红各10克，气血虚加西洋参30克，熟地20克，阴虚内热加胡黄连10克，地骨皮30克，亦可选用三宝等。癌性胸水者加葶苈大枣泻肺汤，龙葵10克，金花茶10克；癌性腹水者加甘遂1克、莞花1克，或配合实脾饮，化疗的全身反应配合八珍汤，消化道反应加砂仁10克，二术各15克，骨髓抑制加高丽参20克，枸杞子30克，鹿茸5克，免疫抑制加三七10克，红景天5克，炎症反应加银花连翘各15克。放疗后的中医巩固用基础方加四物汤和龟鹿二仙胶。

典型病例 手术后用基础方加调理脾胃、益气固表、养阴生津之品。我们长期在临证见一肺癌男性病人，拟58岁，因肺癌术后咳嗽胸痛，有淋巴转移，形体肥胖，痰涎壅盛，声高气粗，咯痰不爽，心悸不得平卧，舌质淡胖，苔黄腻，脉洪而无力，方以基础方加胆南星10克、浙贝母20克三剂，吐痰利，能平卧，气息正常，再以本方加夏枯草30克，冬凌草30克，红景天5克，红豆杉3克，金花茶3克进入疗程连服三月，经检查肺部以及邻近组织器官和相关肝肾等均正常，无转移灶，全身情况较好，再以原方进二月，每周休息二天，后因偶感冒咳嗽复诊用基础方加宣肺止咳，益气固表之剂而好转，随访五年未发，无转移，已生存八年。证明了中医药和本方具有消除肿块，改善临床症状，提高生存质量，增强手术后及防化疗抗癌效应，减轻毒副反应，反突变抗转移，减少炎证介质的分泌，促进术后胃肠道功能恢复，减少并发证都具有较高的临床使用价值。

经我们多年的临床应用，对各种肿瘤均用基础亏进行加减，手术前后及放化疗的中西医治疗，而且对不适应手术放化疗的患者，作为主要的治疗方法，尽可能地控制癌肿，改善症状，提高生命质量和远期疗效，同时对晚期的病人，减轻痛苦，对西医无能为力的症状，神经精神性、消化道症状、心悸眩晕、神疲乏力、阴虚火旺，在辨证和辨病以及对症用药相结合，数法并用，每获较好疗效。

第二节　奇经辨证治疗肝肾疑难重证

人体的局部是全身的缩影，五脏六腑四肢百骸上下内外是由经络联系贯通成一个整体，而冲任督带阴阳跷阴阳维是人体气血阴阳脉之海，是参灌连通全身的重要脉络，运行于脏腑和管理下肢，经络循行所过局部，以反映全身生理和病理变化，我们应用奇经辨证治疗肝肾疾病，虚劳、鼓胀、水肿、肝癌如慢性肝炎、肝功能异常、肝硬化腹水、肾功能衰竭等疑难重证，肝肾同居于人体的下焦，乙癸同源，水木相生，精血互换，肝脉连督脉上注于肺，抵于胃，气血精微在肺之宣发肃降作用下，使百脉朝于肺，肺胃之宗气充养于诸经，循环灌注，生生不息，同时在肝气的疏泄气血调达的枢机转运的功能，对肺之宣肃、脾胃之升降等都起着重要的调节作用，采用宣通肺气，升清降浊，调整枢机，为治肝之常法，而利胆通腑，疏阴维，滋肝阴为治肝之变法，由于肾脉络膀胱贯肝如肺络心，以温阳化气利水，温肝阳降肺气，通窍化痰为治肾之常法。

温通阴跷，壮健督脉为治肾之变法，重点以温通强壮为主，冲脉循行于少腹内，下出于会阴，上行于脊柱之内，在气冲穴与足少阴经会合，沿腹部两侧上达咽喉，环唇，又与足阳明胃经交会，与足少阴肾经并行，先天之元气与后天水谷之气皆汇于冲脉并受之供养，以调节十二经气，以资助十二经气的活动，与三阴三阳有密切的联系，调节滋养温煦十二经。而任脉是沿腹部经关元达咽喉环唇入眶，通过经络与阴脉会于膻中穴，主一身之阴经，为阴脉之海，凡精气血津液都属任脉所司。督脉循行于小腹内，后行脊柱上达项后入脑，至巅沿额下行鼻柱，与诸阳经交会，为阳脉之海，又贯脊属肾，维系一身之元气，与任脉共同平衡五脏六腑的阴阳内稳态，任督交会循环往复。

带脉绕身一周，约束诸经，使经脉气血循行保持常度。阴维从小腿内上至咽喉与任脉相通，阳维起于足附外上行至项后与督脉回合，阴跷起于足跟内随肾经上行至目与阳跷会合，而阳跷起于足外伴膀胱经上行至目内与阴跷脉会合，再由太阳经上额于项后与少阳经会合，奇经八脉交错循行于十二经脉之间，蓄积渗贯沟通联系调节十二经脉气血。八脉中的任、督、冲皆起于胞中，同出于会阴，"一源三歧"，不仅管辖五脏六腑十二经脉的气血，而且对妇女月经的产生和维持起着调节生理功能，奇经八脉循行部位发生的病变所产生的病理变化采用治疗是狭义辨证，所属脏腑经络近治、远治、特殊治疗、阴阳配属、气血多少、上下左右、前后表里、虚实标本治疗为广义的奇经辨证，而疑难重症危险证易于表现在腕踝关节的上下，是十二经脉奇经八脉相交会之处，亦同时两经以上经脉交会躯干表现出寒热虚实、红肿疼痛的自觉和他觉症状，特别是肝肾病变在八会穴、郄穴、八脉交会穴探寻研

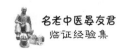
究病源的规律，达到治疗疑难疾病的目的，可广泛地应用于各种疾病的诊断辨证，在肝肾疾病辨证过程中，临床表象在四肢肘腕膝踝的部位明确百病根结，肾与膀胱上在目和舌下脉络的神色形态的变化以及下内踝及跟部背部俞穴的局部反应。肝胆在上两耳窗笼及背俞穴，下在窍阴、行间的外象反应点，联系到少阳三焦及心包经络进行辨识。

1.我们长期在临床中治疗肾病综合征的经验 肾功能衰竭的虚劳水肿的严重阶段，表现出面目浮肿，气短神疲，四肢厥冷痿软无力，颈肩背重痛，舌下脉络青紫体胖嫩，长期的蛋白尿，透析，气化功能低下，气血虚弱，脾胃运化不足，病理产物积聚，气血水痰瘀血横溢，多器官功能减退，出现不寐、心悸、癃闭、眩晕等多种疾病的发生，治则用温经活络，散寒强壮补气，活血化瘀，选用厚重趋下温热归经于肾膀胱三焦之品以求本，佐以升散温养清浮疏经上行入太阳、少阴之品自拟"奇经肾劳汤"为方，以肉桂10克、制附片20克（先煎）、黄芪50克、红参20克、淫羊藿30克、细辛3克、防风10克、防己20克、羌活5克、独活20克、红景天6克、金花茶3克等为基础方，水煎三沸再煎服，日服四次，六个小时一次，一周可休二天为小周期，连服四周，用药渣再煎每晚泡足至踝腿上下，次15分钟，每周二次。本方具有从内到外，由下而上，太阳少阴兼顾，经纬联络，性味厚薄相配，温补相施，阴阳呼应，药力纵横交错，药效达疾病之靶位，从而达到寒者热之，虚者补之，阴病从阳，机体康复，"正气内存，邪不可干"。

典型病例 余遇一患虚劳肾功能衰竭5年男性病人，年60岁，每周透析一次，全身情况较差，面目下肢水肿尿少，面色黧黑，舌下脉络青紫，苔白滑，四肢厥冷，心悸眩晕气短俱现，脉细数，饮食尚可，由于经费等原因，请求中医治疗，用基础方加蜂房10克，百药煎6克服五周，尿量增多，蛋白减少，二周透析一次，抓着脾胃功能较好的有利时机和条件，一方面加强护理营养，利用后天来补充先天，在用本方法治疗四十周后，蛋白尿消失，二月透析一次，肾功能逐渐恢复，持续治疗二年，基本不透析，用济生肾气丸化裁善后，随访五年，病情稳定，继续用中医治疗，生命质量进一步提高，基本情况很好，得到临床治愈。

2.奇经辨证治疗肝病中的疑难重症 肝痞、症瘕、黄疸、脂肪肝、肝硬化腹水、肝癌、慢性活动性肝功能不全，中西常规常法难以取效，临证呈现面色黧黄黑，肝色外露，两胁胀满，纳呆，肚腹胀大，青筋暴露，皮肤小便黄赤，全身浮肿，神疲乏力，四肢发冷，五更泻，舌质淡苔黄腻，脉弦紧，肝功能转氨酶居高不下，黄疸指数增高，大三阳，甲苔蛋白，癌胚抗原明显增高，白球蛋白倒置等，病情迁延缠绵，损及多脏器，影响多系统功能低下，采用常规中西医治疗无明显进展，这种疑难重症可以在温阳暖肝，补气活血，疏肝解郁，调畅枢机，使后天生化有源，选用甘温味厚、血中气药、芳香走窜、舒经活络、通达十二经脉。

临床经验 经多年临床积累总结并自拟奇经暖肝化症方由乌药10克、当归10克、肉桂10克、沉香10克、艾叶30克、黄芪30克、枸杞子20克、狗脊30克、龟甲30克、红豆杉5克、核桃树枝20克等组成基础方，本方具有温通化散，畅行十二经，阴阳相贯，气血津液相通，精血互换，"乙癸同源，天一生水"，水煎二沸，日服三次，次50—100毫升，四周为疗程，可连服四周，煎后药渣再煎洗足至踝膝手腕掌，隔日一次，大凡所遇肝之疑难者，皆可用本方为基础，进行个体和群体化治疗，随证加减。

典型病例 兹举一肝癌男性年65岁为例，应诊时已患病确诊3月，术后腹水，食谷难下，呃气频频，肚腹胀大，青筋显露，面色黄而晦暗，溲少黄赤，便秘，舌下脉络青紫质红，脉弦数等证，病者不愿接受化疗要求服中药治疗，用基础方加猪苓15克、灵芝孢子6克连服8周后，在2周后症状逐渐缓解，腹水逐渐排出，再加太子参30克、川芎10克服4周，仍用药渣泡脚，祛寒温肝，以前方再服二周后以真武汤合葶苈大枣泻肺汤加味善其后，随访五年症状体征腹水消失，生活生命质量不断提高，全身情况较好，以达到八年生存率。

第三节　子午流注纳支辨证治疗心脑血管疑难疾病

运用子午流注的方法以阴阳五行为基础，干支配合脏腑计年月日时，以探求脏腑气血流注的盛衰和病理变化，辨别疾病发生发展转归部位用药出方服药时间的时空辨证方法，以一年计，冬至为子夏至为午，春夏为三阳秋冬为三阴，夜半23—1时为子，日中11—13时为午，肝（胆）木春、脾（胃）土夏、心（小肠）火长夏、肺（大肠）金秋、肾（膀胱）水冬，五脏为阴六腑为阳，五行生克制化的关系配以天干地支，天干起于甲而终于癸为阳，地支起于子而终于亥为阴，六轮天干，五轮地支为六十环周，花甲周期循环，其天干地支日期奇数为阳，偶数为阴，天干合化五行以相生排列刚柔相济，纳干合日互用，在一天十二时辰配24小时，而时干支甲日己日起于甲子，乙庚日从丙子开始，丙辛之日从戊子起，丁壬之日从庚子开始，戊癸之日从壬子

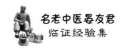

起。天干配脏腑遵循《素问·脏气法时论》"甲胆乙肝丙小肠，丁心戊胃己脾乡，庚属大肠辛属胃肺，壬属膀胱癸属肾，三焦阳腑须归丙，包络从阴丁火旁"为纳干法，地支配脏腑为纳支法。

临床经验 以一天十二地支配十二经，人身气血从中焦开始，上注于肺经到五脏六腑再回到肺的循环流注，阴阳相配，阳进阴退，阳日治腑补其母，阴日治脏泻其子，阴时治腑补其脏，阳时治脏泻其腑，多气多血之脏腑以温通为主，多气少血以调补为主，可根据发病时间、季节、阴阳昼夜、脏腑、气血、表现症状、病邪累及经气多少的部位进行综合分析判断，制定治疗方略，组合方剂，煎药方法，服药时间及量，评估好转痊愈时间，达到治疗目的。我们长期在临床上应用子午流注纳支辨证法治疗心悸、怔忡、眩晕、中风、癫痫狂、胸痹、心痛等。

典型病例1 余遇癫痫证女性患者，年46岁，于30岁时因受情感刺激后发生突然昏倒、不省人事、口吐白沫、项背强直，角弓反张，手撒遗尿，移时苏醒，复如常人，起初每2月发作1次，后不定时或在寒冷饱餐饥饿情绪波动时发作，经中西药治疗未见发作，反由性格开朗变为平时抑郁寡欢，神情淡漠，默然无语，原由白天1—3时发，变为夜间4—5时发作，春夏比秋冬多，上旬发作多，经后发作多，舌质淡苔薄黄，脉弦紧，观其脉证，虚、寒、瘀、痰证具，病位在心肝肾，火不暖肝、水不生木、又木不生火，心肾不交，丁未与癸戌失济，乙丑之木与丙亥之火枢机不利，以益火之源消除阴寒，活血通络使血能滋养心肝，木能生火，补气健脾，疏肝暖肝益肾，使火生土，脾土生万物，精血互换，水火相济，丁乙之火不旺，阴阳相交，正负平衡，处方以醋制柴胡10克、升麻10克、知母10克、白芍15克、肉桂5克、冬虫夏草5克、覆盆子10克、肉苁蓉15克、仙茅根30克、九香虫10克、糯米根30克、大枣30克等走头下足，升清降浊，透大募原三焦，引火归原，泻南补北，畅通经纬，温冬散春，水煎服，病员在秋天发病，初诊时间在春节四月上旬之巳时，用基础方加菖蒲5克、郁金10克七剂，二日一剂，水煎三沸服，巳酉时服，日二次，每次100毫升，二周后证情平稳，以前方再服10剂后，改为三日一剂，连服半年随访未发，月经转正常，痛经消失，出现时有汗出心烦潮热，再以基础方加栀子豉汤服四周，治疗七月只发作一次，且症状较轻，然后以原方再服三月痊愈，随访五年未发。

典型病例2 又遇一抑郁眩晕病人，男41岁，从幼小开始晕车船，平时室内必须开窗，否则窒息呼吸困难，他处的任何空间都必须开放状态，幻觉、幻听、幻视，或见鬼神，饮食时笑个不停，记忆力减退，生活基本不能自

480

理，追述其在10岁时因一次车祸未遂惊吓后出现神情呆滞少言寡语，消瘦纳呆，面目浮肿，眠差，舌质淡苔薄白，脉弦紧，发病于中午3时，诊病是上午9时，水不生木，母子同病，阴寒阳虚为患，三焦气化失司，气血津液不能蒸腾生化，乙癸己辛不相顺逆，土虚不能生金，水不涵木，木不生火，君相当升不降，以基础方加生清之佩兰10克七剂，日四次，亥丑寅午之时，1—5时服二次，次80毫升，连服二周，能入睡，浮肿消退，在以原方基础上加砂仁10克服15剂，以助脾胃运化，升腾水津，服药1月，饮食佳，神情好，能主动与他人交流，语言增多，能参加力所能及的工作，生活能力不断提高，再以原方巩固二周后，以小柴胡汤善其后，随访三年未发。

一、奇经八脉功能失调是疑难疾病的病理生理基础

奇经八脉是中医学基础理论的重要组成部分，自《内经》时代到现在，历代医家奇经八脉隶属于十二经脉之中，从属于脏腑理论，在辨证施治亦从肝从肾，与妇科生理病理密切相关，也与脏腑气血千丝万缕的联系，是相对独立的理论及临床体现系，阴阳的平衡，气机的运动形式，十二经脉的虚实和盈亏，奇经八脉其分布前后左右纵横交错机体，冲脉由从头至足，阳气升阴血降，形成血海，其督脉总管着人体的阳气，是人体机能活动重要阳脉之海，任脉在人体之前为阴血积聚的重要通道，阴脉之海，带而约束，阴阳气血不得妄行，阴阳而维网络阴阳二脉之纲系，而阴阳二跷在足跟运行于左右周身，又独立地分管各种同侧的经脉，形成了奇经八脉系统整体的构架，对脏腑、阴阳、气血、经络有总督、整合、调节、分配的功能，是中医整体的组成部分，其中任督二脉调节阴阳气血的平衡，使阴阳相交，升降相因，对全身经脉的动态平衡起着重要的调节作用，在气机的调节中，主要是冲带二脉起着对人体升降出入的协调功能，冲脉管辖十二经脉气血联系脏腑的通道，是气机运行的枢纽，它推动气血运行调节十二经脉气血的功能，带在腰腹间横贯约束固摄阴阳气血经脉调节肝肾生殖之元阴元阳的精微分泌，同时约束肝胆的七情气机的管理职能，阴阳气血升发太过壅滞凝聚不及的约束功能。

二、阴阳维跷四脉失调是疾病传变主要通道

阴阳二脉的具体功能主要是受任督统摄，同时还受到阴阳二维脉的管理，维脉行于人体全身，维系阴阳，整合阴经脉系于任脉行于血分之里，组合阳经之脉于督，行于太阳卫分之表，而二跷脉由下而上，使阳气上升提

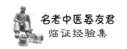

举，主肢体的伸屈旋转运动状态的动能作用，同时由上而下调节阴液润滑滋养关节经络柔韧动静功能活动，它们动静结合，纲柔相济，主持机体的运动状态，与人体的卫气慓悍流动滋润着关节空窍及组织间隙，维脉行于阴阳诸经之间，维系联络人体十二经脉，调节气血循行的功能，卫气从五脏运行，阴尽阳生，阳消阴长，经跷脉上注于目，而脏腑受邪，影响卫气在昼行于阳，夜行于阴的功能，阴阳之气不相顺逆，阴阳二跷脉功能正常才能保证机体在昼夜动静的功能正常运行，奇经八脉最终上注于脑之风府和百会，天灵盖中的脑髓上至巅顶下至骶尾，有先天之精所化，后天脾胃水谷之精微所滋养，脑为元神之腑，诸阳之首，以统全身，主宰着人体的生命活动。

三、奇经八脉是脏腑功能活动的主要表征

脏腑组织的基本活动，以经脉来加以传导和联系的，而奇经八脉从中以深入浅出千丝万缕的网络通达的枢纽，故脑病以奇经辨证为正治之法，而达到非常好的治疗效果，奇经八脉与肾有着非常重要的联系，共同对生殖生育，男精女血的泌别，天癸的产生，生男生女，经孕产乳等的重要调节作用，故有八脉隶于肝肾之说，肝之疏泄和藏血功能受到八脉调节，肾为冲任之本，冲脉盛者血海满溢，下行为月经，妊娠后滋养胎儿，产后上为乳汁，肝功能的太过和不及都会影响到冲任二脉和血海的盈亏及安宁，所以在治疗妇科疾病是首选的奇经辨证，奇经八脉还与脾胃关系密切，脾胃为后天之本，气血生化之源，主运化为胃行其津液，主统血，先天之精靠后天之之精充养，先天生后天，后天养先天，肝肾脾胃与奇经八脉关系十分密切，脾胃肝胆肾之疾病以奇经辨证有较高临床疗效。

四、疑难疾病奇经辨证是关键

在辨证施治过程中，大病久病治疗而不愈者，对于虚寒之证，年老体弱，英年禀赋不足，久病而失于调摄，妇女气血虚弱崩漏带下，精血大伤，百脉萎缩亏虚，病邪深入于经邃，症瘕聚结之病伤及奇经八脉，气结而络痹，对于胃脘痛、鼓胀、癃闭、不孕不育、闭经等疑难重症，不从脾、肝肾，而从奇经八脉辨证，以升举温补督脉，调冲任，摄纳冲带而达到治疗效果，奇经八脉主属于脊、膝、尻、膂的主干道，机体关节疼痛痿软，酸楚坠胀，麻木瘛疭、痉挛、伛偻骨痿、头身疼痛、眩晕、中风、震颤麻痹，肠覃、痛经、痞证、积聚等证都可以奇经八脉进行辨证，各种致病因素损伤了奇经八脉，出现复杂多

变，疑难重病，一证多因的特点，把奇经本身的疾病和他病损及奇经八脉的疾病区别开来，侧重针对治经之脏，可取得较高的临床疗效。

五、足部是人体脏腑的缩影

足部是人体的奇经八脉循行的部位，可以长期进行足部洗浴，有利于人体的健康。足浴是中医外治法中比较特色的一种治疗方法，它是根据中医理论，选择适当中药配方水煎后，将双足浸泡、洗浴、对穴位的刺激作用，以达到治疗和预防疾病的目的。双足是人体最低处，末梢血液循环比较差，气血易于滞留和瘀阻，它的作用是温阳益气，养生延年，健脾和胃，升清降浊，温补下元，通条三焦，利水消肿、敛汗固表，摄精止带，通经活络，行气止痛等，具有适应症广奏效快疗效高，方法简便，易于操作，是通过经络与人体的脏腑组织相连，足少阴肾经，足太阴脾经，足厥阴肝经，足太阳膀胱经，足少阳胆经，足阳明胃经，冲脉、阴阳跷、阴阳维脉在下肢足部关节循行之处。

六、足部治疗促进疾病康复

足位于人体的最下部，双下肢具有运行气血、联络脏腑、沟通内外、贯穿上下，足部是人体整体的一个缩影，常常易出现在足部病理反射，经络是一棵大树，足就是人体的根，脏腑经气输注和聚集之处，所以对胃痛、腹痛、痛经、头痛疼痛性疾病有较好的疗效。足由26块骨、33个关节、20多条肌腱和100多条韧带、数百条神经末梢与大脑相连，同时密布众多血管，人体有206块骨头，足部就占52个，为全身的支柱，有"第二心脏"之说。足浴可以扩张毛细血管，促进新陈代谢，加快血液循环，促进人体神经体液免疫调节，改善组织器官生理活动和病理变化，增强记忆力、预防感冒等。药液要保持适当的温度，足浴前用清水洗足，清除足部汗液、污垢，饭前后60分钟，酒后不宜，有心脏病、高血压、心血管疾病、各种出血尤当进行专科治疗，严重的肾功能衰竭，活动性肺结核，经期孕妇，肝坏死眩晕及过敏者。

第四节　结语

中医学的核心价值观是整体观念和辨证施治，治疗方法繁多，有其群体化和个体化治疗方案，在治疗疑难重症时要众法合用，是在辨证辨病循征医学基础上，拟定辨证方法，温通化散四法合用并不是简单整合，而是多年临

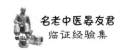

床经验的总结，辨别体质的阴阳，分别对腹内肿瘤进行施治。而对肝肾疑难危重之证采用奇经辨证，以通利上下内外脏腑经络之法。子午流注辨证治疗心脑血管疾病，抓着疾病发展的时空规律，进行施治，在临床上具有较高的疗效，也是中医治未病切断方药，防止病情传变深入，在一定阶段进行靶点的有效的治疗，把证候、症病、疾病的各个阶段和环节，群体治疗和个体方案相结合，症状和体征有机地结合，疑难病症是不难治疗的。

第十二章　秋毛冬石话"咳嗽"

秋冬气候肃敛，寒风冰雪凌冽，空气凝固，万物收藏，人体气血脉象鼓动由浮而沉的起伏波动，用以自动保护机体的生理变化，在秋冬季节易于受到寒冷的刺激而发生咳嗽。咳嗽是我们医生在临床上常见的自觉和他觉症状，中医认为咳嗽既是症状又是一种病名，咳嗽的出现也是机体对外来的物理和化学刺激大脑咳嗽中枢发出的一种保护性反射。省中医管理局创办的省名中医工作室，所要求的临床路径就是专病的临床研究，我们诊疗室的一个专病就是咳嗽。之所以说它是常见病，是因为咳嗽一年四季甚至三百六十天而且随时都可以发生，地球人没有哪一个说没有咳嗽过，有的人一咳而过，不治而愈，有些人逐渐加重，并通过上呼吸道深入支气管周围及整个肺部，日久不愈造成支气管炎、肺气肿、肺心病，以及由此而带来的整体免疫功能，系统的临近的脏腑组织器官发生病理改变。引起咳嗽的原因是多种多样的，而其他疾病也可引起咳嗽，咳嗽可加重原发疾病，在一些年老多病的人开始加重原发病而危及生命。特别是在头胸腹部手术后、产后等治疗咳嗽就尤为重要，应当引起咳嗽的人认真对待，预防再次感染，避免烟雾粉尘的反复刺激，正确治疗，回归健康。

一、冬季咳嗽的防治

每当冬季来临之时，冷空气活动频繁，冷暖交替，生机潜伏，水结冰地的季节，人要逐渐适应由秋转冬气候，既要储备能量过冬，又要防止风寒之邪的入侵，体内就要确定双相调节机制，在这种应激情况下，咳嗽就会发生，在整个人群中首先是防寒保暖，丰富营养，早卧晚起，充足睡眠，增强肺活量，慢跑、篮球以加强肌肉、关节、气血运动流通，体壮年轻的可选择冬泳、长跑、自行车等，要开窗日照，老年体弱的要在上午10时左右和午后3—4时晒晒太阳，以增进对钙磷的吸收，同时增强御寒能力，亦可根据个人的身体状况进行锻炼来抗寒，预防呼吸道感染，在饮食方面，每天要有足够的热能和营养，一日三餐要把干稀、荤素合理搭配，避免对口腔、咽喉刺激的食物，不宜食过热过烫的食物，天气寒冷空气易于干燥，可适当食一些银耳、鲜藕、胡萝卜、绿豆芽、梨等滋阴润喉的菜果，从而减少咳嗽使局部周围神经组织的兴奋，这就是《内经·素问》所谓"秋冬养阴"之说。

咳嗽为声带震动而发出的音响，一般说来，咳指声响言，嗽以气息言，中国医学十分重视咳嗽的病因病机及其诊疗，早在两千多年的春秋战国时代，《黄帝内经·素问》就有对咳嗽的专篇论述，总结有了人类以来劳动人民与疾病作斗争的经验，黄帝与岐伯在讨论咳嗽时说"五脏六腑皆令人咳，非独肺也"，说明了咳嗽病的普遍性和复杂性。在临床的实际工作中，我们注重研究咳嗽的发生发展转归，咳嗽的时间和性质，咳嗽的兼加和伴随的症状，加重和减轻的因素，影响咳嗽轻重浅深的关键。《素问·生气通天论》"人以天地之气生，四时之法成"，中医学十分强调天地人的"天人相应"和"整体观念"，把宇宙自然界和人体看成一个整体，把人的局部和全身连成一个整体，把疾病的对立统一的两个方面与五脏六腑内外上下紧密联系起来，然后进行综合判断归类和比较，给治疗奠定坚实的基础。辨别咳嗽，中医将其分为外感和内伤两个部分。

二、外邪所致咳嗽

所谓外感咳嗽是人体感受了自然界中不正常的风寒暑湿燥火六淫之邪的侵袭，导致肺失宣降，咽喉不利，阻遏气道而发生咳嗽，外感咳嗽的主要特点在于有恶寒发热的症状，伴见头痛身痛，舌质淡苔白，脉浮等，途径是通过口鼻而入，皮肤毛窍而感受，肺卫为外邪所遏，伴见鼻塞流清涕，咽喉疼痛不利。风邪所致的咳嗽在冬春主令，由于"风邪散行而数变"，变化迅速，都兼加寒热而显现，在正邪斗争过程中出现虚实变化，"风为百病之长"，"风为百病之始"，风为阳邪，其性开泄，善于伤及人体阳面部的头

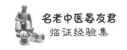

部及可变体表，风热咳嗽而咯痰不爽，发热重恶寒轻汗出，痰黄稠，重则咯铁锈色痰，或痰中带血丝，声音嘶哑，咳嗽尤以早上为盛，服冷饮则减轻；风寒咳嗽则咯痰清稀而少，易咯出，尤以夜间为盛，恶寒重发热轻无汗，服热饮后减轻。夏秋季的咳嗽常表现为暑湿热和火燥之邪，在春夏、夏秋、秋冬、冬春交季之时，易于错综交替兼夹出现，湿热壅盛于肺，为日轻夜重，咯痰浓稠，不易咳出，咳嗽呛喉，伴见咽喉肿痛，风寒湿热进一步化热化火生燥入里，出现高热，胸痛，甚至神昏谵语，邪入阳明的感染危重证，咳嗽由外感六淫的不正常之气侵犯人体而病，其病在外表，上部，轻浅，属性为阳热实，即使初起感受到寒邪，在很短的时辰就会化热，如果外感咳嗽治不及时，治疗不当，可以传变深入，加重原发疾病，特别是有慢性支气管炎、肺心病，冠心病的病人尤为突出，有慢性疾病的免疫功能低下，加之起居不慎，外邪乘虚而入，内外相引，容易感受外邪，反复加重本病，又反复咳嗽。

三、内患咳嗽

所谓内伤咳嗽，一方面是由呼吸系统的病变，风部的慢性感染，肺结核，哮喘性支气管炎的多种慢性疾患反复发作，而迁延不愈，导致肺气胀满，不能敛降，中医的肺痿、肺胀、肺痈、胸痹、心痛、痰饮、虚劳等五脏六腑虚实错杂病证，都可以发生咳嗽，由于人体与自然界紧密相连，吸入大自然清气吐故体内的浊气，人体一旦稍有不慎，机体结合发生反应而出现咳嗽，我国清代著名医学家陈修园先生就明确说过"肺如钟，撞则鸣"，由于人体的整体性，一个脏器发生病变会牵涉全局，各种慢性病变的生理功能低下，气血阴阳虚弱，容易受外邪影响致病，首先出现咳嗽，提示病邪入侵，而咳嗽日久不愈反过来影响脏腑功能，另一方面，人体的情绪喜怒忧思悲恐惊七情、思维、意识、情感的异常变化太过和不及也会引起咳嗽。

四、五脏咳嗽

《内经》中"五脏六腑皆令人咳，非独肺也"，咳嗽之证可以伴随笑、哭、哕、呕吐、呃逆、喷嚏而发生，古代的"宫、商、角、徵、羽"五个音阶，都可以体现在咳嗽之中，民间有"早咳三焦火，晚咳肺有寒"的说法，咳嗽的声音的清浊以及咳嗽时间可以确定寒热虚实的性质，直接影响着治疗方案的制定，所以咳嗽可以直接影响五脏六腑，五脏六腑的健康与否亦可致人咳嗽，从表面上看咳嗽虽是表证、轻证常见多发病，实际上咳嗽病并不简单,《黄帝内经》记载了心咳、肺咳、脾咳、肝咳、肾咳五脏咳等,而《医学心悟》还记有"膀胱咳"。另一方面饮食不洁(节)、劳倦、房事过度,都引起咳嗽无力、喘息心悸短气汗出肾不纳气之证等,由此可见咳嗽发病的原因内因、外因和不内外因,有五脏咳、六腑咳、三焦咳、饮食咳、房劳咳、七情咳等,发病机理是由于阴阳失调、脏腑功能紊乱、气血失调、气机失调,最终导致肺失宣降,气道不痛,痰湿热壅滞肺卫上焦、逐渐深入中下焦乃至五脏六腑。

五、咳嗽证治

治疗咳嗽西医是抗感染止咳化痰的抗菌素的对症治疗,中医有丰富的治疗方法和措施,外感六淫的遵循《内经·素问》"在上者因而越之""邪在外者,汗而发之"的原则,在此基础上冬季咳嗽外寒内热的以麻杏石甘汤加清热解毒之品一般两剂可愈,风热咳嗽可用金沸草散加疏散风热之品二日一剂,可连服三剂,外寒兼里饮的用小青龙汤加涤痰蠲饮之品,春温咳嗽以桑菊饮为主加清轻宣散之品,初夏咳嗽以杏苏散,长夏宜用雷氏清宣金脏法加利肺之品,可连服三剂,两日一剂,秋季咳嗽则以清燥救肺汤润燥滋肺加上生津止渴以化痰之品,可连服三剂,一日一剂。如果于化学物品中毒、大气污染、进行突发性传染病等所致的咳嗽,中医要积极配合疾控急诊进行中西医结合治疗,以大剂量的清热解毒,以强化肺功能及时有效地恢复,给康复争取时间。在"非典"期间,虽然本地没有发现确诊病例,但在北、上、广输入的发热咳嗽病例中我们运用单纯中药制剂如三仁汤治疗就取得了治愈的效果。总之治疗外感咳嗽以质地轻浮,气味芬芳宣散,病邪在心肺,遵循鞠通先生"治上焦如羽,非轻不举"的原则,之上不犯下,防止传变深入,切断方药,"见咳不止咳而求因"的主张,由于咳嗽有声有痰在治疗咳嗽的过程中,重要的是祛汤、涤痰、化痰、化除有形之饮,万望要给病邪以出路,"提壶揭盖"不宜过早敛肺止咳,勿犯"闭门留寇"之弊,使肺保持"清虚"内环境之状,所以我们说"医生最怕治咳",说明咳嗽不是一个简单疾病,严重影响人体日常生活和健康,必须从一而终,认真对待。外感咳嗽煎药方法宜武火沸后10分钟,敞口煮,微温急服,日三至四次,宜运动微汗出,饮食清淡,禁油腻荤食生冷烟酒等。

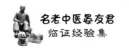

六、诊治经验

在实际临床工作中我们既要弄清原发性咳嗽还是继发性咳嗽，急性还是慢性咳嗽，有利于在治疗中，把握病机，不致贻误，当咳嗽已成为慢性阶段，证明由原发脏腑疾病作祟，抓着疾病的本质，辨别具体病变所在，分清寒热虚实的情况加以施治，若病在心肺属慢性支气管炎、肺气肿、肺源性心脏病，属中医的悬饮、溢饮、支饮、痰饮，以仲景"夫痰饮者当以温药和之"应用苓桂术甘汤、苓甘五味姜辛汤、葶苈大枣泻肺汤、小青龙汤，气虚者加人参、黄芪，阳虚寒盛者加熟附子，郁热内伏加石膏、川贝，肺阴虚痨咳者，以獭肝散《肘后备急方》獭肝一具，阴干为细末，开水送服，日三次，獭肝有较强的在生修复能力，对于五劳七伤虚损有非常好的疗效，水獭之肝天生随一年四季每月一叶分生，周而复始，配合百合固金汤服至一年，每月服三周，休息一周再服治疗肺痨。

咳嗽伴见喘促痰盛麻杏石甘汤、三子养亲汤，属痰湿（实）壅滞者，黄连温胆汤，清金化痰汤；脾胃咳者，以健脾补气消食而咳自止，可用柴芍六君子汤；肝咳者以小柴胡汤和解少阳、疏肝解郁、调畅枢机而咳自止；属肾咳者用肾气丸使肾气纳而咳自止，若加外感之要先急以解表"逆流挽舟"之法，以免引外邪入里，内伤之咳嗽在治疗过程中，可连服两周，煎药的时间可稍长，一般在20分钟为宜，先武后文，揭盖浓煎为宜，每次宜量少而缓图，以100毫升左右为宜，此类病人往往年老体衰，服药时一定要禁烟酒、生冷粘滑、油腻、香燥刺激味大之品，避风寒防感冒而加重病情。七情上所致的咳嗽以疏肝解郁、理气化滞、消痞宽畅散结而咳自止；劳倦内伤咳嗽不寐者，以补益心脾如《校注妇人良方》归脾汤加宣肺之品，消除疲劳使气充血旺而止咳；饮食不洁（节）而可者，以消导和胃的《丹溪心法》越曲丸加祛痰之品以杜绝生痰之源，中医认为"肺为储痰之器，脾为生痰之源"应当肺脾同治，标本兼顾。对于顽固而久治不愈的咳嗽，尤当求之于虚劳之中，属于免疫性过敏性咳嗽，必要时进行中西医结合治疗，确立过敏源，进行靶点治疗，另外咳嗽本人要建立较好的生活习惯，充足的睡眠，劳逸结合，晚上睡前不宜吃东西，以免引起头觉器、候返神经的兴奋而加重咳嗽。

典型病例1 我们在长期的临床工作中，治疗咳嗽也积累了丰富的临床经验，有一32岁男性青年，冬寒春温反复两感，咳嗽剧烈，连声不断，夜不能寐，方用《景岳全书》六安煎二剂而愈。一女性年27，怀孕三月于秋季感邪咳嗽10天，伴见干呕，食少，方用小柴胡汤一剂而愈。

典型病例2 另一女性年53，患咳嗽遗尿5年，经中西治疗未见好转，遵循《医学心悟》"咳而遗尿者，五苓散加人参"三剂而愈。又一男性72岁，素有痰涎壅盛，每遇感外邪而加重，伴喘促痰鸣，气短汗出，心烦懊恼，舌质淡，苔厚而白腻，脉浮大而弱，以真五汤加栀子豉汤二剂而缓解，屡发屡用而屡效。

典型病例3 又一男45岁壮年，突发咳嗽经反复治疗二年未愈，时轻时重，遇劳即发，动则加重，情绪激动则反复，舌脉如常，方用自拟止咳方，是我们工作室"咳嗽"专病临床路径的基础方，组成由草河车30克、矮地茶30克、贯众20克、白薇20克、密蒙花20克、花红15克、桔梗12克、芦根30克、合欢皮30克、远志10克等水煎武火一沸去沫，文火再煎二沸，次服150毫升，日三次四剂而痊愈。

典型病例4 有一中年女性38岁，每逢经期而咳嗽，反复发作迁延不愈，经多方治疗后未效，以《伤寒论》四逆散加蜜炙桑白皮、香附、旋覆花、桔梗、杏仁，每一经期前一周服一剂，连服三剂而痊愈。有一男性教师，咳嗽3月，经服中药数剂，抗过敏、免疫增强剂等治疗未见好转，情绪郁闷，咳嗽频作，喉痒舌红苔白，脉浮缓，甘草桔梗汤加锦灯笼30克、肺精草30克三剂而愈。整理工作中，久咳不愈、反复发作的顽固性咳嗽，除外器质性病变，在治疗原发性疾病的同时进行中西医综合治疗，确诊为免疫性缺陷、过敏性咳嗽者，及时改善咳嗽的治疗，治愈疾病。

第十三章　化症方治疗妇女巧克力囊肿的临床研究

观察中医复方以温通化散合用协定化症方治疗巧克力囊肿的疗效。方法：将398例患者随机分成2组，治疗组275例以化症方口服，对照组123例以中医常规辨证施治，2组均以1个月或4周为1疗程，停药随访2个月。结果：治疗组痊愈78.3%，总有效率97.3%，对照组痊愈23.6%，总有效率46.3%，2组

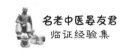

比较有显著性差异。结论：化症方治疗巧克力囊肿有较好的临床疗效，特点是四法合用有较高的使用价值。

妇女巧克力囊肿是子宫内膜组织的间质和腺体生长在子宫以外的部位，尤以卵巢子宫内膜异位为多见。病变涉及一侧或两侧卵巢，由于种植播散经血倒流，遗传免疫炎症刺激，芳香化酶的异常表达，卵巢激素的变化发生周期性的出血，纤维组织的增生粘连形成单个或多个囊肿，囊液呈褐色，糊状陈旧性积血，囊压增高破裂累及邻近组织、阔韧带、乙状结肠和宫骶韧带、宫颈、输卵管腹膜等，本病具有肿瘤样远处转移和种植生长能力，亦可影响全身肾膀胱、输尿管、胸肺乳腺、淋巴结等处，临床以痛经、性交痛、月经失调、急性腹痛为临床表现，是妇女既常见多发而又疑难的病证之一，严重影响妇女的生活质量，我们从20世纪90年代起，经反复验证，临床实践，收集整理，总结了治疗组275例基础化症方，根据中医《黄帝内经》温通化散理论组方配伍而成，对照组123例中医妇科常规辨证观察治疗，基础方具有散结化症，止痛调经，促子宫内膜脱落，黄体生成，恢复排卵期，消炎解痉的疗效。

1.临床资料

选择子宫卵巢内膜异位症巧克力囊肿患者389例，均有不同程度的痛经、不孕史、月经紊乱、腹痛、白带增多、性交痛，食欲不振，舌质淡，苔腻，脉弦紧等证，经B超及CT检查提示单双侧附件或子宫后方壁肥厚，呈囊性占位，盆腔检查可扪及盆腔内触痛性结节不活动的压痛囊性包块，诊断：以《现代中西医妇科学》1995年中国科技出版社和《中医妇科学》第5版中"子宫内膜异位症，不孕、症瘕、痛经"诊断为标准。

2.分组

治疗组275例，年龄最小18岁，最大57岁，病程1—17年，平均6.7；40岁以下者占71%，卵巢巧克力囊肿占80.5%。对照组123例，年龄19—55岁；病程2—6年，平均6.8年；40以下者占68%，2组一般情况比较无显著性差异。

3.治疗方法

治疗组采用自拟化症方治疗，基础方由附片20克（先煎沸30分钟），肉桂（后下）10克，赤芍15克，延胡15克，枳实15克，香附15克，川芎12克，当归15克，五灵脂10克等组成，水煎服或细末为散，或水泛为丸。煎至200—250毫升，日温服二次，每次服50—100毫升，为丸散者每次服5—8克，均以少许白酒为引，日二次，白开水送服，经期妊娠产后气血虚弱者慎用。白带增多者加春根皮、白芷；月经先后无定期加柴胡、艾叶等。对照组：根据中医不孕、痛经、症瘕的不同证型，采用活血散血、破瘀消症，基础方由《金匮要略》桂枝茯苓丸，组成由桂枝12克，茯苓15克，丹皮12克，赤芍15克，桃仁12克，水煎服，以少许白酒为引，煎至200－250毫升，日二次，次50－100毫升，或为散为丸次5－8克，日二次，白开水送服。二组服煎法相同，均一周停药1天，1月或4周为一疗程。停药后随访二月。

4.疗效评定标准与结果

4.1 疗效评定标准

痊愈：症状体征消失，B超及CT检查阴性，随访3月未发者；

好转：症状消失，尚有轻度体征，CT及B超检查囊肿缩小；

显效：症状体征改善，B照及CT检查囊肿缩小或形态改变；

无效：症状体征无改变，B超CT检查无变化。

4.2 结果

治疗组痊愈194例，占78.3%；好转37例，占9.9%；显效34例，占9.1%；无效10例占2.7%；总有效率占97.3%。对照组123例，痊愈29例，23.6%；好转13例，占10.5%；显效15例，占12.2%；无效66例，占53.7%；总有效率46.3%。两组总有效率经X检验有显著性差异（P<0.01）。

5.讨论

巧克力囊肿卵巢子宫内膜异位证是妇科疑难病之一，病因病理复杂，累及组织脏器较多，病程长，属中医虚寒、瘀滞症瘕之疾，现代医学运用性激素抑制激素的合成，使异位种植的子宫萎缩，切断丘脑－垂体－卵巢轴的刺激而周期性出血，使患者长期闭经或不规则出血，致使部分患者体重增加，水纳潴留，服药时间长，副作用多，手术根治不能保留生育，即使手术药物联合治疗，其后遗证多，手术操作不当容易造成反复，经济精神负担重的不利因素。我们在10多年的临床实践中，应用温、通、化、散四法合用，具有温经活血，消痞散症，调冲任，暖督带，煦胞宫，药力专宏之效，其中桂附温经暖宫，使冲脉通任脉盛，增强免疫再生能力，当归赤芍活血化瘀，使邪祛正安症散，延胡、枳实、香附行气止痛，推动气血之运行，使药到病处，从而使瘀化、症消、肿通、囊散八脉温煦症可除，月事通而胎孕则成。实践证明，本方法可消炎、散结、化瘀、止痛、调经、促子宫内膜脱落，平衡激素波动，恢复排卵刺激茶激素分泌，对卵巢子宫内膜异位症所致的痛经不孕具有较好的疗效。

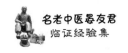

第十四章　五种肺病证治经验

肺系疾病是中西医常见而疑难的疾病，本文为名老中医治疗肺病的经验，肺痿肺胀从肺肾论治，痰饮哮喘温阳散寒蠲饮以止喘定哮，咳嗽病的证治，将五脏六腑的整体联系，外感内伤分而治之，传染性之肺病以清热育阴解毒化浊为要，器质性恶病质所致肺部感染，则以扶正祛邪，宣肺祛痰提高生命质量，抗癌增效，提高机体防御功能。

第一节　肺痿肺胀证治经验

肺痿肺胀是中西医的疑难重证之一，属慢性阻塞性肺气肿、慢性肺源性心脏病、老年性肺气肿、肺性脑病、肺结核、肺大泡形成等，是多种慢性肺系疾患反复发作迁延不愈，导致肺气胀满，不能敛降，或痨虫侵袭肺叶，长期慢性消耗，正气不足，累及心肺脾肾多脏，肺气长期壅滞，肺叶初九膨胀，气血津液敷布失调，痰浊潴留，使气还肺间，久则肺体损伤，郁结气闭，气滞血瘀，痰瘀相结于肺，滞留于心，从而形成复杂疑难病证。在临床中，抓着气、痰、瘀、水、饮、湿、虚和年老体弱、本虚标实的特点，分别给予施治，肺痿、肺胀、肺痨都是器质性病变，首当其冲扶助正气为先，"肾为气之根，肺为气之主"，肺胀以温补肺肾为主，肺痿以补益肺肾之气为主，肺痨以滋补肺肾之阴为主，根据疾病发生发展转归不同而出现的兼证再给予加减化裁。

一、肺胀经验方

我们长期在临床中，对肺胀的治疗采用温肺化饮，活血通络之法，自拟"温肺消胀汤"，由肉桂10克（后下）、茯苓20克、白术20克、炙甘草30克、百药煎6克、丹参30克、三七粉10克（冲服）、葶苈子30克、锦灯笼30

克，童便10毫升为引等组成，先以凉水浸泡半小时，以水煎服，文火沸10分敞煎，武火10分掐煎，温服，日二次，早7时饭前晚7时饭后各一次，每次50—100毫升，一日一剂，连服4周为一疗程。

典型病例1 余在临证遇一肺气肿男病人，年56岁，形体臃肿肥胖，呼吸困难，咳喘气短，心悸胸闷，每遇冬季反复发作，并且每年要住院2—3月，证见舌淡苔薄白，脉浮大中空而无力，以基础方三剂而息平，心悸减轻，十剂后症状好转十之八九，再服十剂后，复如常人，偶因外感尚未住院，或复发时以基础方二剂而息，以肾气丸善后，随访十年未发。对肺痿的治疗先生则以补肺纳气，气旺起痿，调治节使气有所归，聚宗气而百脉有所朝，使水之上源通，使肾气纳而水之下源利，肺肾既济，肺痿可治，先生制定了"救肺起痿饮"，由人参30克、黄芪50克、金花茶3克、炙甘草30克、红曲12克、柴胡12克、郁金15克、胡桃肉壳30克、鹿含草30克等淡盐为引等组成，冷水泡半小时，文火一沸，武火二沸，反复三次，再浓煎至200毫升分三次服，一日一剂，连服六周，每周停药一天。我们在临床凡遇肺痿病者，便用基础方进行施治，偶遇一矽肺病患者，经二次洗肺后症状有缓解。

典型病例2 年49岁，女性，咳嗽无力，吐痰不爽，汗出恶风，气短懒言，呼多吸少，舌质红苔薄黄，脉细数无力，每遇寒或动则加重，十分痛苦，以基础方连服三月后，症状大有缓解，再巩固五剂，以参麦散善后，随访三年，疾病症状可控，生活能自理，能承担一些力所能及的工作，一遇反复，以起痿饮一剂而愈。

二、肺痿经验方

肺痨之病为阴虚气弱，肺肾衰竭，先生以滋补肺之阴为主，佐以阴中求阳之法，我们制定了"补肺汤"由西洋参30克冲服、天冬15克、玉竹15克、冬虫夏草10克冲服，知母15克、川贝10克冲服，马兜铃10克、鸡肝1具焙干冲服，肺经草30克、冬凌草30克、红景天10克等组成，水煎服，日三次，次100—150毫升，或以蜜为丸，次5克，日三次，半年为一疗程。

典型病例3 先生诊得一女性病人，年45岁，身患肺结核10年，经长期抗结核后，其咳嗽咯血，潮热盗汗，失眠多梦，食少消瘦，月经紊乱，舌质红苔少，脉细数，以基础方加童便10毫升五剂，咳嗽咯血止，食欲增进，症状大减，再以本方为丸服半年，再以小柴胡汤善其后而痊愈，随访三年未发。

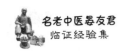

第二节　痰饮哮喘证治

　　先生治疗痰饮哮喘推崇仲景温、散、化、利之法，善用苓桂剂化裁以治痰饮，平纳肾气以治哮喘，贯穿着仲景治肺的学术思想，把肺之宣降之后天之气的循环代谢联系到肾之"原气"先天之气，祛痰化饮去除病因，使病有出路，将呼吸吐纳复于平衡协调，病告痊愈的目的。

一、痰饮哮喘经验方

　　我们在临床上的经验是"苓桂蠲饮汤"治疗慢性喘息性支气管炎，老年性肺功能低下气管炎，尘肺等，基础方由桂枝12克、肉桂5克、茯苓20克、葶苈子30克、大枣30克、平地木30克、竹茹12克、人胞20克等组成，水煎温服，去沫，日三次，次120—150毫升，二月为一疗程。

二、典型病例

　　我们在临证遇一老年七十男病人，患慢支炎30年，动则加重，喘促气短，不能平卧，痰涎壅盛，时有潮热寒出，喉间有水鸡声，发则呼吸急，给氧，输液心电监护等全副，病情十分危重，痛苦不已，舌质胖嫩有齿龈，脉浮而弱，以本方加细辛5克温肺化饮，服三天后，症状明显减轻，病人要求出院，继续服用二十剂，改三次为每日二次，以中午10时和晚上10时远食服用，能行走上二楼，感冒次数减少，呼吸能自助，夜间较安静，以苓桂剂和桂枝加厚朴杏仁汤、补中益气汤善其后，随访五年，身体尚好，现已82岁高龄，生活能自理。先生治疗痰饮和哮喘有非常丰富的临床经验，每当临证时，胸有成竹，详细分析研究每一个症状以及生活饮食起居等，他说仲景之"夫痰饮者当以温药和之"和温补肺肾纳气的原则下，逐步消除病因，通利病理产物，顺畅水液代谢，恢复气化功能和宣降主气功能，使之朝百脉，加强和康复气血循环，使痰饮、哮喘痊愈。

第三节　咳嗽病的证治

　　外感六淫、七情内伤以及各种致病因素的作用下，导致肺失宣降，阻塞气道，咽喉不利，痰气郁结，刺激呼吸道而引起咳嗽。《素问·咳论》：

"五脏六腑皆令人咳，非独肺也。"根据咳嗽性质、特点、时间的不同而进行辨别，先生认为，咳而音嘶哑痰黄以早上为甚为肺咳，宜宣肺止咳，心咳者心悸汗出，宁心安神止咳，脾咳者短气食少，健脾除湿止咳，肝咳者口苦咽干易怒，以清肝凉血以治咳，肾咳者痰稀而形羸，以滋肾纳气以止咳，白天咳为热，宜清化热痰，夜间咳为寒，宜温肺化痰，咳而遗尿为膀胱咳，便秘为大肠咳，便溏者为小肠咳，呕吐者为胃咳，胁痛呃逆为胆咳，久咳为虚，顿咳为实等，感染性咳嗽遵循治"上焦如羽，非轻不举"以清轻宣散，洁净肺道，宣畅肺叶，防止疾病发展传变深入，引起脏腑三焦经络咳嗽和进一步发展引起本虚标实，造成痰、水、湿、瘀、气血津液的壅滞，病理产物聚集，因病致虚，因虚致瘀，久病必虚，穷必及肾之痰饮、哮喘、肺痿、肺胀就会发生。

一、咳嗽经验方

常见之外感咳嗽我们的经验是治疗上，创立有"止咳方"由蚤休20克、贯众15克、桑白皮30克、桔梗15克、杏仁15克、合欢皮30克、前胡12克、白苣菜15克、黄芩15克、马兜铃12克组成，分别根据五脏六腑的咳嗽不同情况给予加味，从而达到消除病因，防止传变，使咳嗽痊愈的目的。

二、典型病例

我们在临证，遇一因外感咳嗽久治不愈的男性25岁病人，经在多家医院用中西医多种方法治疗半年后，不见好转，诊得大便干燥，数日一次，舌质红苔薄黄，脉浮数，以基础方三剂加大黄10克，日行大便1次而愈。

第四节　"禽流感""非典"肺部感染性疾病证治

流行性区域性季节性之感染，是人体感染了天地间不正之气，所谓乖恶之病邪，由于"邪之所凑，其气必虚"而进入人体，或从皮毛、或从口鼻而入，侵犯清虚之肺，咳嗽恶寒发热，病程长，病势险恶，重则留下后遗症，这种疾病挑战人类健康，温病学家对流行性传染病的论述颇多，其"无问大小，病状相似"，这种瘟疫性疾病的发生发展，肺部感染是首当其冲，一是切断方药，防止病邪深入，二是大剂量的清热解毒控制感染，由于我国气候、地域、感邪轻重的不同，各地群体化治疗方案有异，国家中医药管理

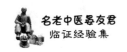
局的一些处方仅供参考，主要的是辨证施治，其辨证方法可采用温病之卫气营血、三焦、气血津液辨证，特殊情况下，亦可用六经辨证，常见的肺胃瘀热，肺热壅盛，痰郁上焦，气营两燔，阳明热盛，深入下焦肝肾阴虚热极重症，偶亦可出现痰饮，年老体虚，久病感邪，失治误治的变证坏病，故而出现外寒里饮、表寒里热、肾阳虚衰蓄水之虚寒重证。

一、疫邪咳嗽经验方

发热感染性疾病发病急，病势重，易于伤津耗液，传染性强，我们凡是遇急性传染性疾病呼吸道肺部感染，自拟清肺解毒汤，由大青叶30克、板蓝根30克、紫花地丁30克、蚤休15克、茵陈30克、贯众30克、川贝母10克（冲服）、穿心莲30克、水牛角粉5克、寒水石30克、白豆蔻10克（后下）揿盖浓煎服，次120毫升，日4—5次，远餐服，可以进行群体化大锅治疗，适当加入银花、甘草、佩兰、黄柏等，适用于区域性或输入性人群均可，亦可进行个体化治疗。

典型病例1 一例输入性确诊肺炎，年31岁，男性，高热3天不退，时有神昏谵语，咳嗽胸痛，痰黄稠，舌质红苔黄腻，脉洪数，以基础方加石膏30克、寒水石30克二剂而热退，脉静神清，用前方再进五剂而痊愈出院，随访五年无后遗症，对留验观察隔离的病人统一使用基础方预防治疗，服药三天后解除留观，无一例出现反弹。而禽流感来势稍缓，高龄、儿童、体弱者较多，伴见有肠道消化系的症状，可在基础方内加菖蒲、郁金、栀子、薤白、苍术等。

典型病例2 又遇一女性高龄禽流感确诊病人，食差便溏，低热，咳嗽潮热，烦躁口渴，喜冷饮，舌质红苔腻，脉细数，用本方三剂而症状大减，改竹叶石膏汤，三仁汤化裁善后，一周后出院，随访2年，无后遗症，现78岁身体康健。对于其他如流脑、乙脑、普通流感、急性上呼吸道感染、间质性肺炎、肺脓肿等都可用本方为基础进行治疗，具有较好疗效。

第五节　恶病质的肺部感染

无论是原发还是继发转移的肺部感染，都可使肺之宣降功能失调，清肃失司，百脉失养，水液代谢紊乱，出现咳嗽胸痛，发热恶寒，甚者咯虚，肺积、息贲、劳嗽、喘促、声哑、呼吸困难、气短息微、便秘、全身浮肿等证，从而正虚邪实，气道不通，痰虚搏结，久之则气阴两虚，气滞血瘀痰凝毒聚成块，治疗上重点以益气养阴，解毒消瘤，健脾化痰，软坚散结为主。

一、久咳恶病经验方

我们自制之"肺宁汤"由西洋参30克、黄芪30克、白术20克、龙葵15克、蜂房12克、石见穿30克、鹿角片12克、象贝母15克、蛇酶12克、炙甘草15克、铁树叶20克、芙蓉叶15克组成，若出现胸水的加葶苈子大枣泻肺汤，上腔静脉压迫综合征的胸痹可合通窍活血汤，肺癌疼痛者可加三黄二香汤，先生常常用基础方治疗晚期原发性小细胞癌、原发性肺腺癌、转移性肺癌等。

二、典型病例

例一确诊晚期肺癌病人，年52岁，男性，经三疗程化疗后，咳嗽痰稠，心悸气短，汗出胸闷，食差，神疲乏力，眩晕耳鸣，舌质淡，苔薄白，脉细弱，此气阴两虚，痰热内蕴，用基础方加灵芝粉10克五剂，水浓煎三沸服，日服三次，次120毫升，饭前服，一日一剂，一周后，症状减轻，咯痰清爽，疼痛减轻，再以前方五剂，改二日一剂，三诊全身情况较好，再改为三日一剂，后以六君子汤善其后，随访五年，现带瘤生存已六年，一旦出现症状病人将基础方原方服用二剂即可。进一步提高了生命生活质量，增强体质，改善症状，提高了免疫和血象抗感染能力，配合放化疗介入治疗提高抗癌疗效，达到增效抑瘤的目的。

第六节　结语

肺系的病变包括了感染性和非感染性，功能性和器质性在内，中医的痰饮、肺痿、肺胀、咳嗽、哮喘、肺积、息贲等都是疑难重证，有其重要的地域性、季节性，治疗的难度大，疗程长，特别是扶正祛邪，化症祛瘀需要医患间的密切配合，病人的心理战胜和医者的关爱，丰富的临床经验，恰当应用中医理论选择针对有效的中药组方，再抓着病机的实质，把握疾病的演变环节，加上切合有机的治疗，就会不断地提高疗效。

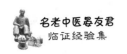

第十五章　现代岭南医学流派的有关学术思想

　　岭南医学与中原医学一脉相承，是中医学在岭南的地域气候条件族群体质情况的因时因地因人因用的产物，从晋代至秦宋明清儒学通医者逐渐发展壮大起来，已有两千多年的历史，有名的葛洪及何梦瑶等为其代表。岭南医学是具有鲜明地理气候环境特点的一个学术流派，其形成发展受到清代叶天士、吴鞠通、王孟英、薛生白等江浙温病名家的学术体系影响，特别是对急性传染病和外感热病的学术继承研究最为突出。岭南地处我国的最南端，五岭南濒临海广东海南广西东部，以及港澳台等热带和亚热带地区在内，五岭山峦叠嶂，限制与中原的沟通，得天独厚的地理条件，逐渐形成了开发性包容性的岭南文化，由于生活习惯、人群体质、遗传谱系的差异，发生的疾病症状病机、治疗方法亦有不同，形成了岭南医学，起于魏晋时期，中原移民带来的医学与岭南医学相结合，自清以后，随叶氏温病学的创立，流行"凡病多火多湿说"的确立，标志岭南温病学的形成。岭南医学兴起于近代，受金元刘、李、张、朱四大家的影响和清代温病学术的争鸣，从明季末年，瘟疫病的广泛流行，以吴有可、叶天士、吴瑭的一派医家，研究温病形成温病学派，河间、易水、丹溪、攻邪、温补、伤寒、温热等七大医学流派成为中医学发展中的主要脉络，同时后世学者也受到有明显学术倾向的孙思邈、张志聪、王清任、唐宗海、恽铁樵、陈修园的学术思想的训导，不同的实践经验产生不同认识，在珠江三角洲岭南形成了学术流派，长期活跃在南方，影响着我国东南地区医学的发展，有广泛的适应性和强大的生命力。

第一节　内科流派以邓铁涛的学术思想为主导

　　邓天士自幼侍诊父侧，随父习医，其父受业于番禺名医陈庆保，主攻《伤寒明理论》和《温病条辨》，在学术、教学、临证、诊疗方面积累了丰富的经验，总结和研究出一些医学成果，撰写了一批医学论文，提出自己的学术观点和主张，他认为"五脏相关学说"脏腑生理病理上的关联性，善用"五行"相关理论指导临床实践，对心脾、肝脾、肝肾的子系统进行了深入的研究，指导治疗心血管疾病、运动神经元疾病、脾胃病等诊治。主张"寒温统一论"，寒温合流的关键在于辨证，提出外感发热病的辨证统一。在探讨"脾胃实质"方面认为，脾胃功能的消化吸收排泄，内分泌、免疫系统、乃至神经系统的调节，脾胃为气血升降之枢纽，受纳运化水谷，从治疗脾胃入手对虚劳、痹证、症瘕、积聚、中气下陷等疑难疾病证诊治，均有较好的疗效。他提出了"瘀痰相关学说"采用了益气除痰以治疗冠心病，心律失常，应用广东草药五指毛桃根、鸡血藤、合参脉散为基础，取得了较好的疗效。他的"心主神明论"中医把心藏血脉与主神明结合起来，即循环系统和神经系统结合归属于心，具有泵血促大脑内分泌素的功能，他对痿证重症肌无力、眼睑无力和肢体肌无力，以升举下陷之阳气，总结了丰富的临床经验。他认为，机体热实之证病位在胃，虚寒痰湿病位在脾，气机不畅病位在肝，久病及肾，久病必虚而瘀，疾病后期以益气养阴恢复正气，提高免疫防御功能。这几种学术观点在国内学术界产生重大影响，不少医者仿效予以推广，并培养了大批后继人才，形成岭南内科的学术梯队，为薪传中医文化，弘扬整理研究中医遗产做出了积极贡献。

第二节　杂病的学术流派是以岑鹤龄为代表

珠江地区的温病学具有鲜明的地理、气化、环境的一个流派，早期受到叶氏和孟英先生学术体系的影响，清代的岭南医家何梦瑶的"火""湿"之证，认识到热带亚热带疾病发生发展的规律，凡病多火多湿的特点，以脏腑及经络辨证为基础，理脾祛湿治其湿，滋阴存液灭其火，岭南医学对进行外感热病最终追溯到晋代的葛洪用青蒿治疟，丹毒、恙虫病、瘴疟病的诊断治疗的医代相传，继承了《瘟疫论》中的"天地之疠气，自口鼻而入"，汗、斑、苔、脉的变化，以及汗、吐、下后变证的治则和临床意义，岑氏出生在民国年间，遵父命习岐黄，将附子、石膏灵活应用，擅长于肝病、咳嗽、发热、血证、痛证，以病邪犯卫、在气、入血、伤阴、亡阳为辨证纲要，在内科杂病的治疗思路专一，重视古方今用，他认为外感六邪中的"火"改为"温"，符合于临床实际。岭南常用的中草药有红丝线、走马胎、沙牛、救

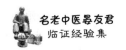

必应、豨莶草、葫芦茶、木棉花、火炭母、毛冬青、徐长卿、玫瑰花、合欢花、布青叶、肿节风、石上柏、龙利叶、鸡蛋花、素馨花、红脚艾等，用三子养亲汤治疗病毒性肝炎，慢性肝脏疾患，以补肝阴扶脾土，活血祛瘀之法，黄疸由瘀虚所致。

甄梦初，出生在清末动乱年代，成长于五邑地区，行医于港澳粤，一生从医，师从于广东温病学家陈任枚，治疗温病邪入气营两燔，采用清透兼以利湿，推崇叶天士久病入络，立"痹痿必瘀，瘀去证消"通瘀而不伤正，治疗杂病透、利通、补并举，擅用岭南本草，消渴用红丝线，痹证用走马胎，石淋用沙牛，胃脘痛用救必应，眩晕高血压用豨莶草，治疗胆胀以一清二疏三止痛之法。

林夏泉先生推崇李东垣《脾胃论》，治病重固后天之本，善治者治脾胃，"四季脾旺不受邪"对心悸胸闷以益气养阴活血相结合治疗，外感发热以宣肺解肌通下为法，中风脑病癫痫之证，亦善用养血息风化痰通腑泻下之法，对当归颇有研究。另有一脾胃论的追随者，梁乃津，发挥了叶氏"脾宜升则健，胃宜降则和"，任何疾病从脾论治，五脏疾病重在脾胃，治脾胃可以安四脏，而脾胃之病热瘀湿困，肝郁气滞，他主张"通肝理脾乃遣方通用之法，活血化瘀乃遣方用药之要着，清热祛湿是遣方变通之法，健脾和胃乃遣方用药故本之法"治疗疑难疾病。

第三节　儿科学科代表人物文子源

经南宋时刘昉的《幼幼新书》、明代的《痘经会成》到清代的陈复正的《幼幼集成》等岭南医家的影响，擅长治疗发热、出疹、咳嗽、哮喘等病，治肺善从肺脾调治，小儿具有化热化火的特点，以《内经·热论》"未满三日，可汗而已，已满三日，可泄而已"，和叶天士"透热转气，导热下行，顾护阴液"的原则，辨别高热须区别"火郁"和"火热"在气在营，或气营之间，暑湿之邪伤人，循经遏伏募原，少阳三焦，善用透达辛苦，渗湿泄热，甘温除热，养阴清热，消疳理脾清热等法，辨证常用结合面色、山根、气池、口唇、脉络、指纹，善辨"土虚木克，土不生金"，常用砂仁之类取其辛以润之意，治哮喘继承丹溪景岳之"喘有邪为实，在肺，无邪为虚，在肾，虚为元气虚"的学术思想，治肺治肾为先导，治痰不理脾胃，非其治也，用升气壮阳法治疗鼻渊，升脾胃之阳，壮肾原之阳，注重辨别小儿五行体质，以五音太少和阴阳属性六经气血多少，进行诊治，还善用中药贴敷，耳穴压豆法，推拿捏脊，摩腹、膏方等多种治疗方法。另有杜明昭其人，重视整体观验，认为小儿脾常不足，肺常不足，肾常不足，心常有余，肝常有余，所谓的"三不足，二有余"儿为虚寒的学术思想，表现出小儿不成熟的生理功能，脾胃虚损，诸邪遂生，望诊善于面、色舌、虎口三综合望诊法，治小儿泄泻是由于湿胜，以消滞助运化分利小便而泻自止。

第四节　岭南医学外科发展之学科带头人黄跃焱

有其"内外并举，祛邪不伤正，邪祛更扶正"的学术思想，岭南三冬无雪，四时常花的气候特点，继承和弘扬了古代外科医家陈实功先生的烙、针、贬、灸、烘、拔、蒸等学术思想，代表了"正宗派"形成了岭南疡科流派。从18世纪下叶，国内一批医者南下，海派医学文化汇集，康熙进士惠士奇，道光举人陈丰，骨伤名家管正乾，形成在新加坡广州核心港口的"海上丝绸医学之路"，先生擅长外科杂证，早年在越南、香港、东南亚、朝鲜行医，对于蛇毒伤、破伤风、腹痛急症、硬皮病等疑难疾病都有大量的临床研究，灵活应用消、托、补三法，对于急腹症的治疗辨舌"舌苔一日未尽，邪热一日未清"，善用岭南草药葫芦茶、毛冬青治疗重症感染和坏疽，以吴茱萸外敷、艾灸腹部治疗术前后胃肠功能恢复，对糖尿病的治疗采用"清创祛腐生肌、长皮"贯序疗法，善于用中药灌肠、传统膏药外敷、腹针、水针、雷火灸、贬石灸、耳针等疗法，使中医外科治疗手段丰富多彩，传统医学得以推广和发展。倡导外重手术，内重脾胃，开户逐邪，使毒外出为第一，内之证或不及于外，外之证则必根于其内，内治之理尤重托法，功夫在刀外，邪祛更扶正，治疗术后综合症以应激而汗，论治从肝，眠不安，治从肝，扶阳、通三焦，对脾胃中焦以温、透、疏、健、运之法，以衡稳上下，不断扩大外科的治疗范围。

岭南骨伤外科学科带头人李佩弦先生，自幼习南拳客家拳，讲究武医结合，长期行医练武，曾为霍元甲大弟子迷踪拳精武门的传人，以内功外劲点穴、闭气、分筋、捽骨同正骨八法结合予人治病，机触于外，巧摩于内，手随心转，法从手出，培养了一大批正骨学术及临床人才。骨伤科名医何竹林先生，手法复位，小夹板固定配合中药治疗各种骨伤疾病，手法要眼到、心到、手到，借以腰力、腿力、手力，长骨骨折使用反折手法复位，省力而免

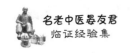

伤周围血管，善辨证使用虫类药治疗伤痛，配合岭南草药"补阳还五汤"治疗脊髓休克。

外科皮肤病专家禤国维先生，以平调阴阳、补益肾气为治皮肤疑难病之重要方法，对于痤疮及脂溢性皮炎治疗认为冲任失调，肾阴亏虚，相火妄动所致，以滋阴育肾，清热解毒，凉血活血，合理应用针灸、外治法、烘、熨、擦、洗、敷等疗法，提倡中西医结合，善用南方道地的木棉花、石上柏、肿节风、徐长卿、火炭母、布渣叶、龙利叶等药物，从肾论治治疗红斑狼疮，应用划痕疗法治疗皮损肥厚部位、划破表皮，使局部气血流通，宣泄各种毒邪，达解毒祛瘀止痒的目的，以治疗酒渣鼻、神经性皮炎、皮肤淀粉样变、慢性湿疹、结节性痒疹等，应用切根疗法以调理气虚，疏通经络，解毒散结，消肿止痛，治疗肛门外阴瘙痒，神经性皮炎，皮肤结核，荨麻疹，毛囊炎等。

第五节 针灸、针药流派以司徒岭和郑宗昌为代表

晋代葛洪的妻子鲍姑，应用针灸行于南海、番禺、广州、博罗、惠阳等地，以越秀山下的红脚艾治病，其临床经验融汇于葛洪的《肘后备急方》中，涵盖了内妇儿外各科。民国时期以周仲房为代表的针灸学派在广州建立针灸学校，培养岭南专业人才，先生为其学子，潜身研究针道，成为岭南针灸奠基人的一代宗师，因其医术超群，活人无数，备受病家欢迎，多次到香港、加拿大、日本、泰国、印度、阿根廷等国讲学和临证，首次主持进行针刺麻醉为埃国国王手术，应用远近循经配穴治疗厥证和痛证，以回阳救逆、固守元气，针引阳气，散寒止痛，和用传统子午流注逢时开穴，针灸并用，重用灸法，背俞五输穴治疗疑难病，散于调气，精于补泻，注重时间医学，擅长子午飞灵，纳子飞腾，灵龟八法开穴，有司徒灸法，针挑（半刺络刺）法，补泻法，岭南天灸疗法，心胆针灸术，疏肝调神针法等特色技术。是非物质文化遗产代表性传承人。

针药需结合临床治疗技术，针灸药因疾而施，与道引、推拿、调摄结合的代表为郑昌宗先生，针药并用治疗男性不育证，以调整肝脾肾为主，头针、体针治疗中风，整体与局部结合，近端为主，远端为辅，发展整理中医诊疗思想，阐发古意，融汇新知，弘扬中医特色，对后世针灸学发展影响较大。

第六节　岭南妇科流派罗元恺先生

罗元恺先生提出肾气—天癸—冲任—子宫轴相当于内分泌激素的观点，重视脏腑，补肾调经，承宗于易水学派，强调肾与命门先天之本的重要性，结合地域湿盛致病，上焦宣肺化湿，中焦健脾渗湿，下焦淡泄利湿，重视七情对人体致病的病机研究，对脏燥、郁证、月经前后诸证的治疗都有较深的造诣，传承岭南医药，善用清灵味薄疏解陈郁中草药，特别是闭经散用合欢花、玫瑰花、素馨花、鸡蛋花等，具有特色的中药热腌包，通过离子渗透，温通经络，调和气血，散寒祛湿，治疗输卵管堵塞所致不孕，中药外敷治疗盆腔炎及子宫内膜异位证，中药灌肠毛冬青灌肠液有活血消肿，清热利湿，对排卵性不孕穴位埋线，腹针治疗卵泡卵泡发育不良等。

第十六章　唐容川对医学的贡献

容川先生名为唐宗海，容川是字，清代著名中医医学家，尤以"血证论"闻名，年轻时考举进士就名闻三蜀，弟子数十人，中年嗜好医学，苦研古典岐黄之论，博学而多能，通过学习西医的理论来解释中医学，著有《本草问对》《中西汇通医经精义》《〈伤寒论〉浅注补正》《金匮要略浅注补正》《血证论》等，在他近40年的杏林生涯中，"血证论"专篇论著，流传广，影响大。在诊治血证方面，他有一个全面的设想，他的"止血、消瘀、宁血、补血"的血证四法，一直为后世所习用，并作为晋升考研试题的重要内容，提出的九种出血证基本概括血证血液不循常道溢出脉外各种类型，他认为影响血证产生与治疗的因素是气血水火、脏腑经络，导致血液上干、外渗、下泄、瘀阻四个方面，我们认真研究宗海先生学说，继承瘀血证治学术，诊治因血循障碍所致之疑难重症，有非常大的临床适用意义。

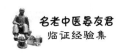
第一节　血证的气血论

气主要是肺脾之气，为无形之精质，血为肝脾之血，为有形之悍液，"气为血帅，血为气母"，气行则血行，气滞则血瘀，气能生血、摄血、为血之载体，血濡养涵润煦气，营养全身内外上下。人之一身不外阴阳，阴阳即水火，"水火即气血，水即化气，气即化血"，气在人身"如易之坎卦，一阳生于水中，而为生气之根，气即生，则随太阳经脉为布护于外，是为卫气，上交于肺，是为呼吸，五脏六腑息以相顺，止此一气而已"。他十分重视呼吸之气水谷之气聚结于胸中的宗气，朝百脉，主呼吸，卫外，充养全身的作用。他说："然气生于水，即能化水，水化为气，亦能病气。"太阳之气达于皮毛则发汗，因气夹水阴而行于外，上输于肺为津液，气载水阴而上，气化于下，水道通而为溺，气行水亦行，水停不化，太阳之气不能外达无汗，内则津液不生，痰饮交动，水气皆病，另一方面，肺主制节不利，宣降无能，水液癃闭，肾阳被阻不能制水，亦可出现气水二病，故水行则气行，水止气止，治水亦之气，血为火之色，阳火生阴血，阴血以养火，而火不上炎，血液内藏于肝，注入血海，经冲任督运行温养全身，若血虚肝不藏血，木火动血，肝心失调，血火皆病，血病火亦病，亦有火化不及而血不能生者，是火病而血亦病，尤当补火生血，故治火即以治血，血与火同气相求，所以水火气血，一阴一阳相倚而行，互为对子，运血者气，蓄气者血，水病可以及血，血病可以累气，在治疗上可以制血理气，调和阴阳，左右逢源，气血之间非常重要的是脾胃，气血运行是由脾胃为枢纽进行升清降浊的，不仅脾胃是气血生化之源，由心火所生，藏于肝肝，元气又生于肾，上注于肺，"以天生后天，后天养先天，水火两脏，全赖于脾"，食入于胃，脾津化汁，上奉于心，心火得之才能变化而为血，治血证以治脾为主，如炙甘草汤开源导引以补血，地黄通地道以补血，阿胶滋脾燥而生血，参芪补气以运血统血，皆为治脾，热之气主要生于脾，气之来源于肾，赖脾胃水谷精微转输于肾，发挥肾阳气的蒸腾功用，使气机升降，特别是升清降浊，在治疗方面，主张燥湿滋润进行动态治疗，是因为"气分不可留水邪，气分亦不可无水津"，平衡不宜寒凉和温热，病在脾宜甘缓。

第二节　血证有关的脏腑病机

在临床上一旦出现血证，脏腑所主症状不同，治疗以分经用药，所以"有一脏为病，而不兼别脏之病者，单治一脏而愈，有一脏为病而兼别脏之病者，兼治别脏而愈"，而乃心血动之源，神之渊源海，血虚瘀阻而神不安而怔忡，火扰其血而懊恼，神不清明则虚烦不眠，动悸惊惕，水饮克火，血攻血则昏迷欲死。肝则主藏血，木气冲和条达，不致郁遏，则血脉流畅，弱木郁化火，火邪横怒，吐血衄血妇女经血不调。脾以统血，阳虚而脾不统血，阴虚而血不能滋，气血不足之证叠见。肺主制节，朝百脉而五脏六腑气利润和，肺中之津清润上下有源，而津液被伤，出现肺痿肺痈咳嗽哮喘之病，又金不制木，木火刑金，则骨蒸喘咳，吐血痨瘵并作。而肾水含有真阳，化生元气，结于丹田，内主呼吸，达三焦膀胱于全身肾水充火藏水中，气足而鼻息细微，水虚而火不归元，喘作虚劳，心神不交，遗精失血，水泛为痰，凌心冲肺，发为水肿，腹痛奔豚下利厥冷，亡阳大汗，元气暴脱，大凡热为，吐血者，病在胃，呕血者病在肝，咯血者出于心肾，唾血属于脾，咳血病在肺，鼻衄伤太阳阳明之络，目衄损阳明之络，耳衄伤肝胆小肠之络，齿衄伤于胃脉，亦有由于肾阴虚而火旺者，舌衄伤于心胃之火，这几个方面，不仅用于血证，杂病亦可用之。

第三节　脉证死生论

血证一旦发生，最重要的是验其脉数与否，不数者易治，数则难治，是《内经》"脉流薄急"，若浮大革数而无根者，为虚阳无依，沉细涩数而不缓，则属真阴伤失，为难治之证，有一分缓便有一分生机，兼代散无缓，则为死证，此种脉象反映了阴虚而阳无所归，阳不浮者，即便脉虚微迟弱，用以温补之剂就可以使阳气回复，并易于治疗，阴虚而阳无所附者难治，血伤而气不伤者，知其血尚未尽，气有所归，其病易愈。若大便不溏，脾运尚可，以滋阴扶阳，便溏是脾气下陷，血因火而上越，气失守而下脱，其病危重。而咳嗽吐血而呛是肾不纳气，则难治，咳逆而不止肝烁金，肾水枯竭，加以喘呼虚阳无附，危象立现。吐血而不发热者，营血病而卫气不病，阳和则阴血易守，为顺证易治。血证十分重要者是视其气之稳定如何，"载气者

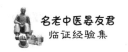
血也，而运血者气也，人之生也，全赖乎气，血脱而气不脱，虽危犹生，一线之气不绝，则血可徐生，复环其故，血未伤而气先脱，虽安必死，以血为魄，而气为魂，魄未绝而魂先绝，未有不死者，故定血证之死生者，全在乎气之平也。"在临床上抓着气血盈亏，脉之盛衰，出血之多少，伴随症状，分析是否易难危险程度，给治疗打下基础。

第四节　血证的治法

　　治疗血证唐氏提出了著名的"止血、消瘀、宁血、补虚"为通治血证之大纲，第一为"止血"，吐血为胃实上逆之血，"血之归宿，在于血海，冲为血海，其脉丽于阳明，未有冲气不逆而血逆上者，治阳明即是治冲脉"，同时"阳明之气，下行为顺，今乃吐逆，失其下行之令，急调其胃，使气顺吐止，则血亦不致奔脱也"。出血性疾病，而特别是吐血以止血为第一要法，止血尤以独取阳明，以釜底抽薪，降气之逆，方用泻心汤。第二是"消瘀"，血证血止以后，离经之血未吐出者，成为瘀血，与人体的常血不相合，壅而成热，变而为痨，结瘕而刺痛，令瘀血化水而下，不动五脏真气，以花蕊石散为主方，以酒醋兑服，三七、郁金、桃仁、牛膝、醋炒大黄，以横扫瘀血，为祛瘀之妙药。第三是宁血之法，止血消瘀之后，怕血再躁动，则用药安之，在数日内，血不安其经，复潮动吐血者，使血得安而愈，如外感营血未和，胃经遗热，气燥血伤，肺经热邪，气不清和，当以宁气使血亦宁。第四是补血之法，出血之后，阴虚而阳无所附，补血滋阴为收功之法，重要者以补肺胃为主，善用润肺膏，由杏仁、柿、花粉、羊乳、蜜组成；甘露饮、清燥救肺汤、养胃汤、人参固本汤、炙甘草汤、人参营养汤、归脾汤等进行气血两补调补后天治疗。除外他提出了汗、吐、攻、和四法在血证运用之要令，当血证兼外感时，以和解疏散，不宜以麻桂二活，确因外感出血的以和散两施，勿过汗亡阴，不能漫用表药。吐法虽在血证中禁用，可当血证恢复后小心使用，由于吐血之人，宜上者抑之，"降其肺气，顺其胃气，纳其肾气，使气下则血下，血止而气亦平复"，血证忌动气升逆，防止疾病复发。

第五节　血证证治

　　人体之血液随气而上下，若血不循常道而上干而出现吐衄呕咯唾鼻齿舌衄，血下泄而便血尿血，血瘀而阻滞脉络，出现瘀血、蓄血、血蛊。血溢于胃肠随气上逆而吐血，吐血之证有来自于肺者，亦有来自于肝者，主要是以胃为主，阳明之气以下行为顺，气实而逆，病初之时，邪气最盛，正虚邪实，以降气止拟，清泄胃热以止血，用泻心汤为主方，可加童便、茅根加强清火止血之攻，兼气逆喘满者加杏仁厚朴降气以引血归经，血虚者，加生地当归滋阴养血，气随血脱，不能归根者加人参当归五味子附片以益气生血敛气归元，寒热加柴胡生姜调和气血，或加干姜艾叶以反佐之，不能脱离泻心之意，实则泻胃，胃气下泄，心火消导，胃中之热消散，气不上壅气顺而病逆，大黄克推陈致新，以损阳和阴，非徒下胃中之气，大黄之性外而肌肤经络，内而脏腑，气逆于血分之中，血中有不和之处，无处不达，药盛克而治之，使气乖顺下行之上品良药，又无留邪之弊，轻则以十灰散，妙在方中的大黄，即能见效。吐血亦有属于虚寒者，六脉细微虚浮散数，危脱之象急用独参汤，救其气脱血崩，如阳不摄阴，阴血走溢，其证必见四肢冷，便溏溢溺，面唇惨白，内寒外热，以甘草干姜汤，以和阳运阴，虚热退而阴血自守，阳虚不能摄血，亦当用姜附，上热下寒加芩连。呕血，出血有声，重则如蛙，轻则呃逆，吐轻而呕重，气不畅遂而更逆，吐血部位在胃，呕则在肝，以调肝为主，肝火横逆，迫血呕出，以当归芦荟丸加丹皮蒲黄，泻肝火以止血，血止再以逍遥散加阿胶牡蛎香附收其功。失血后呕吐酸苦者，湿热相火妄动，以左金丸加血分药治之，辛苦降泄，血证而呕治其血而呕自止，呕后见血为血枯胃逆故为难治。咯血，痰中带血，为心经火旺，血热躁动，咳逆咽痛者，用导赤散加黄连、丹皮、蒲黄、天冬、麦冬、贝母、血余、茯苓治之，由于肾经之气不化于膀胱，载膀胱之水上行为痰，随火上沸，引动胞血随之而上，水病连动胞血之证，滋阴以化膀胱之水，加丹皮蒲黄清血热，可以六味地黄丸加旋覆花、五味子、二冬，火盛者可用大补阴丸。咳血咳嗽为气病，可由外感热伤肺络，内伤肺阴被火克，迫血妄行，随肺气上逆，肺胃积热怒火上逆者为热实，阴虚火旺，肾阴虚阳浮，脾经郁热，为虚，外感遂轻浅，解表不宜漫用辛温用气分之药，兼顾血药，小柴胡汤对血证兼表邪最为适宜，通利三焦，治肝调肺，和营卫之良方加紫苏、荆芥、当归、白芍、丹皮、杏仁气血分兼顾，以和表清里，便秘加酒大黄，胸胁腰背疼痛为瘀血加桃仁红花，清者可用止嗽散，止血加蒲黄藕节，清上焦郁热加黄芩麦冬，痰热加贝母茯苓，清降肺气加杏仁枳壳，血虚加当归生地。虚证是肺中津液损伤，阴虚火动，清肃失司，无能寒郁化火，热极似寒，可用

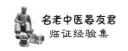

《十药神书》保和汤，以清肺涤痰，止血和气，内伤阴虚肺痿以清燥救肺汤，甘凉滋润，肺脾两养，金润火降气调，火盛加生地犀角，痰饮壅盛实热阻遏气机以泻肺丸，方中瓜蒌贝母半夏郁金葶苈子杏仁黄连黄芩大黄甘草十味组成，以清泄破下，气呛作咳，肺不敛肾不纳为难治。

临证经验　肺阴虚者以清燥救肺汤加百合五味子、琥珀、钟乳石镇补肺金，而肾不纳气者，以六味丸加沉香、五味子、麦冬　磁石以滋补镇纳肾气封固归肾，而肺金虚寒上气可用甘草干姜汤和六君子汤加当归白芍炮姜五味子止咳止血。鼻衄，太阳阳明肺经气道清虚之脏损伤失司，风寒者用麻黄人参汤，方中麻桂参芪草归芍冬味，肺火壅盛头痛气喘以人参泻肺汤，有人参、黄芩、栀子、枳壳、甘草、连翘、杏仁、桔梗、桑皮、大黄、薄荷组成，加荆芥、葛根、蒲黄、白茅根、生地、童便，久衄血虚之止衄散，方中由生地、白芍、黄芪、赤苓、阿胶组成，加茅花、黄芩、荆芥、杏仁。阳明燥金而衄者，用泻心汤加生地花粉枳壳白芍甘草，或犀角地黄汤加黄芩升麻解热毒，衄止后以玉女煎加蒲黄，再用甘露饮调养，加入梨膏、藕汁、莱菔汁、白蜜等。齿衄，肾经循于满口之中，胃肾同病，血随胃火上炎而动，实火者，口渴龈肿，发热便秘，脉洪数，以通脾泻胃汤，加蒲黄、藕节，由知母、黄柏、玄参、防风、大黄、栀子、石膏、茺蔚子组成，若虚火龈糜者，宜甘露饮加蒲黄，玉女煎引火下行，肾虚火旺，齿枯血渗睡则流，醒则止，以六味地黄丸加牛膝天冬麦冬骨碎补蒲黄，上盛下虚火不归元，加附片、肉桂引火归元。

学术心得　血证下泄的证治，首先是便血，来自于大肠和肺，由于肺之制节的功能，肠与肾同位于下焦，肾司二便，为胃之关，肝脉绕后阴，与胞脉相会，可由中气虚陷，湿热下注，肺经遗热，肾阴虚不能润肠，肝经血热渗漏入肠，治肠以治其标，后治各脏以清其源，遵《金匮》近血远血以判断脏毒和肠风，毒则肿痛出血以解毒汤，方中五黄赤芍枳壳连翘防风甘草组成，轻则用四物汤加地榆荆芥槐角丹皮黄芩土茯苓地肤子薏苡仁槟榔等，肠风下血多清，脏毒多浊，太阳风邪传入阳明，厥阴肝热风动血下，方用槐角丸，由乌梅荆芥防风三黄生地当归川芎侧柏。《内经》之"高者抑之，下者举之"，"吐衄以降气，下血必以升举，而非补中益气，开提升发，皆是升举"，葛根芩连汤加荆芥当归柴胡白芍槐花地榆桔梗治之若肝经风热内煽，治宜泻青丸，方中由龙胆草大黄川芎当归羌活栀子防风竹叶组成，而远血为阴结下血中宫不受，血无所摄，宜黄土汤，或用理中汤加当归、白芍或补中益气汤或归脾汤。血尿，为肾和膀胱之血，热入血室，蓄血热极膀胱，水分干动血分，由太阴阳明传经之热，结于下焦，宜与桃核承气汤，小柴胡汤加桃仁、丹皮、牛膝治之。若心遗热于小肠，肝遗热于血室，其淋秘割痛，小便点滴不通为赤淋，心经用导赤散加山枝、连翘、丹皮、牛膝，肝经用龙胆泻肝汤加桃仁、丹皮、牛膝、郁金。治心肝而不愈的兼治肺，金清则水清，水宁则血宁，水病累血，治水即治血，以人参泻肺汤加苦参治之，清燥救肺加蒲黄藕节治之。血溺或淋漓不通为尿血之实证，溺出鲜血如尿长流，清热滋阴，用四物汤加味丹皮、栀子、柴胡、山枝、阿胶，清心养血加黄连、阿胶、血余炭，脾虚不摄加黄芪、艾叶、人参、甘草、黑姜、五味子。有房劳伤肾者加鹿角、海螵蛸等。

临证心得　血瘀辨证，蓄血、血蛊，凡离经之血和血管内之血瞩绝而不合，逗留不去，阻新血之化生，故宜祛瘀，攻心者，产妇及吐衄家都是危象，急降其血以保其心，可用归芍失笑散加琥珀、朱砂、麝香，归芍汤调血竭、乳香末。乘肺者参苏饮保肺祛瘀，肺实气壅者以葶苈大枣泻肺汤加苏木、蒲黄、五灵脂、童便，瘀血在经络脏腑之间，以佛手散加桃仁、红花、血竭、续断、秦艽、柴胡、竹茹、甘草、酒引，或小柴胡汤加当归、白芍、丹皮、桃仁、荆芥等，瘀血在三焦者可用通窍活血汤，血府逐瘀、膈下逐瘀汤，瘀血在里口渴而水津不能上乘，以四物汤加丹皮、蒲黄、三七、花粉、茯苓、枳壳、甘草，或小柴胡汤加桃仁、丹皮、牛膝。瘀血在腠理营卫不和，发热恶寒，以小柴胡汤加桃仁、红花、当归、荆芥。瘀血在肌肉，发热自汗，阳明燥气与瘀血郁蒸以犀角地黄汤加桃仁、红花，血府逐瘀汤加大黄治之。

容川先生对血证的研究深入而全面，不分男女论治，他遍览方书，亲身实践，在理论和临床都有成就，好古而不迷信古人，博学而能取长舍短，他终身愿望是中西会通，著有《中西汇通医书五种》《中西汇通医经精义》，他对前人医学的成就，择善而从的治学态度，值得后世医者学习和推崇。

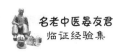
第十七章　《内经》生长发育规律观

人体的整个生命活动都处在生长发育、衰老死亡繁衍的运动变化客观规律的动态平衡之中，生命科学的进步是改变人体长养规律程序，早在《内经》时代，我们的先辈就明确记载了人体生长发育规律的论述，对于深入研究中医老年病学、遗产及优生学具有重要的指导意义。

第一节　生殖的物质来源

《内经》指出"两精相搏合而成形"，"人始生先成精，精成而后脑髓生"。父母的两精相搏，胎成性分，经母体孕育靠五脏生殖之精和水谷之精的奉养，出生后，男子以八计数，直到八八，女子以七计数，直到七七，先天禀受于父母，在胎孕和两精相搏之前，而后天则是从两精相搏胎孕之后为界限，先天父母的精气旺盛，胚胎新个体就完整无缺，逐渐壮大，成熟而脱胎出生，若父母精气衰少不足，形成的胎体就会缺陷畸形而瘦小，故而先天生后天，后天养先天，而两精相搏时的精气物质来源盛衰，直接影响胎儿的质量，更具有优生学的意义，生殖之精还由先天父母的精神、意志、情感、思维及身心健康成熟的程度，通过脏腑对精气的调节生化而形成，故"人以天地之气生，四时之法成"。生命人生长发育与先后天因素和自然环境物候变化亦有着密切不可缺少的关系，这也就是"天人相应"对人的影响。

第二节　关于"七损八益"规律

人体一生中从生长发育到衰老死亡，是脏腑功能由盛到衰，物质基础的先后天精气从积累到消耗，由小到大，由弱至强，由平衡到衰弱的阶段，《内经·素问·上古天真论》说："女子七岁肾气盛，齿更发长，二七而天癸至，任脉通太冲脉盛，月事以时下，故有子，三七肾气平均，故真牙生而长极，四七筋骨坚发长极，身体盛壮，五七阳明脉衰，面始焦发始堕，六七三阳脉衰于上，面始焦发始白，七七任脉虚太冲脉衰少，天癸竭地道不通，故性坏而无子也。丈夫八岁肾气实，发长齿更，二八肾气盛，天癸至精气溢泻，阴阳和故能有子，三八肾气平均，筋骨劲强，故真牙生而长极，四八筋骨隆盛，肌肉满壮，五八肾气衰，发堕齿槁，六八阳气衰竭于上，面焦发鬓斑白，七八肝气衰，筋不能动，八八天癸竭精少肾脏衰，形体皆极则齿发去，肾者主水，受五脏六腑之精而藏之，故五脏盛乃能泻。"两千多年前，上古之人就对人体的生长发育整个过程进行了高度的概括和总结，并整理出了人体终身的七损八益增损规律，七损男则从五八起，六八、七八、八八，肾气衰、阳气衰竭于上、肝气衰精少、肾衰天癸尽无子为四损。女则五七、六七、七七，阳明衰、三阳脉衰、任脉虚，冲脉衰天癸竭为三损。八益为男则从一八到四八，肾气实天癸至，肾气平均，筋骨隆盛为四益，女则以一七到四七，从肾气盛任冲通盛天癸至，肾气平均，到身体盛壮为四益。

人的一生中在内经所具有的年龄分期和各个阶段的体表标志，男性在幼童期是发长齿更，少年期是八岁至一十六岁精气溢泻，青春期一十六至四十岁，筋骨强真牙长肌肉壮到发堕齿槁，四十至五十六岁，面焦筋不能动形体衰，五十六至六十四岁，齿发去行步不正，身体重筋骨解堕。女子则幼童期七岁前齿更发长，少年期七至一十四岁，月事以时下，一十四至三十五岁的青春期，发牙长极，筋骨坚，面焦发堕，到三十五岁至四十九岁中年期，面焦发白，四十九岁以后，天癸竭地道不通，形坏无子，说明精气质量数量在人的一生中也都有由盛到衰的量变到质变的过程，特别是由肾到五脏，五脏到肾的精气转化尤为突出，人体五脏盛衰对生长发育起着决定性作用，男子在四十岁之时，阴气至半精气消耗至半而逐渐衰老，而女性三十五岁精气血的质量消耗至半而进入年老转折点和标志，内经强调"能知七损八益者，则二者可调不知用此，则早衰之节"。二者当然是五脏和肾以及功能和物质之间的密切关系。

第三节　内经生长发育心理规律

机体在五脏六腑的作用下生长发育，由此而转换成七种内脏的心理因素，即喜怒忧思悲恐惊七种心理精神状态，这种内环境功能活动正常与否，

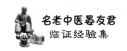

取决于五脏与肾的功能活动，从而高度表现为思想、情感、思维、意志的四种心理运动，脏腑气血盛衰虚实由此可表现出七种情志的变化，内脏运动变化的基本形式是通过五脏来加以调节的，功能和物质的相互作用派生演化出感知、记忆、性格和气质，内经中养生的主导思想是恬淡虚无，美其食、任其服、乐其俗朴真天性、然后真气从之，成为延年益寿的理想境界德行加以推崇，保持健康清净的心境，方能"高下不相慕其民故曰朴，是以嗜欲不能劳其目，淫邪不能惑其心，愚智贤不肖不惧于物，故合于道，所以能年皆度百岁而动作不衰者，以气德全不危也"。度百岁乃去，天寿过度，气脉常通，年半百而动作不衰，年老而有子，同时注重饮食调养、运动和锻炼以及预防保健治未病等经典健康学说思想对人类繁衍的巨大贡献。

《黄帝内经》提出的生长发育生殖规律，在人体发生发展衰老死亡的整个过程中，明确了"七损八益"及年龄分期、体表标志等，并强调物质基础的精气血与功能活动之间的重要性以及相互关系，重视"天癸"的培养和补充，给我们提出了在治疗老年病过程中，用药物和养生保健或非药物疗法，以及在"阴气至半"之年对五脏或肾"天癸"的长养延长衰老期限，阻断老年的生理机制，激活再生和重建新生青春"天癸"系统，不断地刷新生长物质，进化机体内环境，排出泄出衰老物质，真正越过"七七"和"八八"的生命封锁线，扭转年老的速度，从而提高人类的健康水平和生命的质量。

第十八章　蒲辅周肝炎阳虚论

已故名老中医蒲辅周先生治疗肝病尊崇仲景"见肝之病，知肝传脾，当先实脾"之旨，对于肝炎阳虚呈现的肝脾气郁、气液两伤、寒湿凝滞的病机特点，以调肝脾、畅气血、疏气机、转运化、破瘀滞、温肝阳之法治疗肝病，余以蒲老治肝理论为指导，潜心研究肝病证治及其与血证的内在联系，应用中西医结合原理，在临床上取得了非常好的疗效，现总结于下。

第一节　慢性肝炎阳虚血瘀证

　　慢性肝炎在各种致病因素的作用下，肝阳受损，功能和物质间平衡失调，所属脏腑经络失去温煦，气血不充，瘀滞本脏，缠绵不愈，病毒复然，造成气滞血瘀，肝纤维化，脂肪肝，盛则肝硬化的严重后果，出现阳虚为本，气滞血瘀为标的因果联系，阳虚血瘀又是本病的病机实质，在临床上可表现为肝脾气滞血瘀证，慢性肝病，肝功能的进一步破坏，气血流溢不及，聚集肝脾，水液不能敷布，上下焦阻膈，气逆而脾气不升，浊阴不降，中焦受阻，气血回流障碍，生成增多，皮里膜外病理产物积聚，脾功能亢进，血瘀，水液上行下流充斥，肝实质进一步受损。另一方面是心肝气滞血瘀证，肝炎而阳气不足，血量调节不应，不能维持心之输入量，在心肝出现血瘀，同时病理产物停聚，阻遏心肝而水气凌心，痰湿扰心，痰瘀阻心，气滞血瘀痰塞心窍，气血水痰水闭阻心包出现慢性肝炎的急性发作的肝昏迷，肝气不舒，夹痰上干心肺而呈现心血瘀阻，脉络壅滞，孔窍闭塞的综合症状。

　　整体的血瘀证，心肝脾为机体生化运输储藏调节血液的主要脏器，慢性肝炎阳虚气弱，虚实夹杂，因虚致实的脏腑瘀血证，由于阴阳气血的进一步失调，营卫气血运行不及，脏腑功能失调，水液代谢三焦气化无权，心肝脾失调，出现全身水肿，整体血瘀之证，水肿阳虚愈烈，物质交换不足，气血津液来源匮乏，循环不及，病理产物进一步集聚，使肝肾功能进一步受损，由量变到质变，造成肝脾在器质上的恶性循环。慢性肝脏疾患阳虚血瘀证，是慢性肝炎病证发展过程中不可忽视的重要证型，若能扭转阳虚血瘀，对于指导肝病用药，改善和恢复肝功能具有重要的临床治疗意义。

　　经验方　遵蒲老肝炎亦可用附子的学术思想，我们长期在临床上以自拟温阳散瘀汤，其组成有附子、肉桂、干姜、茵陈、乌药、丹参、秦艽、当归、川芎、虎杖、大黄等，温肝疏郁汤，其组成有肉桂、郁金、覆盆子、益智仁、炙甘草、姜黄、白芍、香附、薄荷等。

第二节　慢性肝炎肝阳虚证治

　　蒲老认为，肝阳虚而筋无力，肝脾乃相克，病理上互为因果，肝滞脾瘀，气液两伤，我们在长期临床上观察，肝阳虚与免疫性血小板减少性紫癜

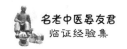
之间亦存在因果联系，在肝各种营养物质分解生化代谢的场所，若在人体正气虚衰免疫功能下降，肝功能受损，从而造成肝血液流变学功能和物质的平衡失司，引起虚实盛衰病理变化过程，故脾不统血肝不藏血，心不主血不能维持血液运行，气虚不摄血，火热内生，君相二火不相既济，血旺行而不循常道，溢于脉外，皮肤黏膜、二便、牙龈、口鼻、脏腑及孔窍出血，宜祛瘀生新，促血小板再生，恢复破坏的造血系统，改善阻碍血小板成熟的恶性循环，降低血小板减少的因子，获得理想的效果。

经验方 经长期实践我们自拟了紫癜汤，由黄芪、淫羊藿、丹参、水牛角、覆盆子、益智仁、当归等组成，第二是复元温阳汤，由附子、黄芪、太子参、黄精、三甲、枸杞、甘草等组成，二方均水煎服，日一剂，二周为一疗程，复查血小板及骨髓象，前者具有温补肝肾，补益气血，提高血小板计数，稳定促进生成之效，后者以一月为一疗程，用于本病恢复期，具有刺激造血，温肾壮阳，促阳气来复，增加气血来源之效，经实践证明，本方法治愈率达70%，好转率达100%的理想疗效。

肝脏的阳虚与血瘀证之间存在着因果联系，尤以肝炎阳虚和因此而造成的血液疾病是临证不可忽视的重要证候之一，有致病因素的影响，肝阳受损，功能活动破坏，阴阳平衡失调，代偿不及，肝系及血液系统，失去温煦和充养，不循常道，迫血外溢，瘀滞于局部和全身，从而形成气滞血瘀，出血和紫癜，心血瘀阻，脾血瘀滞，整体的脏腑血瘀证的演变，在蒲老肝阳虚证治学术思想指导下，合理地选用中医药，优化配伍成方，可进一步扩大因肝炎阳虚而所致的各种疑难之证的治疗范围，开阔肝病证治思路都具有重要的理论和临床诊断治疗意义。

第十九章 略论水肿病的病理生理实质

水肿病是体内水液潴留、泛溢肌肤引起的头面眼睑、四肢腹背、甚至全身浮肿，或伴腹水的病证，在外邪作用下，肺阳气虚宣降失司，不能通调水道，脾失转输，肾失开阖，膀胱气化无权，三焦水道失常，肝阳虚而枢机不利，气血津液流溢不及，上焦失于宣发，中焦代谢无力，下焦决渎失权，脏腑气血在物质功能上的平衡失调，整体活动功能低下，痰饮湿瘀，等病理产物充斥，蓄积于皮里膜外，阴阳气血格局导致全身各个脏器气化功能障碍的病理生理过程，人体的水液代谢调节是脏腑功能活动中对气血津液的敷布调节开阖和制节，从形体到脏腑有着复杂的生克制化而密切的生理关系，从而得到内外环境的协调平衡，因此水肿致病因素作用下，气血津液转变成病理产物，积聚在脏腑组织的间隙，生成大于回流的病机演变过程。

第一节　肺、皮毛和水肿

在五脏活动中，肺主气属卫，主皮毛，为机体卫外的屏障，抵御病邪的藩篱，正邪交争的场所，又是人体内外物质交换的通道，六淫入侵的门户，皮毛是覆盖在机体外表的固有机构，由肺之精阳之气演化而来，毫毛在五脏功能和肺宣发作用下，起伏开阖，是肺阳气活动的外在表现，受冲任二脉温煦和滋养。《灵枢》指出"任脉不盛，宗脉不成，有气无血，故须不生"，《素问》也认为"肺者，气之本，魄之处，其华在毛，其充在皮"。肺为气之本，肾其华在发，为气之根，两者根本牢固，则呼吸调匀，水道则通，精气得以敷布，从而形体脾胃精气，启动心肝阳气温煦濡润育养皮毛，而皮毛又将大气的营养运送五脏。《灵枢》反复强调："足阳明之气上，血气盛，则髯美长，足少阳之气上，气血盛则通，足太阳之气上，血气盛则美眉。"说明皮毛与多个脏腑的内在联系，而皮毛的纹理和沟回分肉，有赖于肺及五脏的精气濡养，皮肤毫毛的结构，有太阴肺行气而温之，使卫气行肌表密，人体在运动时，将气血津液向体表输送，再转化成汗液排出，毛窍开阳气随汗津而外出而大泄，若置处寒冷之地，汗毛闭，阴津不泄而阳气内守，维持调节和适应内外环境的变化，由于"凡十二经脉者，皮之部，皮者脉之部，白色小理者肺小，粗理者肺大"，而网部在全身的经络，分别在整个人体的皮部，五脏在全身有其特定的部位分属，内经中太阳有"关蛰"、少阴有"枢儒"、厥阴"害肓"、太阳"关枢"、阳明"害蜚"、少阳"枢持"等都是肺主皮毛特殊调节作用的重要部位，肺在脏腑功能活动基础上主持皮毛是肺生理结构的重要组成部分。

皮毛又是病邪直趋脏腑的外围，在病因作用下，若失于开合，肺失宣

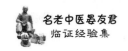

降，"鬼门"闭塞，"玄府"不通，"气门"掩盖，肺系即可出现寒热虚实的盛衰变化，其发病与否取决于肺与五脏、五脏与皮毛、肺与皮毛的功能状态，一旦失去稳态和相互间的生克制化，形体组织间隙的气血津液就会转化成痰水饮瘀血等病理产物，积聚壅滞于肌肤，流溢于脏腑组织，日久而三焦气化不利，二便失司，膀胱气化开合不及，故而形成水肿，尤其重要者，肾中元阳不能鼓舞肺启动，阳气敷布不及，水液不化，故而水肿，日久皮肤弹性减弱，是因为"勇与苗劳甚肾汗出，肾汗出则逢于肌，内不能入于脏腑，外不得越于皮肤，客于玄府，行于皮里，传为胕肿"。说明了"太阴气绝，皮毛焦，上焦不通"，皮毛致密，玄府不通，卫气不得泄越，故外热，病理产物积于皮里膜外，建立了第二道屏障，皮毛卫外功能不足而疏松，"是故虚邪之中人也，始于皮肤，则皮肤缓，腠理开，开则邪从毛发入。"由此可见，肺与皮毛是水肿病病理特点的基础实质之一。

第二节　脾、肌肉与水肿

脾主肌肉，运化水谷，肌肉分布全身，大小各异，形态不同，呈条棱状分布，内附于骨，外与皮肤连属，构成了机体的外形，保证其能量物质的储备，与筋骨经脉共同构成体腔壁保护脏腑，输送气血入脏出腑，入里达表，肌肉有脾精气所化生，是后天营养发育的重要标志，和人体健康与否的外在表现。《素问》认为："清净则肉腠闭拒，虽有大风苛毒，弗之能害。"肌肉丰满厚实，是气血营卫调和充盈，脾功能旺盛，抵御病邪的能力特强，不易受外邪的侵袭，而皮肤间有接头，呈现凹凸不平的分肉、分腠、分间、䐃肉是三焦的有形表里结构，物质气化的场所，气血津液及病理产物积聚的通道，病邪流注的环境，所谓正邪交争之处，脾为肌肉物质基础的来源，肌肉又赖于气血和脾功能精气的涵养，脾生血，肝调节血量，心主持血脉运行的共同作用下，输送气血至全身，经大小循环又回到心脏的节律运动，不断更新肌肉中的营养物质，维持肌肉关节骨骼的运动消耗，若心脾肝血运动功能失调，心血肝阳、脾精不足，气血津液痹遏变成水湿痰饮瘀血，充斥肌肉，泛溢肌肤形成水肿，从而使肝胆枢机不利，后天生化乏源，心脾血液无力以运，阳虚而运营不及，是水肿病理过程中重要的形成原因之一。

第三节　肝筋与水肿

　　肝为宗筋之府，筋膜附于骨，是人体的有形结构，由肝阳精之气所化生，呈腱囊状分布于四肢百骸，表里内外，脏腑组织，又是关节的组成部分，为人体的半表半里，膏膜、募原所在的机体腔隙的构成部分，对脏腑组织关节起着支持连接作用，随肝阳精气的盛衰消长，维持气柔韧状态。《素问》指出："肝者其华在爪，其色在筋，肝藏筋膜之气，足厥阴阳气绝则筋绝。"筋膜深浅分布于四肢与十二经并行于筋经，前后交叉而形成筋膜，筋腱分布于脏腑之内外形成腱囊，如心包、胃肠黏膜、肠系膜等，肝在病因作用下，首当其冲损及肝之阳气，肝阳气虚，枢机不利，气机失调，肝用不及，中焦运化失司，肝阳无用，疏泄无度，气虚痰火湿食虚实相夹，病理产物积聚，上行下流横入腑脏，筋之刚柔之性失济，阴阳失和，精血失煦，后天乏源，气滞血瘀，肝之筋经寒湿痰凝，三焦无阳以温，气化无能，代谢紊乱，有形之血不能续生，无形之气所当积痼，肝具有独立的生理功能，在病理状态自身补偿不及而处于低下状态，皮毛、肌肉、筋膜的肿胀，病理产物沉积水液流溢障碍，潴留于组织间隙形成水肿，肝阳虚是水肿不可忽视的一个重要环节。

第四节　经络与水肿

　　在人体组织中，还一个沟通表里内外联络脏腑的系统——经络，这种有形结构属于五脏各系统复杂的传导感应装置，以心之精气为物质基础，通过经络传导到全身各部，各种病变也通过经络影响脏腑组织，其经络大小长短有异，各自归属于所系脏腑，其脏之大络长，孙络小而短，运行走向自行其道，营卫精气亦在此进行交换，是流动的唯一通道，在心神调节下，对脏腑机体起着物质调节分配、保护以及各种反射活动，经络对病邪，结和抗御功能，并与之相互竞争，切断深入，使气血营卫的流速流量保持协调平衡，若心及五脏在经络系统的功能失调，反映出正邪相争虚实变化，任何致病因素都可使经络阻滞，气血瘀阻，痰水饮食积蓄，病理产物潴留于组织间隙，形成水液不归正化，排泄代谢回流减少，生成增多，在全身和局部出现水肿。

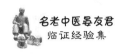

第五节　肾与水肿

　　肾是人体阳气开发的原始动力脏器，主持水液代谢吸收排泄，在肾阳精作用下，同五脏一起温化渗出清之浊，浊之浊于体外，储藏肾之阳精，以供机体生理病理需要和消耗，对人体生长发育生殖起着决定性作用。《素问》认为："肾者主水，受五脏六腑之精而藏之，五脏盛乃能泻"，强调了五脏与肾，肾与五脏，在阳气精血方面对机体的重要性，在此基础上才能主蛰，气化开阖，使水液正常排泄，不得蓄于下焦，上凌心肺，横于脏腑的生理状态。若肾阳虚衰功能低下，水液则不循常道而溢于肌肤形成水肿，可见肾之功能不及，在水肿病理生理过程中是重要的病机环节，肾与肝脾一起不断地精血交换，疏泄和运化水液，它们在功能上盛衰一致，而气机畅病邪泄，精血藏，后天之本健固，使先天补充有源，营卫气血津液畅通无阻，病理产物无滋生停滞之地，阴阳和通五脏安和，病不生焉。

第六节　结语

　　从人体的形态结构探讨水肿病的病机实质演变，又从水肿病的病理生理角度研究其发病规律，有利于对本病的诊治和预防，水肿的产生是由于过多的组织液积聚在组织间隙，生成大于回流，水液潴留，血管内外交换障碍，人体的皮毛脉肉筋络脏腑等有形结构是水肿形成的条件，在临床上应用温肾壮阳，化气行水，发汗利小便等方法，难以及时消除水肿，这是由于全身和局部的有形结构被水肿所破坏，难以一时修复，玄府功能不能一时开启，说明机体在正常情况下不易受到外邪的侵袭而致病，一旦致病是因为脏腑组织受损严重之故，有形结构的恢复是有其时限条件的，在基础上的质量的变异决定其病与不病，好转和恶化，肺脾肾三脏是人体水液代谢的主要脏器，心肾是调节水液的枢纽，而有形结构则是形成水肿的实质。我们在临床治疗水肿时，既要有效地利尿消肿，又要增加汗液，及时补充津液，以恢复精血阳气的生机，加强脏腑组织的机能活动，从质上去扶正祛邪，标本图治，并视其机体在水肿病理状态下缺少虚损而温补之，有余则泻之，弄清水肿的病生实质，对临证研究本病发生发展规律及其预后具有积极的进步意义。

第二十章　肝阳虚证治研究

五脏皆分阴阳，肝亦在其间，从古到今历代医家都认为肝为将军之官，内寄相火，阳常有余阴常不足，肝气有泄无补，余拟从肝阳之角度，理论和临床的辨证施治过程，客观反证肝阳的存在，借以补偏救弊。

肝主疏泄，性喜调达，人体阳气之布散，气机升降出入，中焦之运化，后天的生化不竭，皆与肝疏泄功能正常有关。清医家唐宗海认为"木之性主于疏泄，食入于胃，全赖肝木之气疏泄之"，有一语道破天机之意。功能和物质的对立统一的两个方面和肝本身生理功能证明，肝性刚中有柔，本如阴阳，脾胃为后天之本土能养万物，始于阴阳，肝脾乃字母因果之脏，若二者阳气发动，温煦滋养全身，而五脏安和，六腑通畅，体健形厚，病不生焉。

第一节　肝的生理和病理变化

肝脏为七情活动之中心，节制情志之主，肝郁气滞时，能自动解郁使情志疏缓，当外来刺激时，能自动控制五脏神魂魄意志之间的稳定和协调，使之保持正确的思维和情绪，从而使机体内外环境处于相对平衡。阴阳学说认为"阴在内阳之守也，阳在外阴之使也"，"凡阴阳之要，阳密乃固"。气机的升降出入的各种形式必须赖肝所调节，这种调节情志、职司思虑、定正五志、通调气机、疏泄中土、辅助神明功能就是肝阳气。以肝为中心枢纽，使肝血达五脏全身，故目能辨五色、口能知五谷、舌能觉五味、鼻能辨香臭、脚能步、指能捏，四肢百骸五官九窍无不受濡，它既能解郁气，又能聚敛耗散之气，达到"疏其气血，令其条达，而致和平"之目的。肝的功能活动是阳气，表现成一职多能，而在病理过程中易虚易实，《血证论》中对泄泻胀满病症就认为"水谷不化，设肝之清阳不升，渗泻中满之证，在所难免"。

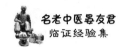

在《衷中参西录》记载运化不能中说："有饮食不能消化，服健脾暖胃之百剂不效，诊其左关太弱，知系肝阳不振，投其黄芪一两，桂枝尖三量，数剂而愈。"肝又为罢极之本，体阴而用阳，肝藏血，为调节血液的枢纽，心主血，肝藏血实为肝用之功，肝体阴于血，用阳于气，阳用则心涌于心，心血充则血统于脾，心脾血盛，归藏肝，故能体阴而用阳，由于"无阳则阴无以生，无阴则阳无以化"，肝之动静，阴阳济既，刚中有柔，若升降失司，肝横侮土，肝郁化火上扰清宫，上焦被炽，运化失司，浊邪上乘，乙癸气化无权，清阳下陷，反顺为逆，疾病就会产生，我们在临床上肝郁气虚下陷之肝胃不和、肝脾不调及肝脾两虚之证，施一升降利枢、调畅气机，使肝之清阳渐之升发，阳气得以补充，而顽疾得以痊愈，在临床中所见之痰饮、水肿、阴挺、吐泻、妇女崩漏之患在发病整个过程中可表现为肝阳虚证型，以温补肝阳之法取效。肝阳不足，寒凝气滞水肿肝系，肝体膨胀，阳虚阴盛，肝气虚祛，阴阳俱危，气滞血瘀，邪无出路，肝体则废，而阴阳和调，阳施阴化，气血充，气至血至，荣筋华爪养目。

精血源肝，乙癸同源，肝肾同居于下焦，精血互换，肝为后天之枢，肾精繁衍生化，二脏乃子母之脏，当人体在年老体衰之"七八肝气衰，筋不能动，天癸竭，精少肾脏衰，形体皆极，故形坏而无子也"。肝肾在生理上相互影响，母子同病，母病及子，子盗母气，子令母实，母令子虚，肝若阳气虚直接损及肾阴阳的亏虚，从肝肾至五脏，阳气至半为肝肾阳气已虚阴尽阳竭阶段，由于肝之阳气"精则养神，柔则养精"，肝肾在人体功能活动中盛衰是一致的，精生于血，血养精，无精则血淡不荣而无气，无血则精中无阴而不润。《灵枢》认为"五十岁肝气始衰，肝叶始薄，胆汁始减，目始不明"，阴阳乙癸，精血渗灌，精与神合，阴平阳秘则昌，阴阳离绝，精神离散则亡。而肝之阳气犹如釜中之薪，日中之阳，不可缺如，当虚者补之，实者泻之。

肝为相火，有少壮之异，而"壮火食气，少火生气"，壮火为虚邪，少火为正气，肝之阳升，上系心君之火，下络肾中命火，三焦经纬围体，而"上焦开发，宣五谷味，熏肤充身泽毛如雾露之溉"，"中焦受气取汁"而化为血，充养滋润全身，下焦权衡气化通调，这些功能体现在肝之阳气对三焦的制节疏泄作用，之所以肝是人体最为重要的枢纽机关，肝胆互为表里，泌别胆汁，以助运化，肝疏胆液，胆助肝添薪加油为用，肝体得养，肝魂阳动，势如弩弓，激动之而发，循环往复，"凡十一脏取决于胆"也是在肝的阳气作用下，生生不息，后天有源，肝为将军之官，升降之枢，精血交换之处，肝之阳是脏腑功能活动的枢纽，气血津液疏泄循环的主要动力，它内寄相火，体阴用阳互联互根。

第二节　肝的病机实质

五脏阳气虚怯，病生于肝，五脏化五气，内伤七情，肝阳虚衰，"阳精所降，其人夭"，肝阳虚的病机转归是疏泄升降失司，证见胁肋胀痛，胸闷腹胀，疼痛，短气难言，郁郁寡欢，神疲纳呆，呕吐泄泻，发热恶寒，口苦咽干，头晕目眩，爪枯肤黄，肢麻肉瞤，痿疭痉挛，阴挺脱肛，久咳不愈，妇女月经不调，先后不定，不育带下，四肢厥冷，舌红苔灰黄，脉关弱寸散大。三焦失司，气化无权，证见恶寒发热，面目及下肢浮肿，心悸怔忡，喘咳息微，胸闷纳呆，嗳气频频，或胸胁彻痛，便溏溲赤，腰痛酸软，舌胖苔白或光镜少苔，脉浮大而弱，若阳虚阴盛，枢机不利，证见日晡潮热，盗汗畏寒恶风，食少便溏，巅眩昏蒙，倦怠嗜睡，胁腹疼痛，腰膝冷重，四肢厥冷，舌淡红苔薄黄，脉弦细，此三证散见，隶属于虚实寒热错杂时出现，其鉴别之要点是，在于三焦失司，气机失调，七情内伤，表现在肝经所循部位不适，常见于水肿消渴，胁腹疼痛呕吐，眩晕等证，都属肝阳虚证范畴，在功能上表现于肝疏泄不及气机升降出入失常均可是肝阳虚之证。治肝大家黄坤载先生说："肝气宜升，胆火宜降，然非平脾气之下行，则胆火不降。"病生于气，气生百病，临证也易被医者所混淆，故而以资鉴别。

肝阳虚证以定，施治疏肝解郁，调畅气机，益火添薪，甘温助阳，升阳散火为肝阳之大法，厥阴多血气虚，由于"天一生水"遵循灵枢"损其肝者缓其中"，和景岳先生的"阳虚者补而兼缓，桂附干姜之属也""善补阳者，必以阴中求阳，善补阴者，必以阳中求阴"，左右归饮、左右归丸就体现了这一原则，明代医家赵献可推崇温肝之疏肝益肾汤，滋肾生肝饮，七味饮等。温补肝阳之法，莫过于调阴阳，畅气血，益元暖气，而补气当先温阳，阳旺而阴散，升阳而降邪火，程国彭先生对于阳虚认为"阳虚不补，气日消，有形之血不能续生，无形之气所当急痼，以无形生有形，先天造化本如是也"。东垣先生补肝阳宗灵、难之旨，补气升阳散火，使气上行下流归心主脉，疏脾行腑，他说："五脏受病，阳气下陷，阴火上升，火与元气势不两立，一胜则一负。"他在治疗黄疸时，用常规之法不效者，清神益元汤以升阳散火之法治疗获效，宗观组成方药中，每以升麻、柴胡、益智仁、蔓

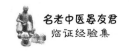

荆子、葛根、砂仁、姜黄、藁本、泽泻、白术、当归、防风、苍术、天麻等
祛风温中补脾升降气机之品,仲景在治疗厥阴之虚实错杂阴尽阳绝时以寒热
并用之乌梅丸、黄连汤为其代表。唐容川指出:"厥阴为阴之尽也,阴极变
阳,故病至此,厥深热亦深,厥微热亦微,血分不和,尤多寒热并见。"亦
有医家如《石室秘录》就认为:"肝为木脏,木生于火,其源从癸,火以木
炽其权夹丁,用热不远寒,用寒不得废热,古方治肝之药,寒热配用,反佐
杂施,职此故也。"

王旭高先生治疗肝病补肝之阳以天麻细辛为君,肉苁蓉佐之,阳亢生
风,源由于阴阳之微,受七情神动之影响,当阳亢生风的病理转归变化过程
中的"极反"阶段,扶阳以滋阴,达到风熄火降的目的。蒲辅周老先生在治
疗肝过程中亦大胆地说:"肝炎阳虚者,亦可用附子汤,肝阳虚则筋无力,
恶风善惊惕。"更加证明了肝有阴阳之分,肝阳虚的客观存在,阴阳之盛
衰,是有补有泻,是肝胆气虚进一步发展的一大类型,为七情内伤,代谢紊
乱,升降失司病机演变的焦点。我们在长期的临床工作中,认识到肝阳虚之
类型较多,在辨证施治基础上并将为肝阳虚拟定治疗胃脘痛、腹痛、久利、
痛经、眩晕等属于肝阳虚证者。

经验方1 自拟柔肝补气汤,其方药组成有芍药、甘草、当归、肉桂、益
智仁、郁金、佛手、覆盆子、藕节等;治疗水肿、吐泻、癫痫、阴挺、不孕
等证表现为肝阳虚证者。

经验方2 自拟暖肝温阳汤,由附子、肉桂、干姜、乌药、丁香、升麻、
葛根、葫芦巴、肉豆蔻等组成。两方均可随证加减,阴虚甚加枣仁、枸杞,
血瘀加丹参、甲珠,黄疸加虎杖、栀子,阳亢加龙骨、牡蛎,出血加青黛、
蛤粉、仙鹤草等。我们长期以来应用二方治疗鼓胀肝硬化腹水、水肿、老年
性子宫脱垂,其病情之复杂而顽固,病程之缠绵,都采用缓缓药图之,而渐
之痊愈,每遇久利之病,伏气所感之证,以补肝阳之法数剂而愈,治疗重证
肝炎、晚期肝硬化之肝病都以温肝疏化补肝之法,使阳充而邪去,通畅气机
生阳而助运化,对顽固性的消化道疾病胃脘痛用本方法治疗亦取得了较好的
疗效,还有温病而阳气虚,属冬不藏精之肝阳气虚者,亦常以温药治温病,
疏肝借以补肝。实践证明,肝阳虚实为客观存在,与五脏阳虚一样同阴虚对
立,是肝胆学说的重要组成部分和完整脏腑理论必不可少的重要内容,在传

承弘扬中值得加以补充。

第三节　肝阳虚不孕不育证治

肝是人体最为重要的脏器，其机能活动正常与否关系到阴阳平衡，内外环境因素协调和适应性都有着直接的关系，后天脾胃对水谷精微的化生送能源源不断，使精血能互换泌别形成"天癸"，而肝之阳气对人体生长发育生殖都起着重要的动力能源和及时的转换储存作用，并调节着人体血液的分配，储藏血液，滋阴五脏神和七情的平衡，男精女血产生和溢出，发动三焦气化，阴阳水火的共济，乙癸同源互补交换有着特异功能，若在病因作用下，肝机能紊乱，必当损及肝阳，不论是太过和不及，功能和物质基础之间迅速发生变化，产生气机失调，寒凝血瘀，虚风相搏，阳虚损阴，干扰生殖系统的密码信息传递功能，排异阴阳精血之媾而不相顺逆，乃阻隔而不孕不育，由于肝阳虚功能低下，故对不孕不育之治疗采用温补肝阳之法，不失为一种新的思维方法，值得深入探索和研究。

1.气机不畅则无子

在内外环境各种致病因素作用下都可造成气机失调，气不疏，肝郁气滞，干扰影响人体内外环境的稳定和情志活动，而气机不畅，升降出入太过和不及，都可出现一系列防御功能紊乱的应答反应，诸邪致病，无不表现肝疏泄太过或不及的功能失调，肝阳气虚，女子经不应月，衍行甚则停闭痛经，阴寒凝聚，胞脉受阻，冲任督带无阳以温，或温不及时，八脉失约，寒水痰瘀气滞气虚相互充斥，肾中命门真火，无以温煦而不孕不育，男精不应日则阳事不举而阳痿、早泄、死精、少精、无精之证在所难免，肝阳不充而气机不畅，后天生化匮乏，三焦气化和卫气营血输布所阻，精血不能交换，从而导致不育不孕。

经验方　治疗本证宜畅气机通肝阳，自拟"将军汤"以柴胡、升麻、葛根、桂枝、香附、防己为基础方，经我们长期运用因能畅达枢机而治疗不孕不育之证。

2.三焦不利而不育

肝因为能疏泄调达气机的升降出入，使水液代谢如常，无论哪一脏腑功能异常，外感或内伤以及各种致病因素的侵袭，都可影响肝的阳气发动使三焦水道气化不利，精气血津液流量减少运行减弱，肝阳的绝对虚弱，病理产

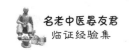

物聚结水液潴留，脏腑经络内外相互渗灌，上焦不得宣发，中下焦不能通利，清阳不升而浊阴不降，中焦失衡，上下焦决渎失职，水液泛滥至脏腑全身皮里膜外，命门火衰，寒水凝聚下焦，三焦不利，泌别精卵受阻而致不孕不育，故肝又为水道之枢，由于根本不固，宗气无充，水谷精微不化，胸中大气不与宗气相合，无阳以温，精气不得布散，中土不能疏泄，运化失司，痰饮实食阻遏，火不暖土，脾肾肝阳俱虚，后天生化无源，肝肾乙癸失权，水饮浊液痰湿瘀血阻滞生殖之道，冲任失约，无火以煦，而形体肥胖，身软乏力，不欲房事，阳凝而阳刚缺如，精血不化，缺气少阳，死冷之精六溢，三焦不利而无子。

经验方　治疗当以温通三焦，以温运调肝为法，名曰"达源汤"，由桔梗、杏仁、白蔻、苍术、白术、巴戟天、泽泻为基础，随证加减，可收良效。

3.肝阳虚则不育

肝阳虚证是脏腑辨证和临床各科虚证不可偏废的一大证型，具有特殊的病机演变规律，在病因作用下，脏腑功能障碍，阴阳气血失调，代谢紊乱，三焦气化失司，枢机不利，气滞血瘀，清阳下陷，浊阴上乘，干扰心肺，横侮脾土，直犯下焦，阴寒凝聚，邪伏募原少阳三焦，风火虚阳相引，伏气内潜，七情内伤，升降失司的病机演变过程，肝阳犹如釜中之薪，日中之阳，为脏腑活动之枢纽，后天生化的动力源泉，肝为将军之官，职司谋虑，厥阴无阳则精中无神，泌别精气衰少，生殖机能减退，肝肾阴阳虚衰而不孕不育。

经验方　此当以温补肝肾，我们也在临床中自拟"温肝汤"，由葫芦巴、熟地、肉苁蓉、锁阳、柴胡、香附、山药等组成，米酒为引。

4.水火无济则精寒血瘀

心肾不交，水火既济，阳施阴化，胎孕乃成，若水火无济，心阳不能下降温暖肾水，肾中命门火衰，精寒血瘀而不孕不育，从而导致整体阳虚，根本不固，五脏生克无制，阴阳无化，生殖功能减退，气机失常，气乱横侮，上逆下流阻遏上下二焦，阴阳失调，从而表现出寒热虚实盛衰消长的病理变化，临床上除不孕不育外，同时伴女子月经不调，五色带下，眩晕不寐，男多梦遗精，梦遗精冷少精，甚则死精和无精，腰膝酸软乏力，耳鸣记忆力减退，注意力不集中，入房则阳事不举，心有余力不足，举而不坚，不能完成正常交媾而不孕不育。

经验方　以调和肝肾阴阳，交通精血为法，我们在长期临证中总结了调经汤治疗，由淡竹叶、桔梗、甘草、莲心、丹参、附子、荔枝核、牛膝、淫羊藿等为基础方进行施治，以红糖为引。

5.先后天无补精血衰则无子

肝为先后天生化之枢，若阳虚肝气衰弱，后天不养先天，先天不充填后天，中焦无源以养，精血不能生化，精卵中无气少阳而无子不孕不育，肝阳一虚，肝气不能输转，上下不得温煦，阳中无精而浮越，扰动肝阳而房事不节，精少则阴不得阳助无以施化，阳虚水液不布，中焦受气不化，无血归藏于肝，奉养于心，精神不得专一，肝血虚少，精血交换衰少，阳不施泄阴不滋阳而无子。

经验方　宜调畅气机，促先后天互补滋生，以阴中求阳妊娠则成，我们自拟生精丸进行治疗，由太子参、茯苓、枸杞、胡椒、小茴香、韭子、甘草组成，以水煎三沸服，日三次，次100毫升，加淡盐水混服。

肝之阳虚与不孕不育之间存在着本可分割的内在联系，直接影响机体的生长发育和生殖规律，男精女血的生理机制受到破坏，精卵受到抑制，君相泌别受到阻断，不能同气相求，动态失司，气化失常，气机紊乱因而不孕不育。实践证明，肝之阳虚则气机三焦不利，水不涵木，精血无阳，中焦生化不足，不孕不育之本质是肝阳虚衰，具有特殊的证治规律，在治疗上，应求得阴阳平衡，阳施阴化，从而气机畅八脉和，男则应日，女则应月，精卵融汇则胎孕而成，尤为重要的是遵循景岳之阳中求阴，阴中求阳，充分启动肝肾之阳，发挥肝阳在生殖功能上的特殊功能和生理效应，正确认识肝肾之阳与五脏之阳气的关系，以及肝在其中的生理地位，对不孕不育的诊断治疗，研究优生优育，延年益寿，都有重要的作用。

第四节　再论肝阳虚证治

在中医学理论中客观存在着肝阳气虚证，早已被历代医家临床验案所旁引，肝阳虚是脏腑虚证的一大类型，具有特殊的病理过程和证治规律，在致病因素作用下，脏腑功能活动障碍，阴阳气血失调，代谢紊乱，三焦气化失司，肝阳虚而枢机不利气滞血瘀，清阳下陷，浊阴上逆干于心肺，横侮脾土中焦，直犯下焦，阴寒凝聚，厥深热深，邪伏募原，风火虚阳相引而病深不解，伏气内潜的病机演变过程。

一、源流

肝之阳虚由来最早沿于古代朴素的辩证法思想，任何事物都是由对立

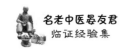

统一、相互关联的双方组成。《内经》中"阴在内阳之守也，阳在外阴之使也"，"阴阳者，天地之道也，万物之纲纪，变化之父母，生杀之本始，神明之府也"，"阳气者，精则养神，柔则养精"，"凡阴阳之要，阳密乃固"，非常重视人体阳气的存在，在此基础上，专门论述了"七八肝气衰，筋不能动"，"五十岁而肝气始衰，肝叶始薄"。证明了阴阳存在五脏六腑之中，在人体生命活动的全过程，无不受到肝之阴阳的温煦和濡养的特殊功能的影响，后世医家诸如王冰、王旭高、张景岳、唐容川、张锡纯、李东垣、黄坤载、程国彭等对肝阳虚之枢机不利及其功能低下的"出入废则神机化灭，升降息则气立孤危"的名言从不同角度阐明肝阳虚的存在，肝之阴阳虚实的客观存在。

二、肝阳虚的病理生理实质

肝重疏泄，性喜条达，阳气布散，生身变异，气机通畅，升降出入自如，肝阳动土，后天生化不竭，肝阳亦柔中有刚，子母共济，肝脾阳气发动，四脏得温，全身得养，体健形厚，病安从来，之所以"木之性主于疏泄，食入于胃，全赖肝木之气疏泄之"，有对肝之功能的高度概括，肝调节情志，使气机维持协调平衡，为七情活动枢纽之脏，在肝气郁结时，能使郁解气散情志疏缓，气虚气耗时，能敛气藏血，归于肝，在外来刺激作用下，自动调节五脏神（神魂魄意志）内环境的功能活动，使之适应内外环境的动态变化，人体的基本生理功能是靠气机的升降出入的运动形式得以实现的，这种运动使肝血达全身上下表里内外，四肢百骸、五脏六腑、五官九窍无不受濡，故"疏其气血，令其条达，而致和平"，肝有为罢极之脏，体阴于血，用阳于气，阳用则血涌于心，心血充则血疏于脾，心脾血盛则归藏于肝，血足而荣筋华爪养目。肝肾同居于人体的下焦，精血源肝，精血互换，精生血，血养精，乙癸同源，盛衰一致，无精而血淡不荣，无血而精中不滋膘而不悍，表现为有精无神，肝中之相火，上连心君之火，下煦肾中之命火，从而三焦气化启动水道则通利，肝胆互为表里，肝疏胆汁，胆汁泌而后天有源，肝体得养，故"十一脏取决于胆"，由此可见，肝具有节情志、司思虑、正五志、畅气机、疏中土、泄病邪、储存血液、神动后天之枢，是上焦开发、中焦受气、下焦渎利、将军之官、精血交换之处、气血循环的主要动力的肝阳气功能具体表现，也就是肝阳气病理生理的实质所在。

三、病机演变的主要规律

肝阳虚首当其冲的病机关键是枢机不利，气机失调，肝用不及，中焦运化失司，吐泻、胃脘痛、腹胀满、腹痛、水肿、痞证、奔豚气、郁证、症瘕、积聚、鼓胀、癃闭、眩晕、心悸、肺胀、肠覃、石瘕、黄疸、消渴、胁痛等病，唐容川先生认为是"清阳不升"，张锡纯认为是"肝阳不振"，蒲辅周认为"肝炎亦有阳虚证"等，实际是在各种致病因素作用下，肝阳无用，疏泄无度，气血痰火湿食瘀等病理产物积聚，虚实寒热错杂，上行下流横逆入腑，刚柔之性失济，阴阳失和，气滞血瘀，寒凝肝脉，阴尽阳竭，热深厥深，热微厥微，脏腑经络、三焦无阳以温，水道气化失司，中州运化失司，气机不调、肝阳不升，故可出现身软乏力，气短懒言，食滞纳呆，二便失禁，上吐下利等病理转归。

四、肝阳虚及其证治

肝阳虚一证，因虚而成阴盛，肝之阴虚而成阳证，由于阳虚而阴寒凝聚阳运不及而阻滞，病理产物结聚，这种因果联系是阳虚而肝脉亏虚血少，寒凝气滞血瘀痰阻的病机演变过程，临床症状可见胁肋胀满疼痛，少气懒言，郁郁寡欢，神疲纳呆，呕吐泄泻，恶寒发热，口苦咽干，头晕目眩，爪枯肤黄，形瘦肢麻，痉挛瘛疭，妇人痛经，月经不调，不育带下，久咳不愈，四肢厥冷，舌淡苔白或黄，脉浮大或心悸怔忡，面目浮肿，喘咳息微，胸闷嗳气，便溏溲赤，腰腿酸痛，日晡潮热，自汗盗汗，昏蒙嗜睡，胸腹挛痛，舌红苔少，脉弦等均与肝阳虚证相符。我们在长期的临床工作中，运用温肝暖肝疏泄补肝之法治疗以上诸证，如"柔肝补气汤"治以补肝之气而不忘行气，调血补肝而寓于温肝益肾，行收配伍，对于肝阳虚而致的痛经、郁证、久利、眩晕等病。而"暖肝温阳汤"是温肝补母子之脏，使其肝阳升动，阳藏气行，适用于肝阳虚而致的水肿、呕吐、腹泻、癫痫、阴挺、不孕不育等证。在应用过程中可随证加减，阳虚日久损及肝阴者，加酸枣仁、枸杞，血瘀加丹参，黄疸加茵陈、金钱草、虎杖，出血加青黛、蛤粉、仙鹤草，其用量可根据虚实兼夹的不同而随证加减。

五、肝阳虚的临床佐证

肝阳虚证的治疗应潜阳和升阳反佐，温阳与行气合施，遵内经"损其肝

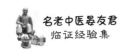
者缓其中"和景岳之"补而兼缓",左右归饮丸,王冰的"益火之源以消阴翳",程国彭的"补阳而血生",东垣先生的"升阳散火",补中益气汤,升阳散火汤,《伤寒论》中的寒热并用反佐法,黄连汤、五泻心汤、乌梅丸证的取法,仲景之肾气丸等阴中求阳,用寒不远寒,用热不远热,阳中求阴,通畅气机,甘温泻阴,赵献可的疏肝益肾,益肾生肝汤,王旭高善用天麻、细辛、肉苁蓉以温肝阳,借以散寒行气祛风甘咸滋润固护阴阳,使阴阳恢复平衡,达到阳生阴长、阴平阳秘、精神乃治的目的。

我们在临床实践中,对黄疸、鼓胀、水肿、肺胀等证之阳虚者,以温肝疏化,调气助运,暖肝温阳之法数剂而愈。

典型病例

1.曾治一四旬女性胁痛病人,被西医诊断为胆囊炎,经输液打针多剂未效,疼痛剧烈,病情加重,呕吐频繁,头晕目眩,神疲乏力,舌淡苔腻,脉弦紧,用温肝阳,调升降用基础方二剂而愈。随访二年未发。

2.又遇一男性学生患鼓胀之病,被诊断为血吸虫肝硬化,经驱虫保肝治疗二年,仍肚腹胀大,青筋暴怒,咳喘心悸,又经用实脾利水之法不效,余以温阳暖肝之法,用基础二方交替服用三月腹水消退十之八九,再进柔肝补气汤三剂而腹水全消而病愈,随访三年未发。

3.又遇一久利男性中年病人,脓血便二年,日六七次,里急后重,腹痛绵绵,痛则泻,舌淡苔黄白相兼,脉沉细,以芍药汤、黄连解毒汤数剂不愈,病情亦有加重之势,是为肝阳虚而滑脱失禁所致,脾阳不振,升降失司,以温肝补气之剂一剂而利止,后重除,痢疾止,病告痊愈。阴挺之证,常法为补中升举之剂,大剂参芪之品,而疗效甚微缓慢,数月不效,我们每遇阴挺之病,以温阳暖肝之剂数剂而愈,特别是遇一老年子宫脱垂数十年,突出不能回纳,时有红白带下,脉细弱,年七十而穷必及肾,乙癸阳气亏虚,先后服柔肝补气之八剂而愈,令其卧床休息三月,以养阳气,缓图阳升气固,冲任督带得以温煦,肝阳发动,气血枢机调畅,阳旺气固,半年而愈,随访五年未发。崩漏乃妇女之急重险证。

4.有一妇人年三十而崩中漏下,淋漓不尽,时而量多如注,先后无定期,病久而及肝肾,久则虚瘀俱现,冲任之脉虚衰,经西医以人工周期、激素、刮宫等中西医治疗未见好转,崩漏继续,病情尚未得到控制,以温肝阳而使冲任调,五剂而崩漏止,使血归于脾统,归于肝藏,肝之阳气温固,而经血按期,量质纯正,病情痊愈,随访二年未发。

5.吾又遇一少年男性癫痫之疾,幼时跌扑外伤之痼疾,一逢寒冷饥饿饱餐受凉后而反复癫痫阵作,以突然昏倒,不省人事,口吐白沫,时发出猪羊叫声,四肢抽缩,移时苏醒复如常人,曾在多家医院治疗未效,病情无减,年幼而肝肾受损,精气五脏神情内伤,筋肉经络外伤,神不内守,肝阳无以发动,心肾不交,阴阳失调,阴不敛阳,阳无所附,虚阳外越,病邪乘虚而入,用温肝暖肾数剂而愈,随访五年未发。

肝阳虚之证,是各种疾病的一个重要证型之一,在临床上易于被医者辨认和忽视,可以表现在疾病发展过程中的各个环节,随其体质虚实情况可反应在各个证型为一过性和经久不愈,其突出者是在大病久病和失治误治或成坏病时,内伤的七情、运化和疏泄代谢是紊乱的,内环境气机运动的形式失调,肝之阳气具有多项调节功能,主持机体的升降出入,情志调节,男精女血控制,生育生殖功能,脾胃燥湿运化功能,五脏神,气血精液津生化变异再造,遗传和基因信息传递都起着重要的生理作用。中医学自古到今,没有明确分辨肝之阴阳在生理上的重要意义,实践证明,肝有阴阳,而是有补有泻,因为阴阳代表着事物对立统一的双方关联的整体关系,中医学十分重视阳气在机体的重要性,它平衡着机体内外环境功能活动统一性,阳虚而阴无以化,阴虚而阳无以生,肝之阳气有其独特的生理功能,故在治疗上也有特别的治疗原则和方法,肝为将军之官,职司梦虑,厥阴风木之脏,多血少气之体,一旦在病理状态下便自身补偿不及,常处于弱势低下的状态,所以我们在治疗各种疾病的过程中,特别是在治疗虚实寒热错杂的情况下,要十分顾护肝之阳气,在错综复杂的疾病中因势利导,引邪外出,促进机体不断地恢复平衡状态,若能认识本证,明辨病机证治规律,完善系统的脏腑理论,不断地指导临床实践。

第五节 肝阳虚与血瘀证论治

中西医结合治疗肝病,尤以阳虚血瘀证最为棘手,肝之阳虚血瘀证之间存在着因果联系,中医学中认为,肝是储存血液、调节血量的重要器官,在致病因素作用下,肝之阳气首当受损,从而造成肝血在流变学中功能和物质间的平衡失调,引起虚实和盛衰的变化,虚损而代偿能力不足,肝系失去温煦,气血不充,瘀滞于局部和全身,肝血及其气血津精从量变到质变的病机演变,而肝之阳虚出现的气滞血瘀可发展成心、肝、脾乃至整体的血瘀证的病理转在中医传统理论中客观存在肝阳气虚,已被古今医家及临床验案所

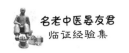

证实，当机体在脏腑功能障碍时，就会发生一系列的阴阳气血失调，水液津精、水谷精微的运化和能量转输、敷布的功能紊乱，上中下焦三焦气化失司，肝阳虚而枢机不利气滞血瘀，清阳下陷，浊阴上干犯心肺，吐故纳新受阻，横逆而使脾土受侮，气滞寒凝下焦水液代谢下元命门受累的病机演变过程。

肝之藏血摄血功能低下，肝脾能量转换不能出现血瘀，病理产物阻滞下焦，精血不能正常交换，瘀滞壅塞，不能生化后天，脾胃受困，不能养先天，故而出现心肝脾肾脏腑的内环境不能净化和交换，新陈代谢不能正常进行，从而出现整体血瘀证，人体的血液系统，若在肝阳虚为中轴，血液的流通量在单位时间内负荷减少，出现各科的疾病，基础疾病是肝阳虚，同时出现生长发育生殖功能的不足或失调，阳虚而特别是肝阳虚的相对和绝对阶段性缺血和局部性瘀血，久之向周围扩大到系统和整体乃至脏腑经络和全身的瘀血，肝阳气虚衰与血瘀之间存在着因果联系，肝是调节血量的主要器官，在各种致病因素的作用下，肝阳气首当受损，进一步造成虚实盛衰变化，功能和物质之间的平衡失常，代偿不及而阳气虚衰，肝系及血液系统所属的脏腑经络失去温煦和濡养，瘀滞于局部和全身，从而造成气滞血瘀的严重后果，引起血液从量到质的机能变化，肝阳虚所致的血瘀证可表现为三种病理转归，极大地影响着病者健康和束缚医者临床治疗思维。

一、肝阳气虚的心系血瘀证

肝之阳气缺乏，血液调节不应，不能使心维持排出输入的有效血量，在正常情况下，心主持血液在脉管内运行，使之不溢出脉外，心血充则心神明，心血瘀阻是由于肝阳气不足以调节血量减少或增多，使心之血液输出过多或不能疏泄的情况，造成心脏腔隙及心系所属的部位血液瘀滞，与此同时病理产物积聚，水气凌心，痰瘀内阻，气滞水停血瘀也在所难免，气血水即蒙蔽阻遏心包，出现一系列心脏在功能和器质上的病理变化，由于肝心在血液系统对血液调节分配的诸多功能方面起着主导作用，相互为因果联系，心血阻滞反过来又要影响肝血的疏泄，从而造成肝阳进一步损伤，不断地向量变到质变的演化，由肝及心，心损及肝，肝心同病，因病致虚，因虚致病，久病不复而虚实错杂，寒热互见，穷必及肾，久病必瘀。

临床经验1 我们在长期的临床工作中总结观察的实践证明，癫痫、崩漏等病由肝阳气虚，先天禀赋不足，阳虚而气机不畅，枢机不利，气血不调，心神不灵，血不循常道，不得归经之故，任冲二脉随肝之清阳下陷而造成功能性出血之证，其内在之病理变化关系到气血经络脏腑在功能上的紊乱，更年期而气机失调，采用温肝阳调心神，温补心肝阳气，促使心肝冲任之血按期归藏而病瘳，而气机紊乱，神不守舍，不明而失养，肝阳虚而疏泄不及，气血不能上荣下濡，内外失荣，心肝不安，禀赋不足，年幼而肝肾不足，元神肝心被伤，精气不足，肾不内守，魂不纳敛，阳虚而外浮，阳虚而无以养心温肝煦脑，阳窍无所充养，心肾无以既济，阴阳失调，阴不敛阳，肝阳虚而心肾失常而癫痫时发，治疗则以温补心肝之阳，使枢机转动协调，神调阳充气濡而病告痊愈，由于在发病过程中是因痰气作祟，本质仍是肝阳气虚所致的枢机不利之故。而崩漏之治法是塞流、澄源、复旧为大法，但切不可忽视肝阳虚所致气虚而血不归经，固摄失于司制而下注不止，这一理论对于指导内妇科由于肝阳虚而疏泄运化代谢等方面审证求因辨证论治都有重要的临床意义。

二、肝阳虚脾系的血瘀证

肝阳虚而血流不及，肝脾乃子母之脏，二脏阳气发动，滋阴全身，体健形厚，肝主疏泄调达，阳气布散，失气机能正常升降出入，中焦得以运化，后天之本有源，气血生化有常，肝之功能活动刚中有柔，使土能生化万物，在五脏神机能活动中，尤以肝魂脾意对人体情志有重要的调节治理的作用，当机体在应急状态下具有内稳态调节机制，肝阳为脾之外使，起着吸收信息，传达反馈的自动控制多项调节功能，脾为肝之内守，呈负反馈于脾，从而能正常地思维、感觉和喜怒情志表达，以及气血经络四肢运动伸屈的具体反应，但肝阳虚疏泄失常，外使内守无度，可表现于气机代谢运化失司，血液壅遏瘀结，从肝到脾再从脾到肝，出血、瘀血、痛证、精神意识障碍等脾系统的瘀血证。脾为统血生血之脏，与肝处于同一内在环境，功能运动于中下焦，受五脏水谷之精微充养化生营养运输至全身各部，主司稠厚的清营之液，使之不断地进行气血津精的交换，以供机体各部的需求，若肝阳气虚、疏泄运化、精神意识、水液代谢等方面的紊乱，表现出神志脾系运化失调的临床证候，脾所统摄的血液，在生化过程中不断地依赖肝阳气调节、转输使之循于常道。

临床经验2 我们长期在临床实践中，以调和肝脾，温通肝脾之阳，畅达气机治疗各种痛证，特别是胁肋脘腹疼痛诸证，有极其神奇的疗效，这些疾病都不同程度地表现出舌脉血瘀的体征，妇女表现为月经失调、崩漏、痛经、不孕不育，以温补肝脾之法都有较好的效果，当水液代谢失调而水肿时，牵及肝脾肾阳气虚衰，首先是肝阳功能低下左右逢源上下联动，使水湿

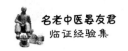

充斥于全身，脏腑虚寒，肝阳气虚而气血循环障碍，水液生成大于回流，溢于面部及四肢的病理生理实质，用温通肝脾，活血祛瘀径捷而效速，男女之不孕不育因先后天虚损所致，从表面上看五脏功能正常而有不孕之，是由于肝之生理功能直接关系到机体的生长发育和生殖，阳虚而气机不利，三焦气化失司，精血不能互换，精中无以，先后天无补，血中无火，精寒血瘀，男不应日，女不应月，阳不施而阴不化而形成不孕不育。胆石症亦是由于肝脾功能不相顺逆，特别是肝之阳气血病理产物沉结，气血瘀阻，在温不肝脾之阳基础上，兼以坚者削之，积者散之进行治疗，尤其是温肝阳和活血祛瘀的治疗效果特佳，肝阳不充而气流不及，肝脾经络受阻，气机进一步失调，水湿浊液不能上行下流，出路被阻，阻滞中焦，进一步加重气滞血瘀，气血水不得回流，皮里膜外病理产物积聚，脾血瘀积，后天化生无权之证就可叠见。

三、肝阳虚的心肝脾的整体血瘀

疾病在发生发展过程中，从量到质，由功能到器质多器官多功能受累和损害，病情非常深重和垂危，预后是不可逆的，但是，在心肝脾三脏中在病因病机方面，表现出体质因素和医源的两个方面，治疗方法和原则非常重要，体质在病理状态下的生理波动是可控的，肝之疏泄有内外的环境因素，疏泄气血是第一性的，气血的正常运行使脾阳充足，大小循环无不受濡，反之而血循障碍和衰竭，阻滞，心肝脾全面瘀血，由代偿转为失代偿的严重后果，如鼓胀、水肿、心悸怔忡、肺胀、肺痿、癃闭、虚劳、肾劳等证的后期厥竭危象，形成整体的血瘀证，阳气虚衰，循环障碍，气滞血瘀，因虚治实，虚实夹杂，本虚标实，多器官是破坏，其病情深重，缠绵，阴阳气血，脏腑精气亏损，水液代谢失司，三焦气化失职，其表现的症状愈突出而肝脾肾阳虚就愈重，血瘀也随之而加重，气血来源进一步匮乏。

临床经验3 我们长期在临床上应用温补肝阳畅经通脉之法治疗肝硬化失代偿期鼓胀癃闭之病人，在高度水肿、胸腹水、呼吸困难，饮食生活不能自理，生命质量低下，配合中西医结合治疗，腹水逐渐消退，肝肾心功能缓慢好转，延缓病人生命，医护得当，不少的疑难重证病人得以康复。由于肝之阳虚出现的水肿、鼓胀、癃闭、癫痫、胸痹、心悸、积聚、消渴、眩晕、心痛、崩漏、阴挺、痛经、寒疝、不孕不育、胆肾结石等证的治疗都具有对证个体化治疗的临床意义。

四、结语

肝阳气虚所出现的各种瘀血证，暗合于清代医家王清任气虚血瘀之证，而温肝活血亦是补气逐瘀的具体表现，是因为气行则血行，气滞则血瘀，气虚进一步发展可成阳虚，肝阳气虚则是阳虚证的具体体现，客观上肝以虚的存在是肯定的，而肝阳气的机能活动在肝本身所具有的特殊生理功能，是整体和局部的关系的客观反应，也是整体阳虚的一个缩影，其辨证的比类对立统一是一致的，肝之阳气是一种功能性物质，肝郁气滞除肝本身病变外，涉及诸多脏器、气血、脏腑、情志非肝本身的病变，从现代之整体器官分子亚微分子细胞水平的科学论断到肝局部和五脏的内在联系是一致的，说明肝之阳气是运动变化之流溢速度和功能具有现代科学理论依据的，情志的变化在生理病理状态机体都可受到影响，就气郁而肝疏泄通畅不能，阳气流溢受阻，气滞血瘀痰凝等病理产物积聚，以温肝活血祛瘀，使心血有所主，肝血有藏，脾血有统，神明，肝疏，脾运，气血营卫经络，脏腑内外得以温养，在具体运用时补缓结合，温散化效结合，反佐敛相伍，寒温并施，气机气血调畅，瘀血无处生之源，疾病则不生，总之肝阳虚血瘀证病生实质复杂，应深入研究病理过程，造成人工模式，见病思源，辨明病证，药到病除，疑难病证则有方可治。

第六节　肝阳脾阴肺阳虚证治

中医学的肝阳、脾阴、肺阳虚证在脏腑辨证中存在着缺如的弊端，而中医的精髓是阴阳对立的客观存在，双方都以对方存在为条件，相互处在联系、制约、转化的动态平衡之中，阴阳学说概括了事物相互联系的两个方面，强调机体五脏六腑，气血津液，经络之间的运动变化协调平衡的整体性，说明脏腑经络之间在结构和功能上相互依存、相互制约、互根互用的一般规律，而在中医理论和学术上客观存在着阴阳虚实的盛衰的变化，从脏腑理论的角度揭示其肝阳虚、脾阴虚、肺阳虚就显得更为重要，在脏腑活动过程中，肝脾肺三脏阴阳协调，对整体的生命活动起着决定性的作用，其内在矛盾复杂的运动规律，使肺肝脾三脏具有个体的特异性，故肝阳脾阴肺阳在脏腑理论中不可偏废，其证候表现及病机亦有其与他脏的不同规律，并客观存在于各种病机演变过程中。

1.肝阳虚　枢机不利

肝功能在疏泄和藏血方面的虚弱，处于低下和弱势状态，当然首先表

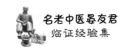

现出枢机不利，气机失调，升降出入紊乱，中焦运化失司，出现泄泻中满，气滞血瘀，清气散失，中气下陷，浊阴上承，侮肺而失于宣降，犯心而心血瘀阻，心火上炎，随病情发展可下移于小肠，深入下焦，中下阻滞而阳虚失运，水湿积聚，病理产物郁遏六腑，肝胃不和，三焦失司，而诸证叠见，这些病证由气而生，肝喜条达，通畅气机，布散阳气，疏泄气血，调节血量，运化中焦，刚柔相因，体阴而用阳，调畅情志，为宗筋之府，罢极之本，精血转化之脏，滋阴先天，生化后天，从而荣心助脾养肺。

肝阳气虚是脏腑理论的重要组成部分之一，是脏腑虚证的一大类型，肝之清阳是脏腑功能活动的枢纽动力，气血津液疏泄转输的主要脏器，后天生化的源泉，三焦水道气化的治节机关，而七情内伤，代谢失司，气机升降失调是肝阳虚病机的要点，历代医家认为，肝为将军之官，内寄相火，阳常有余，阴常不足，肝阳有泻无补之说，实为脏腑理论的一大偏废，正是由于肝为风木之脏，体阴用阳，气血瘀痰火湿食实易于内外相引，造成肝阳失用，功能活动障碍，肝体废而病深不解，邪毒伏于募原，病理产物上蹿心肺，横贯中焦，盛则直流下焦，久稽不愈之病机演变特点，临证以补益肝阳之法，应以调畅气机，温热寒凉并用，甘酸相伍，散敛反佐为要，方可切中病机，反逆为顺，肝阳虚证是不难治疗的。

2.脾阴虚而升降失司

脾之功用为升举清阳，性喜燥恶湿，若脾之阴血亏虚，不能升举阳气，反之下陷，喜恶失常，使胃不能降浊，喜湿恶燥，胃失和降，浊阴上泛，气血生化不足，精微不得敷布，升降失调，燥湿无济，影响肝之疏泄及肺精的输布，从而出现一系列的脾胃病变，在正常情况下，脾胃升降相因，燥湿既济，脾之阴血濡润，剽悍而稠厚，使五脏六腑、经络筋脉得以滋养，则形盛而体厚，若脾阴虚而火旺，不能为胃行其津液，肠燥津枯，内热炽甚，气血精津液暗耗，脏腑失养，则身体羸瘦，潮热盗汗纳呆，面目黄，烦躁易怒，口干舌红苔黄而花剥，甚则光红无苔，脉细数，由于脾具有特殊的生理个性，思虑太过，劳倦内伤，脏腑虚损，肾阴亏虚，皆可成为脾阴虚之证，其病势较为缓慢，迁延日久，易于被医者误认为胃阴虚，临床实践脾阴虚必兼胃阴虚，而胃未必兼脾阴虚，脾胃中焦只有在脾阴虚后日久表现为胃阴虚，后天生化无源，中州不济上下，百病生焉，脾阴虚以甘润平补，补气升阳相伍，使脾胃燥湿既济，中运正常，脾胃升降相因方可相得益彰，后天生化之源得以正常。

3.肺阳虚宣肃失司

卫外不固，肺主气司呼吸，使"上焦开发，宣五谷味，熏肤充身泽毛，如雾露之溉"，生存营卫津液之气，通过"肺朝百脉"以滋润充养全身，宣发肃降相反相成，共同完成其生理功能，敷布清轻营气之液煦暖机体，这是肺阳气的特殊表现，若肺失宣肃，卫外不固，津液不布，水饮不化，易受六淫之邪所侵，继而咳喘心悸，水肿眩晕，胸痹痰饮等证可见，仲景"之咳吐浊唾涎沫"甘草干姜汤主之，为典型的肺阳虚之证，肺之阳虚阴盛，水邪潴留三焦，气化不行，当温补肺气以宣发肃降，表散而固涩温通相合，使阳气充呼吸利，故得到改善肺之阳气，布散精气之目的。

肺肝脾三脏升降宣肃相因，燥湿疏泄，阴阳协调，人体之水液代谢则正常，以充而津液布散转输而维持正常的生命活动，若肺阳脾阴肝阳虚衰，使多个脏器受损，肺阳虚则上焦不利，中焦阻滞，脾阴虚则后天化源不足，肝阳虚而疏泄不及，失上下失养，气血水壅滞，由此，肺肝脾三脏在功能结构和物质基础上有密切的内在联系，是机体生理病理盛衰的关键。

第二十一章　《金匮》狐惑病辨析

第一节　狐惑病的概说

狐惑病首见于张仲景《金匮》和《伤寒杂病论》，由于湿热内郁，感染虫毒，房室淫毒侵袭，邪毒化火，以及咽喉二阴腐蚀的病人，属性病范围，与不洁之性交，胎传感染之软下疳，形成口咽及生殖器皮肤黏膜结节、溃疡、骨骼肌受损的综合病证。早在公元前3世纪，张仲景在《伤寒杂病论》中指出："狐惑之为病，壮如伤寒，默默欲眠，目不得闭，卧起不安，蚀于喉为惑，蚀于肛为狐，不欲饮食，恶闻食臭，其面色乍黑乍赤乍白，蚀于上部则声喝。"本病是以神识恍惚、狐疑惑乱为主证。

历代医家认为，由热病治疗不散，郁热滞留，邪毒内恶，横窜经络，类

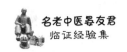

似伤寒而精神错乱，咽喉阴部腐蚀，湿热阻遏中焦，脾胃受困，久郁而伤及血分，干犯心神，正邪相争，正气来复而面赤，正虚面浮而游走不定，湿热上下熏蒸化毒，上则肺之气阴受伤，下则肝脉受损，再复从下循上攻的病机演变过程。徐中可认为是虫毒所致，"谓热淫如惑乱之气感为上惑也，狐惑者虫也"。尤在泾说："虫之乱其心，扰其胃，上下聚散无时，盖虽虫病，能使人惑乱而狐惑"，"牙疳、虫疳眉因伤寒后余毒与湿惑之为害"。曹颖甫先生认为："淫病也，直今之梅毒耳"，说明狐惑与梅毒有同病异名的观点。梅毒是有梅毒螺旋体所形成的性病病原体，由性生活不洁、输血、胎传或先天因素所感染形成，呈慢性经过，发病隐匿反复发作的特点，其症状可长达数十年，本病原体属原支细胞性微生物，菌体呈圆柱状，细长并柔软而弯曲，呈螺旋状排列，运动活跃，作用强，在机体免疫功能低下缺陷时可引起梅毒发病。

第二节　狐惑病的治疗

我们长期在临床中发现，狐惑病在辨证过程中，人体的上部腐蚀而出现的声音嘶哑分为上焦热毒性，以化湿解毒扶正之法治之，以《金匮》甘草泻心汤、养阴清肺汤、凉膈散等加减，下部前阴蚀乱者，同时兼见口苦咽干，厥阳肝脉循阴器上咽喉，其病幽隐，分为下焦湿热治以清热利湿，以淡渗利湿汤，三黄二香汤，再配以苦参汤外用煎洗，后阴腐蚀者，或便脓血，流滋痒痛的大肠湿热者，以清热解毒凉血泄毒，以赤小豆当归散、龙胆泻肝汤、三妙散等治疗，再行清热燥湿，杀虫止痒之剂，雄黄白凡散烟熏法外治，以消风解毒，本病男女前阴，初则小疹水疮，渗液腐乱，血水淋漓，周边凸起，中心蚀如窝状，男子为下疳，茎上为蛀疳，包皮侵之为袖口疳，久之遍溃形成蜡烛疳，妇女阴唇为妒精疮，如赤小豆风疹，红斑累起，重则关节疼痛，小便淋漓，邪毒郁久而小肠渗溢于大肠，出血和蓄血，阴阳浊毒同源异流，发于全身和脏腑，根据其症状不同表现为疳、便血、杨梅毒、结毒、横痃、梅痔等，现代医学都采用抗菌消炎，砷铋剂，亦暗合于中医的论证。临证时，与白塞氏综合征、白血病、口咽生殖器三联综合征相区别，方可不误病机。

临床经验　我们长期在临床实践中，根据其狐惑梅毒的共同病机特点，以中医的辨证分型，自拟狐惑汤治疗本病，收到较好的效果，基础方为黄芪100克，土茯苓30克，萆薢30克，蚤休15克，苦参30克，贯众30克，韭子10克，红花10克等共奏其祛湿解毒，扶正祛邪，使狐梅之毒除而增强其免疫功能，从而恢复其受染之体。在当今的社会发展经济改造中，一度在中国大地上较为广泛地流行，给社会造成巨大的恐慌，近二十年，多数病者碍于颜面和西医毒副作用的原因，用基础方进行扶养血，祛腐生新，解毒祛瘀的中医中药治疗取得了非常好的疗效，在治疗过程中，溃疡流滋渐渐减少，皮肤痒肿关节疼痛减轻，一般在二月痊愈，在绝大多数过程中未解复发，极个别复发者，又是反复的感染造成，故中医在治疗本病时有远期疗效高、复发率低的显著优点。

第三节　狐惑病的转归

狐惑和梅毒在病机演变过程中同中有异，经实践证明是属同病异名，梅毒可按狐惑病进行辨证施治，狐惑亦可按梅毒以现代医学进行诊断治疗，梅毒是资本主义社会的产物在我国的发展，人口众多，流动性增大，易于造成本病的流行，故应大力宣传普及健康卫生和性知识，增强体质和免疫机制，灭性病于流行的萌芽状态。

临床经验　狐惑与梅毒有一个不可忽视的措施，就是外用中草药，常用《金匮》中苦参汤熏洗外，我们自制之杨梅外洗方，由麻黄、白芷、滑石、甘草、桂枝、秦皮组成，可加速愈合皮损，结痂和生新，与内服药相得益彰，同时在内外合治的前提下，观察其虚实盛衰变化，按病机演变规律进行随证施治。《金匮》的甘草泻心汤有其一定的疗效，我们在应用基础方实热盛不宜用辛燥药时，改用千金狐惑汤，或近代的治惑丸（槐角、苦参、芦荟、干漆、木香、青葙子、雄黄、犀角、滑石）偏于湿盛者，可适量加入清热利湿之朱茯苓，若能内外同治其效果更佳，随证可以配龙胆泻肝汤，导赤散等交替使用，在扶正祛邪总原则下，勿忘清热解毒除湿，脓成以解毒排脓，祛瘀生新之法。

第四节　狐惑病结语

狐惑和梅毒是同病异名，狐惑的临床表现和病机及其发生发展过程，就是梅毒的演变过程，由于历史条件所限，仲景不可能明确本病微观变化规律，阐明和提供现代研究的有关线索，诸如感染虫毒所致的咽喉，前后二阴溃疡，目赤之特征，与喉眼外科相似病证不同，运用了解毒杀虫之甘草泻心汤，雄黄烟熏的治疗主张，为现代临床所习用，在此基础上不断地完善其治

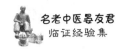

疗方法，改革治疗剂型，研究治疗新药，运用不同的给药途径，提高药物在机体治疗的有效血药浓度，是中西医结合理论和临床工作者的新课题，在理论上不断地将古病名现代化，具体质量化，揭示古医家存疑的学术观点，吸收中医遗产的精华，在实践中不断地用现代科学理论加以解释，除却封建历史的糟粕，在性病学方面充分再加以吸收，把病名形象化的同时阐明其致病因素，是中西医结合的关键，而狐惑和梅毒是同病异名，在中西医结合和辨证施治成为结合处，也是实质所在。

第二十二章　略论《黄帝内经》对痛证的病机研究

中医对痛证的认识最早见于《内经》，痛证既是症状又是体征，发生发展有其特殊的演变规律，广泛地散见于临床各科。痛证是临床上常见的自觉症状，是机体的一种防御保护性的条件反射，是以五脏为中心的脏腑病理生理的综合性神动反应，其病机演变复杂，种类繁多，由于脏腑功能失调，外感六淫、内伤七情、气机紊乱皆可导致疼痛之证的发生，疼痛产生过程和结果有其特殊的病机实质。

第一节　《内经》的病机分类

《素问》举痛论概括痛证分为三类，首先是经络气滞血瘀，郁结寒凝不通而痛，筋脉拘急收引，气血运行不畅滞涩不通而痛；局部因外伤跌伤挤压、组织损伤肿胀不通而痛。《内经》认为"寒邪入经而稽留，泣而不行，客于脉外则血少，客于脉中则气不通，故猝然而痛，脉寒则蜷缩，蜷缩则绌急，则外引小络，故猝然而痛，客于背俞之脉，则脉泣则血虚，血虚则痛，故俞注于心，相引而痛"，明确了病因病机的分类，在病机十九条中直接指出"诸痛疮疡皆属于心"，说明痛觉的阈值与"心主神明"的直接联系，

538

《黄帝内经》在诸多的篇幅中论述痛证，除有明确分类外，阐述了病机演变之焦点是心神内动的本质，各种疼痛的性质不同则病理机制则一，强调了五脏神特别是心神在疼痛病机中的决定因素。我们长期在临床实践中体会，治疗疼痛诸证中以养心神、安心志、镇心阳、开心窍、活化心胸瘀血、通畅心系络脉、温化痰饮阻滞、启动强化心血泵轴功能等治疗先天性心脏病、胆心综合征、胆肾结石绞痛证、关节骨骼肌肉经络疼痛证、胃肠腹部疼痛待查证、神经性之各种疼痛证、肿瘤癌症之癌痛证，是在五脏功能活动中，五脏神失调后进一步使心之大主神明无主而成。心神动与痛之缓急是对立统一的，相互消长，虚实互为转化，痛证发生在脏腑经络功能的代偿活动中，在心神的调节下得到新的协调平衡，使疾病中的痛证减弱和消失，这就是《内经》对痛证的病机实质研究所在，而分类寓于病机演变的各个阶段。

第二节　痛证与经络的内在联系

机体经络（筋脉）的机能活动是有一定方向的运动，基本形式是向心运动，包括了经络系统，内在脏腑的升降出入气机的活动。《内经》认为："心者，其充在血脉，心主身之血脉"，心主持血液在脉管内的运行，气功能活动以气血津液为物质基础的，以十二经脉，奇经八脉的经络为通道，经络包括了脉管在内的物质基础和功能活动，它们的运行活动是一致的，经络就成为心在机体各部的自然延伸，而心的精气通过下神的传感由经络输送到全身，在病理情况下，经络循行气血，流注所到之处可直接影响心神及其精气。《内经》强调"刺肉无伤脉，脉伤则内动心"。经络是卫气营血唯一的通道，既"行气血而营阴阳，濡筋骨而利机关"，"内溉脏腑，外濡肌肤"。十二经脉是脏腑气血的发源地，是以心脏为中心，它输送的脏腑精气，是脏腑物质基础的能源和动力，在这个封闭相通的能源管道系统中，在物质和功能上既源于心又源于脏腑的多源关系，心和脏腑的经络在机能上就具有多种多项调节作用，故经络的功能活动障碍，牵及脏腑活动紊乱，出现瘀血寒凝等病理产物阻滞，相引而疼痛，由局部向全身，全身向心脏传导形成反馈或自动的闭合回路，从而有心脏调节脏腑经络对局部痛觉的加重和消失的信息传感，若在外来强烈而持久的伤害下，疼痛有可能消失，产生麻木不仁不用，心神被伤，精气被耗，心脏不能改变气血流动方向和速度，从而瘀积，栓塞某部或全身。

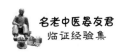
第三节 七情与痛证的关系

情志活动是脏腑的精神机能，五脏神仍然在心神调节下的神魂魄意志内环境平衡协调的稳态系统。《内经》说："人有五脏化五气，以生喜怒悲忧恐，喜怒不节，寒暑过度，生乃不固，故重阴必阳，重阳必阴。"七情活动正常与否直接影响脏腑机能，气机升降，阴液物质基础流动敷布，阴阳的平衡，内外环境的协调都有重要的作用，五脏在病理状态下，气机失调，升降出入紊乱，故胃脘痛、腹痛、痛经、胁痛、真心痛、痹痛、癌痛、急腹症疼痛等病的发生，各种疾病所致之疼痛无不与情志、五脏神的运动变化的反应有关，从而引起非条件反射，从疼痛与情志的内在联系上，不难看出情志活动、精神因素对痛觉的产生和消失的重大影响，由于五脏生理功能表现人体的情感、意识、思维、神志等方面而构成机体生理结构的最基本特征，为本病所固有，而这种征象与气血精津在精神机能协调中得到统一和平衡，以完成正常的生命活动，因此属于精神物质的七情是痛证发生发展的基础。

第二十三章　简述《伤寒论》中的"阴阳易"

阴阳易是《伤寒论》392条所说"阴阳易之为病，其人身重，少气，少腹里急，或引中拘，热上冲胸，头重不欲举，眼中生花，膝胫拘急者"。由于男女性之交往，不病之男与已病之女相染，或有病之男与无病之女互感，或阴阳毒盛相接触而疾病生焉，张仲景认为是男之所患为阳易，女之所病者为阴易，与现代的性病相同，阴阳易于性病学实质上是同病异名，两者在临床表现病机转归中有其密切的内在联系，并相互暗合。张仲景在《伤寒论》劳复阴阳易专篇论述历代医家一度弃为糟粕的烧焜散，并对性病有了进一步认识，病因病机规律皆为少年天癸未至，或强力行房，淫欲泛溢，性乱不节，施泄无度，毒热内蓄，炽灼上炎，横风相煽，脏腑功能失调，三焦疏泄太过，气滞血瘀，痰浊凝结，终致肾精亏虚，元气被耗，病理产物上行下流，横窜营卫气血经络，造成由实转虚的严重后果。

（一）阴阳易是气机失调的病证

《伤寒论》是研究外感疾病的专书，阴阳易有别于其他杂病，属于六淫之外，与差后劳复并行，中医对性病的论述和认识，最早见于《内经》，后世各家对其病理证治，亦论及详尽，以仲景提出的阴阳易说，历代医家论理各殊，存疑者较多，仲景先生揭示了性病本质和病理转归及演变的因果联系，正是由于不属于六经之病，直接阐明阴阳易，性病属性乱淫欲所致，阴阳所表现的是整体的阴阳气血虚衰，正气不强、脏腑功能低下的严重的后果，由于性病是严重社会性疾病，是资本主义社会的产物，在我国早已被消灭，由于经济的发展，性生活混乱造成公害被医务人员所重视，由于通过性接触病毒细菌作为异物进入人体形成了抗原抗体复合物，干扰和破坏人体的免疫系统，从而引起人体免疫监护识别控制系统功能失调，机体由盛变衰，由实转虚的免疫功能低下甚至免疫缺陷的综合病证。

（二）阴阳易是整体虚证的结果

阴阳易所涵盖的男女性病所引起的各种免疫性疾病在内，性病的出现男则阳痿、遗精、不育、子痈淋病、软下疳之阳易之病，在致病因素性乱邪毒的作用下，毒邪侵入机体，经多种传播途径，引起虚火上炎，精室被扰，侵澈脏腑三焦，少阳相火妄动，相交不洁，心君火蒸烁，肾阴暗耗，从而肺失宣降，水道不利而失制，气不运水，火旺烁津为痰，膀胱失约，气不化水，而排溺不行，加之湿热内生，三焦阻滞，脏腑功能失调，气血虚弱，防御功能低下，故性病在所难免，因实致虚，穷必及肾，伤及气阴而头重少气，头不欲举，眼中生花，湿热虚火毒相引，阴血虚而经脉失养，腹中里急，阴中拘挛，热上冲胸，膝腿拘急等证。喻嘉言指出："热毒藏于气血之中，渐从表里解散，惟热毒脏于骨髓之中，无由发泄，病差后与不病之体交接，男病传不病之女，女病传不病之男，所以名为阴阳易。"尽管仲景没有直接提出阴阳易是由性乱之因，但在治疗上用烧裈散治疗本病，取男女尽裈处为药散，男病取女处，女病取男处，可能是使之产生免疫力，正能胜邪而病能痊愈，服用本方后仲景指出阴头微肿者愈，说明出现的免疫应答反应，而究竟该方的治疗作用怎样，仲景的丰富临床经验的总结，是他治疗阴阳易的辨证施治的整体学术思想的一个部分，在现代科学的今天是有待于加以研究和验证的。

目前，男科疾病广泛地受到医学工作者的重视，所涉范围不断扩大，除

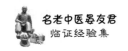

男性前阴病和梅毒、淋病、软下疳、精病外，还包括了乙肝病毒感染者，凡是与性接触而产生的疾病故属此类，仲景所指的阴阳易也包括在内。据一项调查指出，所患之性病99%的具有性乱和冶游史，其文化层次较低，极大地影响着人类和社会健康，所表现的症状都与仲景阴阳易完全相同，脱离检验探求症状体征，更加证明诊断本病的可靠性，给确定诊断简化不少程序，性病的反应也是阴阳易的信号，在积极地隔离切断传染源治疗外，要警惕和防止出血和精血亏虚的免疫能力低下的状况，弄清阴阳易与性病学的关系，有助于我们进行研究和中西医结合治疗男女性病，在临床上都具有十分重要的治疗学意义。

第二十四章 桂枝汤在妇科的临床应用

桂枝汤为仲景群方之冠，滋阴和阳，调和营卫，解肌发汗。为太阳病中风表虚而设。本方所具有的温经散寒、温通冲任、调经止痛、畅达气机的疗效，亦广泛地用于妇科经、带、胎、产诸病。现将本人在长期临床实践中用桂枝汤治疗妇科疾病的几种用法介绍于下：

第一节　月经初潮营卫不和

女子二七而天癸至，任脉通太冲脉盛月事初潮，先天肾气尚未充盛，冲任督带未熟，气血不足，经络被外邪所忤，寒邪稽留于营卫之间，腠理不密，外邪乘虚而入，气血运行不畅，故以祛风和营而病退。

典型病例　黄某，女，13岁，月经初潮四月，每次月经必见头痛身软，汗出恶风，随母就多处医院治疗未效。初诊日期：1978年4月5日。患者证见汗出恶风，脉缓，身软乏力，头痛持续时间在月经前后一周，经量少，色紫暗，面青，舌淡苔少。辨证为行经之期，血海空虚，太阳受风，营卫气血失调。方药：桂枝20克、白芍20克、生姜3克、炙甘草15克、大枣30克、香附15克二帖，水煎服，日三次。二诊：自觉恶风汗出已解，唯身软乏力，舌脉同前诊。方药用桂枝汤加香附15克、艾叶30克三剂，治疗十天后痊愈。每月经行按期，色量纯正，经随访一年未发。

第二节 经期卫强营弱

女子以血为本，因房劳产育，七情内伤，至冲任受损，气不摄血，营卫不和，气机升降失调，固月经不按期来潮，或愆行先后无定期，宜和营卫，补气血，温中阳，则先后天相互生养，气血充而月事以时下。

典型病例 梁某，女，33岁，农民，月经先后无定期两年，每月行二次或二月一次，愆变无规律，经某医院采用人工周期、促激素、输血等治疗，尚未获效，每次经量特多，自述约500—900毫升，用纸20多包，每期需7—12天净，初诊为功能性子宫出血、贫血等，经治疗后尚无明显效果。患者抑郁寡欢，情怀不畅，神倦懒言，形体肥胖，汗多恶风，面色㿠白，舌淡脉浮濡，呈慢性重病容，此为血虚而营卫不调，加之外感风邪，伏于肌腠。方药：桂枝15克、当归12克、白芍15克、炮姜10克、大枣30克、炙甘草15克、黄芪50克两帖，水煎服，日三次，每次量150—250毫升，嘱其卧床休息，减少剧烈活动。于1978年7月2日初诊，五日后复诊：经量明显减少，色呈淡红，汗出恶风消失，用卫生纸3—4包，再继用前方二帖，加重当归补血汤用量。四日后三诊：经血停止，次月月经来潮，五日干净，精神情志转佳，舌质淡苔薄，脉仍浮，饮食增加，二便正常，再进前方五帖告愈，随访八年月经正常，每月按期来潮，质量适中，色鲜无块，不稀不稠，精神劳动力恢复。

第三节 妊娠恶阻升降失司

妇人怀孕，阴血聚于养胎，虚热内生，情绪易动，气机升降失调，清浊易相干为患，尤以妊娠二月呕吐较为频繁，恶阻不断，患者初孕，脉气猝然空虚，营卫气血阴阳失调，以致肝气横逆犯胃，胃气失于和降，固以桂枝汤加味和营卫，安肝胃，则降逆而气机畅达，郁热清而胎气安和，达到治病与安胎并效的目的。

典型病例 秦某，女，29岁，工人，已婚，妊娠二月，症见恶心呕吐，择食厌食，恶风，发热，身倦乏力，汗多，舌淡苔白，脉浮缓。十多天来经用中西医治疗（镇吐、止呕、和胃）等未能取效，亦按妊娠恶阻治疗，症状未减，

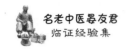

反而呕吐诸证愈加频繁，曾三次因休克住院治疗（输氧、补液），后经会诊，仍从妊娠恶阻，营卫气血失和论治。初诊1978年10月23日。急用方药：桂枝15克、白芍15克、生姜3克、大枣30克、炙甘草12克、竹茹12克、黄芩10克、苏梗15克两帖。二日后复诊：呕吐止，饮食已进1—3两稀粥，舌淡苔白，脉渐有力，仍以桂枝汤加黄芩15克两帖，病遂告愈，后来随访，妊娠足月分娩，顺产一男婴。

第四节　产后阳浮而阴弱

患者产后，百脉空虚，外邪乘虚而入，加之亡血伤津，瘀血内阻，阴阳营卫失和，本"勿拘于产后，亦勿忘于产后"之说，用桂枝汤通调阴阳，兼温养营血，亦属甘温除大热之法，用之得当，对产后发热、痉病、三急、三冲之证可收殊效。

典型病例　张某，女，31岁，已婚，产后二月，寒热往来，或但热不寒，腹痛绵绵，偶有刺痛，头痛汗出，舌质淡，苔花剥而白腻，经妇产科按抗感染治疗，历时二十余日，体温高达39度，夜间偶有抽动谵语，饮食少，精神差，脉浮数无力，发热汗出如珠，证属产后发热，于1981年2月4日初诊。方药：桂枝15克、白芍15克、生姜3克、大枣30克、炙甘草20克、当归15克两帖，三日后复诊：体温降至37.5度，出汗减少，饮食能进二两，舌脉同前，更用方药：桂枝15克、白芍15克、干姜63克、大枣30克、炙甘草15克、黄芩12克三帖水煎服日三次。三日后三诊：身无热，腹痛止，渐趋康复，改小柴胡汤善后，随访二年未发。

第五节　结语

桂枝汤治太阳病中风，其表虚营弱卫强，发热恶风脉缓之证，为广大临床工作者所习用，但也广泛地应用于妇产科经、孕、产后疾病，既能解表和营，调和阴阳，又能温通经脉，调畅气血，营卫和则正能胜邪，气血调则妇科诸疾可愈，不失为徐中可所称"外证得之解肌和营卫，内证得之化气调阴阳"之说，气血调畅，阴阳相维，络属互根。其方中桂枝助心阳通经络，温督脉，调冲任，解肌散风，使卫不致强；芍药苦平益阴和阳，滋胞脉，丽肝肾，固护营阴，使营不致弱；生姜辛温助桂枝温散寒邪，煦胃脉，束带脉，畅利血脉；大枣味甘补中扶正，佐药和里；用甘草合桂姜辛甘化阳，合芍药以苦甘化阴，冲任调，气血通，督带之脉得畅，胞脉肝肾得助，而妇产科经、孕、产后诸病得愈，为本方广泛在妇科应用之妙关，故桂枝汤"乃滋阴和阳，调和营卫解肌发汗之总方也"。

二十五章　鼓胀病之病机实质研究

鼓胀病肚腹胀大腹皮绷急鼓之如鼓皮色苍黄脉络露张为体征，是以肝脾肾三脏功能失调，气滞血瘀水停胁腹心下，肌肤全身形成腹满鼓胀为基本病机的气质性疑难性重证，本病首见于《灵枢·胀论》，后世巢元方、东垣、丹溪、赵献可、张景岳、喻昌等医家见仁见智，对本病的病因病机及其证治做了深入研究，因本病治疗难，病死率高，进一步研究探讨鼓胀病的病史病机提高对本病的疗效具有极高的临床治疗意义。

第一节　《灵枢·胀论》的鼓胀病机

内经中对鼓胀病的论述较详，指出了在致病因素的作用下，"厥气在上，营气流行，寒邪逆上，真邪相攻，两气相搏"的病机演变过程，由于气机紊乱，卫气营血不能正常运行，寒热错杂，上逆下流，横犯肝脾，肝气郁结，脾失健运，湿阻中焦，浊气充塞，肝失条达，气滞中满，水道因而不利，水蓄停聚不行，湿热互结，熏蒸肌肤，郁热缊阻肝脾脉络，阴络之血外溢，故而伤及脾肾阳气，阳虚血瘀加重，日久阴液受损，形成本虚标实的复杂证候，由此可见《灵枢·胀论》揭示了鼓胀病的脏腑阴阳失调，气机逆乱，病理产物积聚的病机，给后世探讨本病病机开了先河。

第二节　后世医家对鼓胀的论述

金元之四大家之一的东垣在《兰室秘藏》中指出："湿热郁于内而成胀

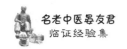

满者，五脏六腑皆有胀满，更有脉之寒热多少较之，胃中寒则胀满，浊气在上则上嗔胀或食以便卧，使湿热之气不得施化，故令腹胀满。"他将本病病机焦点总结为湿热郁于经脉和脏腑。朱丹溪认为："清浊相混，隧道壅塞，气化浊血，瘀郁而为热，热留而久，气化成湿，湿气相生，遂成嗔胀。"可见朱丹溪提出的鼓胀与瘀有直接的关系。明代的赵献可在《医贯》中指出："中满者，其证悉与鼓胀水肿无异，肾中之火气虚，中空似鼓，虚满而非实满，皆脾肾两虚所致，乃肾不能治水，水逆上行，传于肺也。"赵氏揭示了鼓胀病之病机乃脾肾阳虚。而孙一奎在《赤水玄珠》中说："下焦元气虚寒，湿气壅遏于皮里膜外，不得发越，势必肿满，皆起于下焦虚寒也。"与赵氏之说相似。张景岳指出："不善调摄，凡七情劳倦饮食，防围，一有过伤，皆能戕贼脏气，以致脾气受亏，转输失职，卫气不行，清浊相混而成此证。"清代喻昌认为是"水鼓气结血凝"所致。

第三节　鼓胀病机实质

鼓胀包括了现代医学的肝硬化腹水，以及腹腔内肿瘤，结核性胸膜炎所形成的腹水，常见的是肝硬化腹水，在多种致病因素如病毒血吸虫感染，酒精等的刺激，肝细胞广泛变形坏死，间质结缔组织增生，肝小叶结构破坏，肝脏萎缩，变形质地变硬，肝功能障碍，肝坏死，出现门静脉性、坏死后性、胆汁性、瘀血性、心源性、虚吸虫病形肝硬化，由于静脉循环障碍，门静脉高压，脾肿大瘀瘀血，脾功能亢进，血小板破坏增加，出血贫血、胃肠道瘀血，水肿，消化吸收内分泌功能紊乱，使腹腔各器官毛细血管内压增高，液体进入腹腔增多，肝内淋巴管受压，淋巴液瘀结并渗入腹腔中，血浆胶体渗透压降低，蛋白质在肝内合成减少，糖原来路去路障碍，液体向组织和腹腔中渗出增多，破坏醛固醇及抗利尿激素功能下降，造成水钠潴留而致水肿，由于侧支循环的建立，门静脉的部分血液通过扩大了侧支循环流入上下腔静脉引起食道下段静脉怒张破裂而出血，门静脉又经肝圆韧带中脐静脉，脐周静脉，腹壁下静脉怒张，故见腹皮绷急脉络暴怒，而鼓之如鼓的体征。

中医鼓胀病病机史从《内经》到现在，经历了湿热论、火热论、水裹气结血凝论，以及气滞湿阻，寒湿困脾，肝脾血瘀，脾肾阳虚，肝肾阴虚等。由于气血水湿食痰瘀虫是鼓胀之标，脾虚和肝肾亏损是本病之本质，因此鼓胀之病是在肝肾脾虚的基础上致气滞血瘀，水停痰凝，蛊虫为患则成鼓胀，本病病程长，病情变化多端，临床上有时表现以标急为主，有时表现以本虚为主，更多的是表现标本俱见，故临证时实际进行权衡标本缓急，急则治标，缓则治本，或标本同治，对于晚期鼓胀病患者，切忌猛攻蛮补，根据所在脏腑的虚实情况，抓着主要矛盾，辨病辨证结合，找到治疗的快捷而效高的方法。

第二十六章　脉学的系统化问题研究

切脉是中医四诊之一，是中医基础理论的重要组成部分，辨证施治中不可缺少的内容，从《内经》到《脉经》再到现在，都存在着"在心易了，指下难明"，与季节气候、体质强弱肥瘦、病情之深重轻浅、医者的临床经验等都有非常的关系。我们在临床上整理收集了1248例临床脉象，在象量的整体方面做了观察总结。

第一节　一般资料

1987年以来我们系统地收集了有关脉象的诊断资料，1248例均来自于就诊的各类患者，其中男性765例，占总数的61.38%，女性438例，占38.70%，年龄在12—76岁之间，其中老年60岁以上217例，占总数的17.39%。

第二节　观察方法

按中医的传统脉诊方法，以桡动脉寸口脉为脉位，左手心肝肾（寸关尺），右手肺脾命（寸关尺）三部，轻中重三取三候，五十至一百动止，并四诊参合确定其病名，然后将脉搏体象做系统记录，从季节上根据《素问》脉象"玄洪石毛钩"的传统分类，在白昼上中下午加以类别，再将各种病脉所主进行临床观察加以分析，分组对比，探索寻求其规律性。

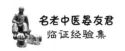

第三节　观察结果

经1248例临床脉象，分析了"浮沉迟数大小"六脉的记录，证明了类证脉的形体特征，一个完整脉的脉象应具有脉位、节律、脉时，是气血向体表传导形成相量的特点，存在着主观差异性，如浮脉主表，四季均可出现，在寸关尺三部都可出现浮的脉象，各部在浮中应指，而沉取缺如，频率在75—95次/分，影响其脉搏变化的因素，诸如脉内外的气血，脏腑经络气血对脉位形象直接的影响，脉象的客观规律和系统规范，因而受限，说明所谓传统"三叔之力"不能科学地描述正确的具有"胃肾根"的脉象。

第四节　1248例临床脉象分析记录的情况

首先是浮脉，收集了343例，在春天主令主虚证的都表现寸关见浮，在举按寻中只是寸部浮，一般脉搏在70—100次/分，浮脉在主表证机体受六淫之邪所侵时，表现在四季寸关尺以及浮中取都可出现浮象，脉搏在70—95次/分。第二是沉脉，收集192例，冬春季都出现沉的时候，主虚证，可在关尺部沉取可得，脉搏在60—80次/分，表现在阳虚寒凝时，即是在夏季时亦可三部候到沉脉，沉取可得，脉率在42—72次/分。第三是迟脉，秋天主令主瘀滞时，三部均缓慢，在九候的中取可得，频率在40—60次/分，冬季而主痰盛时，在脉位的关尺部浮取可得，脉搏在40—68次/分，而在冬春交季寒饮主病时，在脉位的寸关部、九候的中沉可取得，脉率在40—75次/分，在冬季主寒时，三部均主推筋着骨沉取可得，脉搏在40—65次/分，在虚劳亏损之病四季可见，三部浮取可得，脉率在40—57次/分。第四是数脉，收集378例，在主热时，夏季尤为突出，三部九候均可候道，脉搏在70—100次/分，表现在实邪盛时，四季都可出现，三部可出现，中沉取可得，脉搏80—105次/分，当主风甚时，在关尺可候，浮中可取，脉搏70—95次/分。第五是大脉，收集146例，在冬季主血热时，三部九候都可到，脉搏可在90—110次/分，主气虚而夏季主令时，三部九候都可摸到，脉率在80—110次/分，主血虚时，四季均可出现，表现在寸关部和中沉取，脉搏在85—105次/分。第六是小脉，收集45例，当在气虚的时候，四季可出现，寸关可候，中取可得，脉搏在50—80次，当血虚时，在夏天尤为突出，在关尺可候、浮中可取，脉搏在45—70

次/分，主痰湿时在冬春表现为多，三部都可候，中举可得，脉搏在50—75次/分。

第五节　结语

脉诊是中医诊法的重用技术常规，回顾脉象理论和实践上缺乏系统化规范化，长期以来一直停留在只能意会不能言传的神秘的主观说论，客观上没有定性定量在立体象量上去探索实践，传统的寸口诊法，就应从"夺取寸口"上去脉搏的平面在脉体和纵深方面去研究，深刻地揭示脉学的常数异态的客观数量指标的规律。

（一）整体的脉象是"三部九候"的综合体

明代医家张景岳先生以"金水相生"配属脏腑关系，左手寸关尺心肝。肾，右手寸关尺肺脾命，三部九候，诊脉3—5分钟（五十动一百动以上）临床上的所谓浮脉、沉脉是不能取代三部的。《伤寒论》195条："心下痞，按之濡，其脉关上浮者，大黄黄连泻心汤主之。"热在胃肠脉在关上浮。一个外感风寒的脉浮紧，脉位三部，紧象在三取，它们的形体特征是浮中沉寸关尺三部九候的立体描述的完整脉象，脉搏是反映脏腑气血盛衰的外在表现，在单位时间内气血涌至寸口，其至数、速率都应借助参考现代生理学的辅助，若脉数为气血亢盛在寸口，而脉象之差异在干支纪年、季节、昼夜节律、性别、年龄、时间、气象等特点进行分析和探索，临床上脉证不可取舍，相互渗透，综合分析判断，有利于正确的诊断，脉位取中定尺寸，左右定脉形三部，加上纵深的三候，脉时测阴阳昼夜，才可构成观察整体的脉象。

（二）整体的脉象是"天人相应"的产物

脉为血之府，脉搏的定向搏动，在气虚盛衰时，阳气可外越，脉就可出现浮象，是不以手触觉所感知的，如热入营血，脉由数变缓，阴虚而出现脉伏无力，由刚变柔肝郁化火，弦数有力，由柔变刚，痰饮则脉圆润强滑，气虚旺则脉大，心悸而脏气衰微，脉结代是脏腑特征性脉象的反应，故在诊脉过程中，要尽可能地排除干扰，诸如年龄体质情绪饥饱和动静因素和客观和客观自然环境，气候和时间因素可直接影响诊脉，如积瘀血宿食，外感六淫，药物作用等，风寒哮喘脉浮，麻黄汤用后，脉可成正常脉，造成在客观诊脉的障碍，透过反映症状的假象，探查病之本质，不能随意武断主观地对客观脉象的肯定，夸大脉象的独立存在，真正改变脉学的粗糙状态，求出常

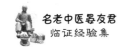

脉和各种病脉的客观常值，触力的标准定量等，将理论付诸实践，力求在不同的地点、人物体验新的脉象，提高脉学在诊断上的可靠性，发挥其独立长处，为系统规范的脉学理论而不断实践！

第二十七章　中药学中"气分药"的免疫学

　　气分药是指作用于机体气分发挥药物效应的中药，无论是采用各种途径都能达到的疗效者，包括了理气、补气（健脾、补肺、助肾气、补血气）辛凉透气药物，此类药物具有辛散、走窜不守，其功效复杂脏腑归经较广泛，多见于果实类，在各科都可用到。

　　药物的免疫功能是指本类药物具有增强机体的免疫功能刺激免疫活性细胞，加速细胞的成熟和增殖，可这样于某些淋巴细胞的亚群，辅助T淋巴细胞，间接对免疫系统直接调控作用，影响某些淋巴因子，释放影响活性环磷酸腺苷（cAMP）、环磷酸鸟苷（cGMP）的含量影响机体的免疫状态，从而提高干扰刺激降低机体的免疫系统。

第一节　补气药的免疫功能

　　能补益正气增强体质，治疗虚证的药物，从"上焦开发，宣五谷味，熏肤、充身、泽毛热如雾露之溉"，使功能得以正常，五脏元真之气得以敷布，内外表里得以充养，其中有人参、黄芪、白术、甘草、大枣、山药、茯苓为代表，此类药物有增强机体的免疫功能和对各种有害因素的防御功能，具有适应性的能力，对垂体—肾上腺皮质激素的功能有增强及调节作用，通过促进垂体分泌ACTH增加肾上腺皮质的cAMP，刺激皮质类固醇激素在肾上腺内的合成与分泌，从而具有抗炎抗过敏、抗感染调节机体生理功能的作用，提高心肌的收缩力，增强性腺功能和机体的能量，ATP/三磷酸腺苷保护肝脏，促进机体代谢，调节中枢神经功能，增加白细胞、红细胞及血红蛋白。

健脾养胃，润肺生津，升阳益卫固表，托毒生肌，利水淡渗除湿之功效，可促进机体抗体的形成，增加巨噬细胞的数量和体积，吞噬能量增加，加强细胞内DNA、RNA、ACP酶，酸性脂酶、琥珀酸脱氢酶的活性，具有抗高温的能力，改善缺氧状态，增加外周血中细胞及精细胞，对白色葡萄球菌有吞噬作用，促进鼻中SIgA分泌，促病毒诱生干扰素能力，提高血中cAMP的含量，调节cAMP/cGMP的比值，增加胃黏膜中CANP的浓度，可加速感冒患证恢复，抑制其RNA的代谢对气管炎用补气药治疗后，其IgM，IgE可显著增高，刺激健康人淋巴细胞转化率，某些补气药对溶血性淋球菌、绿色淋球菌、肺炎球菌、白喉杆菌、霍乱弧菌具有抗菌作用，对结核杆菌、红色毛癣菌、流感病毒甲型等都有不同程度的抵抗作用，并含有多糖和蛋白质，有的补气药如甘草含有LH的作用于T细胞，影响毒性物质的形成，促进细胞对病毒的吞噬作用，对应激状态下巨噬细胞的吞噬功能有双向调节作用，并有抗变态反应，抑制IgG、IgM、IgE作用，延长移植细胞组织的存活时间，减轻过敏性休克的症状，抑制组织胺对血管通透性的影响，抑制毛细血管的通透性及肥大细胞脱颗粒作用，对四氯化醛、水合氯醛有解毒作用，可恢复肝脏破坏的糖原及糖原核酸，降低血清谷丙转氨酶中和破伤风外毒素使之失去毒性，具有镇咳镇痛利胆等作用，对腹水癌有直接杀灭作用，促进DNA的恢复，肝细胞再生，并增强体质，使支气管扩张得以平复之功效。

第二节　清热解毒药的免疫功能

清气分热的药物适用于感染性疾病，感染性病变与病原体和机体免疫功能有关，有清除病原体消除毒素降低和增强机体免疫力作用，本类具有抗菌消炎促进吞噬细胞吞噬功能，增加细胞和体液免疫，如黄连、金银花、鱼腥草、石膏、知母、黄芩、青蒿、连翘、柴胡、大青叶等，本类药物具有破坏抑制金黄色葡萄球菌毒性物质作用，促进白细胞对细菌的吞噬能力，对健康人淋巴细胞转化有促进作用，对多种革兰氏阴性菌或阳性细菌均有抑制和灭治作用，对升高cAMP有抑制作用，又可使致病性大肠杆菌的肠毒素灭活，促进cAMP浓度升高，促进肠黏膜分泌引起腹泻，能解除细菌的内毒素，利胆降压，减少肠道胆固醇之吸收，使慢性气管炎患者白细胞吞噬白色葡萄球菌的功能增强，使血中溶解酶之活力血清溶解度水平提高，促进组织再生，镇痛止血利尿，抑制变态反应，阻断肥大细胞的羟基酶过敏介质的释放，对流感

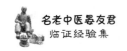
病毒的甲型有抑制作用，增加了葡萄糖醛酸与羟基羧基毒性物质结合而出现解毒，有些药可以抑制呼吸减少心肌收缩力，抗疟杀灭螺旋体作用，升高体内环磷酸腺苷的含量，抑制磷酸二酶酶的活性，降温镇吐等作用，本类药物具有清热解毒，生肌托毒，和解退热，消肿散结，解暑泻火，滋阴润燥，燥湿止血安胎，利尿消肿，宣肺止咳等功效。

1.辛散理气及解毒宣化药免疫功能

本类药物适用于卫表气分和脏腑气分的气机不畅，壅滞不宣，寒邪阻滞，营气不和，腑气不通，紊乱不畅的病证，具有散寒发汗，解毒除湿，宣肺止咳，平喘利尿止痛，祛风使之达到邪去正安的目的，本类药物可以促进吞噬细胞的功能，增加激活淋巴细胞浆细胞及核糖核酸的数量与浓度，抑制过敏介质释放及组织胺引起的过敏反应，具有抗过敏平喘缓解平滑肌痉挛，消除水肿，对抗免疫性溶血，解热镇痛，降压扩张冠壮血容量及周围血管，对健康人的淋巴细胞转化有促进作用，增加抗体的数量，趋化白细胞抗炎，镇痛兴奋植物神经，抗辐射抑制血小板凝结，激活纤溶酶系统，对血小板的血栓形成和纤维蛋白血栓形成有抑制作用，增加血流量，抗组织胺，抑制磷酸二酯酶减少环磷酸腺苷的破坏，有些理气药可使血管平滑肌，增强机体的免疫能力，改善微循环，抗动脉粥样硬化，有些理气药含有挥发油可升高白细胞计数，抑制癌细胞生长，增强肿瘤细胞的免疫原性，和机体细胞的免疫，还具有健胃抗早孕作用，有些可抑制人体的免疫功能，解毒能使血压上升，兴奋心肌而心跳加快，兴奋中枢而失眠不安震颤，又能兴奋胃肠平滑肌保肝作用，使收缩节律增强，也对各种革兰氏阴性菌或革兰氏阳性菌有明显的抑制和杀灭作用。

2.临床应用讨论

气分用于广泛而深入，了解各类药物的免疫学功能，不断地在配伍方面使疗效可靠而准确，以上谈到的药物为代表，其气分药还远不止于此，如有些活血化瘀的药具有入气分的作用，川芎、丹参、三七，凉血药中丹皮、夏枯草等，在目前气药中尤以补气药的研究较多，如人参所含的13种皂甙，能提高大白鼠对白喉类毒素产生白喉抗毒素的浓度的作用，能激活汤豚鼠等多种动物的网状内皮系统，吞噬功能均有明显的激活作用。而黄芪所含的黄酮类、胆碱、甜菜碱能促进小鼠肺巨噬细胞对白色葡萄球菌的吞噬作用，提高人及小鼠血浆中CAMP的含量，茯苓对小白鼠胸腺和淋巴结的增大有促进作用。甘草对小白鼠绵羊细胞抗体产生有促进作用，而对家兔流感血凝有抑制作用，反过来能增强小白鼠腹腔巨噬细胞的吞噬能力。配伍成参苓白术散能使细胞体液免疫均提高。大枣中含有多种CAMP是其他事物的1000倍，人体口服大枣后，末梢血浆及白细胞内的CAMP含量明显增高，从而具有抗过敏作用。山药在体外对白细胞吞噬金黄色葡萄球菌的能力有促进作用。

清热药中如黄连所含小檗碱对细菌内毒素有解毒的作用，大白鼠注射内毒素后灌服煎剂可保护动物免于死亡，36小时死亡率为45%，在试管内有抑制癌细胞的功能。金银花对小白鼠以绵羊红细胞，免疫的脾脏溶血空斑形成细胞有显著的促进作用。鱼腥草对小白鼠的中性粒细胞及腹腔巨噬细胞有吞噬金黄色葡萄球菌功能，可使兔血清中的备介增加。黄芩含有甙类元素，对小鼠腹腔巨噬细胞有吞噬能力，可提高人淋巴细胞转化率。知母可抑制家兔皮下注射大肠杆菌所致的发热，降低血糖，抑制呼吸，降压减弱心脏收缩。连翘对小白鼠用绵羊红细胞免疫，对抗体和磷酸二酯产生抑制作用。柴胡含有醇和皂甙脂肪油，对大鼠被动皮肤过敏反应迟发性变态反应，对阿萨斯、组织胺、5羟色胺、前列腺介质合成释放有阻断抑制作用。

活血化瘀药中的血中气药之川芎能提高家兔血浆中环磷腺苷的含量，使血管平滑肌舒张，抑制血小板凝集，增加机体免疫功能。莪术理气化瘀，其挥发油能增加白细胞，增强肿瘤细胞的免疫原性。

解表药中的麻黄，所含挥发油及麻黄碱，阻断过敏介质的释放，对多种过敏性疾病有较好的疗效。但凡解表、行气、清热解毒、疏散风热、清气分甘寒之品等都属于气药，值得深入研究其药效和药物的量效，在实际的临床工作中，要进一步了解现代科学对中药的研究，对照中西之病名，对于气分的中药应用十分广泛，使之不断地提高疗效，为临床服务。

第二十八章　老年病"虚证"的临床研究

随人类老龄化进程的加快，老年人及老年病人的生理机能变化是一个由盛到衰、病理机制由实到虚的规律性演变过程，而老年病"虚证"的出现就成为必然，根据老年病人的生理和心理饮食起居质量不同的特点，虚实的盛

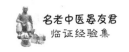
名老中医晏友君
临证经验集

衰变化最终呈现出"真虚假实、真寒假热、上热下寒、寒热交替"的兼夹错杂的证候，我们在长期的临床实践中，将老年病的"虚证"分为以下五种类型，现分述于后。

第一节　虚瘀夹杂证

年老体衰，各项生理功能呈直线下降，年龄越大，机体内的组织结构退化程度越严重，开始由身倦乏力、气短懒言、纳差、不寐、心悸、大便稀溏、面色晄白，小便清长舌质淡苔白水滑的"气虚证"，逐渐发展成全身各关节肌肉红肿疼痛、腹痛、胸痛、头痛，面色青紫瘀斑，舌质胖淡苔浊腻，脉细数无力，演变成"气虚兼瘀证"，常见肺痿、肺胀、心悸、症瘕、胸痹、鼓胀、癃闭、消渴等初、中、后期的各个阶段，有其日轻夜重、春夏轻秋冬重的一般规律，是老年病中最为棘手的疑难重症，是影响老年身体健康和生命质量的症候，也给治疗带来难度。

临床经验　根据体质的类型不同，我们收集了297例重证"虚瘀夹杂"的老年病人，采用了王清任补气逐瘀法进行治疗，使气虚而血脉壅滞得以补充和畅达，以"黄芪100克、太子参30克、炙甘草10克、当归10、川芎5克、地龙10克"为基础方，水煎服或粉末以蜜为丸，以早饭前晚饭后各一次，缓缓以图之，淡盐开水送服。分别根据各个不同病证进行加减化裁以治其本。心悸呼吸困难重者加五味子、瓜蒌仁，头痛加藁本，身痛加羌活、独活，关节疼痛加透骨草，水肿者加金花茶，癌痛者加红豆杉、细辛等以治其标。经临床观察好转有效率达百分之百。注意四季调养，避免受凉，加强营养，酷暑减少户外活动，严冬阳春可晒太阳，饮食宜甘淡可口，滋润柔软易消化，以助阳气长养，血脉畅通，枢机升降、宣发肃降自如，五脏六腑十二经络渗透灌注正常，"虚邪贼风，避之有时，恬淡虚无，真气从之，精神内守，病安从来"，以保护和强壮正气为基本原则。

第二节　虚湿相兼证

年半百之后，"八八，天癸竭，精少，肾脏衰，形体皆极，则齿发去。"阴精亏虚，湿邪留恋，运化失司，痰水郁阻，冲斥脏腑，从而出现发热、日晡潮热、盗汗、干咳无痰、烦躁易怒、失眠多梦，但欲漱水不欲咽、口干不欲饮水，腹部胀大，舌质淡苔少或呈镜面苔，脉细数而濡，老年病人整体阴虚而兼湿，脾胃虚弱，水液代谢失调，易于上泛下蹿，内而脏腑外而肌肤，形成错综复杂的病证。

临床经验 我们在临床实践中应用滋阴运脾，做到甘咸平滋而不碍邪，甘温健运脾胃利小便而邪火不升之效。以"西洋参30克、黄精30克、山药30克、芦根30克、泽泻20克、茯苓20克"基础方，常见于肺心病、肺气肿、慢性支气管炎、肝硬化腹水、胸腔积液、慢性肾功能衰竭、恶性肿瘤等，并收集187例进行临床观察，一般咳嗽甚者加浙贝母细粉10克，积液者加朱苓15克、旋覆花10克，仍以缓图之法，水煎服日服三次，或以蜜为丸，或细末为散一次5—10克羊奶送服，在此基础上进行合理饮食调养，注意膳食的平衡，谷物为主食物多样，水果蔬菜薯类搭配，食鱼精的蛋白，少食肥甘，春季宜耐寒高热量，可加红枣30克，夏季宜升津甘淡，加赤小豆30克，秋季宜滋润清轻，加扁豆30克，百合20克，冬季宜甘温助阳，加枸杞子20克。经临床观察好转有效率非常高，几乎无一例无效者，从而使"饮食有节，起居有常，不妄作劳"，以达到疾病好转、恢复健康的目的。

第三节　寒热真假相兼

寒热错杂是老年病的最常见症候，都是因阳虚而致寒，又由寒而进一步加重阳虚出现真寒，而阴血虚阳浮的假热现象，其本质是阴阳虚，当疾病发展到寒极或热极的时候，出现了与疾病本质相反的一些假象，由于阴盛格阳于外，表现的身热欲得衣被，面红，口渴喜热饮，四肢厥冷，下利清谷，小便清长，舌苔薄白，脉大无力的真寒假热的"格阳证"或出现四肢厥冷身热不恶寒，反恶热，烦渴喜冷饮，咽干口臭时有谵语，尿黄赤，便秘或热利下重，舌质红，苔黄干的"格阴证"，此阳为阴逼，神不守舍，内寒外热。

临床经验 常见于疾病的中后期的紧要阶段，我们长期在临床实践中以桂枝汤为基础方，若上热下寒，辛甘以温里，热因寒用也。"阴盛格阳"者，加盐制附子30克、细辛3克，而"阴虚阳浮"证可加盐知母15克、黄柏10克，达到沟通表里内外，使"外证得之解肌和营卫，内证得之化气调阴阳"，营卫调和，阴阳平衡，疾病逐渐向愈。我们在呼吸内科、肿瘤科、心血管内科收集280例符合"阴阳格拒"的老年危重病例，在中西医结合中提高疗效，改善症状，经观察不仅可以常规应用而且治愈好转率也较高，可防止

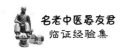

假寒热的转化，对延长生命、提高生活质量具有非常的高临床价值。

第四节　阴阳两虚互见

老年病人的内脏组织萎缩，储备能力下降，全身各器官系统功能普遍降低，"男不过尽八八，女不过尽七七，而天地之精气皆竭矣。"《调经论》说："阳虚则外寒，阴虚则内热"。阴虚而阳亢，面白颧红，唇若涂丹，口燥，舌干红无苔，咽干心烦，头晕眼花，耳鸣，腰腿酸软无力，骨蒸盗汗，噩梦遗精，便秘，五心烦热，脉数无力；阳虚则面色㿠白，唇舌色淡，喘咳身肿，自汗，头目眩晕，腹大胫肿，五更泻泄，阳痿遗精，两足痿软，脉大无力。阴阳两虚是多种慢性衰弱性老年病的重证，在治疗上，沈金鳌强调："阴虚阳虚皆肾虚，阳虚者，亦不可伤阴气，只宜大补真元，阴虚者，只宜大补真阴亦不可伐阳气。"王冰认为："寒之不寒是无水也，状水之主以制阳光，热之不热是无火也，益火之源以消阴翳。"

临床经验　我们长期在诊疗实践中收集了375例阴阳两虚的老年重症病例，遵循张景岳"善补阳者必于阴中求阳，则阳得阴助而生化无穷，善补阴者必于阳中求阴，则阴得阳升泉源不竭"的原则，拟定了以高丽参30克，黄芪30克，炙甘草10克，九香虫10克，肉桂10克，红曲12克为基础方，阳虚甚者加冬虫夏草3克，阴虚甚者加龟甲细粉5克，鳖甲细粉5克。经临床疗效判定有效率可达百分之九十八，有较高的临床使用价值，本方可水煎服或细末、蜜丸淡盐开水送服亦可，疗程可在两月内缓图之，以达到阴阳平衡，阳生阴长，阴阳乃治之效。

第五节　虚实相兼证

老年患者的免疫功能和内分泌功能存在着不同程度的下降，从而消减老年人的多种器官代偿能力和抗病能力，一旦出现环境变化和产生疾病就会出现比一般人严重的反应和后果，同时，由于体质治疗护理的因素的影响，疾病便产生虚实错杂、相兼夹、虚实互见、虚实转化和虚实并重的趋势，应当说，虚实之间虚证是本质，我们收集了阴阳俱虚危重证356例，在临床实践中观察到在疾病发生发展演变过程中，正虚和邪实的消长变化的程度和治疗难以控制，但是扶正补虚是前提，因虚致实尤为多见并贯穿着整个生命活动，阴阳离绝前又才由实成厥。

临床经验 我们长期在实际治疗方面是以攻补兼施，以补虚为先导，兼顾攻邪，以南沙参30克，茯苓20克，黄芪50克，桔梗20克，怀牛膝10为基础方以调五脏，畅达十二经脉，兼肺邪实者，加白芥子12克，葶苈子20克，心血瘀阻者，加丹参30克，没药10克，肝胆邪盛者，加大黄10克，虎杖30克，脾湿盛者加草豆蔻10克，菖蒲10克，肾邪实者，加萆薢20克。经临床疗效观察有效好转率也可达百分之九十五以上。本方以水煎服或粉末冲服以蜜为丸，日二次，早晚温开水送服。虚实兼挟，表现真假疑似之分，要去伪存真，不犯"虚虚实实"之戒，找到可疑的"独处藏奸"症状，从而达到匡扶正气，祛邪削症，延长生命之目的。

第六节　结语

老年病的"虚证"是人的一生长壮老已客观规律中的必然结果，正邪斗争的消长和寒热盛衰变化的临床表现也是此起彼伏，有时也不十分突出，补偏救弊，扬长避短，补虚泻实，"使阴平阳秘，精神乃治"，在疾病发生发展演变过程中，要把握和拿捏老年病"虚证"轻重浅深的程度，孰多孰少的阶段性变化尤为重要，扶正补虚祛邪得当，可以减轻症状，带病生存，提高生活质量，无病而尽天年，恢复机体健康状态，配合饮食调养、运动锻炼、四季养生等达到"所以能年皆度百岁，而动作不衰者，以其德全不危也"，"逆从阴阳，分别四时，将从上古和他于道，亦可使益寿而有极时"和21世纪在人类提高平均寿命，轻松愉快一百岁，无疾而终的医学境界。